savoir
& pratique
infirmière

L'infirmier(e) et les soins aux personnes âgées

Ouvrage coordonné par :

J. Belmin
F. Amalberti
A.-M. Béguin

Préface de Geneviève Laroque,
présidente de la Fondation Nationale de Gérontologie

2e édition

MASSON

CHEZ LE MÊME ÉDITEUR

Dans la même collection :

L'INFIRMIER(E) ET LES SOINS PALLIATIFS. « Prendre soin » : éthique et pratiques, par la SFAP – collège de soins infirmiers. 2002, 2e édition, 264 pages.

PRATIQUES ET RÉFÉRENCES DE L'INFIRMIER(E) DE BLOC OPÉRATOIRE. Développer une culture qualité, par l'UNAIBODE. 2003, 2e édition, 272 pages.

FICHES PRATIQUES D'HYGIÈNE EN BLOC OPÉRATOIRE, par l'UNAIBODE. 2000, 2e édition, 72 pages.

L'INFIRMIER(E) EN NÉPHROLOGIE. Clinique pratique et évaluation de la qualité des soins, par l'AFIDTN. 2003, 2e édition, 304 pages.

L'INFIRMIER(E) EN NEUROLOGIE. Comprendre et soigner, par l'AIN et le Collège de Neurologie d'Île-de-France. 2002, 288 pages.

L'INFIRMIER(E) ET LES TOXICOMANIES. Stratégies de soins à l'hôpital, par B. MARC et G. SIMON. 2002, 208 pages.

ISBN : 2-294-00922-3

Masson S.A.S. – 21, rue Camille Desmoulins, 92789 Issy-les-Moulineaux cedex 9

Liste des auteurs[1]

F. AMALBERTI	Chef d'établissement, ancien cadre infirmier supérieur, résidence Cousin de Méricourt (Cachan).
A.-M. BÉGUIN	Infirmière clinicienne, polyclinique, hôpital Corentin Celton (Issy-les-Moulineaux).
J. BELMIN	Professeur des universités, praticien hospitalier, chef de service, service de gériatrie, hôpital Charles Foix (Ivry-sur-Seine), et faculté de médecine Pitié-Salpétrière (Université Paris 6).
C. BERBEZIER	Coordonnatrice du diplôme d'université de gérontologie de l'université Paris 6, Institut universitaire de gérontologie Yves Mémin (Paris).
M.-F. BERNARD	Infirmière spécialiste clinique, unité mobile de soins palliatifs, hôpital Émile Roux (Limeil-Brévannes).
A. BRUHAT	Praticien hospitalier, service de gériatrie, hôpital René Muret (Sevran).
A. BRUYÈRE	Praticien hospitalier, Institutions universitaires de gériatrie (Genève, Suisse)
M. BUSSONE	Praticien hospitalier, chef de service, service de chirurgie, centre hospitalier (Étampes).
R. CLÉMENT	Chef de clinique, maison Pirmil, hôpital Saint Jacques (Nantes).
M. DELIGNIÈRES	Cadre expert, service de gérontologie, clinique (Nerry).
B. DENIS	Praticien attaché, service de gériatrie, hôpital Sainte-Périne (Paris).
R. DONDELINGER	Praticien attaché, service de gériatrie, hôpital Charles Foix (Ivry-sur-Seine).
C. GEOFFRE	Psychologue consultante, hôpital européen Georges Pompidou (Paris).
M. GIVAUDAN	Diététicienne, hôpital Jean Verdier (Bondy).
F. HAMON-MEKKI	Cadre infirmier, centre de rééducation fonctionnelle de Kerpape (Lorient).
R. HUGONOT	Professeur honoraire, université médicale et scientifique (Grenoble).
C. JOUTEAU-NEVES	Cadre supérieur infirmier, spécialiste clinique, centre hospitalier régional Victor Jousselin (Dreux).
C. LE CORRE	Masseur-kinésithérapeute, hôpital Charles Richet (Villiers-le-Bel).
S. LEFEBVRE-CHAPIRO	Médecin attaché, service de gérontologie, hôpital Paul Brousse (Villejuif).
V. LEFEBVRE DES NOETTES	Psychiatre, service de gériatrie et consultation mémoire, hôpital Émile Roux (Limeil-Brévannes).

1. Auteurs ayant participé à la première et/ou deuxième édition.

E. MALAQUIN-PAVAN	Infirmière spécialiste clinique, direction des soins infirmiers, hôpital Corentin Celton (Issy-les-Moulineaux).
M. MARZAIS	Cadre expert, direction des soins infirmiers, hôpital Charles Foix (Ivry-sur-Seine).
S. MEAUME	Praticien hospitalier, chef de service, service de gériatrie, hôpital Charles Foix (Ivry-sur-Seine).
C. MÉMIN	Psychologue, Institut universitaire de gérontologie Yves Mémin (Paris).
J.-P. MICHEL	Praticien hospitalier, chef de service, service de gériatrie, Institutions universitaires de gériatrie (Genève, Suisse).
P. MICHOT	Cadre expert, direction des soins infirmiers, hôpital Broca (Paris).
R. MOULIAS	Professeur des universités, praticien hospitalier, ancien chef de service à l'hôpital Charles Foix (Ivry-sur-Seine).
F. MULLER	Praticien attaché, service de gériatrie, hôpital Sainte-Périne (Paris).
C. OASI	Praticien attaché, service de gériatrie, hôpital Charles Foix (Ivry-sur-Seine).
C. OLLIVET	Association France Alzheimer de Seine-Saint-Denis, (Villemomble).
S. PARIEL-MADJLESSI	Praticien attaché, service de gériatrie et consultation mémoire, hôpital Charles Foix (Ivry-sur-Seine).
C. PERRET	Cadre infirmier, service de gériatrie, hôpital Charles Foix (Ivry-sur-Seine).
C. PETIT	Cadre supérieur infirmier, service de gériatrie, hôpital Charles Foix (Ivry-sur-Seine).
M. PIERROT	Infirmière conseillère de santé, coordonnatrice de l'équipe mobile de soins palliatifs, centre hospitalier (Houdan).
S. PLISSIER	Cadre infirmier expert, Institut universitaire de gérontologie Yves Mémin (Paris).
S. POTTIEZ	Psychiatre, médecin légiste, chargé d'enseignement à la faculté de médecine Paris-Nord (Bobigny).
M. RAINFRAY	Professeur des universités, praticien hospitalier, service de gériatrie, hôpital Xavier Arnozan (Pessac).
O. RENAUD	Psychologue, service de gériatrie, hôpital Émile Roux (Limeil-Brévannes).
I. ROBCIS	Psychologue, service de gériatrie, hôpital Charles Foix (Ivry-sur-Seine).
O. RODAT	Professeur des université, praticien hospitalier, chef de service, service de gériatrie, centre hospitalier universitaire (Nantes).
R. SEBAG-LANOË	Praticien hospitalier, ancien chef de service du service de gérontologie, hôpital Paul Brousse (Villejuif).
L. TEILLET	Professeur des universités, praticien hospitalier, service de gériatrie, hôpital Sainte-Périne (Paris).
C. TRIVALLE	Praticien hospitalier, service de gériatrie, hôpital Paul Brousse (Villejuif).
P. VASSEL	Médecin coordonnateur, centre de rééducation (Coubert).

Préface

L'évolution démographique que vivent toutes les sociétés et tout particulièrement celles qui sont dites « avancées », fait apparaître une proportion de plus en plus grande de personnes considérées par les statisticiens comme âgées (celles qui, selon les classements retenus, ont dépassé l'âge de 60 ou de 65 ans). Certaines statistiques de mortalité considèrent comme « décès précoces » ceux qui se produisent avant 65 ans, alors que la grande majorité des décès intervient après 75 ans. De récentes enquêtes effectuées auprès de la population montrent que, pour nos concitoyens, le « grand âge » s'accuse vers 83 ans. Les services hospitaliers ou médico-sociaux consacrés à la gériatrie reçoivent une population qui correspond bien à ce grand âge (certains services hospitaliers de soins prolongés voient la moyenne d'âge des personnes accueillies atteindre 89 ans).

On pourrait donc estimer que la notion de « soins aux personnes âgées » concerne, sauf situations pathologiques particulières, les personnes « de grand âge », même si diverses évolutions physiologiques liées à l'âge commencent bien plus tôt comme, par exemple, l'arrivée de la presbytie ou de la presbyacousie ou encore la ménopause féminine. Cependant, si les malades accueillis dans les unités hospitalières ou médico-sociales « gériatriques » ou « gérontologiques » sont à la fois très âgés et en situation de risque important de « fragilité », il faut aussi rappeler que l'ensemble des services hospitaliers, à l'exception évidente des services de maternité et de pédiatrie, accueillent et prennent en charge une majorité de personnes « administrativement » âgées, voire très âgées, pour lesquelles un regard gériatrique devrait pouvoir améliorer la qualité des soins.

De ce fait, les soins aux personnes âgées concernent pratiquement l'ensemble de la profession infirmière, l'ensemble des équipes de soins. Deux phénomènes découlent de cette situation : d'une part, il est essentiel que ces infirmiers et les équipes soignantes soient bien formés à la prise en compte des risques et des situations spécifiques aux malades âgés, en gériatrie et ailleurs. Il serait aussi essentiel que soit valorisée auprès de la profession l'expertise particulière des infirmiers en gériatrie, en termes de relations avec les malades, parfois plus difficiles à entreprendre et entretenir qu'avec des sujets plus jeunes et moins polypathologiques, comme en termes de précision, de délicatesse des gestes et des attitudes, d'expertise justement liée aux fragilités physiques et psychiques des malades âgés. Cette expertise est trop souvent ignorée voire déniée alors qu'elle est et sera de plus en plus nécessaire, compte tenu de l'augmentation de la proportion de très grands vieillards dans la population.

Ces très grands vieillards demeureront sans doute, pour la majorité d'entre eux, en possession de capacités fonctionnelles et décisionnelles importantes au fil des années, mais, lors d'accidents de santé, le maintien des ces capacités devra, de plus en plus, faire l'objet de soins particuliers en préventif, curatif, rééducation, avant même tout projet proprement palliatif évidemment important en lui-même.

Les professionnels infirmiers appartiennent, comme nous tous, à la société. Ils sont donc, comme nous tous, imprégnés des représentations sociales de la vieillesse, malheureusement très péjoratives : la vieillesse et surtout la grande vieillesse restent connotées de pertes de toute sorte et, surtout, d'affaiblissement des capacités cognitives et décisionnelles. La reconnaissance nécessaire des maladies neurodégénératives qui ne frappent, heureusement, qu'une minorité de vieillards, accentue cette vision généralement péjorative. C'est bien par un apprentissage raisonné, approfondi des soins qui peuvent être donnés aux malades âgés et très âgés que les infirmiers contribueront à la transformation de ces représentations sociales et contribueront à rendre au vieillard sa pleine reconnaissance de personne.

Geneviève Laroque,
présidente de la Fondation Nationale de Gérontologie.

Sommaire

IV DROITS ET PROTECTION DE LA PERSONNE ÂGÉE

I

Généralités

La santé des personnes âgées : généralités ♦ 1

J. BELMIN

LE GRAND ÂGE : UNE ÉVOLUTION QUI CONCERNE LA SANTÉ PUBLIQUE

Du fait de l'évolution démographique et sociologique que connaissent les pays industrialisés, pratiquement tous les secteurs de la santé et des soins sont concernés par la prise en charge des malades âgés. En effet, l'effectif de la population âgée croît rapidement, et notamment celui des sujets de 80 ans et plus. Actuellement, 1 Français sur 6 a plus de 65 ans, et il y a en France environ 2,4 millions de personnes de 80 ans et plus. La perte d'autonomie fonctionnelle, dont le risque de survenue augmente considérablement avec l'âge, entraîne des problèmes spécifiques qui requièrent des solutions spécifiques; ces problèmes encore mal résolus lancent à toute la société un défi devant lequel la santé publique est en première ligne. Aussi, le système de santé et ses professionnels doivent évoluer et s'adapter pour répondre à ces nouveaux besoins de la population. Parmi ces professionnels concernés, les infirmiers(es)[1], qu'ils exercent à domicile, à l'hôpital ou en établissement gériatrique, sont très concernés, et leur action influence directement la qualité des soins donnés aux personnes âgées.

LES GRANDS PROBLÈMES DE SANTÉ DES PERSONNES ÂGÉES

LE VIEILLISSEMENT DE L'ORGANISME

Le vieillissement peut être décrit comme les *effets physiologiques* du temps sur l'organisme qui surviennent après la phase de maturité, correspondant à l'adulte jeune (20-40 ans) (tableau 1-1). Bien sûr, cette définition exclut les

1. Lire indifféremment infirmier, infirmière.

effets des maladies sur l'organisme. Le vieillissement est un *processus lent et progressif* qui conduit à l'état de vieillesse ou sénescence. Les effets du vieillissement sur l'organisme sont complexes et varient en fonction de l'organe ou de la fonction considérée (tableau 1-2). De plus, ces effets peuvent être plus ou moins marqués en fonction des individus, indiquant que le rythme du vieillissement peut varier de façon très importante d'un individu à l'autre. Aussi, les personnes âgées présentent une *grande hétérogénéité du point de vue physiologique*, avec des individus ayant des fonctions relativement peu modifiées par le temps (vieillissement réussi) et d'autres au contraire très affectées (vieillissement accéléré).

Tableau 1-1. Principaux termes utilisés en gérontologie

– Gérontologie	– Étude du vieillissement et des personnes âgées par les différentes sciences humaines (médecine, biologie, psychologie, démographie, économie, sociologie, anthropologie...).
– Gériatrie	– Médecine des personnes âgées.
– Vieillissement	– Processus dynamique physiologique modifiant les organismes vivants à partir de leur phase de maturité.
– Longévité	– Durée maximale de la vie pour une espèce (122 ans pour l'espèce humaine).
– Espérance de vie	– Durée de vie atteinte par la moitié des individus d'une classe d'âge. En France, l'espérance de vie à la naissance est de 74 ans pour l'homme et de 83 ans pour la femme.
– Espérance de vie sans incapacité	– Durée de vie sans survenue d'incapacité grave atteinte par la moitié des individus d'une classe d'âge.
– Institutions gériatriques	– Établissements où résident des personnes âgées : maisons de retraite, foyers logements, services de soins de longue durée. Ces différentes catégories seront progressivement remplacées par les Établissement d'hébergement pour personnes âgées dépendantes (EHPAD).

D'une façon générale, le vieillissement a pour effet de diminuer les capacités de réserves de l'organisme, capacités qui lui permettent de s'adapter ou de faire face à des situations diverses : effort, stress, agression, maladie aiguë (figure 1-1)... Ainsi, le vieillissement a pour principales conséquences de rendre plus difficile l'adaptation de l'organisme à des conditions nouvelles et à le rendre plus vulnérable en cas d'agression. Cette *vulnérabilité liée au vieillissement* est variable en fonction des individus dépendant de leur rythme de vieillissement (figure 1-2).

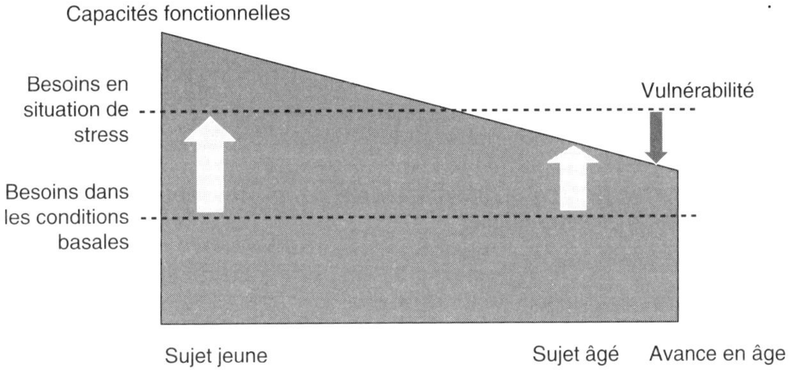

Fig. 1-1. Vieillissement et vulnérabilité

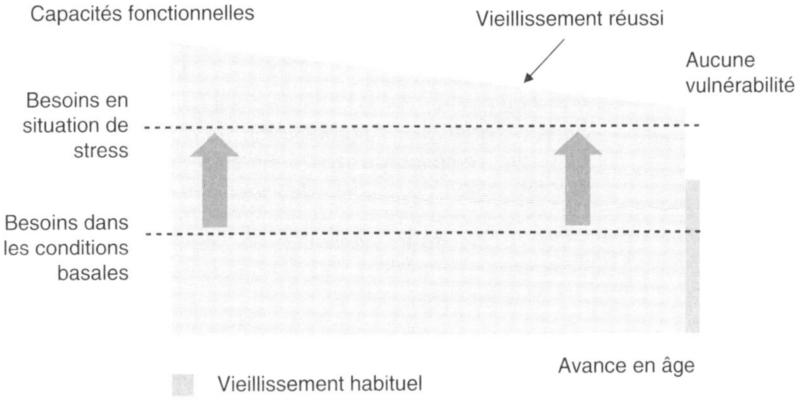

Fig. 1-2. Vieillissement réussi

LES MALADIES DU SUJET ÂGÉ

De nombreuses maladies ont une fréquence qui augmente avec l'âge, si bien qu'il est rare de rencontrer des personnes âgées totalement indemnes d'ennuis de santé. C'est notamment le cas de certaines maladies chroniques qui ont un retentissement fonctionnel important sur la vie quotidienne. À titre d'exemple, l'encadré 1-1 présente une liste non exhaustive de problèmes de santé dont la fréquence augmente avec l'âge.

De nombreux individus âgés souffrent de plusieurs maladies chroniques. Cette situation, décrite sous le terme de *polypathologie*, rend plus complexes les manifestations des maladies, leurs traitements et parfois leur évolution.

Tableau 1-2. Principaux effets du vieillissement sur le corps humain

Organe ou fonction	*Principaux effets du vieillissement*
– Composition corporelle	– Poids stable ou légèrement augmenté. Augmentation de la proportion de masse grasse et diminution de la masse maigre. Insulinorésistance et troubles de la régulation glycémique.
– Système nerveux central	– Ralentissement du temps de transmission synaptique. Diminution de la sensibilité à la soif. Diminution de la durée du sommeil. Diminution modérée de la performance de la mémoire et des capacités attentionnelles. Modifications du système nerveux autonome.
– Œil et vision	– Rétrécissement du champs visuel et diminution de l'acuité visuelle. Presbytie. Diminution de transparence du cristallin. Relâchement des paupières. Diminution de formation du liquide lacrymal.
– Audition	– Presbyacousie. Altération du contrôle postural labyrinthique.
– Appareil cardio-vasculaire	– Augmentation de rigidité des artères et augmentation de pression artérielle. Augmentation du poids du cœur et troubles du remplissage du ventricule gauche en diastole. Augmentation de la taille de l'oreillette gauche.
– Poumon	– Diminution de la ventilation par rigidification de la paroi thoracique. Diminution des échanges gazeux (O_2) au niveau des alvéoles : hypoxémie.
– Reins et appareil urinaire	– Sclérose de glomérules rénaux et diminution du taux de filtration glomérulaire. Diminution de sécrétion d'érythopoïétine et d'hydroxylation de la vitamine D. – Diminution de la capacité de la vessie.
– Appareil digestif	– Diminution de la sécrétion acide de l'estomac. Ralentissement du temps de transit intestinal.
– Appareil locomoteur	– Diminution de la masse et de la force musculaire. Diminution de la masse osseuse (ostéoporose, plus marquée chez les femmes) et fragilisation osseuse. Altérations des cartilages : arthrose.
– Peau et phanères	– Perte d'élasticité cutanée avec formation de rides. Modifications du derme : peau plus fine, plus transparente et plus sèche. Troubles de la pigmentation : cheveux gris ou blancs, taches cutanées ou lentigo. Diminution de la densité de follicules pileux (plus marquée chez l'homme).
– Système immunitaire	– Réponse anticorps moins importante après vaccination. Diminution du nombre et de fonction des lymphocytes T (réponse cellulaire).

Tableau 1-2. Principaux effets du vieillissement sur le corps humain *(suite)*

Organe ou fonction	*Principaux effets du vieillissement*
– Organes sexuels	– Femmes : arrêt de la sécrétion ovarienne d'œstrogène et des cycles menstruels (ménopause) et infertilité; involution fibreuse des glandes mammaires, des ovaires et de l'utérus; atrophie et sécheresse de la muqueuse vaginale. – Hommes : augmentation de taille de la prostate; diminution modérée de production testiculaire de testostérone et de spermatozoïdes et hypofertilité.

ENCADRÉ 1-1

PRINCIPALES MALADIES ET PROBLÈMES DE SANTÉ DONT LA FRÉQUENCE AUGMENTE AVEC L'ÂGE ET QUI SONT FRÉQUENTS CHEZ LES PERSONNES ÂGÉES

– Appareil cardio-vasculaire : hypertension artérielle, insuffisance cardiaque, insuffisance coronaire et infarctus du myocarde, anévrismes de l'aorte, thrombose veineuses et embolie pulmonaire.
– Appareil locomoteur : ostéoporose, fractures, arthrose.
– Neurologie et psychiatrie : accidents vasculaires cérébraux, maladie d'Alzheimer et autres démences, maladie de Parkinson, dépression.
– Nutrition, endocrinologie : diabète, malnutrition, hypothyroïdie.
– Appareil urinaire : insuffisance rénale, incontinence urinaire, infection urinaire.
– Appareil digestif : hernie hiatale, diverticulose colique, constipation, fécalome, incontinence anale.
– Organes sensoriels : surdité, cataracte, dégénérescence maculaire liée à l'âge, glaucome.
– Cancers : prostate, sein, côlon, poumon, peau.
– Maladies infectieuses : zona, infections respiratoires, infections urinaires, endocardites infectieuses, tuberculose.

De plus, la polypathologie majore la vulnérabilité des individus déjà augmentée par le vieillissement (figures 1-3 et 1-4). En effet, dans de nombreux cas, l'évolution de ces maladies chroniques s'exprime par des aggravations en cascade, un événement relativement mineur pouvant entraîner des décompensations successives de maladies jusque-là contrôlées ou non

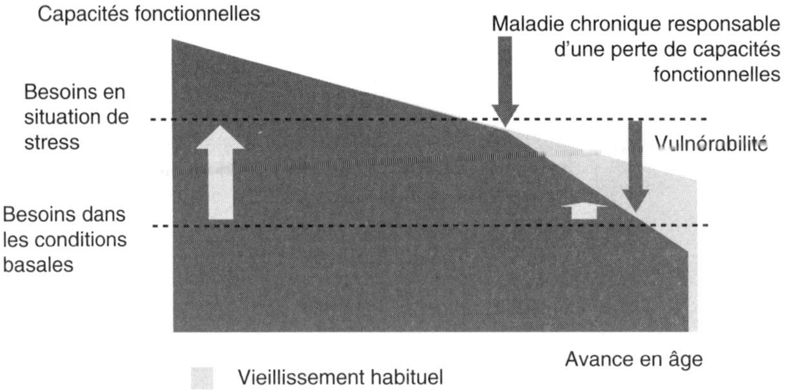

Fig. 1-3. Maladie chronique

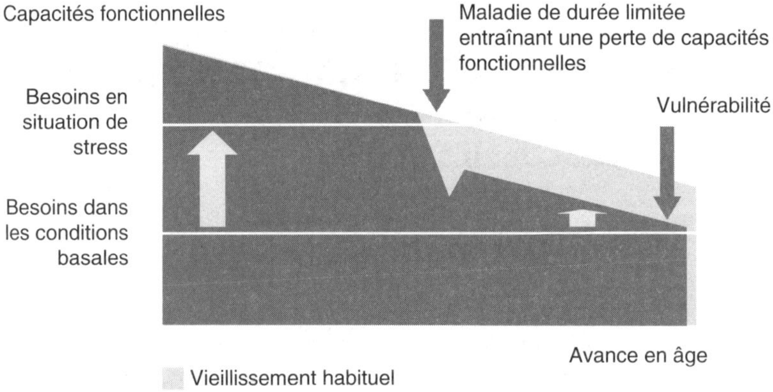

Fig. 1-4. Maladie avec séquelles

apparentes. Cette grande fréquence des maladies chroniques fait que les personnes âgées représentent les plus grands consommateurs de soins, qu'il s'agisse de consultations, d'hospitalisations, de médicaments, de prise en charge par des auxiliaires de santé, ou encore d'actes diagnostiques ou d'examens de laboratoire.

Les personnes âgées sont particulièrement exposées au risque de *polymédication* définie par l'utilisation d'un grand nombre de médicaments chez une même personne : quatre médicaments ou plus, consommés de façon chronique. Cette situation est associée à un risque élevé de survenue d'effets indésirables de ces médicaments, effets dont les conséquences sont parfois graves sur un terrain fragilisé. Par exemple, les conséquences des malaises induits par des médicaments entraînent plus souvent des chutes et des fractures chez les personnes âgées que lorsqu'ils se produisent chez des adultes plus jeunes.

Parfois, les manifestations de ces effets indésirables sont, à tort, interprétées comme une aggravation des maladies soignées ou encore comme l'apparition d'une nouvelle maladie, si bien que le traitement délétère peut être à tort maintenu, voire enrichi par d'autres médicaments visant à combattre les nouveaux symptômes ! Cela est d'autant plus regrettable que l'arrêt du médicament responsable permet dans de nombreux cas une régression rapide de ces effets indésirables. Aussi, le rôle possible d'effets indésirables des médicaments doit faire partie de l'approche médicale systématique chez une personne âgée qui présente de nouveaux signes ou symptômes.

LA PERTE D'AUTONOMIE FONCTIONNELLE ET LA FRAGILITÉ

La *perte d'autonomie fonctionnelle* est définie par l'altération de la capacité d'une personne de décider seule de sa vie et de ses actes de la vie quotidienne. Elle est la conséquence de maladies qui compromettent sa capacité de décider et de réaliser ces actes. On désigne par dépendance une conséquence très fréquente de la perte d'autonomie : une personne dépendante a besoin d'une aide humaine pour réaliser les actes de la vie quotidienne, tels que l'alimentation, l'hygiène, les déplacements, la gestion du budget… La dépendance peut être plus ou moins sévère, permanente ou transitoire selon que l'altération fonctionnelle liée aux maladies soit réversible ou non. La dépendance impose la mise en œuvre d'aides appropriées pour permettre au sujet de vivre dignement malgré son handicap. Dans de nombreux cas, l'aide de l'entourage et/ou des professionnels de santé intervenant au domicile permet à la personne âgée dépendante de vivre à son domicile dans des conditions satisfaisantes malgré le handicap. Dans d'autres cas, notamment lorsque l'aide apportée par l'entourage ou le système de santé fait défaut ou encore lorsque le handicap est trop sévère, l'entrée en établissement gériatrique devient nécessaire.

La notion de *fragilité* s'impose de plus en plus dans le soin gériatrique, car elle résume bien la situation des personnes âgées les plus exposées aux risques de perte majeure d'autonomie et d'entrée en établissement gériatrique. Elle intègre la somme des facteurs de vulnérabilité du grand âge : âge très avancé (80 ans ou plus), polypathologie (en particulier démences, dépression, malnutrition, chutes à répétition, incontinence, surdité, cécité), polymédication, perte d'autonomie fonctionnelle, ainsi que des facteurs d'environnement défavorables (isolement social). C'est chez les personnes âgés qui cumulent plusieurs facteurs de fragilité que la prise en soin gérontologique est particulièrement importante et peut montrer toute son efficacité. Inversement, les prendre en charge de la même façon que des adultes plus jeunes risque de conduire à des aggravations indues de leur niveau d'autonomie et de leur santé.

LES PERSONNES ÂGÉES : UN CONTEXTE PSYCHOLOGIQUE PARTICULIER

Les personnes qui ont atteint un âge avancé sont souvent marquées sur le plan psychologique par des expériences communes. Les modifications du corps, de son aspect et de ses performances représentent une expérience difficile à vivre et à accepter. Les rapports sociaux, que ce soit dans la société ou dans la famille, se trouvent modifiés, notamment lors de la cessation des activités professionnelles et au passage à la retraite. De plus, les expériences de deuils sont fréquentes, qu'il s'agisse d'amis, du conjoint ou parfois même d'un enfant. Enfin, l'avancée en âge rapproche du terme de la vie et génère un sentiment d'angoisse existentielle. Toutes ces expériences sont vécues différemment par les personnes âgées en fonction de leur histoire personnelle et de leur personnalité, si bien que leurs conséquences peuvent être très variables d'un individu à l'autre.

À ces expériences quasi obligatoires peuvent s'ajouter celles engendrées par les maladies et notamment par la perte d'autonomie. La perte d'indépendance est souvent vécue très douloureusement. La perte de la capacité de décider de ses actes les plus simples, ainsi que le sentiment de dépendre de son entourage et de représenter une charge morale et physique sont des expériences éprouvantes. Les personnes qui assistent des êtres dépendants doivent connaître ces problèmes et savoir organiser une « relation d'aide », qui puisse satisfaire les besoins de la personne sans générer de déviance. Il est important par exemple de respecter la personne aidée en tant qu'individu, de chercher à maintenir chez elle l'autonomie restante, et finalement de communiquer avec elle de façon bienveillante et personnelle. Les écarts peuvent être multiples : l'aide excessive et le maternage peuvent induire en retour chez la personne âgée un comportement d'assisté, voire une régression psychomotrice et une aggravation de la dépendance; l'exercice de pouvoirs ou de pressions au travers de l'aide apportée peut générer des conflits ou des comportements d'agressivité ou de régression de la personne aidée, ou bien encore aboutir à des maltraitances psychologiques et/ou physiques de la part de l'aidant, qu'il soit aidant naturel ou professionnel. Dans certains établissements, un soin à la chaîne, sans aucune personnalisation de celui-ci ni prise en compte des individus soignés conduit inéluctablement à une médiocre qualité de soin et à une mauvaise qualité de vie pour les malades.

LES RÉPONSES DU SYSTÈME DE SOIN

LES SOINS AU DOMICILE

La plupart des personnes âgées souffrant d'une perte d'autonomie souhaitent rester à leur domicile. En effet, elles y ont leur vie, leurs souvenirs, leurs habitudes et ont construit autour de ce domicile des liens relationnels avec des amis et des voisins. De plus, le changement de lieu de résidence est une expérience éprouvante, notamment lorsque les capacités d'adaptation sont diminuées comme c'est le cas en vieillissant. En fonction du type de dépendance et de sa sévérité, l'aide de la personne âgée à son domicile concerne différents domaines : l'alimentation (courses, préparation de repas, prise des repas), l'hygiène (achats de produits, toilette, bains, soins de l'incontinence, entretien du linge), la mobilité (aide pour la marche, pour les transferts, pour monter ou

descendre un escalier ou pour sortir dans la rue), la gestion du budget, la communication (téléphoner, écrire...) L'aide peut être apportée par l'entourage et/ou par des intervenants du système sanitaire et social (aide ménagère, auxiliaire de vie, système de portage de repas à domicile, infirmière, service de soins à domicile, kinésithérapeute...). Cette aide peut être rendue plus efficace grâce à des aménagements de l'environnement (barres d'appui, toilettes rehaussées, douches aménagées...) et/ou à l'obtention de matériel adapté (cadre de déambulation, fauteuil roulant, lit à hauteur variable, appareil de levée...), en fonction du type de handicap et de son degré.
L'organisation de l'aide à domicile requiert un véritable savoir-faire, notamment lorsque la dépendance est sévère : penser à tout en élaborant un plan d'aide qui réponde aux besoins de la personne âgée, savoir qui peut faire quoi, connaître localement les personnes et les ressources qui peuvent apporter l'aide nécessaire. Actuellement, cette coordination est organisée de façon diverse. Les infirmiers libéraux intervenant à domicile peuvent faire une évaluation détaillée des besoins du patient et définir un plan d'aide et de soin. Les services de soins infirmiers à domicile, et en particulier leur infirmière coordonnatrice, peuvent aussi jouer ce rôle pour les patients qu'ils prennent en charge. Dans d'autres cas, le médecin traitant, ou l'entourage familial peuvent aussi jouer un rôle central pour organiser les soins à domicile. Outre la nature des aides et des intervenants à domicile, il est important d'organiser avec soin la chronologie de ces interventions.

LES ÉTABLISSEMENTS GÉRIATRIQUES

Les établissements gériatriques permettent la prise en charge de personnes âgées dépendantes lorsqu'elles ne peuvent plus vivre à leur domicile.
Les *maisons de retraite* sont une première catégorie d'établissement. Ces établissements fournissent aux personnes âgées des prestations hôtelières (chambre, repas, ménage, locaux et activités collectives). De plus, elles peuvent disposer de personnel aidant les personnes âgées pour les actes de la vie quotidienne. Les personnes âgées paient l'établissement pour ces prestations. Les personnes ayant des revenus insuffisants pour payer la maison de retraite peuvent être aidés par l'Aide sociale (collectivités locales) à condition que la maison de retraite soit publique ou bien privée et agréée.
Les *foyers logements* représentent des structures intermédiaires entre le domicile et la maison de retraite et peuvent accueillir des personnes peu dépendantes. En effet, dans ces structures, les résidents disposent d'un logement indépendant et de services collectifs organisés par une employée. Le plus souvent, il n'y a pas de personnel de soins et les soins nécessaires sont assurés comme pour toute autre personne vivant à domicile.
Les *centres de soins de longue durée* (anciennement appelés « long séjour ») sont des structures qui prennent en charge les personnes les plus sévèrement dépendantes et/ou les plus malades. Ces structures sont dotées de personnel de soins et de médecins. Les patients qui y sont admis paient à l'établissement un prix de journée forfaitaire destiné à couvrir les dépenses nécessaires pour leur hébergement. Comme pour les maisons de retraite agréées, les personnes

qui ont des revenus insuffisants peuvent être aidées par l'Aide sociale pour payer leur forfait hébergement. Une participation financière des proches peut être demandée. Par ailleurs, l'établissement reçoit de l'Assurance maladie un prix de journée (forfait soin) destiné à couvrir toutes les dépenses concernant le soin (salaire du personnel de soins, dépenses médicales).
Ces établissements rencontrent des difficultés importantes pour remplir au mieux leurs missions : densité de personnel relativement faible, locaux parfois anciens, mal adaptés, voire vétustes, résidents de plus en plus âgés et ayant une dépendance de plus en plus sévère. De plus, il apparaît rapidement que répondre aux besoins de base des personnes qui y sont admises ne suffit pas, et qu'il faut y introduire plus de vie et de communication pour tenter d'apporter une meilleure qualité de vie. De nombreuses équipes élaborent ainsi pour leur établissement ou leur service un projet de vie, fondé le plus souvent sur un soin plus humain et plus personnalisé, sur le développement d'activités d'animation et de loisir, et une meilleure communication entre les résidents, et entre ceux-ci et le personnel.
Par ailleurs, cette organisation qui propose différentes structures répondant aux besoins des personnes âgées en fonction de leur degré de dépendance, gère mal la situation des malades dont la dépendance s'aggrave progressivement. Ces patients doivent changer plusieurs fois de structures d'hébergement ou de soins, ce qui évidemment constitue des épreuves supplémentaires et douloureuses. Ceci n'est certainement pas souhaitable sur le plan de la qualité de vie.
Ces trois types d'établissement sont aujourd'hui regroupés sous une même entité, les *Établissements d'hébergement pour personnes âgées dépendantes* ou EHPAD, qui font l'objet d'une réglementation particulière. Celle-ci prévoit un certain cahier des charges définissant des *prestations minimum délivrées* par l'EHPAD, ainsi qu'un mode de financement spécifique. En particulier, l'EHPAD doit avoir un *coordonnateur médical*, respecter certaines normes en matière de surface et de confort hôtelier. En matière de *financement*, il est prévu que la prestation sociale de l'Aide personnalisée à l'autonomie ou APA, soit utilisée pour financer une partie du séjour (forfait dépendance), et il est prévu qu'un forfait soin soit versé à l'EHPAD par l'Assurance maladie. Les montants du forfait dépendance et du forfait soin dépendent du niveau de perte d'autonomie évalué par le groupe iso-ressource (GIR). L'EHPAD assure les soins de base et autres soins infirmiers. L'organisation des soins médicaux et paramédicaux aux personnes en EHPAD est définie dans les conventions signées par chaque établissement avec les autorités du département (préfet et conseil général), qui conditionnent le montant du forfait soin, plus élevé quand l'EHPAD délivre ces soins (centres de soins de longue durée), plus bas lorsque l'EHPAD fait appel à des prestations de praticiens libéraux remboursées par l'Assurance maladie (foyer logement), et intermédiaires dans les maisons de retraite en fonction du niveau de prestations qu'elles délivrent.

L'HOSPITALISATION DES PERSONNES ÂGÉES DÉPENDANTES

L'hospitalisation des personnes âgées dépendantes est rendue nécessaire dans deux circonstances : lorsque survient une maladie ou que s'aggrave une affection existante nécessitant des soins hospitaliers ; ou bien lorsque le système de prise en soins à domicile n'est plus suffisant. D'une façon générale, le système hospitalier n'est pas très adapté à la prise en soin de la dépendance, ce qui fait que les malades âgés dépendants hospitalisés peuvent être exposés à certains risques.

Le *rejet* est un premier risque. Ces patients sont le plus souvent hospitalisés en urgence, alors que dans certains cas la notion d'urgence n'est pas toujours apparente. Surtout, du fait de la dépendance et de la difficulté d'organiser des sorties à domicile, leurs durées de séjour à l'hôpital sont souvent longues, si bien que certains services refusent d'admettre de tels patients.

Une *prise en charge inadaptée de la dépendance* est un second risque. Alors que les maladies à l'origine de l'hospitalisation peuvent être très bien soignées et guéries, une aide insuffisante à la mobilisation, à l'alimentation peut entraîner des complications comme un désapprentissage de la marche, des escarres, des chutes, une malnutrition sévère, un comportement d'incontinence urinaire… Parfois, ce sont des soins inappropriés comme une contention physique abusive, une sonde urinaire injustifiée, l'administration de médicaments sédatifs qui peuvent être à l'origine de complications : troubles du comportement, chute, agitation, dépression, infection. Ces pertes fonctionnelles sont parfois difficiles à récupérer par une longue rééducation, alors qu'une attitude de prévention et d'entretien aurait suffit à les maintenir à leur niveau antérieur…

Un dernier risque est lié à une *orientation mal adaptée à la sortie*, notamment lorsqu'une sortie à domicile ne peut pas être réalisée directement. Parfois, la personne âgée dépendante peut être orientée vers la première structure de soins de suite disposant d'une place, structure qui n'est pas toujours la plus adaptée pour assurer des soins de réhabilitation optimaux à des sujets âgés polypathologiques et dépendants. Dans certains de ces établissements, les médecins n'ont pas de formation ou d'intérêt particulier pour la médecine des personnes âgées, et certains kinésithérapeutes accordent une priorité aux patients les plus jeunes, négligeant les malades très âgés. Certains établissements fonctionnent même en réorientant la personne âgée au service envoyeur, une fois que la durée de prise en charge autorisée par l'Assurance maladie est écoulée ! De tels circuits de santé aboutissent inéluctablement à la perte complète de toute chance de réinsertion de la personne âgée dépendante.

L'*hospitalisation en service de gériatrie* représente souvent pour ces malades une solution plus adaptée. En effet, ces structures disposent de personnels médicaux ou infirmiers qui ont une grande habitude des soins aux malades très âgés et/ou fragiles. De plus, leurs équipes ont pour objectifs de réinsérer le malade dans son domicile ou si cela n'est pas possible de l'orienter vers la structure la plus adaptée à son problème. L'hospitalisation en service de soins de suite-réadaptation correspond bien à ces objectifs. Bien entendu, il peut exister d'importantes différences entre les services de ce type, notamment en ce qui concerne la qualité des soins, la densité de personnel, la qualité de l'hébergement et le soin apporté par le personnel à préparer la réinsertion ou l'orientation des malades âgés.

L'*hospitalisation en service de gériatrie aiguë* représente une nouvelle approche intéressante. Ces services encore peu nombreux proposent de prendre en charge dès l'arrivée à l'hôpital (soit directement, soit après un passage par le service d'urgence) les personnes âgées fragiles qui présentent une maladie aiguë. Outre les soins classiques alors délivrés, ces unités proposent de mettre en œuvre dès l'admission une prise en charge adaptée de la dépendance, soit de type préventif, soit de type curatif afin d'éviter toutes les aggravations indues liées à une prise en charge inadéquate. En fait, ce concept simple vise à *réunir dès le début de l'hospitalisation les soins curatifs et la réadaptation*, au lieu de les réaliser en deux phases hospitalières distinctes, ce qui est plus classiquement fait aujourd'hui : une première hospitalisation en court séjour pour traiter la maladie aiguë, puis une seconde en soins de suite-réadaptation pour « remettre sur pied » le patient et préparer son retour au domicile, avec souvent une longue attente avant ce transfert qui majore la perte de chances pour le malade âgé dépendant. Les unités de court séjour gériatrique ont pour objectif de réunir dans une unité de lieu et de temps, le soin diagnostic/curatif et le soin de réadaptation, afin de donner aux malades âgés fragiles les meilleures chances possible de réinsertion après une hospitalisation aiguë.

LES CENTRES DE CONSULTATIONS GÉRIATRIQUES ET HÔPITAUX DE JOUR GÉRIATRIQUES

Ces structures encore peu nombreuses peuvent aider la prise en charge des malades âgés dépendants à leur domicile. Il est souvent difficile de soigner ces malades et d'effectuer des bilans médicaux, notamment lorsqu'il existe des difficultés de mobilisation, des troubles cognitifs et/ou que l'entourage n'est pas à même d'aider la personne âgée à pratiquer les examens nécessaires. Pourtant, un bilan médical soigneux est particulièrement important pour assurer la meilleure prise en charge et pour lutter efficacement contre la perte d'autonomie. De nombreux centres de gériatrie proposent d'effectuer ces bilans soit dans le cadre de *consultations pluridisciplinaires orientées vers le bilan de la dépendance*, soit en *hôpital de jour*. Après une première consultation de « débrouillage », un bilan plus approfondi et adapté aux problèmes de santé du patient peut être organisé sur une ou deux journées, le centre se chargeant de l'organisation matérielle des examens. À la suite de ce bilan, un avis peut être donné au médecin traitant pour essayer d'améliorer la situation médicale du patient et conseiller la famille sur la prise en charge de la dépendance au domicile ou bien sur l'orientation vers un établissement si celle-ci est nécessaire. Au cours des dernières années, les « consultations-mémoire » spécialisées dans le diagnostic et la prise en charge thérapeutique des démences se sont développées dans des centres de gériatrie. Elles représentent un exemple particulièrement bien réussi de consultations pluridisciplinaires et ont largement contribué à améliorer la prise en charge des malades âgés atteints de démences.

En outre, certains *hôpitaux de jour gériatriques* proposent une prise en charge de réadaptation, en admettant plusieurs jours par semaine, pendant plusieurs semaines, un patient dépendant pour un programme de soins, de rééducation et de stimulation. Outre l'aide apportée au malade, ces prises en charge ont un effet très positif sur l'entourage direct du patient qui trouve un soulagement physique et moral (répit) et des possibilités de rencontre, aussi bien avec des professionnels de santé expérimentés qu'avec d'autres familles vivant des problèmes comparables aux leurs. Ces hôpitaux de jour sont toutefois peu nombreux alors que la demande est très forte, et le coût de la prise en charge par l'Assurance maladie est élevé. Des *centres d'accueil de jour non médicalisés* sont apparus pour répondre aux besoins de certaines familles, notamment pour les personnes âgées souffrant de démence sans handicap physique. Ils accueillent des patients de ce type quelques journées par semaine et proposent des activités de type occupationnelles. Ils peuvent représenter une alternative aux hôpitaux de jour de réadaptation, pour des patients dont l'état ne nécessite pas un programme de réadaptation particulier. Il est probable que dans les prochaines années le développement des accueils de jour conduise à remettre en question ou à redéfinir les rôles des hôpitaux de jour gériatriques de réadaptation.

LES PROBLÈMES D'AUJOURD'HUI ET DE DEMAIN

Si différents types de prestations se sont développés pour répondre aux besoins de la population, il faut constater que leur disponibilité peut encore varier d'une commune à l'autre, d'un département à l'autre, ou encore d'une région à l'autre. Pour respecter le principe d'égalité d'accès aux soins pour tous, il serait important de veiller à ce que chaque citoyen en situation de dépendance puisse obtenir l'aide dont il a besoin quel que soit son lieu de résidence.

De plus, la mise en œuvre de ces prestations s'accomplit encore de façon relativement désordonnée, avec une coordination insuffisante, si bien que l'adéquation entre le niveau de prestation et la sévérité de la dépendance n'est pas toujours optimale. En effet, certaines personnes reçoivent une aide insuffisante, alors que d'autres reçoivent des prestations visiblement excessives par rapport à leurs besoins, générant un comportement « d'assisté », une majoration de la dépendance ainsi que des dépenses inutiles… L'attribution de l'Allocation personnalisée d'autonomie (APA) contribue à améliorer cette gradation de l'aide et la coordination des soins à travers le plan d'aide élaboré au cours de l'évaluation des bénéficiaires. Cette prestation représente un effort considérable de la société pour financer la prise en charge de la dépendance, et son coût vient s'ajouter à celui des diverses aides déjà existantes. Compte tenu de l'évolution démographique, le coût de la dépendance augmentera au fil des années, même en l'absence de nouvelles prestations. Aussi, le financement de la dépendance représente un considérable enjeu pour l'avenir.

En dernier lieu, les usagers et même les professionnels de santé restent souvent mal informés des différentes prestations et solutions qui peuvent être proposées aux malades âgés dans leur environnement immédiat. Une certaine coordination entre tous ces intervenants à un échelon très local apparaît aujourd'hui indispensable et le concept de réseau de soins devra nécessairement se mettre en place pour que tout usager puisse rapidement être mis en rapport avec les professionnels qui pourront le mieux répondre à ses besoins particuliers. De plus, la création à un échelon local (bassin de vie) de nouveaux types de centres de coordination, les *Comités locaux d'information et de coordination* (CLIC), a été encouragée par une circulaire en 2000, pour aider les professionnels du secteur sanitaire et social concernés à mieux informer les personnes âgées et leurs aidants familiaux, et pour aider ces derniers à trouver localement les meilleures réponses à leurs difficultés. Enfin, les autorités de santé ont récemment mis en œuvre des actions de santé publique, orientées vers la santé des sujets âgés, témoignant d'une prise de conscience parmi les décideurs de certaines problématiques gériatriques. En particulier, le plan démence, visant à améliorer la prise en charge des patients souffrant de troubles cognitifs, le plan canicule visant à mieux faire face aux risques liés aux vagues de chaleur, ou encore le plan urgences dont un volet important vise à améliorer la prise en charge et l'orientation des personnes âgées admises à l'hôpital en urgence. Si ces mesures sont encourageantes et en cours d'implémentation, leur efficacité sur terrain pour améliorer la prise en charge des personnes n'est pas encore apparente.

Le vieillissement de la population : prestations et structures de soins ♦ 2

C. BERBEZIER

LE VIEILLISSEMENT DE LA POPULATION

Le nombre de personnes âgées dans le monde n'a jamais été aussi important qu'il ne l'est de nos jours. Il ne faut cependant pas confondre l'augmentation du nombre de personnes âgées et le vieillissement de la population ou vieillissement démographique.

Le vieillissement démographique est habituellement mesuré par l'augmentation de la proportion des personnes âgées de 60 ans et plus, dans la population générale.

Tous les pays qui ont un nombre important de personnes âgées n'ont pas forcément un vieillissement démographique. Cela dépend du nombre de personnes âgées par rapport à la population générale; il dépend donc autant du nombre de « jeunes » que du nombre de « vieux ».

Le vieillissement démographique a trois causes d'intensité variable :

– la première, la plus importante, est la baisse de la fécondité;
– la deuxième est l'allongement de la durée de la vie;
– la troisième, la moindre, peut être liée à des migrations de populations.

LA BAISSE DE LA FÉCONDITÉ

Dès la fin du XVIIe siècle, un contrôle des naissances s'est mis en place en France, puis, dès le XIXe siècle dans les autres pays européens. Pas forcément efficace au niveau individuel, ce *contrôle des naissances* l'a été au niveau de la population dans son ensemble, puisqu'il a abouti à une baisse de la fécondité dans ces différents pays.

Ainsi l'Indicateur conjoncturel de fécondité (ICF), calculé à partir des taux de fécondité par âge observés au cours de l'année dans la population féminine était de 5,4 enfants par femme au milieu du XVIIIe siècle et elle n'a pas cessé de diminuer depuis. En 1999, il était de 1,79.

La baisse de la fécondité entraîne une diminution du nombre de jeunes, ce qui participe au vieillissement démographique (s'il y a moins de jeunes, la proportion de personnes âgées augmente).
Pour illustrer ce phénomène, prenons l'exemple de la France. Si celle-ci avait conservé son indicateur conjoncturel de fécondité du milieu du XVIIIe siècle, soit 5,4 enfants par femme, tout en bénéficiant de la baisse de la mortalité qu'elle a réellement enregistrée, la structure par âge de la population actuelle serait peu différente de celle du XVIIIe siècle, avec 6 % de « 60 ans et plus » et 42 % de « moins de 15 ans ». Il n'y aurait donc pas de vieillissement de la population française ; en revanche, la France compterait 1,5 milliard d'habitants !
Dans la réalité, la population française n'a pas cessé de croître, mais dans de plus faibles proportions et l'indicateur conjoncturel de fécondité a fortement baissé.

L'ALLONGEMENT DE LA DURÉE DE LA VIE

Il a été remarquable depuis un siècle et demi. L'évolution de l'espérance de vie exprime bien ce phénomène. En effet, au milieu du XVIIIe siècle, l'espérance de vie à la naissance était, partout dans le monde, inférieure à 30 ans. Elle est actuellement supérieure à 75 ans dans la plupart des pays développés. Cette *augmentation de l'espérance de vie* a été, pendant longtemps, seulement due à une baisse de la mortalité infantile. La lutte contre la faim, l'amélioration des conditions de vie, les progrès scientifiques, la révolution pasteurienne, ont permis une lutte efficace contre les maladies infectieuses et les grandes épidémies. On a ainsi abouti à une baisse importante de la mortalité des enfants. Plus récemment, les progrès de la médecine, comme la découverte des antibiotiques et les progrès dans le traitement des maladies cardio-vasculaires, ont encore permis d'améliorer cette lutte contre les maladies et ont participé à l'allongement de la durée de la vie.
Certains auteurs avaient pensé que, la mortalité infantile étant à un niveau si bas qu'elle ne pourrait plus baisser davantage, et qu'il n'y aurait plus d'augmentation de l'espérance de vie. Les chiffres semblaient leur donner raison puisque, dans les années soixante, il y a eu un ralentissement important de cette augmentation dans tous les pays industrialisés. Mais, dès les années 70, l'augmentation de l'espérance de vie a repris dans ces pays. Elle est due surtout à la baisse de la mortalité des adultes d'âge moyen et des personnes âgées, liée aux progrès spectaculaires des traitements des maladies cardio-vasculaires et des cancers.

LES MIGRATIONS DE POPULATION

Les migrations de population ont plutôt un effet s'opposant au vieillissement démographique. En effet, un pays ayant une faible fécondité et une grande espérance de vie peut atténuer le vieillissement de sa population en favorisant l'implantation de populations de jeunes étrangers.
Il est probable que ce phénomène ait joué en France au XXe siècle pour ralentir le vieillissement de la population.

Certains démographes pensent actuellement que les pays occidentaux pourraient, dans les années à venir, recourir à une plus forte immigration de populations jeunes pour atténuer le vieillissement de leur population et ses conséquences économiques. Toutefois ces prévisions semblent irréalistes compte tenu du contexte politique et social actuel dans ces pays.

LES CHIFFRES-CLÉS DE LA POPULATION FRANÇAISE ÂGÉE

Le recensement de 1999 a montré que la France comptait 58,5 millions d'habitants, et que 10 millions d'entre eux, soit 17 %, avaient 65 ans ou plus. Le nombre de personnes de 80 ans et plus atteignait alors 2,4 millions, et parmi eux, on comptait plus de 11 000 centenaires. La *pyramide des âges* (figure 2-1) permet de montrer de façon synthétique la structure de la population. L'axe des ordonnées représente l'année de naissance ou l'âge, et l'axe des abscisses l'effectif des hommes (à gauche) et des femmes (à droite).

L'*espérance de vie* à un âge donné mesure le nombre moyen d'années que peut espérer vivre une personne atteignant l'âge donné, dans les conditions de mortalité de la période considérée. On définit ainsi une espérance de vie non seulement à la naissance, mais aussi à tout âge : à 65 ans, à 80 ans ou même à 100 ans. L'espérance de vie à la naissance a beaucoup évolué au cours du XXe siècle (tableau 2-1) : elle est aujourd'hui de 75 ans pour les hommes et de 83 ans pour les femmes. En 2001, en France, l'espérance de vie d'une femme de 60 ans est de 25,7 ans, si bien qu'elle peut raisonnablement espérer atteindre l'âge de 85,7 ans. De même, celle des hommes de 60 ans est en 2001 de 20,6 ans, si bien qu'un homme de 60 ans peut espérer atteindre l'âge de 80,6 ans. Il faut noter que ces chiffres sont nettement supérieurs à ceux de l'espérance de vie à la naissance.

Tableau 2-1. Évolution de l'espérance de vie à la naissance et à l'âge de 60 ans au cours du XXe siècle en France

	Début du XXe siècle	*1950*	*Début du XXIe siècle*
Espérance de vie à la naissance (ans) :			
– Hommes	45	64	75
– Femmes	49	71	83
Espérance de vie à l'âge de 60 ans (ans) :			
– Hommes	13	15	20
– Femmes	15	18	25

Du fait des différences d'espérance de vie entre hommes et femmes, la population âgée est *majoritairement féminine*. On comptait en 1999 près de 58 %

de femmes parmi les personnes de plus de 65 ans, ce pourcentage passant progressivement de 53 % chez les 65-69 ans à 59 % chez les 75-79 ans, à 69 % chez les 85-89 ans et à 81 % chez les 95-99 ans, pour atteindre 87 % chez les centenaires. Une autre conséquence de ces disparités est la plus grande fréquence du veuvage chez les femmes âgées, veuvage qui touche 73 % des femmes de plus de 80 ans et seulement 29 % des hommes du même âge.

La majorité des personnes âgées, soit 95 % des personnes de 65 ans et plus, vivent à leur domicile. Parmi les personnes âgées, ce pourcentage diminue au cours de l'avancée en âge passant de 98 % chez les 60-74 ans à 84 % chez les plus de 80 ans. Inversement, la probabilité de vivre en institution gériatrique augmente progressivement avec l'âge.

L'*effet « papy-boom »* peut être compris à partir de la pyramide des âges (figure 2-1). L'effectif des classes d'âge nées peu après la Seconde Guerre mondiale est important, ce qui est lié à une forte augmentation du nombre de naissances à cette période. L'avance en âge de cette génération particulièrement nombreuse va se traduire par une forte augmentation du nombre de sujets âgés à partir de 2010. En effet, les individus nés entre 1945 et 1955 atteindront l'âge de 65 ans entre 2010 et 2020.

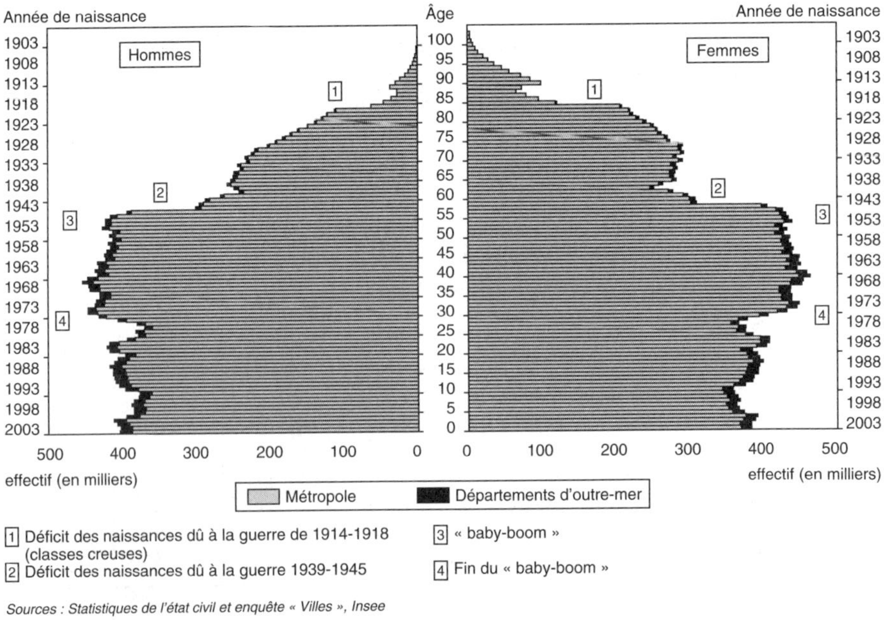

Fig. 2-1. Pyramide des âges de la population française en 2003

LE CONTEXTE LÉGISLATIF

Le domaine de l'aide aux personnes âgées fragilisées, que ce soit à domicile ou en institution, a vu son cadre législatif profondément bouleversé ces dernières années avec plusieurs textes législatifs qui ont pour but de réorganiser en profondeur le secteur pour le faire évoluer vers une meilleure réponse aux besoins des personnes concernées.

Les lois *Prestation spécifique dépendance* (PSD) du 24 janvier 1997, suivie par l'*Allocation personnalisée d'autonomie* (APA) du 20 juillet 2001, ont créé une allocation en nature destinée aux seules personnes âgées dépendantes et ont lancé la réforme de la tarification des établissements. Les décrets du 26 avril 1999 ont réaffirmé la nécessité pour les établissements de s'engager dans une démarche de qualité et précisent les critères de qualité auxquels ils doivent répondre.

La loi du 2 janvier 2002 rénovant l'action sociale et médico-sociale modifie et complète la loi du 30 juin 1975 et ses décrets de 1981. Les établissements et les services qui accueillent des personnes âgées ou qui apportent à domicile une assistance dans les actes quotidiens de la vie, des prestations de soins ou une aide à l'insertion sociale sont des établissements et services sociaux et médico-sociaux.

Leur création, transformation ou extension est soumise à une autorisation accordée pour une durée de quinze ans. Le renouvellement, total ou partiel, est subordonné aux résultats d'une évaluation externe.

Le Comité régional des organisations sanitaires et sociales (CROSS) émet un avis.

L'autorisation est délivrée par :

– la Direction départementale des affaires sanitaires et sociales (DDASS) lorsque les prestations qu'ils dispensent sont prises en charge par l'État ou l'assurance maladie;

– conjointement par la DDASS et le président du conseil général lorsque les prestations qu'ils dispensent sont susceptibles d'être prises en charge pour partie par l'État ou l'assurance maladie et pour partie par le département.

L'autorisation vaut, sauf mention contraire, habilitation à recevoir des bénéficiaires de l'aide sociale.

La législation apporte donc des modifications profondes dont il est difficile aujourd'hui d'apprécier les conséquences.

LES SERVICES ET PRESTATIONS DE SOUTIEN À DOMICILE

Le financement des services de soutien à domicile aux personnes âgées dépendantes ne dépend plus de l'aide facultative et il est devenu un droit grâce à la PSD et l'APA qui, en permettant leur financement, ont contribué à la solvabilité des personnes fragilisées.

L'ALLOCATION PERSONNALISÉE D'AUTONOMIE

L'APA est une prestation d'aide sociale en nature qui s'est substituée en 2002 à la PSD instituée en 1997. Elle est destinée aux personnes de 60 ans et plus ayant une perte d'autonomie fonctionnelle ; son montant dépend du niveau de dépendance du demandeur. Elle est gérée et financée par les conseils généraux, comme la PSD.

La PSD était destinée à rémunérer les services rendus aux personnes dépendantes âgées de plus de 60 ans. Son montant était fonction des ressources et de ce fait certaines personnes en étaient exclues. De plus, il existait un recours sur succession, c'est-à-dire un remboursement des sommes versées au décès du bénéficiaire. Ces dispositions ont limité le nombre de demandes d'attribution de la PSD, en particulier parmi les sujets âgés dépendants disposant d'un patrimoine.

L'attribution de l'APA implique l'évaluation préalable du niveau d'autonomie et du besoin d'aide par une équipe médico-sociale, dont un membre au moins se rend sur le lieu de vie de la personne âgée.

Cette évaluation de la dépendance est réalisée grâce à la grille AGGIR (Autonomie gérontologie groupes iso-ressources) qui comporte six niveaux de dépendance appelés « Groupes iso-ressources » (GIR) : le GIR 1 correspond aux personnes confinées au lit ou au fauteuil et dont les fonctions intellectuelles sont gravement altérées ; le GIR 6 correspond aux personnes n'ayant pas perdu leur autonomie pour les actes de la vie courante. Seules les personnes dont le GIR est de 1, 2, 3 ou 4 peuvent bénéficier de l'APA.

À domicile, l'évaluation du besoin d'aide se fait à partir des aides existantes et des besoins exprimés par la personne âgée et donne lieu à un plan d'aide que le demandeur doit accepter.

En établissement, l'APA permet de financer une partie du prix de journée dépendance.

Un ticket modérateur est à la charge du bénéficiaire en fonction de ses ressources. Il varie de 0 % à 90 %, les plafonds de ressources étant différents pour l'APA à domicile et en établissements.

Les sommes versées dans le cadre de l'APA ne font pas l'objet d'un recouvrement sur succession.

L'AIDE À L'AMÉLIORATION DE L'HABITAT

L'aide à l'amélioration de l'habitat permet d'obtenir la prise en charge d'une partie des frais occasionnés par des travaux de rénovation ou d'adaptation d'un logement.

Il s'agit :

– des travaux qui permettent de rester à domicile malgré un handicap (élargissement des portes, pose de barres d'appui, transformation d'une baignoire ou d'une douche...) ;

– de la conservation du gros œuvre (couverture, maçonnerie, menuiserie...) et de la mise en conformité des installations (EDF-GDF, eaux...) pour les propriétaires du logement ;

– des travaux d'entretien du logement (chauffage, plomberie, électricité…) et d'amélioration du cadre de vie (isolation, blindage de portes…).

Le PACT (Protection, amélioration, conservation et transformation de l'habitat) aide à réunir les différents financements dont peuvent bénéficier les personnes. Ces financements sont assurés principalement par l'État et les collectivités territoriales (les conseils généraux et les villes); certaines caisses de retraite peuvent y participer.

LES TRAVAUX DE DÉPANNAGE

Certaines municipalités ou associations proposent de venir en aide rapidement pour résoudre les petits problèmes matériels qui perturbent la vie quotidienne des personnes âgées (plomberie, électricité, réparation d'appareils électroménagers, pose d'étagères). Elles peuvent également assurer des petits travaux visant à adapter le logement en fonction d'éventuels handicaps.

La participation financière est variable en fonction de la nature des travaux effectués.

Il faut contacter la mairie pour savoir si ce service existe dans la ville et connaître les conditions d'intervention.

LES SERVICES D'AIDES À DOMICILE

Depuis la loi de janvier 1996 sur la structuration de l'offre de services aux personnes et ses décrets d'application, les services d'aides à domicile doivent désormais bénéficier d'un agrément qualité. Cet agrément qualité est délivré par le préfet du département où exerce le service sur proposition du Directeur départemental du travail, de l'emploi et de la formation professionnelle (DDTE), après avis du CROSS.

Les services d'aides à domicile peuvent être créés par une commune (statut public) ou par une association (statut privé à but non lucratif) ou encore par une entreprise privée.

Depuis la mise en place de la PSD, on distingue ces services en fonction du statut du personnel intervenant au domicile des personnes âgées. Lorsque le personnel est salarié par le service d'aides à domicile, on parle de service prestataire : c'est le cas des anciens services d'aides ménagères (qu'ils soient communaux ou associatifs), mais les entreprises privées fonctionnent aussi comme des prestataires. Lorsque le personnel est salarié par la personne âgée, on parle de service mandataire qui effectue les démarches administratives (recrutement, fiches de paie, déclarations URSSAF…) pour le compte de la personne âgée.

L'aide à domicile a pour mission d'accomplir chez les personnes âgées un travail matériel, moral et social, contribuant à leur maintien à domicile. Les activités de l'aide à domicile comportent bien sûr l'aide aux travaux ménagers comme le ménage, l'entretien du linge, les courses, la préparation des repas, mais ne sauraient se limiter à ces derniers; elles permettent notamment aux

bénéficiaires d'assurer leur indépendance et de maintenir des relations avec l'extérieur.
Les services d'aides à domicile ont trois financeurs différents : la personne âgée, le conseil général et la caisse de retraite principale de la personne.
Le financement de ces services est maintenant fonction du niveau de dépendance et des ressources des personnes aidées.

– Lorsque le demandeur est en GIR 5 ou 6 (autonome ou peu dépendant), si ses ressources sont supérieures au minimum vieillesse, sa caisse de retraite principale interviendra en prenant en charge une partie du coût horaire de l'aide, selon un barème fonction de ses ressources. En revanche, si le demandeur n'a pas cotisé à une caisse de retraite, ou si ses ressources sont inférieures ou égales au minimum vieillesse, l'aide sociale légale du conseil général interviendra et une participation horaire très faible lui sera demandée.
– Lorsque le demandeur est dans un GIR allant de 1 à 4 (dépendance modérée ou sévère), l'allocation personnalisée à l'autonomie pourra financer, en totalité ou en partie, les heures d'aides à domicile prescrites dans le plan d'aide.

Les dépenses engagées par la personne âgée peuvent faire l'objet d'une réduction d'impôts sur le revenu.

L'AIDE AUX REPAS

Repas en foyers restaurants

Les foyers restaurants sont ouverts dans des clubs ou dans des foyers logements gérés souvent par les mairies. Des déjeuners de qualité, adaptés aux besoins des personnes âgées, y sont servis quotidiennement. Il est parfois possible d'emporter le repas du soir.
Ces établissements constituent également des lieux de rencontre et de vie sociale qui permettent de rompre l'isolement.
Les tarifs appliqués sont, en général, modérés.

Le portage de repas

De nombreuses communes et associations ont mis en place des services de portage de repas à domicile. Ces services peuvent être organisés à partir de foyers restaurants, de structures de restauration collective municipales ou scolaires, de maisons de retraite ou d'hôpitaux. Ils proposent, aux personnes qui ne peuvent se déplacer, un repas copieux, livré généralement dans la matinée par un coursier ou une aide à domicile.
Ce service peut faire partie du plan d'aide de l'APA. Dans ce cas, seul le prix du portage (et pas celui du repas) est financé.

LA TÉLÉASSISTANCE

Il s'agit d'un dispositif d'appel et de transmission des appels par le réseau téléphonique à des centres de réception chargés d'assurer les interventions appropriées. C'est un moyen d'alerte fonctionnant 24 heures sur 24.

Il existe de nombreux systèmes. En cas de problème, un geste très simple permet à la personne âgée en difficulté d'entrer en contact avec un centre d'assistance qui interviendra immédiatement pour lui venir en aide. Les dispositifs les plus performants permettent à l'écoutant de se mettre en contact radio avec la personne âgée qui appelle, et d'analyser le motif de la demande si la personne est en état de l'expliquer. En fonction des cas de figure, l'écoutant peut rassurer une personne anxieuse confrontée à une situation de solitude, prévenir un référent du voisinage pouvant se déplacer auprès d'elle, ou, si nécessaire, déclencher des interventions de secours médical.
La téléassistance peut faire partie du plan d'aide de l'APA. Parfois, certaines municipalités participent au financement.

LES SERVICES DE SOINS À DOMICILE POUR PERSONNES ÂGÉES

Les services de soins infirmiers à domicile ont été créés pour permettre aux personnes âgées de rester à domicile, même si elles ont besoin de soins infirmiers. Les personnes âgées prises en charge sont généralement des patients qui ne peuvent effectuer seuls les actes essentiels de la vie tels que toilette, habillage, mobilisation, élimination, lever, coucher, gestion des médicaments, que l'origine de leurs troubles soit physique ou psychique.
Les appellations et sigles de ces services peuvent varier : Services de soins infirmiers à domicile (SSID); Soins infirmiers à domicile (SID); Soins à domicile (SAD), Soins infirmiers à domicile pour personnes âgées (SIDPA)...
Ces services peuvent être publics ou privés à but non lucratif.
Sur prescription médicale, les services de soins infirmiers à domicile assurent les soins infirmiers et soins (de base, techniques, éducatifs et relationnels) nécessaires aux personnes âgées. Ils sont constitués au minimum d'une infirmière coordinatrice et d'aides-soignantes, toutes salariées.
Après appel de la personne âgée (ou de sa famille), l'infirmière coordinatrice se rend au domicile de la personne pour évaluer les soins à effectuer, et leur périodicité.
Les soins de base sont effectués par les aides-soignantes, sous la responsabilité des infirmières du service. Les soins infirmiers sont réalisés, soit par les infirmières du service, soit par des infirmières libérales ayant signé une convention avec le service.
Le financement des Services de soins infirmiers à domicile se fait sur la base d'un prix de journée forfaitaire payé au service par la Caisse primaire d'assurance maladie (CPAM). Aussi, sous réserve d'une demande d'entente préalable auprès du centre de Sécurité sociale, les personnes prises en charge n'ont rien à payer. Le contrôle médical et administratif de ces structures est assuré par la DDASS et la CPAM.

LES ACCUEILS DE JOUR

Les accueils de jour sont des structures peu médicalisées pouvant accueillir des personnes âgées dépendantes pendant la journée. En général, des activités thérapeutiques sont organisées. Les repas et des soins de base sont assurés.

Les accueils de jour sont très utiles aux aidants familiaux des malades âgés atteints de la maladie d'Alzheimer ou de troubles apparentés, qui peuvent ainsi, en confiant leur patient à ces structures, obtenir des journées de « répit », leur permettant de se reposer, de se soigner ou même d'effectuer des courses ou des formalités. Malgré le programme d'actions destiné aux personnes souffrant de la maladie d'Alzheimer et de maladies apparentées (Plan démence, d'octobre 2001), le nombre de places en centres d'accueil de jour reste très faible. Le financement se fait sur la base d'un prix de journée hébergement à la charge du bénéficiaire, un prix de journée dépendance dont une partie est payée par l'APA (dans le cadre du plan d'aide), un prix de journée soins payé par la caisse d'assurance maladie. Le prix à payer par l'usager, pour les accueils de jour pour malades Alzheimer, reste élevé.

L'HÉBERGEMENT TEMPORAIRE

L'existence de lits réservés pour l'hébergement temporaire permet aux aidants d'une personne âgée dépendante de s'absenter quelques jours pour une intervention chirurgicale programmée, une cure thermale, une fête familiale en province ou des vacances. Il a pour but de soulager les aidants en accueillant leur proche qui traverse une période difficile à domicile. Il peut aussi permettre de faire des travaux au domicile de la personne.

Ce type d'hébergement ne doit pas constituer une période d'essai même si cela peut permettre aux personnes âgées de se rendre compte par elles-mêmes de la réalité de la vie en institution. Dès le début, la date du retour à domicile doit être posée. Il faut veiller aussi à ce qu'il ne se substitue pas à une hospitalisation en service de soins de suite.

Le plus souvent intégrés au sein d'un établissement d'accueil pour personnes âgées, son financement se fait avec un prix de journée hébergement, un prix de journée dépendance et un prix de journée soins, comme les accueils de jour. Bien que le plan démence d'octobre 2001 incite à sa création, le nombre de lits reste faible, même s'il semble se développer. En effet, certains départements ont mis en place des aides extralégales permettant de financer le prix de journée hébergement.

AUTRES SERVICES DE SOINS ET DE PRESTATIONS AU DOMICILE POUR LES MALADES ÂGÉS DÉPENDANTS

Les malades âgés dépendants vivant au domicile peuvent bénéficier de toutes les prestations de santé dès lors que leur état de santé le justifie.

L'intervention de *professionnels de santé libéraux* au domicile, comme celle de médecins, d'infirmières ou de kinésithérapeutes, est fréquente.

De même, il peut être très utile d'avoir recours à des *aides techniques* pour faciliter le travail des soignants : lit médicalisé à hauteur variable, matelas anti-escarres, appareil de levage, fauteuil adapté, chaise percée, déambulateur, qui peuvent faire l'objet, sous réserve de prescription, d'une location remboursée par l'assurance maladie. La partie restante peut être prise en charge par le plan d'aide de l'APA.

LES SOINS HOSPITALIERS POUR LES MALADES ÂGÉS DÉPENDANTS

Si toutes les structures hospitalières sont accessibles aux personnes âgées dépendantes dès lors que leur état de santé le nécessite, certains services sont particulièrement adaptés aux problèmes posés par les malades âgés fragiles, notamment ceux ayant une polypathologie et/ou une perte d'autonomie fonctionnelle.
Ces structures relèvent de la loi hospitalière. Leur statut est le plus souvent public ou privé associatif, parfois privé lucratif.
Ces hospitalisations sont financées dans le cadre de la dotation globale pour les hôpitaux publics, ou par un prix de journée fixé par la Caisse primaire d'assurance maladie (CPAM) pour les structures privées à but lucratif. Restent à la charge de l'usager le forfait hôtelier journalier, ainsi que le ticket modérateur s'il n'est pas pris en charge à 100 % par la Sécurité sociale ou adhérent d'une mutuelle.

L'HOSPITALISATION À DOMICILE OU HAD

Elle peut être mise en œuvre si l'état de santé de la personne le nécessite, en particulier lorsqu'il existe des soins infirmiers complexes ou une rééducation. Elle permet un retour à domicile plus précoce après une hospitalisation. L'HAD n'intervient pas pour des soins de nursing seuls. Elle peut être prescrite par un médecin hospitalier ou par le médecin traitant après demande d'entente préalable auprès de l'assurance maladie. Après évaluation, l'infirmière responsable de l'HAD organise le plan de soins en coordination avec le médecin traitant qui prescrit les traitements et la surveillance. Si besoin, elle organise aussi les interventions de paramédicaux spécialisés (kinésithérapeutes, orthophonistes...). L'HAD est financée par l'assurance maladie et aucun frais n'est à la charge de l'usager.

SERVICES HOSPITALIERS DE COURT SÉJOUR GÉRIATRIQUE

Il s'agit d'unités hospitalières de court séjour ayant pour particularité d'avoir un personnel formé à la gérontologie; elles permettent une meilleure prise en charge des personnes âgées fragiles et cherchent à éviter les complications liées à l'hospitalisation. Les patients hospitalisés ont souvent plus de 80 ans et ont été admis à l'hôpital en urgence. Ces services réalisent, en plus des soins médicaux classiques, une évaluation gériatrique multidimensionnelle, puis mettent en œuvre précocement les soins de réhabilitation et un plan de soins personnalisé préparant la réinsertion du malade âgé dans son milieu de vie habituel. De telles structures ont fait l'objet d'évaluation dans le système de soins américain, et, comparées à l'hospitalisation classique, elles se sont montré capables d'augmenter la proportion de sujets retournant à domicile au terme du séjour hospitalier et aussi de diminuer le pourcentage de sujets placés en institution trois mois après la sortie de l'hôpital.
Ces services et leur nombre de places restent très faibles.

L'HOSPITALISATION EN SOINS DE SUITE ET RÉADAPTATION GÉRIATRIQUE

Les services d'hospitalisation en soins de suite et réadaptation (anciens moyens séjours) ont pour mission l'orientation, la réadaptation ou la convalescence des malades âgés après une hospitalisation en court séjour. Ils permettent à des personnes n'ayant pas complètement retrouvé leur autonomie de bénéficier d'une prise en charge hospitalière avant une orientation définitive. Ils permettent aussi à des personnes vivant seules de récupérer totalement avant un retour au domicile. La durée possible de prise en charge est de trois mois et peut être prolongée par tranches d'un mois, si l'état du patient le nécessite et sous réserve d'un accord du médecin conseil de l'assurance maladie.

L'HÔPITAL DE JOUR GÉRIATRIQUE

L'hôpital de jour gériatrique évite une hospitalisation à temps complet. Il permet au malade de bénéficier du plateau technique de l'hôpital, pour le diagnostic, la mise en place du traitement, la surveillance ou la réadaptation, tout en retournant à son domicile le soir. Le transport, entre le domicile et l'hôpital, est assuré matin et soir par des véhicules sanitaires légers (VSL) ou ambulances, sous réserve d'une entente préalable avec l'assurance maladie.
Ces unités sont toujours intégrées dans un hôpital public ou participant au service public, pour bénéficier du plateau technique hospitalier.
Si quelques hôpitaux de jour réalisent des évaluations gériatriques de courte durée (une à deux journées), beaucoup d'entre eux proposent des prises en charge de réadaptation en accueillant les patients plusieurs jours par semaine pendant plusieurs semaines ou mois. Dans ces cas, la différence avec les prestations offertes par un accueil de jour réside dans des prestations rééducatives (séances de kinésithérapie, d'orthophonie, de stimulation cognitive avec intervention d'un psychologue) ou encore médicales (maladie évolutive nécessitant des évaluations médicales répétées ou des modifications thérapeutiques fréquentes).
L'hospitalisation de jour est entièrement financée par l'assurance maladie et les patients n'ont rien à régler.

LES STRUCTURES D'HÉBERGEMENT POUR PERSONNES ÂGÉES

La législation des établissements accueillant des personnes âgées a été profondément bouleversée par la réforme de tarification qui institue une tarification dépendance et la nécessité, pour les établissements accueillant des personnes âgées dépendantes, de se transformer, avant 2006, en établissements d'hébergement pour personnes âgées dépendantes (EHPAD) en signant une convention avec le président du conseil général et le préfet du lieu d'implantation. Cette convention vaut autorisation de médicalisation des établissements selon un calendrier négocié sur cinq ans entre les parties (État et conseil général).

LE PLACEMENT FAMILIAL

L'accueil par des particuliers, à leur domicile, à titre onéreux, de personnes âgées ou handicapées adultes existe depuis longtemps dans le cadre de l'aide sociale ou des placements familiaux thérapeutiques.
Dans certains départements ruraux, cet accueil de proximité s'était développé sans possibilité de contrôle. La loi du 10 juillet 1989 relative à l'accueil, par des particuliers, à leur domicile, à titre onéreux, de personnes âgées ou handicapées adultes a permis de régulariser ces accueils et de les développer. Elle a été complétée par divers décrets et par la loi du 17 janvier 2003.
Toute personne qui accueille à son domicile des sujets âgés n'appartenant pas à sa famille (jusqu'au 4e degré inclus) doit être agréée par le Président du conseil général du département de son domicile.
La décision d'agrément fixe le nombre de personnes pouvant être accueillies : trois au maximum.
L'agrément précise les conditions de l'accueil (à temps plein ou à temps partiel, continu ou temporaire). Il peut se faire indistinctement pour des personnes âgées ou handicapées. Il est renouvelable.
L'accueillant s'engage à assurer la sécurité et le bien-être des personnes hébergées, à leur fournir une chambre (de 9 m^2 au moins, comportant une fenêtre, un chauffage adapté et un poste d'eau à proximité), située dans leur logement.
L'accueillant accepte de participer à la formation obligatoire organisée par le conseil général. Il accepte aussi qu'un suivi social et médico-social régulier soit assuré à son domicile.
La personne âgée est l'employeur de l'accueillant.
La rémunération de celui-ci est composée de trois éléments différents :

- un loyer pour la ou les pièces réservées ;
- une indemnité représentative des frais d'entretien courants de la personne accueillie ;
- une rémunération journalière pour services rendus, éventuellement majorée pour sujétions particulières.

Si l'agrément n'exclut pas une habilitation à l'aide sociale, la personne âgée peut en faire la demande dans le cas où elle ne peut financer son hébergement.

LES RÉSIDENCES SERVICES

Les résidences services visent une clientèle aux ressources confortables et ayant peu de problèmes d'autonomie, en tout cas à l'entrée.
Les personnes âgées sont le plus souvent propriétaires de leur logement. Il s'agit en fait d'un habitat résidentiel où la personne âgée peut disposer de services collectifs, selon ses besoins.
Elles ont très souvent un statut privé à but lucratif.

Se considérant pour la plupart comme des équipements immobiliers classiques, les résidences services ne font généralement pas l'objet d'une autorisation du président du conseil général.

LES ÉTABLISSEMENTS D'HÉBERGEMENT POUR PERSONNES ÂGÉES DÉPENDANTES : LES EHPAD

Avec la réforme de tarification, la nouvelle dénomination, EHPAD, devait englober, dans le secteur médico-social, tous les établissements accueillant des personnes âgées dépendantes quel que soit le type d'établissements, foyers logements, maisons de retraite, soins de longue durée en instituant une médicalisation en fonction de la dépendance des personnes âgées hébergées et non plus en fonction du statut de l'établissement.

Totalement médicalisés dès l'ouverture, les EHPAD doivent obtenir un arrêté d'autorisation conjoint du président du conseil général et du préfet.

On distingue des EHPAD :

- publics autonomes, gérés par un conseil d'administration;
- privés non lucratifs, gérés par une association;
- privés lucratifs, gérés par une société privée.

Il s'agit d'établissements dotés de services collectifs dont l'utilisation est obligatoire. Les personnes âgées sont hébergées en chambre seule ou double. Des normes de qualité en terme de conception architecturale, de projet de vie, de relations avec les familles, de personnels, d'inscription dans un réseau gérontologique, de prise en charge médicale ont été répertoriées dans un cahier des charges de la convention pluriannuelle en date du 26 avril 1999. En 2004, des recommandations de bonne pratique ont été publiées par le ministère de la Santé.

Le financement des EHPAD

En complément des prix de journée hébergement et soins qui existaient déjà dans les institutions pour personnes âgées, la réforme de tarification a créé un « prix de journée dépendance » qui peut être en partie payé par l'APA.

Ainsi, dans les EHPAD coexistent trois prix de journée :

Le « prix de journée hébergement »

Il concerne les prestations d'hôtellerie fournies par l'établissement, il est à la charge des personnes âgées.

Dans les établissements non habilités à l'aide sociale, ce « prix de journée hébergement » est fixé par l'établissement lors d'un contrat de séjour de gré à gré avec le résident; il peut être contrôlé par les services de la concurrence et des fraudes.

Dans les établissements habilités à l'aide sociale, le « prix de journée hébergement » est fixé par le président du conseil général du lieu d'implantation. Dans ces établissements, la personne âgée qui ne peut financer son hébergement peut solliciter une prise en charge par l'aide sociale hébergement.

Le « prix de journée dépendance »

Ce prix de journée comporte trois tarifs dépendance, chaque tarif regroupant deux groupes iso-ressources. Le prix de journée le plus faible est celui des personnes en GIR 5 ou 6 (les moins dépendantes) : il est payé par le résident. Le prix de journée le plus élevé est celui des résidents en GIR 1 ou 2 (les plus dépendantes). L'APA ne finance que la différence entre le prix de journée dépendance du résident et le prix de journée dépendance tarif GIR 5 ou 6, pour que tous les résidents aient au moins le prix de journée 5-6 à payer.
Dans tous les établissements, ce prix de journée est fixé par le Président du conseil général.

Le « prix de journée soins »

Ce prix de journée est fonction du GIR pondéré moyen (GPM) de l'établissement c'est-à-dire de la moyenne des GIR des résidents. Il y a trois tarifs soins, celui des personnes en GIR 5-6, celui de celles en GIR 3-4, celui de celles en GIR 1-2. Le « prix de journée soins » est payé par l'assurance maladie. Il n'est pas basé sur les pathologies, mais correspond plus au financement du personnel soignant diplômé chargé de prendre en charge la dépendance qu'à la prise en compte des pathologies graves et évolutives des personnes âgées.
Cette nouvelle tarification entraîne la disparition des anciens forfaits soins dénommés :

– le forfait soins courants (moins de 5 euros par jour) qui permettait la rémunération d'infirmières assurant une surveillance de l'établissement;
– le forfait de cure médicale (moins de 40 euros) qui était destiné à rémunérer le personnel soignant qui prenait en charge la dépendance des résidents. Il concerne essentiellement les maisons de retraite médicalisées (pour une partie des lits seulement) et quelques foyers logements;
– le forfait soins de longue durée (moins de 50 euros par jour) qui était appliqué sur tous les lits des services de soins de longue durée.

L'AIDE SOCIALE HÉBERGEMENT

Les principes

L'aide sociale hébergement est accordée aux personnes âgées de 65 ans et plus (ou 60 ans en cas d'inaptitude au travail), françaises ou étrangères en séjour régulier, ayant des ressources insuffisantes pour payer le prix de journée en établissement. Elle est financée par le conseil général.
L'aide sociale hébergement peut être sollicitée pour la prise en charge partielle des frais d'hébergement et du prix de journée dépendance tarif GIR 5-6, auprès du département où la personne âgée réside depuis une période ininterrompue de trois mois.
Lorsque l'aide sociale hébergement intervient, la personne âgée accueillie en établissement participe à ses frais d'hébergement à hauteur de 90 % de ses ressources. Si cela ne suffit pas à couvrir les frais d'hébergement, il sera fait appel aux obligés alimentaires (conjoint ou concubin, enfants et petits-enfants). Si les ressources cumulées de la personne âgée et de ses obligés

alimentaires sont encore insuffisantes, l'aide sociale prendra en charge la différence. Les sommes versées sont récupérables sur la succession de la personne. Le département ne peut pas récupérer au-delà de la succession laissée par le bénéficiaire. La créance peut être remboursée en totalité si la succession est supérieure au montant engagé.
Les sommes versées au Trésor public au titre de l'obligation alimentaire sont déductibles des impôts.
Si un obligé alimentaire connaît un changement de situation, il est possible de procéder à une révision sur la base de nouvelles ressources et charges.

La procédure de l'aide sociale hébergement

La personne âgée constitue un dossier d'aide sociale auprès du centre communal de la mairie de son domicile et fournit divers renseignements concernant ses revenus, sa famille, et ses biens. Ses obligés alimentaires seront contactés pour fournir ces mêmes renseignements.
La Commission d'admission à l'aide sociale détermine l'admission ou non à l'aide sociale, après avoir évalué la part globale de la participation des obligés alimentaires. La notification de cette décision est envoyée à chacun des obligés alimentaires qui doit faire connaître son acceptation ou son refus. Dans ce cas, un recours peut être formé devant la Commission départementale d'aide sociale, puis, toujours en cas de refus, devant la Commission centrale d'aide sociale.

LES FOYERS LOGEMENTS

Ils se définissent comme un groupe de logements autonomes dotés ou non de services collectifs (restauration, blanchisserie, surveillance médicale) dont l'usage est de toute façon facultatif puisqu'il s'agit d'un substitut de domicile.
Les foyers logements gérés par une ville ont un statut public, ceux gérés par une association ont un statut privé non lucratif. Ils peuvent être habilités ou non à l'aide sociale.
Ce type d'hébergement s'adresse aux personnes âgées valides en tout cas à l'entrée. Compte tenu de la moyenne d'âge des résidents (80 ans environ) une perte d'autonomie s'installe souvent. Face à cette difficulté, certains foyers logements demandent à bénéficier d'un forfait de cure médicale. D'autres orientent leurs résidents devenus dépendants vers d'autres établissements.
Les foyers logements devaient au départ rentrer dans le cadre de la réforme de tarification et être transformés en EHPAD. Si le niveau moyen de dépendance des résidents est faible (GPM inférieur à 300), les foyers logements resteront pour le moment en dehors de la réforme de tarification.
Il semble pourtant que l'application de nouvelles normes de sécurité incendie va les contraindre à effectuer des travaux de bâti ce qui pourrait en inciter certains à se transformer en EHPAD.

LES MAISONS DE RETRAITE

Ces établissements sont amenés soit à être transformés en EHPAD, soit à être fermés s'ils ne répondent pas aux normes de qualité requises. Pour le moment, les maisons de retraite dont le niveau de dépendance moyen des résidents est faible (GIR pondéré moyen bas) n'ont pas l'obligation de se transformer en EHPAD.

Traditionnellement, les maisons de retraite accueillaient des personnes âgées autonomes qui souhaitaient être libérées des soucis hôteliers. Devant la perte progressive d'autonomie des résidents, un grand nombre d'établissements a choisi de se faire doter d'une section de cure médicale pour gérer le personnel médical et paramédical. Les établissements qui possèdent une section de cure médicale sont appelés *maisons de retraite médicalisées*. Ces établissements ont, comme les EHPAD, trois prix de journée. Les maisons de retraite non médicalisées n'ont qu'un prix de journée hébergement et un prix de journée dépendance. Leurs statuts et leur fonctionnement sont les mêmes que ceux des EHPAD.

LES SERVICES DE SOINS DE LONGUE DURÉE

Anciennement appelés « services de longs séjours », ils accueillent des personnes n'ayant plus leur autonomie de vie et dont l'état nécessite une surveillance médicale constante et des traitements d'entretien. Leur création dépendait de la loi hospitalière. Ils relèvent le plus souvent des hôpitaux publics, mais parfois aussi d'hôpitaux privés participant au service public.

L'hospitalisation en service de soins de longue durée fait très souvent suite à une hospitalisation en moyen séjour, notamment lorsque la réinsertion du patient à son domicile ou en maison de retraite n'est pas possible.

Dans ces établissements, il y a en permanence du personnel infirmier et médical. Compte tenu de leur médicalisation importante, des personnes à pathologies instables peuvent être prises en charge (insuffisances cardiaques, respiratoires…). Tous les soins médicaux sont pris en charge par le forfait soins de long séjour.

Ces services ont eux aussi vocation à être transformés en EHPAD et donc à intégrer le domaine médico-social. Pour le moment il semble exister des réticences à ce transfert, pour diverses raisons dont l'absence de prise en compte des pathologies graves et évolutives que peuvent présenter les personnes âgées.

BIBLIOGRAPHIE

Bilan démographique 2002, INSEE PREMIÈRE, n° 882, janvier 2003.

Code de la Santé publique, *Code de la famille et de l'Aide sociale*, Dalloz.

Dictionnaire permanent de l'Action sociale. Éditions Législatives, vol. 2.

Direction générale de l'action sociale. *Les bonnes pratiques de soins en établissement d'hébergement pour personnes âgées dépendantes, quelques recommandations*, Direction générale de la santé, juin 2004.

Recensement de la population française, INSEE, 1999.

DAVIES A.-M., « Vieillissement des populations et santé pour tous ». *Forum mondial de la Santé*, n° 10, 1989, p. 327-353.

GAYMU J., « Le vieillissement du vieillissement », *Santé de l'homme*, n° 302, 1992, p. 17-20.

VALLIN J., *et al.*, *L'avenir de l'espérance de vie*, INED, Congrès et colloque, 1993.

3 ♦ La notion d'autonomie fonctionnelle et son importance dans le soin gérontologique

P. MICHOT, M. MARZAIS

La dépendance est couramment définie comme la nécessité d'un recours à une aide humaine pour l'accomplissement des actes de la vie quotidienne. Si le terme perte d'indépendance est peu utilisé, on parle le plus souvent de perte d'autonomie révélant que l'on assimile l'incapacité à accomplir certains actes « basiques » à l'incapacité de faire des choix et de gérer sa vie.

DÉFINITIONS DE L'AUTONOMIE ET DE LA DÉPENDANCE

L'autonomie est la capacité d'un individu à se gouverner lui-même.

Pour Albrand, « l'autonomie se rapproche du concept de liberté et il est comme ce dernier difficilement mesurable. Tout événement (pathologique, social ou autre) venant entraver l'aptitude d'un sujet à orienter sa vie, prendre des décisions effectives et cohérentes est responsable d'une altération de son autonomie ».

Pour Gentry, « l'autonomie est la capacité et le droit d'une personne de choisir ses règles de conduite, l'orientation de ses actes, et les risques qu'elle est prête à encourir ».

La dépendance est la nécessité de recourir à un tiers pour les actes de la vie quotidienne. En gérontologie, il s'agit d'évaluer l'incapacité d'accomplir seul, sans aide, des actes de la vie courante, les activités physiques, mentales et sociales.

Le respect et la recherche de l'autonomie de la personne âgée en luttant contre la dépendance doivent rester l'objectif principal pour les soignants. Par définition, la dépendance ne doit pas être considérée comme irréversible et liée uniquement au vieillissement.

Le vieillissement par son action délétère sur les capacités d'adaptation à divers stress se comporte comme un facteur prédictif prédisposant à la survenue de la dépendance.

Le concept de Wood définit les conséquences de la maladie sur l'individu selon trois niveaux : la déficience, l'incapacité, le désavantage social ou handicap.
La *déficience* est une anomalie survenant dans la structure ou la fonction d'un organe ou d'un système. Cette anomalie peut être secondaire à des maladies, des accidents ou au vieillissement.
L'*incapacité* se définit par la perte ou la réduction de la capacité fonctionnelle et de l'activité résultant de la déficience. Elle peut être responsable de modifications de la performance ou du comportement de l'individu se manifestant par la limitation d'une ou plusieurs fonctions, ou par une réduction des activités.
Le *désavantage social ou handicap* représente l'écart entre la performance de l'individu et les ressources matérielles et sociales de l'individu. Pour apprécier le désavantage social, Wood s'appuie sur six aspects fondamentaux du comportement humain, appelés « rôles de survie » qui sont : la mobilité physique, l'indépendance physique par rapport aux activités de la vie journalière, les occupations, l'intégration sociale, la suffisance économique, l'orientation dans le temps et l'espace. Dans ce cadre, la mesure de la dépendance se situe au niveau du fonctionnel incapacité/capacité. Mais, dans la pratique il y a souvent glissement vers le niveau de la traduction sociale de l'incapacité : le désavantage (ou handicap).
Le concept de Wood permet de comprendre le continuum qui existe entre l'atteinte d'un organe et d'une fonction, son retentissement sur la fonctionnalité du malade (dépendance) et les répercussions sociales. L'application de ce concept permet de comprendre que l'évaluation de la dépendance est l'étape ultime de l'évaluation de l'état de santé d'un individu.

ÉVALUATION DE LA PERTE D'AUTONOMIE

Il ne peut y avoir d'évaluation réellement pertinente de la perte d'autonomie fonctionnelle sans une évaluation globale du sujet âgé.
L'évaluation physique répertorie et distingue les pathologies des conséquences physiologiques du vieillissement. L'examen clinique doit être le plus complet possible et tenir compte des spécificités gériatriques. Il doit utiliser des outils gériatriques spécifiques tels que le MNA (détecter les signes de malnutrition), l'échelle de Norton (risque d'escarres)…
L'évaluation psychique est un temps important de l'évaluation : elle comporte l'évaluation des fonctions cognitives et la recherche de dépression, et plus généralement l'appréciation de l'état psychologique de la personne soignée.
L'évaluation de la perte d'autonomie : évaluer une activité en terme de performance consiste à considérer ce que fait réellement la personne âgée dans son cadre de vie habituel (interrogatoire du sujet, de son aidant naturel, des aidants professionnels).
Trois grands types d'activités doivent être explorés :
– les Activités de la vie quotidienne (AVQ) ou *Activities of daily living* (ADL) définies par Katz. Il s'agit d'activités simples : se laver, s'habiller, aller aux

toilettes (comprend le déplacement), se déplacer (lit/fauteuil), contrôler ses sphincters, se nourrir;
– les Activités instrumentales de la vie quotidienne (AIVQ) ou *Instrumental activities of daily living* (IADL) définies par Lawton. Il s'agit d'activités plus élaborées que les AVQ : entretenir sa maison, préparer le repas, faire les courses, prendre ses médicaments, utiliser les transports en commun, prendre seul ses médicaments, gérer son budget, pouvoir téléphoner, écrire une lettre, entretenir son linge… ;
– les activités de loisirs et de la vie sociale du sujet âgé (lecture, tricot, cartes…).

L'évaluation fonctionnelle permet de déterminer le niveau de dépendance de la personne. À ce stade la réalisation d'un programme médico-social individualisé, adapté à l'individu (respect de son autonomie) est possible.

L'altération des capacités physiques due au vieillissement ou à certaines pathologies risque à tout moment d'entraîner la personne âgée dans la dépendance. Il faut donc étudier tous les facteurs atteignant les capacités motrices et voir quelle intervention est possible et adaptée à la personne âgée pour prévenir l'apparition de ces facteurs de risque d'entrée en dépendance.

OUTILS D'ÉVALUATION DE L'AUTONOMIE FONCTIONNELLE

L'évaluation fonctionnelle du sujet âgé s'effectue par l'intermédiaire d'une démarche systématique à l'aide d'une *grille d'évaluation validée.*

Les grilles d'autonomie doivent permettre d'évaluer le degré d'autonomie fonctionnelle d'une personne. Il en existerait plus de trois cents modèles qui contiennent des éléments différents mais ils doivent être utilisés au regard de l'objectif poursuivi : objectif de gestion, de coordination, de soins.

Il existe des outils d'évaluation pour évaluer l'autonomie fonctionnelle de façon globale (la grille AGGIR) et d'autres ciblés sur une seule activité quotidienne (échelle d'hygiène personnelle, échelle de Tully…).

La grille AGGIR (Autonomie gérontologique - groupes iso-ressources) a été élaborée dans le cadre de la loi 97-60 du 24 janvier 1997, et est devenue en France l'outil légal d'évaluation de la dépendance. C'est un modèle qui permet d'évaluer l'expression de l'autonomie grâce à l'observation des activités que la personne âgée effectue seule, et de définir ainsi un groupe iso-ressource, en fonction de la perte d'autonomie. L'évaluation porte sur la cotation de 10 variables dites « discriminantes » (tableau 3-1) décrivant chacune une activité de la vie quotidienne. Il faut attribuer à chaque variable une cotation en trois niveaux (A, B, C) : A si la personne effectue cette activité seule (totalement, habituellement et correctement), B si elle l'effectue partiellement et C si elle ne l'effectue pas.

Tableau 3-1. Variables discriminantes de la grille AGGIR. Chaque variable est cotée A, B, ou C selon le niveau de dépendance de l'individu évalué. Il faut noter que les variables 3, 4, 5, et 6 ne sont pas cotées directement, mais impliquent la cotation de « sous-variables », indiquées entre parenthèses

1 – Cohérence.
2 – Orientation.
3 – Toilette (haut et bas du corps).
4 – Habillage (haut, moyen et bas du corps).
5 – Alimentation (se servir et manger).
6 – Élimination (urinaire et fécale).
7 – Transferts.
8 – Déplacements à l'intérieur.
9 – Déplacements à l'extérieur.
10 – Communication à distance.

En fonction de la cotation des 10 variables discriminantes, il est possible de déterminer le groupe iso-ressource (GIR) de la personne. Six groupes GIR ont été définis. Ces groupes représentent un niveau d'aide requis plus qu'un type particulier de dépendance (tableau 3-2). La détermination du groupe GIR à partir des variables discriminantes est une opération complexe qui peut être réalisée plus facilement à l'aide d'un programme informatique.

Tableau 3-2. Exemples de niveaux de dépendance fréquemment rencontrés dans les différents groupes iso-ressource GIR

GIR	*Niveau de dépendance*
1	– Personnes qui ont perdu leur autonomie mentale, corporelle, locomotrice et sociale.
2	– Personnes grabataires lucides ou bien les déments déambulants.
3	– Personnes dont l'autonomie mentale est conservée, mais dont l'autonomie locomotrice est partiellement dégradée.
4	– Personnes n'assurant pas seules leurs transferts, mais pouvant se déplacer seules. – Patients nécessitant une aide pour la toilette et l'habillage, mais s'alimentant seuls. – Personnes sans difficultés locomotrices, mais nécessitant une aide pour les repas.
5	– Personnes nécessitant une aide ponctuelle pour la toilette, les transferts. Ces patients s'alimentent et s'habillent seuls.
6	– Personnes totalement autonomes.

Les GIR 5 et 6 ont été divisés en deux sous-groupes. Ils tiennent compte, pour les personnes âgées à domicile, du déplacement à l'extérieur et de l'utilisation des moyens de communication à distance.

D'autres outils d'évaluation sont disponibles et, quel que soit celui choisi par l'équipe soignante, il est nécessaire que celle-ci se l'approprie et le comprenne bien.

Lors de l'évaluation, il faudra tenir compte du contexte dans lequel elle se déroule. On sait que l'environnement joue un rôle important dans l'autonomie. Une évaluation en établissement n'assure pas que la personne aura les mêmes capacités à réaliser une activité si l'environnement n'est pas adapté. La personne âgée peut être capable à l'hôpital et incapable à domicile.

LES FACTEURS INFLUENÇANT L'AUTONOMIE FONCTIONNELLE

Plus on vieillit moins on bouge, les déplacements sont plus lents et souvent plus difficiles non seulement par manque d'agilité, de souplesse, mais aussi de motivation. Progressivement le périmètre de marche se rétrécit et petit à petit l'espace de vie se réduit.

Plusieurs raisons peuvent contribuer à la perte du mouvement (Arcand, Hébert, 1997; Berger, Mailloux-Poirier, 1989) : on distingue des facteurs directs (tableau 3-3) des facteurs indirects (tableau 3-4).

Tableau 3-3. Les facteurs favorisant directement la diminution de mobilité chez les personnes âgées

Les facteurs favorisants directs	*Les manifestations*
– Les douleurs articulaires.	– Diminution du périmètre de marche. – Les activités de la vie quotidienne sont limitées.
– La peur de tomber suite à une chute.	– Reste confiné au fauteuil. La vie sociale se restreint.
– Un membre douloureux par traumatisme.	– Certains mouvements ne sont pas possibles. – Petit à petit la perte du mouvement s'installe par l'absence d'activité physique.
– Les capacités respiratoire et cardiaque diminuent.	– Diminution de l'amplitude des mouvements respiratoires, stase des sécrétions bronchiques. – Le parcours de marche se restreint par cause d'essoufflement, accélération du rythme cardiaque, intolérance à l'effort, hypotension orthostatique.
– Les pieds douloureux à l'origine de nombreux handicaps.	– Le chaussage est inadapté, la marche est moins assurée et les sorties à l'extérieur ont tendance à disparaître.
– Les contraintes physiques telles que les attelles, les bandes, un plâtre, des prothèses.	– Incapacité de se tourner dans son lit ou se lever d'une chaise, d'un fauteuil. L'immobilité peut s'installer. – Impossibilité d'effectuer les activités de la vie quotidienne.

Tableau 3-3. Les facteurs favorisant directement la diminution de mobilité chez les personnes âgées *(suite)*

Les facteurs favorisants directs	*Les manifestations*
– Les effets secondaires à une médication.	– Endormissement. – Marche difficile, peur de tomber. – Malaise orthostatique.
– La fatigue très évoquée par le sujet âgé.	– Manque de forces, perte de l'endurance musculaire, sentiment de faiblesse.

Tableau 3-4. Les facteurs favorisant indirectement la diminution de mobilité chez les personnes âgées

Les facteurs favorisants indirects	*Les manifestations*
– La démission tout simplement, le manque d'envie, de force.	– Se bouger devient pénible, manque d'intérêt : « je suis trop vieux ».
– Les difficultés relationnelles avec l'entourage familial.	– Les conflits familiaux altèrent le moral, manque d'entrain, repli sur soi.
– La solitude par isolement social.	– Peu de relation avec les amis. – Pas de participation à des activités de loisirs.
– L'absence de projet qui contribue à la déprime.	– N'attend plus rien de la vie. – La vie n'a plus de sens, se laisse aller. – Repli sur soi.
– Le manque de connaissances des effets bénéfiques des activités physiques.	– Les activités sont réduites. – La marche limitée. – Ne pratique pas d'exercice physique. – Pas de sorties à l'extérieur.
– L'immobilisation abusive : la contention physique, le retrait de l'appel malade, les appels sans réponse, les changes complets imposés.	– Repli sur soi. – Transferts impossibles ce qui génère une incontinence urinaire et fécale. – Sentiment d'abandon. – Perte d'espoir.
– L'hospitalisation et/ou les investigations cliniques liées au problème de santé.	– Mutisme, pertes de repères, ne prend plus d'initiatives. – Perte de l'appétit, perte des forces physiques, mauvais moral, idées de non guérison ou de mort, dépendances inutiles par maternage des soignants ou de l'entourage.
– Le changement des habitudes de vie (horaires, activités, lieux, professionnels de santé).	– Perte des repères habituels. – Peur de se perdre. – Mutisme. – Perte de l'appétit.
– La diminution de la capacité d'initiative, des troubles de la mémoire, une recherche de la dépendance.	– Refuse de manger seul. – Ne marche qu'avec une incitation. – Ne veut pas se laver. – Fait des oublis. – Perte des repères temporaux, spatiaux.

Tableau 3-4. Les facteurs favorisant indirectement la diminution de mobilité chez les personnes âgées *(suite)*

Les facteurs favorisants indirects	*Les manifestations*
– Les familles anxieuses et trop protectrices.	– La personne âgée est privée de marche et doit rester confinée au lit, au fauteuil, de peur « qu'il n'arrive quelque chose ».
– L'altération des organes des sens.	– Ne marche qu'avec assistance, anxiété, désorientation, panique, mutisme, périodes d'agitation, délires, vertiges.

NÉCESSITÉ D'ÉVALUER L'AUTONOMIE

Rôle du professionnel

Le décret du 11 février 2002 relatif aux actes professionnels et à l'exercice de la profession d'infirmier précise que les soins infirmiers sont préventifs, curatifs ou palliatifs et intègrent qualité technique et qualité des relations avec le malade. Il prévoit :

– 1° De protéger, maintenir, restaurer et promouvoir la santé physique et mentale des personnes ou l'autonomie de leurs fonctions vitales physiques et psychiques en vue de favoriser leur maintien, leur insertion ou leur réinsertion dans leur cadre de vie familial ou social.

– 3° De participer à l'évaluation du degré de dépendance des personnes.

La mesure de l'autonomie doit être réalisée dès que le patient est pris en charge, qu'il s'agisse des services de soins infirmiers à domicile, du service d'urgences, du court séjour, du service de soins et réadaptation ou des Établissements d'hébergement pour personnes âgées dépendantes (EHPAD).

L'objectif est d'évaluer l'état de la personne pour soigner et suivre son évolution et de mettre en œuvre des suppléances techniques ou humaines auprès de la personne âgée afin de maintenir ou de récupérer son autonomie.

L'essentiel est surtout d'élaborer des interventions individualisées à chaque personne, interventions qui doivent être communes et connues de toute l'équipe soignante.

C'est à partir d'une observation clinique minutieuse et d'une connaissance approfondie des habitudes de vie que l'infirmière apprécie les besoins de la personne âgée. Habitudes de vie qu'elle s'efforce de recueillir auprès de la personne âgée malade et de son entourage.

C'est au cours de l'entretien d'accueil, lors de la collecte des données auprès de la personne âgée et de son entourage que l'infirmière évalue l'autonomie fonctionnelle par l'entretien et l'observation.

L'entretien est fondé sur la communication verbale et non verbale c'est-à-dire que l'infirmière pose des questions ouvertes et fermées, répète, reformule la réponse, emploie l'écoute active, utilise le contact visuel et le toucher. L'observation systématique du patient comprend son examen physique et son observation lors de la réalisation des activités de la vie quotidienne.

Les informations concernant l'autonomie fonctionnelle doivent être partagées par l'ensemble des professionnels grâce aux réunions de synthèse et à des documents accessibles par tous. Les réunions permettent les échanges entre les différents professionnels, mais surtout sont utiles pour valider en équipe l'évaluation de l'autonomie et pour adapter et définir en cohérence les interventions de soins nécessaires à la personne âgée malade.

La grille d'autonomie renseignée est généralement insérée dans le dossier de soins avec le recueil de données. Elle doit être datée et identifiée.

Les autres documents utilisés par les infirmières tels que la fiche de liaison, le résumé de soins infirmiers doivent comporter aussi l'évaluation de l'autonomie fonctionnelle afin de faciliter la connaissance de la personne âgée et d'assurer la continuité des soins infirmiers en cours en cas de sortie ou de transfert.

La fiche de liaison est un vecteur et un support de communication entre le lieu de soins et le domicile (ex. : domicile/hôpital, domicile/institution ou autre domicile et inversement) ou entre deux structures de soins (domicile, cabinet infirmier, hôpital, hospitalisation à domicile, service de soins infirmiers à domicile, EPHAD…).

Le résumé de soins infirmiers est la trace d'une évaluation régulière de l'état du patient, il permet une synthèse indispensable dans l'évolution de l'histoire du patient et de sa prise en charge.

L'évaluation de l'autonomie fonctionnelle doit être actualisée à chaque changement de l'évolution de l'état du patient ou à des périodes déterminées.

Développer une attitude adaptée aux besoins de la personne

Du fait de son rôle de suppléance, le soignant oriente le bien-être et le mieux vivre de la personne âgée malade. Il doit dépasser l'attitude traditionnelle qui consiste à faire à la place de l'autre, ce qui implique une attitude adaptée aux besoins de la personne.

Il s'agit pour le soignant de :

– respecter la personne âgée en acceptant sa différence dans sa façon d'agir;

– maintenir ou rehausser l'estime de soi de la personne âgée. Conserver son identité personnelle sans porter atteinte à sa dignité et à sa pudeur… L'infirmière doit éviter de renforcer le sentiment d'infériorité ou de honte de la personne âgée, obstacle à la communication;

– rendre chaque contact aussi agréable que possible; dédramatiser les incidents, les erreurs et les maladresses de la personne, éviter les situations d'échec. Lorsqu'il y a une atteinte des organes des sens, la compréhension est limitée et le soignant s'efforcera de faciliter les échanges, donnera des explications supplémentaires, modifiera son attitude tout en établissant une relation d'aide chaleureuse;

– faire preuve de bon sens pour surmonter les obstacles à la communication : sourire, exprimer des encouragements, afin que la personne âgée renforce son image d'elle-même.

La difficulté du professionnel de santé est d'une part de proposer, d'adapter des codes de communication simples et d'autre part de rester vigilant afin de ne pas induire de situations stressantes.

Exemples d'interventions

• Les troubles du comportement et l'autonomie fonctionnelle

Chez les personnes atteintes de déficiences cognitives, de nombreux facteurs interviennent dans la diminution de l'autonomie fonctionnelle. Les troubles du comportement, s'ils ne sont pas pris en compte, vont majorer la perte d'autonomie.

Ylieff et Gyselinck-Mambourg (1984) proposent d'utiliser l'analyse fonctionnelle des troubles du comportement. C'est une approche spécifique qui vise à comprendre un comportement et à saisir pourquoi il survient. Elle consiste essentiellement à rechercher les relations qui existent entre, d'une part, le comportement d'une personne et, d'autre part, les antécédents et les conséquences de ce comportement.

L'analyse du comportement s'articule autour de trois questions bien précises :

– Qu'est-ce qui se passe?

– Dans quelles circonstances cela se passe-t-il?

– Quelles en sont les conséquences?

C'est un approfondissement clinique infirmier (tableau 3-5); l'objectif premier étant le maintien de l'autonomie. Les soignants doivent toujours veiller à « *laisser faire* » plutôt que « *faire à la place de* » et mettre l'accent sur les capacités plutôt que sur les incapacités.

En 1994, Zinder et *al.* ont créé le GSR (Groupe soignant(e)s recherche) dans un service de psychogériatrie en Suisse. Le groupe est constitué de soignantes et d'une chercheuse en psychologie. La méthode est fondée sur l'observation du soignant et celui-ci considère le sujet âgé dément comme un *partenaire* accompagné dans les actes de la vie quotidienne.

Les auteurs ont centré leurs travaux sur la réhabilitation du sujet âgé dément et principalement dans les activités de la vie quotidienne : la toilette, l'habillage et le repas.

Selon leur méthode, « l'autonomie est constituée par les mouvements, les perceptions, les expressions virtuelles de l'individu, lesquels représentent *son potentiel* ».

Zinder (2002) préconise d'organiser la situation pour qu'elle soit significative pour la personne âgée. Il s'agit d'orienter le sujet âgé vers l'action et de le mettre en lien avec cette action puis de permettre la mise en action et la continuation de l'activité en respectant son autonomie.

Selon l'auteur, la personne âgée retrouve *le sens et l'usage des objets au quotidien* lorsqu'une relation est établie avec son milieu humain et social.

• Les soins d'hygiène et l'habillage

Les soins liés à l'hygiène et à l'habillement sont très importants pour maintenir ou rétablir l'autonomie de la personne âgée. L'estime de soi est étroitement liée à l'image de soi et les aspects qui permettent de renforcer cette image *sont* la toilette et l'habillement.

Tableau 3-5. Analyse fonctionnelle des comportements selon Ylieff et Gyselinck-Mambourg (1984)

Qu'est-ce qui se passe?
– L'observation des caractéristiques du comportement : la topographie, la fréquence, l'intensité, la durée. – L'observation des capacités, des difficultés, des émotions. – L'observation des comportements connexes : la distraction, l'opposition, la lenteur d'exécution...
Dans quelles circonstances cela se passe-t-il?
Facteurs individuels *Organiques :* – Spécifiques à la DTA* : apraxies, agnosies... – Non spécifiques à la DTA* : altérations ostéo-articulaires, médicaments, infections... *Psychosociaux :* – Données biographiques, divers sentiments, emploi du temps, tolérance au stress... **Facteurs environnementaux** *Physiques :* – Bruit, éclairage, points de repère, accessibilité des lieux et des objets familiers. *Sociaux :* – Nombre de personnes, qualité des interactions, ton et débit de la voix, simplicité du vocabulaire, stabilité du personnel, simulation sensorielle appropriée, horaires personnalisés...
Quelles en sont les conséquences?
– Conséquences communes pour le malade et l'entourage : la gêne, l'embarras, la honte, l'impatience, l'irritation, l'agacement. – Expression du malade : comportement dysfonctionnel. – Expression de l'entourage : actions ou interventions non aidantes**.

* Démence de type Alzheimer.
**Les conséquences exprimées par l'entourage peuvent donner lieu à des actions ou interventions non aidantes pour le malade. Elles visent bien souvent à supprimer les comportements dysfonctionnels (exemple de l'utilisation de contention, de l'isolement du malade...). Ces comportements influent sur la qualité de vie des malades, l'absence de stimulation et le manque de socialisation contribuent au maintien des comportements dysfonctionnels et/ou en provoquent des nouveaux. L'analyse fonctionnelle des comportements permet de réévaluer et de reconsidérer nos actions, de déterminer des actions réadaptatives, des hypothèses explicatives et d'élaborer des stratégies individualisées.

La toilette est un soin d'hygiène corporelle quotidien. Elle permet de conserver l'intégrité de la peau, d'assurer le bien-être et le confort, d'entretenir l'image corporelle du malade, de *maintenir l'estime et l'image de soi.* Il s'agit de :

– privilégier le mouvement au cours de la toilette;

– évaluer les capacités de faire les gestes appropriés pour se laver, se maquiller, se coiffer, la capacité de s'intéresser aux soins d'hygiène sans oublier les soins d'hygiène bucco-dentaires;

– évaluer la capacité d'ouvrir et de fermer les robinets, la capacité de se pencher pour se laver les jambes et les pieds.

L'habillement joue un rôle majeur au bon maintien psychologique des individus. Être bien mis, bien habillé, apporte assurance et confiance en soi. Les raisons invoquées par une personne pour justifier son choix de vêtements sont : améliorer son apparence physique, respecter sa personnalité, se faire accepter, en retirer une satisfaction personnelle. L'habillement constitue une valeur importante pour les personnes âgées et c'est pourquoi il est très important qu'elles participent au choix vestimentaire.

L'évaluation de la capacité de s'habiller et de se déshabiller porte principalement sur les critères suivants :

– se procurer ou ranger ses vêtements;
– choisir ses vêtements;
– s'habiller ou se déshabiller seul;
– attacher ses vêtements;
– soigner son apparence.

Il faut :

– proposer aux personnes âgées de choisir des vêtements fonctionnels;
– procéder par étapes pour leur montrer la façon de s'habiller;
– au coucher, placer les vêtements en ordre pour faciliter la séance d'habillage du lendemain;
– leur laisser suffisamment de temps pour se vêtir et se dévêtir;
– assurer et respecter l'intimité des personnes lorsqu'elles s'habillent et se déshabillent.

• Pour les personnes atteintes de troubles cognitifs

Établir une routine au niveau de l'habillement.
Donner des instructions simples et précises et les répéter souvent.
Éviter de les distraire au cours des séances d'habillage.

Les personnes atteintes d'un déficit visuel peuvent ne pas se rendre compte qu'elles sont décoiffées ou qu'elles ont mis un vêtement à l'envers.
Certaines aides techniques peuvent être proposées ou des modifications de vêtements seront envisagées telles que boutons plus gros, remplacés par du *Velcro*, étiquetage par des repères aux vêtements, des gilets plutôt que des chandails, des vêtements qui se ferment devant plutôt que derrière…

L'alimentation

L'alimentation est une préoccupation particulière qui prend en compte le respect de l'équilibre nutritionnel, la qualité et la convivialité du repas. Des aides techniques d'installation peuvent être proposées en collaboration avec l'ergothérapeute.
Aider la personne âgée ne signifie pas lui donner à manger. C'est lui fournir l'assistance dont elle a besoin pour se nourrir seule. Le but de l'assistance est de favoriser le maintien des aptitudes ou de restaurer les capacités perdues.
L'aide pour le repas est un accompagnement d'une activité et d'un moment important.

Le repas comprend plusieurs phases : l'initiation du repas, le maintien de l'attention, la localisation de la nourriture, l'utilisation des couverts, la déglutition et l'achèvement du repas.

Le soignant tiendra compte des capacités de la personne âgée aux différentes phases du repas afin de lui apporter l'aide nécessaire. Laisser le patient manger seul, en l'aidant quand c'est nécessaire ou quand il demande de l'aide. Manger seul donne un sentiment d'autonomie.

Ne pas bousculer, ne pas presser le patient, qui ne peut avaler très vite. Les incitations verbales telles que « ouvrez la bouche, fermez les lèvres, avalez, avalez encore une fois » peuvent aussi être une aide lors de la prise alimentaire.

De nombreuses équipes soignantes ont mis en évidence que l'encouragement verbal associé au toucher lors de la prise du repas agit en tant que stimulation et a un effet bénéfique sur l'ingestion alimentaire.

À domicile, l'infirmière doit veiller à évaluer les capacités de la personne à faire ses courses, à établir un repas.

Favoriser la mobilisation

La mobilisation est une donnée à prendre compte dans chaque activité de la vie quotidienne.

Éviter que la personne soit immobilisée dans son lit, encourager le lever et l'installation au fauteuil de façon systématique. Lutter contre l'immobilisation abusive : malade sous perfusion, interdiction de se lever et de marcher, mise en place de protections à usage unique utilisées abusivement…

Responsabiliser la personne âgée. Lui laisser faire ce qu'elle sait faire à son rythme. Si l'on veut laisser son autonomie au patient, il faut lui faire « prendre des risques » *soigneusement mesurés.*

Proposer des aides techniques et aménager l'environnement

Les aides techniques peuvent être utilisées de manière définitive ou transitoire. Elles doivent être adaptées à la personne en fonction de sa déficience, de ses conditions de vie et de ce qu'elle veut faire. Le choix de l'aide technique sera en relation directe avec l'évaluation préalable.

Les aides pour se déplacer (les aides au transfert, la canne, les déambulateurs, le fauteuil roulant), se reposer (lit à hauteur variable), se nourrir (vaisselle et couverts adaptés aux différents handicaps), se laver et s'habiller (barres d'appui, chausse-pied à long manche), communiquer (téléassistance, téléphone à grosses touches…).

Proposer une aide technique seule sera inefficace si celle-ci n'est pas accompagnée d'éducation à son utilisation. Exemple : la téléassistance paraît simple à utiliser d'après les personnes âgées, mais c'est un dispositif qu'elles ne portent pas en permanence par gêne, par peur d'être remarquées, peur de le déclencher. Une éducation permettra de mieux comprendre son utilité et d'en assurer la bonne utilisation.

Exemple du fauteuil roulant

En institution, une attention particulière doit être accordée lors de l'attribution d'un fauteuil roulant.

Ceux-ci ont une double utilité : donner de la liberté de mouvement aux personnes handicapées capables de les utiliser par elles-mêmes et assurer une meilleure socialisation des personnes les plus dépendantes. Leur usage doit être réfléchi et éthique. Avant de proposer un fauteuil roulant à un patient, il faut préciser pourquoi il en a besoin et de quel fauteuil roulant il a besoin

Il existe différents fauteuils :

– les fauteuils d'aide à l'autonomie : ils visent à donner à leur utilisateur une possibilité de déplacement autonome malgré la perte de la marche ;

– les fauteuils roulants de confort et d'aide à la socialisation : ils permettent d'assurer le confort des malades et une possibilité de déplacement passif. Ils facilitent les activités sociales, mais pas l'autonomie fonctionnelle ;

– le fauteuil « déplace personne » : il doit être léger. Il s'adresse à des personnes peu valides, devant être transportées en peu de temps : accompagnement en salle à manger ou à un examen. À son arrivée, le patient doit être transféré sur un vrai fauteuil.

L'ergothérapeute a un rôle fondamental dans leur mise en place et leur adaptation au patient. Le bon usage nécessite l'implication des kinésithérapeutes, des aides-soignantes, des infirmières, de la famille et de l'ensemble de l'équipe. Il est toujours préférable d'aider à marcher un patient qui en est capable. Une personne qui peut marcher doit si possible se déplacer ainsi, même si elle est plus lente, même si elle nécessite une aide humaine.

Encourager l'aide et le soutien aux aidants

L'impact de l'activité d'aide dans la vie quotidienne de l'aidant a des conséquences :

– pratiques avec des contraintes permanentes aux niveaux professionnel, social, familial, financier ;

– psychologiques : inquiétude, fatigue, stress.

Ces conséquences retentissent sur la qualité de vie de l'aidant.

Afin de soutenir l'aidant dans son rôle auprès de son parent, l'infirmière peut lui donner les conseils suivants :

– accepter et utiliser les aides extérieures : recours aux aides à domicile, portage de repas, téléassistance, hébergements temporaires, hôpital de jour, accueil de jour… ;

– se faire aider par les associations d'usagers ;

– prendre soin de soi ;

– se ménager un temps de détente et de relaxation ;

– encourager à accepter les invitations, sortir, aller au restaurant, au cinéma, prendre des vacances…

Considérer les familles comme partenaires est essentiel en les associant aux décisions de soins, à l'élaboration du plan d'aide.

Au sein des institutions, mettre en place des réunions d'échanges avec les soignants, car celles-ci favorisent les échanges et développent la compréhension mutuelle.

La mise en œuvre des actions d'aide et de soutien ainsi que celles de formation ont un impact sur le soin de la personne âgée et par conséquent sur son autonomie.

L'apprentissage de techniques de déplacements peut être abordé dans le programme de formation, comme :

- la technique pour placer ou asseoir le patient au bord du lit;
- la technique pour aider le patient à se lever, à faire un transfert pour monter dans une voiture;
- la préparation à la marche;
- la technique pour monter et descendre les escaliers;
- la technique pour se relever en cas de chute.

C'est l'occasion de rappeler à la famille, à quel point la personne âgée a besoin de soutien dans l'acquisition de son autonomie.

Il s'agit aussi de préciser à l'entourage l'importance de laisser faire plutôt que « je préfère le faire moi-même ».

La nécessité de favoriser la marche par des trajets courts, mais quotidiens.

L'importance de repérer des troubles urinaires et intestinaux qui sont parfois un obstacle à la marche. L'évaluation de ces troubles permet un diagnostic précis et la mise en place d'une éventuelle rééducation.

Les professionnels de la santé doivent développer des programmes éducatifs axés sur les activités physiques afin que les personnes âgées et leur entourage soient informés correctement de effets bénéfiques des exercices physiques sur le corps vieillissant.

CONCLUSION

Prévenir la perte d'autonomie fonctionnelle ne peut se réaliser qu'à la condition d'une évaluation précoce et il faut une mise en place rapide de l'aide à apporter. Les professionnels, que ce soit à domicile ou en institution, doivent collaborer pour assurer ensemble la mise en œuvre de l'aide. L'aide à apporter dans les activités quotidiennes est primordiale pour le patient. La mise en œuvre de la suppléance et de la stimulation sera efficace si l'ensemble des professionnels veille au respect de la dignité, de la pudeur, montre un véritable intérêt pour la personne âgée, manifeste sa sincérité, sa compréhension, établit un climat de confiance. Pour limiter la perte d'autonomie, il faut privilégier une attitude valorisante, en mettant le sujet âgé en situation d'acteur, et veiller à ce qu'il soit le plus consentant et le plus à l'aise possible. Favoriser l'autonomie fonctionnelle, la maintenir renforce l'estime de soi de la personne âgée, améliore ses relations avec sa famille, son environnement social et par conséquent sa qualité de vie.

ENCADRÉ 3-1

LES BESOINS FONDAMENTAUX DE VIRGINIA HENDERSON

Henderson définit également des niveaux d'indépendance/dépendance qui peuvent se résumer ainsi :
– la personne est indépendante si elle répond elle-même à ses besoins d'une façon acceptable pour elle, ce qui lui permet de garder un bon équilibre physique et psychologique, de même que le maintien d'un état suffisant de bien-être ;
– elle est indépendante si elle utilise sans aide et de façon appropriée un appareil, un dispositif de soutien, une prothèse et qu'alors elle réussit à satisfaire ses besoins ;
– elle devient dépendante si elle doit recourir à une autre personne pour lui enseigner ce qu'elle doit faire et pour vérifier si elle le fait bien ;
– sa dépendance devient plus grande si elle doit recourir à l'assistance d'une autre personne pour l'utilisation d'un appareil, d'un dispositif de soutien ou d'une prothèse *ou* pour accomplir les actions nécessaires à la satisfaction de ses besoins mais tout en étant capable d'y participer ;
– elle devient complètement dépendante lorsqu'elle doit s'en remettre entièrement à une autre personne parce qu'elle est dans l'incapacité d'accomplir par elle-même les actions nécessaires à la satisfaction de ses besoins.

Quatre sources de difficulté sont pour elle à l'origine de ce qui peut empêcher la personne d'être autonome dans la satisfaction de ses besoins :
– un manque de force (ne peut pas),
– un manque de volonté/motivation (ne veut pas) ;
– un manque de connaissance (ne sait pas) ;
– un environnement inadéquat (n'a pas la ressource pour).

BIBLIOGRAPHIE

Organisation mondiale de la santé, *La santé des personnes âgées*, Genève, 1989.

ALBRAND G., « De la maladie vers la dépendance. Évaluation de la personne âgée malade ». *Revue de Gériatrie*, n° 23, 1998, p. 439-446.

ARCAND M., HEBERT R., *Précis pratique de gériatrie*, 2e édition. Edisem, Maloine, Paris, 1997.

BERGER L., MAILLOUX-POIRIER D., *Personnes âgées, une approche globale, démarche de soins par besoins*, Maloine, Paris, 1989.

BONNERY A.-M., MARZAIS M., MICHOT P., « Promouvoir la communication de la personne âgée démente », *Revue de l'infirmière*, n° 36, 1998, p. 8-15.

GONTHIER R., « La perte d'autonomie fonctionnelle et son évaluation chez le sujet âgé », *In* BELMIN J., CHASSAGNE P., GONTHIER R., JEANDEL C., PFITZENMEYER P., eds, *Gérontologie pour le praticien*, Masson, Paris, 2003.

HENDERSON V., *Principes fondamentaux des soins infirmiers*, conseil international des infirmières, ICN, Genève, 1977.

LAUZON S., ADAM E., *La personne âgée et ses besoins*, Seli Arslan, Paris, 1996.

LEVESQUE L., ROUX C., LAUZON S., *Alzheimer : comprendre pour mieux aider*, ERPI, Ottawa, 1990.

RUMEAU P., MOULIAS S., « Utilisation des fauteuils roulants dans les structures de soins et d'hébergement des personnes âgées : propositions de bonnes pratiques », *Revue du Généraliste et de la Gérontologie,* n° 78, 2001, p. 381-385.

ZINDER M., JUSTE F., KACZMARCZYK J., *Des soins experts en psychogériatrie, (Méthode GSR),* L'Harmattan, Paris, 2001.

ZINDER M., « Ne laissons pas la personne démente seule devant son assiette ! », Krankenpflege, *Soins infirmiers,* n° 9, 2002, p. 68-71.

4 ♦ Soigner en gériatrie

C. PETIT

Un choix professionnel n'est pas toujours évident. Il correspond à une progression constante de l'individu, indissociable des valeurs personnelles et des valeurs institutionnelles exigées sur le terrain. On attend des soignants travaillant en secteur de gérontologie de réunir plusieurs qualités : bien sûr l'indispensable compétence en matière de soins, la connaissance de savoirs spécifiques, mais aussi des qualités personnelles comme l'humanité et l'authenticité, nécessaires pour être à la fois partenaire et soignant.

En gériatrie, le rôle propre de l'infirmier peut s'exercer de manière complète. La pluridisciplinarité des acteurs de soins qui gravitent auprès de la personne âgée requiert une coordination importante et efficace. L'infirmier dispose d'outils et de recueils d'information pour concourir à la coordination des soins : protocoles, fiches techniques, dossier et planification des soins. Son rôle est de les mettre en place en partenariat avec l'équipe pluricatégorielle et pluridisciplinaire. Il lui incombe aussi d'accompagner et d'informer l'entourage pour une intégration des aidants, et une meilleure prise en charge de la personne soignée.

LES CONCEPTS DE SOINS EN GÉRONTOLOGIE

La compréhension du vieillissement et de ses conséquences suppose une approche globale de la personne âgée, prenant en compte ses aspects physiques, psychiques, sociaux. La prise en charge pluriprofessionnelle gagne en cohérence et en efficacité si certaines valeurs et des concepts sont partagés par l'ensemble des acteurs. La cohésion d'une équipe de soins implique que ces notions soient intégrées et deviennent les valeurs de fonctionnement du groupe. Elles donnent un sens au travail d'équipe et correspondent au projet de soins.

Selon les dictionnaires, *Dictionnaire des soins infirmiers*, et les *Guides du service infirmier* :

– « Le soin : 1 – Acte de soigner. 2 – Attention prêtée à ce que l'on fait pour obtenir le meilleur résultat possible. Prendre soin de quelqu'un, c'est s'occuper de son bien-être, avec prévenance. »

– « Soigner : – S'occuper du bien être et du contentement de quelqu'un; bichonner, chouchouter, choyer, dorloter […] – S'occuper de rétablir la santé

de quelqu'un; traiter [...] – S'occuper de guérir un mal [...] – Contraire : maltraiter, bâcler, négliger. »
– « Soigner en gériatrie : c'est parfois guérir, rétablir la santé, plus souvent maintenir la meilleure santé possible et c'est toujours s'occuper du bien-être et du contentement. C'est analyser la multitude des problèmes posés et rechercher les ressources de la personne, de ses aidants, de l'ensemble des acteurs de soins : médicaux, paramédicaux ou médico-sociaux. C'est observer, s'interroger, analyser les situations en équipe, réajuster ses actions en fonction d'une évolution, accepter le désordre, les doutes, l'impuissance et la mort. C'est faire le mieux possible avec l'ensemble des informations et des différents acteurs pour obtenir le meilleur résultat possible. »
Pour construire et mettre en œuvre le projet de soins, les soignants en gérontologie doivent s'aider d'outils pour définir, partager, faire connaître et organiser les soins. Trois types d'outils sont disponibles :
– les outils méthodologiques;
– les outils d'évaluation;
– les outils de traçabilité.

LES OUTILS

LES OUTILS MÉTHODOLOGIQUES

Ce sont en priorité les protocoles et les fiches techniques. L'article 3 du décret du 11 février 2002 stipule que l'infirmière peut élaborer des protocoles avec la participation des membres de l'équipe soignante.
– « *Un protocole de soins* est le descriptif des techniques à appliquer et/ou des consignes à observer dans certaines situations de soins ou pour l'administration d'un soin » (définition du ministère de la Santé). Le plus souvent, c'est une ligne de conduite, définissant une pratique de soin visant à résoudre un problème de santé dans ses différents aspects. Les protocoles de soins doivent être cohérents avec la législation, les référentiels, la politique de soins de l'établissement et avec les valeurs des soignants. Ils doivent répondre aux besoins des soignés dans un but de qualité de soin. Ils permettent une organisation commune permettant aux soignants de partager une même information, d'uniformiser les pratiques, d'apporter plus de sécurité, d'utiliser une technique plus précise, de formaliser un savoir, d'optimiser la qualité de la prestation. Il faut aussi se rappeler qu'un protocole de soins ne prévoit pas tous les cas, et que ce n'est qu'un guide avec ses limites. De plus, il n'est jamais définitif, et doit être revu périodiquement. Il doit garder son rôle de guide pour permettre des soins personnalisés.
– *Une fiche technique* décrit la méthodologie et la chronologie des opérations à effectuer pour réaliser un acte de soin. Elle peut faire partie d'un protocole pour détailler une tâche précise. Le pragmatisme des soignants module au cas par cas ces protocoles et fiches techniques qui sont cependant nécessaires pour

uniformiser, améliorer la qualité des soins, diminuer l'écart entre les connaissances et la pratique et réaliser l'évaluation des soins.

LES OUTILS D'ÉVALUATION

Ils sont nombreux. Ceux décrits ci-après s'adaptent particulièrement aux soins. Des indicateurs d'activité en « soins infirmiers » sont nécessaires pour évaluer la charge réelle en soins, en déduire des résultats, informer les équipes et évaluer les coûts.

– *Les Soins infirmiers individualisés à la personne soignée* (SIIPS) prennent en compte :

• les trois facettes du travail infirmier : soins de base, soins techniques et soins éducatifs et relationnels ;

• le temps nécessaire à la réalisation du soin et le niveau de dépendance de la personne soignée.

Cette démarche de formalisation des soins est intéressante, car elle s'intègre et enrichit les données du Programme médicalisé du système d'information (PMSI).

– *La grille Autonomie gérontologique groupe iso-ressource* (AGGIR) est une évaluation de l'autonomie. Elle est intégrée dans le cadre de la loi n° 2001-647 du 20 juillet 2001, relative à la prise en charge de la perte d'autonomie des personnes âgées et à l'Allocation personnalisée d'autonomie (APA).

– *Les outils de l'évaluation gériatrique standardisée* sont de plus en plus utilisés dans les centres de gériatrie. Ils réunissent des échelles qui permettent d'évaluer de façon précise certains facteurs de fragilité ou de risque fréquents chez les personnes âgées. Ils sont résumés et présentés dans le tableau 4-1. Selon les équipes et les centres, différents types de professionnels peuvent réaliser ces évaluations : médecins, psychologues, diététiciens, mais aussi infirmiers ayant reçu une brève formation pour cela. Toutefois, indépendamment de la personne qui réalise l'évaluation, leur résultat doit figurer dans le dossier de soins et ces outils doivent être connus et compris par tous les soignants.

– *Les référentiels* servant à évaluer les pratiques professionnelles.

L'Agence nationale d'accréditation et d'évaluation en santé (ANAES) est un organisme national qui a pour mission de favoriser, tant au sein des établissements de santé publics et privés que dans le cadre de l'exercice libéral, le développement de l'évaluation des soins et des pratiques professionnelles et de mettre en œuvre la procédure d'accréditation.

L'ANAES édite régulièrement « des évaluations et des recommandations concernant des pratiques professionnelles dans les établissements de santé » dont certaines concernent les soins gérontologiques (tableau 4-2). Elle peuvent être consultées gratuitement sur le site Internet de l'ANAES : www.anaes.fr

Par ailleurs, l'ANAES a édité un référentiel du manuel d'accréditation qui réunit un ensemble de références couvrant un domaine d'activité d'un établissement de santé. Les références énoncent une attente ou une exigence

Tableau 4-1. Principaux outils de l'évaluation gériatrique standardisée*

Fonction ou risque évalué	*Évaluation rapide*	*Évaluation détaillée*
– Trouble cognitif.	– Test de l'horloge, test des 5 mots.	– *Mini Mental Status test* (MMS).
– Risque de chute.	– Test d'appui unipodal.	– *Get up and go test.*
– Risque d'escarre.	– Échelle de Norton.	– *Idem.*
– Risque de malnutrition.	– Version courte du *Mini Nutritionnal Assessment* (Mini-MNA).	– *Mini Nutritionnal Assessment* (Mini-MNA).
– Risque de dépression.	– Version courte du *Geriatric Depression Scale* (GDS).	– *Geriatric Depression Scale* (GDS).
– Perte d'autonomie.	– Activités de la vie quotidienne (AVQ), Activités instrumentales de la vie quotidienne (AIVQ).	– Système de mesure de l'autonomie fonctionnelle (SMAF), index de Barthel.

* Pour la plupart des fonctions évaluées, il existe des outils simples d'utilisation rapide qui permettent une orientation, et un outil complet plus élaboré qui permet une évaluation plus détaillée du problème.

Tableau 4-2. Documents édités par l'ANAES concernant les pratiques professionnelles qui peuvent concerner les soins gérontologiques (liste non exhaustive)*

– Limiter les risques de la contention physique de la personne âgée (octobre 2000).
– Évaluation et prise en charge thérapeutique de la douleur chez les personnes âgées ayant des troubles de la communication verbale (octobre 2000).
– Prévention et traitement des escarres de l'adulte et du sujet âgé (octobre 2001).
– Recommandation pratiques pour le diagnostic de la maladie d'Alzheimer (février 2000).
– Traitement de la dégénérescence maculaire liée à l'âge (septembre 2001).
– Prescription plurimédicamenteuse chez la personne âgée de plus de 70 ans (1995).
– Évaluation de la prévention des escarres (juin 1998).
– Qualité de pose et surveillance des sondes urinaires (décembre 1999).
– Recommandations pour la tenue du dossier infirmier du malade à domicile (mars 1997).
– Soins et surveillance des abords digestifs pour l'alimentation entérale chez l'adulte en hospitalisation et à domicile (avril 2000).

* Ces documents peuvent être consultés librement sur le site internet de l'ANAES (www.anaes.fr).

permettant de satisfaire la délivrance de soins ou de prestations de qualité. Chaque référence est déclinée en critères qui décrivent les moyens ou les éléments permettant de satisfaire la référence.

Ces outils d'évaluation reposent sur l'observation et la réalisation de soins. La vérification de ces évaluations n'est possible qu'à partir de documents mémorisant les faits. Le dossier de soins est l'un d'entre eux.

LES OUTILS DE TRAÇABILITÉ : LE DOSSIER DE SOINS

Le dossier de soins a été défini par le décret n° 2002-194 du 11 février 2002 relatif aux actes professionnels et à l'exercice de la profession infirmière. Il charge l'infirmier de la conception, de l'utilisation et de la gestion du dossier de soins infirmiers. Si l'existence et la tenue du dossier de soins sont obligatoires et imposées par la réglementation à l'hôpital, il est recommandé d'y avoir recours en EHPAD et également dans le cadre des soins à domicile. Les différentes parties du soin telles qu'elles sont définies dans ce texte sont présentées dans le tableau 4-3.

Tableau 4-3. Les différentes parties du dossier de soins telles qu'elles sont définies dans le décret

– Fiche « administrative ».
– Fiche « histoire de vie ».
– Fiche « prescriptions médicales ».
– Fiche « plan d'actions ».
– Fiche « programmation et contrôle ».
– Fiche « diagramme de soins ».
– Fiche « transmission ».
– Fiche « liaison ».

Le dossier de soins est un document individualisé, propre à chaque patient, et représente le support du projet de soin et du projet de vie de la personne soignée. Il est un outil pluridisciplinaire et concerne tous les acteurs du soin, au-delà de la seule profession infirmière. En effet, chaque acteur de soin peut accéder aux informations nécessaires aux activités et y noter les résultats des actions afin d'améliorer la prise en charge globale du patient et le travail en équipe.

Le dossier de soins doit être mis à jour quotidiennement en fonction de l'évolution du patient, des actes et des évènements (soins, visites, animation…). Cette trace écrite est primordiale pour garantir un partage de l'information entre les acteurs du soin, et aussi pour retrouver la trace des évènements de santé passés qui souvent peuvent aider le diagnostic et la prise en charge. Il contribue à la cohérence du soin, à la continuité des soins et aussi à la sécurité du patient. De plus, en cas de litige concernant les soins, le dossier de soins est un élément important de valeur légale et sera toujours examiné en tant que document réglementaire. Juridiquement, il fait partie intégrante du dossier médical.

Fiche « administrative »

Elle comprend des éléments indispensables pour établir le vécu de la personne et son incidence sur le comportement :

– le numéro de dossier administratif ;
– l'état civil, notamment la date de naissance. Souvent, les dates anniversaires sont marquantes et sujettes à des changements de comportement que l'infirmier doit pouvoir décoder pour les prendre en charge ;
– la situation sociale, familiale et professionnelle permet de mieux connaître la personne et son environnement affectif. Sa vie professionnelle a pu être un temps riche qu'elle aura envie de partager. La connaissance de son entourage familial pourra être source de conversations ;
– la date et le mode d'entrée. La date pour les effets marquants qu'elle peut induire. Le mode d'entrée (programmé ou en urgence, accepté ou non accepté), aura un impact très important sur l'intégration de la personne dans un service et sur ses motivations de guérison ou de maintien d'autonomie ;
– le motif d'hospitalisation : pathologies ou polypathologies, accidents, chutes, démence ;
– le nom du médecin traitant pour d'éventuels renseignements complémentaires (incidents de parcours de vie, famille, voisins…) ;
– le nom et les coordonnées du proche (ou parfois de plusieurs proches) qui est souvent, mais pas toujours, la personne à contacter en cas d'urgence. En cas d'institutionnalisation (hospitalisation en soins de longue durée, EHPAD), il faut penser à vérifier de façon périodique que les coordonnées sont toujours valables ;
– le devenir envisagé. Lors d'une hospitalisation en unité de soins de suite et de réadaptation, les soignants seront attentifs à réévaluer les potentiels restants de la personne, à prendre connaissance de ses désirs et ressources permettant, peut-être, une autre orientation qu'une hospitalisation en unité de soins de longue durée.

Fiche « histoire de vie » ou recueil de données

La connaissance de la biographie du patient permet l'individualisation du soin. Non seulement ce recueil est primordial chez les sujets institutionnalisés, mais il est aussi très important en service d'aigu ou dans le cadre du soin à domicile pour mieux connaître la personne soignée, son histoire, ses désirs… Le recueil de données permet le plus souvent d'engager une relation de confiance personnelle et humaine, qui facilitera de façon quotidienne la communication avec le patient et les soins.

Ce recueil de données comprend certes des items standardisés comme l'aspect physique, le lieu de vie habituel et les aidants, les habitudes de vie recensées à partir d'un modèle conceptuel (J.-C. Legrand, A. Maslow, V. Henderson…), les réactions de la personne à ses problèmes actuels, les antécédents médicaux et chirurgicaux significatifs. Toutefois, pour retracer l'histoire de vie, nul n'est plus compétent que la personne elle-même. Il faut prendre le temps nécessaire à un entretien en tenant compte du rythme modifié par l'âge, des déficits fonctionnels et/ou cognitifs surajoutés. Les proches seront les bienvenus pour compléter, expliciter et enrichir les informations recueillies. Ils jouent un rôle essentiel pour retracer l'histoire de vie, lorsque la communication directe avec le patient n'est pas possible.

Fiche « prescriptions médicales »

Cette fiche comprend les prescriptions thérapeutiques ou d'examens complémentaires qui sont datées et signées. Pour en faciliter les modalités, dans certains établissements, cette fiche est informatisée, laissant peu de place aux écarts par rapport à une législation stricte.

Fiche « plan d'actions »

Cette fiche comprend :

– les diagnostics infirmiers;
– les objectifs de soins;
– les actions retenues par l'équipe;
– l'évaluation.

Ces quatre éléments seront décrits et détaillés dans la démarche de soins (p. 58).

Fiche « programmation et contrôle »

Les actions sont planifiées par jour et par horaire. Les planifications s'adaptent aux fluctuations propres aux personnes âgées. Elles tiennent compte des capacités, des désirs de la personne. La programmation de soins spécifiques (kinésithérapie) est établie en fonction des priorités. Cette fiche est un récapitulatif de l'exécution des soins du rôle propre, et du rôle sur prescription qui sont dévolus à l'infirmière.

Fiche « diagramme de soins »

Cette fiche remplace l'ancienne feuille de température. Elle consigne les données faisant l'objet d'une surveillance des courbes journalières (pouls, température, pression artérielle, diurèse…), les soins effectués régulièrement (toilettes, pansements…), des observations diverses (animation, visite, kinésithérapeute, psychomotricien…).

Fiche « transmission »

La rédaction claire, précise et pertinente des transmissions ciblées en fait l'outil le plus adapté à la gériatrie. Cette transmission peut présenter :

– une préoccupation de la personne soignée (ex. : difficulté d'endormissement);
– un changement de l'état ou du comportement (ex. : refus de se nourrir);
– une réaction à la maladie ou aux soins (ex. : patiente douloureuse);

– un diagnostic infirmier (ex. : stratégies d'adaptation familiale inefficace : absence de soutien);
– un événement au cours de l'épisode de soin (ex. : pendant la toilette, découverte d'une zone érythémateuse au niveau de la hanche);
– une intervention d'un service ou d'un professionnel (ex. : pédicure podologue).

Elle est constituée sous forme d'un tableau qui comporte trois colonnes (tableau 4-4) :

– date, heure, nom de l'acteur de soin;
– cible;
– transmission : répartie en données, actions, résultats (DAR), ou en problème, actions, résultats (PAR).

Tableau 4-4. Exemple de tableau de transmissions ciblées

Date-heure Agent	*Cible*	*Transmission*
28/07/03 – 10 h C. Petit – AS	– Rougeur cutanée	– D : découverte au cours de la toilette d'une rougeur persistante au niveau du sacrum. – A : transmission orale faite à l'infirmière ⇒ prescription de changement de position toutes les 2 à 3 h.
28 /07/03 – 13 h S. Legrand – IDE	– Anorexie	– D : n'a pas voulu s'alimenter durant le déjeuner, malgré les sollicitations et l'aide. – A : problème signalé au médecin : pesée, surveillance des ingestas pendant 3 jours; diététicienne prévenue. – R : 55 kg ce jour, soit 1 kg par rapport à la pesée du 8 juillet.
29/07/03 – 2 h P. Dupond – AS	– Insomnie	– D : n'arrive pas à s'endormir; est agitée et anxieuse. – A : éclairage de la chambre, conversation, tisane. – R : s'est détendue; était endormie lors du passage à 3 h 30.
30/07/03 – 10 h S. Legrand – IDE	– Rougeur cutanée	– R : disparition de la rougeur au niveau du sacrum. Bravo à toutes les équipes!

Fiche « liaison »

C'est un résumé de prise en charge élaboré lors d'un transfert vers une autre structure de soins (HAD, foyer logement, maison de retraite, gériatrie aiguë…). Elle comprend la présentation de la personne, son évaluation, son état à la date de la réalisation de la fiche. Elle facilite la continuité des soins par une autre équipe.

LA DÉMARCHE DE SOINS

La démarche de soins est un processus bien structuré. Son utilisation et sa maîtrise représentent le premier outil de l'infirmière. Elle consiste à mettre en place une stratégie d'action alimentée par ses propres observations et par celles des différents acteurs de soins et d'organiser la prise en charge globale d'une personne soignée. La démarche de soins se décompose en deux grandes phases : l'analyse de situation et l'organisation d'une stratégie en collaboration avec la personne soignée pour élaborer un plan d'action afin de guérir, de maintenir ou de l'accompagner à travers son problème de santé. L'utilisation de la démarche de soins permet d'organiser les soins de façon personnalisée pour chaque patient et d'inscrire ces soins dans une perspective dynamique et dans le cadre d'un projet de soin.

L'analyse de situation est le premier temps de la démarche de soins et comprend cinq étapes :
1) Collecte des données :

– les documents : dossier médical, dossier infirmier, fiche de liaison. Ces documents de base évitent de redemander ou de rechercher des informations déjà recensées;
– les informations recueillies lors de l'entretien d'accueil ou d'un entretien pour connaître l'histoire de vie. Les informations recueillies lors de l'examen clinique qui s'appuie sur un modèle conceptuel (ex. : V. Henderson) ce qui facilite l'organisation des données.

2) Exploitation des données : dans l'ensemble des données, l'infirmière vérifie que la personne est consciente de son problème de santé et que les informations concourent à la définition d'un problème de santé.
3) Identification du problème de santé : si l'infirmière relève un problème de santé médical, elle transmet au médecin responsable du patient les informations recueillies. S'il relève un problème de santé relevant de son champ de compétence, elle produira un jugement clinique, ce qui renvoie à la citation de Léonie Chaptal (1873–1937) infirmière, artisan de l'identité et de la reconnaissance professionnelle : « La maladie : c'est la science du médecin. Le malade : c'est l'art de l'infirmier. » Cette citation est à moduler. En 2003, les médecins, comme les infirmières, ont évolué. La profession infirmière est reconnue comme scientifique puisque dans le domaine de la connaissance elle présente les qualités de rigueur, d'exigence, d'objectivité, caractéristiques des sciences.
4) Jugement clinique : il résume l'état de santé de la personne à partir des informations et des signes recueillis. Il permet l'élaboration d'hypothèses diagnostiques. Après vérification, l'hypothèse se transforme en diagnostic infirmier défini lors de la 9e conférence de l'ANADI (Association nord-américaine pour les diagnostics infirmiers) en mars 1990.
5) Diagnostic infirmier : « C'est l'énoncé d'un jugement clinique sur les réactions aux problèmes de santé actuels ou potentiels, aux processus de vie d'une personne, d'une famille, d'une collectivité. Les diagnostics infirmiers servent de base pour choisir les interventions de soins visant l'atteinte des résultats

dont l'infirmière est responsable. » Le diagnostic infirmier doit être validé pour éviter les erreurs et faire adhérer au processus de soin le patient, son entourage et les différents professionnels qui concourent à sa prise en charge. Le diagnostic étant posé, il faut résoudre le problème de santé. Rappelons qu'un problème de santé n'est pas une pathologie. C'est un élément qui empêche la personne de vivre en harmonie avec son état de santé.

L'organisation d'une stratégie est la seconde étape de la démarche de soins. Elle comporte trois étapes :

1) Le plan de soins : établi par l'infirmière. Il a pour but d'accéder à un meilleur état de vie. Il est négocié avec la personne, son entourage et l'équipe soignante.

Le plan de soins comprend deux phases :

– déterminer des objectifs : ils sont en rapport avec le diagnostic infirmier posé précédemment ;

– classer les objectifs par priorité : les soins sur prescriptions ou les soins urgents sont prioritaires.

Des « plans de soins guide » peuvent être réalisés en fonction des problèmes de santé les plus couramment rencontrés.

2) Les actions : choisies par l'infirmière en fonction des buts recherchés. Elle planifie les soins en intégrant ceux qui dépendent de la prescription médicale, des interventions des autres prestataires de soin, des actions qu'elle a à entreprendre pour les autres patients, sans oublier de prendre en compte les désirs de la personne soignée.

3) L'évaluation des soins donnés : elle permet de vérifier la pertinence des actions et le réajustement des objectifs de soins en fonction de l'évolution de l'état de santé.

La démarche de soins menée avec rigueur facilite l'informatisation du dossier de soins et atteste le professionnalisme infirmier. L'informatisation de certaines données du dossier de soins en réseau avec les différents prestataires, couplé à la planification de l'ensemble des actes à réaliser, permet une meilleure organisation, réduit le temps de soin indirect, fiabilise les informations, permet une évaluation de la charge de travail et une évaluation de la qualité des soins. Toutefois, l'informatisation du dossier de soins pose certaines difficultés, liées à la formation des utilisateurs et/ou à la complexité de certains systèmes. Le temps passé par les soignants devant les écrans implique parfois de façon non négligeable la nécessité de repenser l'organisation des soins. De plus, toutes les activités de soin ne sont pas informatisables. Il est important que les équipes de soins restent vigilantes à la qualité de l'accueil, à l'individualisation des soins et au contact direct avec la personne soignée.

À cette organisation s'ajoutent la place et le rôle d'autres acteurs. Notamment l'intégration des bénévoles et des animateurs dans les soins est une garantie à la prise en charge individuelle et personnalisée.

– Les associations de bénévoles (ex. : Visite des malades dans les établissements hospitaliers ou VMEH, l'Arbre à mains, le Sirop de la rue…) travaillent en complémentarité avec les professionnels. Elles représentent pour les personnes âgées un lien avec la vie extérieure, ce qui est majeur en cas d'hospitalisation de longue durée ou bien lorsque le patient n'a pas de visite. Les soignants intègrent les bénévoles dans leur activité pour aider à la mise en place de projets de vie.

– L'animation dans les secteurs gériatriques est quotidienne et peut être aussi spécifique sous forme d'ateliers. Animation vient d'une racine latine « *anima* » qui signifie « *vie – âme* ». L'objectif principal de l'animation est de donner à la personne âgée du plaisir de vivre ; aux soignants de s'en assurer.

CONCLUSION

Les compétences nécessaires pour travailler en gériatrie sont centrées sur l'observation, l'écoute et la communication. L'infirmière qui exerce en milieu gériatrique doit, elle aussi, prendre en compte les textes réglementaires, les techniques, les outils (méthodologie, évaluation, traçabilité), la démarche de soins qui sert son exercice professionnel. C'est ce que l'on peut nommer la « dimension objective des soins infirmiers ». Elle doit être réalisée en nécessaire articulation entre dimension interhumaine des soins infirmiers et unicité subjective de la personne âgée.

L'humanisation des soins passe par la non prééminence de ces deux dimensions l'une par rapport à l'autre.

Soigner en secteur gériatrique, c'est réaliser des soins techniques et relationnels, mais c'est surtout redonner confiance à la personne âgée pour qu'elle puisse faire des choix pour son projet de vie.

BIBLIOGRAPHIE

AMAR B., GUEGUEN J.-P., *Soins infirmiers*, I *Concepts et théories. Démarche de Soins*, « Nouveaux cahiers de l'infirmière », Masson, Paris, 1997.

BEAUGHON M.C., « La méthode des soins infirmiers individualisés à la personne soignée (SIIPS) », *in Informations hospitalières*, n° 40, octobre 1993, p. 19.

FEIL N., *La validation*, Pradel, Rueil-Malmaison, 2001.

GONTHIER R., « La perte d'autonomie fonctionnelle et son évaluation chez le sujet âgé », *In* BELMIN J., CHASSAGNE P., GONTHIER R., JEANDEL C., PFITZENMEYER P., eds, *Gérontologie pour le praticien*, Masson, Paris, 2003.

HERVY M.-P., MOLITOR M.-B., BEGUIN V., CHAHBENDERIAN L., FARAH S., *Soins infirmiers aux personnes âgées et gérontopsychiatrie*, « Nouveaux cahiers de l'infirmière », Masson, Paris, 2002.

LAROCHE-ROGEZ E., LACOUR F., *Pour réussir le DEI. La préparation à la mise en situation professionnelle, Méthodologie*, Flammarion, Paris, 2002.

MAGNON R., DECHANOZ G., LEPESQUEUX M., *Dictionnaire des soins infirmiers*, Groupe infirmier de recherche. Amiec recherche, Lyon, 2000.

MAISONDIEU J., *Le crépuscule de la raison*, Bayard, Paris, 1996.

MEDJAHED S., BELMIN J., « Examen clinique et évaluation multidimensionnelle du sujet âgé », *In* BELMIN J., CHASSAGNE P., GONTHIER R., JEANDEL C., PFITZENMEYER P., eds., *Gérontologie pour le praticien*, Masson, Paris, 2003.

PERSONNE M., *Soigner les personnes âgées à l'hôpital. La formation à la relation d'aide*, Privat, Toulouse, 1991.
POTIER M., *Dictionnaire encyclopédique des soins infirmiers*, Lamarre, Paris, 2002.
http://www.sante.gouv.fr
http://www.anaes.fr
http://www.legifrance.gouv.fr

5 ♦ L'approche psychologique et la communication avec les personnes âgées

I. ROBCIS, S. PARIEL-MADJLESSI

Vieillir, c'est savoir construire la fin de vie intégrant l'histoire passée au présent afin de mieux se projeter dans l'avenir. Le vieillissement est un processus au cours duquel l'individu rencontre non seulement des pertes, des crises mais aussi des modifications de ses rapports à la société et à son environnement. Ce processus est vécu de façon très variable d'un individu à l'autre, et est largement modulé non seulement par l'importance de ces pertes et ses crises, par la capacité de résilience et d'acceptation de l'individu, mais aussi par la capacité de la société et de l'environnement d'intégrer les individu âgés comme une de leurs composantes importantes.

Les personnes âgées ne représentent pas véritablement une population spécifique et homogène. Ce groupe d'individus est défini aujourd'hui à partir d'un critère d'âge arbitraire qui est de 60 ans depuis 1982 (âge officiel de la retraite et des textes réglementaires définissant certaines prestations sociales), et il est évident pour tous qu'il est hétérogène. Cette hétérogénéité s'exprime dans toutes les dimensions : santé physique, santé mentale, niveau socio-économique, environnement familial et relationnel, mode de vie, histoire de vie, et bien sûr composante psychologique. Les personnes âgées sont en fait « des adultes jeunes qui ont traversé quelques années de plus », et, à ce titre, ils sont aussi divers et hétérogènes que les adultes jeunes, et les épreuves et crises qu'ils ont pu traverser durant ces années contribuent le plus souvent à accroître cette hétérogénéité.

Aussi, il est impossible d'aborder la question de la communication avec les personnes âgées sans prendre en compte cette hétérogénéité, partie intégrante de leur histoire personnelle, qui impose de s'adapter à chaque personne.

De nombreuses personnes âgées fragilisées par des maladies chroniques, une perte de l'autonomie fonctionnelle ou encore vivant en institution gériatrique, se trouvent dans une situation d'isolement physique et/ou psychologique, et l'implication des soignants pour chercher à mieux communiquer avec eux est une composante essentielle du soin gérontologique, capable de lutter contre le repli et la démotivation qui affectent ou menacent ces personnes. Dans cette démarche, il faut s'adapter à chaque individu âgé, ce qui implique de le connaître et le comprendre, et d'utiliser à la fois la communication verbale et non verbale. La communication a non seulement des buts : renseigner, informer, comprendre, échanger, mais également des conséquences : maintien d'une identité, d'un rôle social.

LES EFFETS PSYCHOLOGIQUES DE L'AVANCE EN ÂGE

Le vieillissement est un cheminement jalonné de crises mais aussi de réussites, fait d'une succession de pertes mais aussi de gains, de deuils mais aussi de naissances ou renaissances, de renoncements mais aussi de joies, de nouveaux rapports à l'autre engendrés par les adaptations nécessaires au maintien dans l'environnement familial et au sein de la société.

LE TEMPS DES PERTES

La vieillesse n'a pas le monopole des pertes que nous expérimentons durant toute notre vie et qui en font paradoxalement la richesse, mais, dans la réalité de son quotidien, la personne âgée voit ces pertes se multiplier, appauvrissant ainsi de nombreuses sources de plaisir et d'affection, et exigeant un incessant travail et un remodelage de l'être pour rester en vie, c'est-à-dire en relation avec les autres comme avec lui-même.

La retraite et les rôles sociaux

Le retraité peut se sentir dépossédé d'une partie de la représentation qu'il avait de lui comme personne active au sein de la société et du pouvoir qu'il représentait. Il doit donc souvent faire le deuil d'une partie de ce qu'il était, le plus fréquemment à la mesure de son investissement, de sa personnalité et de son statut professionnel.

Au-delà de l'évènement concret que représente la mise à la retraite, c'est une personne toute entière qui se perd et se transforme, l'image que l'autre avait de lui se modifie. Tout l'investissement de sa personne à la fois au niveau professionnel, social et affectif, ainsi que le ressenti de l'entourage comme représentation de ce qu'il était, source de satisfaction et d'estime de soi se modifie, et l'adaptation nécessaire à ses nouvelles fonctions et positions dans la société continue la lutte perpétuelle de son existence avec une dimension sociale totalement remodelée.

La croyance est répandue que les personnes âgées n'ont rien à apporter, que le fardeau de la vieillesse repose sur la société de production et de consommation où seules les personnes qui ont des emplois rémunérés sont une force. En fait, du point de vue des revenus et de la consommation, on peut distinguer : les « jeunes retraités », qui ont souvent le pouvoir de l'argent avec des moyens financiers confortables, aident les plus jeunes et pratiquent des activités multiples, et les personnes ayant des revenus inférieurs aux minima habituels, ne permettant qu'une insertion inadaptée à la société de consommation associée à la reconnaissance des actifs. Par ailleurs, les personnes âgées jouent un rôle important dans le domaine social, dans des activités souvent non rémunérées : c'est l'heure du bénévolat et des actions associatives, sous-tendus par une reconnaissance supplémentaire de la société actuelle, avec la dimension positive associée à l'engagement personnel pour se rendre utile.

Les personnes âgées ont aussi un rôle important dans le domaine familial de part leur statut de grand-parent. Ils conseillent, peuvent servir de confident et surtout apporter une expérience précieuse, qui n'est pas toujours facile à transmettre au regard du conflit des générations. Ils sont aussi des aides essentielles en particulier pour la prise en charge des petits-enfants, privilégiant une relation qu'ils n'ont eux-mêmes, parfois par manque de temps, pas pu intensifier avec leurs propres enfants. Traditionnellement, ils contribuent non seulement à transmettre l'histoire familiale, mais ils permettent aussi le souvenir de faits politiques, économiques et sociaux qui ont eu lieu au cours de leur vie et qui sont plus faciles à assimiler pour les plus jeunes grâce aux anecdotes personnelles qu'ils ont vécues.

La perte des proches et de soi

La perte des proches commence par la perte de ses propres parents, amenuisant les remparts construits entre la mort et soi. L'individu est alors confronté à son propre vieillissement. Paradoxalement avec l'âge, il peut aussi devenir la représentation d'un enfant aux yeux de ses propres enfants, en particulier quand il présente certaines maladies associées, telle la démence.

La perte des proches passe aussi par la perte des amis d'enfance, des compagnons de travail et particulièrement de toute personne connue faisant partie de la même génération. L'individu est alors plongé dans l'idée que son tour va venir, puisque, après les aînés, ce sont les individus de sa propre génération qui disparaissent à leur tour. L'idée de la mort est alors présente au quotidien et vécue de manière très différente en fonction de la construction de l'individu et de son rapport aux autres.

Avec un impact moindre sur l'idée de perte, mais parfois des conséquences aussi importantes, les rôles familiers sont inversés, notamment pour les personnes dépendantes et/ou vivant en institution : infantilisation, perte d'une identité. La prise de conscience des soignants de ces dernières années tend heureusement à y remédier, et de nombreuses initiatives sont prises pour rétablir la personne âgée dans son identité, même dans les maladies les plus difficiles qui atteignent l'autonomie et la reconnaissance de soi.

Le corps

Le corps se modifie, l'image corporelle qui en est la représentation psychique se transforme au gré des modifications du schéma qui la sous-tend et offre à voir les effets du temps. Or, le corps occupe une place centrale dans tout le développement humain, siège des plus précoces vécus, il sera aussi celui des derniers.

En vieillissant, il existe bien souvent un sentiment conscient ou inconscient de trahison d'un corps qui ne correspond plus à la représentation psychique que se fait la personne d'elle-même.

Toutes ces pertes liées au corps nécessitent un réajustement de l'image corporelle, une adaptation au ralentissement, une renégociation perpétuelle et une acceptation des nouvelles relations et des rapports avec autrui qu'elle sous-tend. Le sujet âgé doit trouver des nouveaux modes d'investissements, en acceptant ce nouveau rapport au corps, et en acceptant de renoncer à une part de ce qu'il a été. Le vieillissement réussi consiste à rétablir la même image au niveau du corps et du psyché. Si la cohésion se fait mal, l'altération narcissique peut retentir sur la relation aux autres : quand on a du mal à se regarder dans la glace, quand on se trouve repoussant, on a du mal à aller vers les autres, ce qui peut entraîner un repli sur soi, voire un phénomène de régression.

La sexualité

Le poids des stéréotypes culturels exerce un frein à la sexualité des plus âgés. On renvoie souvent de la sexualité des personnes âgées une image négative de l'ordre de l'interdit, de l'indécent ou de la perversité. Les femmes âgées ne peuvent plus procréer et dans notre société fortement marquée par l'éducation judéo-chrétienne, ceci correspond dans l'inconscient collectif à l'arrêt de la sexualité. Or, toutes les enquêtes menées sur ce sujet ont montré que la sexualité ne s'arrête pas au cours de l'avance en âge. Au-delà du poids de stéréotypes culturels, d'autres facteurs sociaux, psychologiques, ou médicaux peuvent faire obstacle à l'expression de la sexualité chez les personnes âgées : veuvage, dépression, arthrose, douleur, diabète... Si la fréquence des rapports sexuels diminue au cours de l'avance en âge, les besoins affectifs persistent chez les personnes âgées.

Dans une société qui valorise la jeunesse et la performance, il existe toute une problématique autour d'un corps désirant et un corps désiré : ce qui ne veut pas dire que vieillir, ce n'est plus avoir de désir, même si le désir parfois s'émousse. Mais, même si toutefois il y a du désir, la personne âgée n'est plus toujours désirée par les autres et surtout par l'autre qui l'attire en particulier.

Ces difficultés font obstacle à l'accomplissement d'une sexualité épanouie et peuvent être source de frustration, de perte de l'estime de soi, ou de souffrance, ou encore de troubles psychopathologiques.

Le poids de l'éducation (avec des valeurs d'interdit en particulier sur l'homosexualité) associé à une démographie en faveur des femmes qui restent veuves ne permet pas de rencontrer un nouveau partenaire.

Il existe fort heureusement aujourd'hui une évolution favorable actuellement de génération en génération, avec une tolérance plus importante de toutes les formes d'expression de la sexualité qui permet des retombées positives sur la perception de la sexualité des personnes âgées (*cf.* chapitre 23).

LE TRAVAIL DE DEUIL

Toutes ces pertes, tous ces remaniements nécessitent pour le sujet âgé de trouver des compensations lui paraissant suffisamment valables afin d'investir les énergies nécessaires pour effectuer le travail de deuil susceptible de faire passer d'une perte subie à une perte acceptée.

Chaque perte implique un travail de deuil, qui est réalisé avec plus ou moins de difficultés selon la valeur attribuée à l'objet perdu, le moment de la perte, l'environnement au moment de cette perte et bien entendu l'organisation mentale de l'individu. Il faut renoncer à une certaine image, abandonner des désirs désormais impossibles à réaliser, bref, s'affranchir du passé, non pour s'anéantir dans un vide affectif et intellectuel coupé de son histoire, mais pour se redéfinir, pour retrouver de nouvelles aspirations à vivre, de nouveaux espoirs à concrétiser. La personne âgée doit intégrer des éléments de la réalité physique, psychologique et sociale lui permettant de poursuivre son chemin idéalement plus riche et plus sage. C'est pour cette raison que le travail de deuil se révèle finalement une expérience naturelle permettant aux personnes de s'adapter petit à petit à la réalité en intégrant son expérience et sa personnalité.

Ces deuils pris un par un ne requièrent pas un travail original par rapport à ceux rencontrés aux âges précédents, mais c'est leur répétition et leur accumulation qui créent une situation particulière, ne serait-ce qu'en raison du temps et de l'énergie nécessaires pour conduire à bien chacun d'eux.

Ce travail de deuil est donc fait de désinvestissement, de réinvestissement et au final d'une modification des investissements permettant le maintien des intérêts pour le monde.

L'ESTIME DE SOI

L'estime de soi est l'assise sur laquelle repose le sentiment d'identité. Trouvant son origine dans les toutes premières relations avec les parents, elle est ensuite concernée par la représentation que l'on se fait de soi et par l'image que les autres nous en renvoient, l'apparence corporelle joue là un rôle majeur. Les réalisations accomplies et dont on est plus ou moins satisfait, qui nous rapprochent ou non d'un certain idéal, contribuent à alimenter ou au contraire à léser l'estime de soi. Or, tous ces éléments : le corps, les relations à l'autre, les créations et l'idéal se trouvent singulièrement remis en question par le vieillissement.

L'individu âgé déjà atteint sur le plan narcissique par ce qu'il ressent, par les transformations qu'il constate, par l'écart qui se creuse entre ses désirs et ses performances, ne trouve pas toujours dans le regard de l'autre un moyen de réassurance narcissique, mais bien plus au contraire, un facteur supplémentaire de dévalorisation. La dévalorisation narcissique du sujet âgé retentit sur les relations aux autres et peut conduire à désinvestir l'environnement et à se replier sur des positions narcissiques cette fois-ci régressives. Néanmoins, la chance des personnes âgées est d'avoir fait face à maintes reprises durant leur existence aux changements physiques et sociaux et d'avoir mis leur expérience acquise au profit des ultimes modifications, afin de les maîtriser et maintenir l'estime qu'ils ont d'eux-mêmes.

C'est donc dans la découverte de nouveaux rapports avec l'environnement, dans la recherche d'une harmonie entre les investissements le concernant et l'amour de soi que le maintien d'un narcissisme de vie sera réalisable.

Processus complexe donc que celui du vieillissement, qui ne se réduit pas aux seuls aspects déficitaires, mais qui comporte une certaine plasticité autorisant non seulement une évolution variable, mais permettant aussi à l'individu de se comporter en acteur de son propre vieillissement.

LES EFFETS DES SITUATIONS PATHOLOGIQUES SUR LA COMMUNICATION AVEC LES PERSONNES ÂGÉES

Les personnes âgées présentent très souvent des polypathologies et particulièrement des altérations neurosensorielles qui peuvent perturber la communication et induire une dépendance qui nécessite l'aide de tierces personnes engendrant de nouvelles relations et particulièrement la relation d'aide. La personne qui jusqu'à présent était autonome ne peut plus agir seule dans certaines situations en fonction du déficit. Le besoin de communication nécessaire à toute vie en société est modifié par cette dépendance et l'aidant, qu'il soit soignant ou naturel, doit pouvoir pallier cette nouvelle situation pour préserver au maximum l'autonomie restante de l'individu âgé.

Les pathologies interfèrent de diverses manières sur la communication, et en particulier quand la personne âgée présente plusieurs de ces problèmes, ce qui est fréquent, l'intrication de tous les déficits est difficile à analyser et un examen et une évaluation approfondie sont importantes à pratiquer pour remédier aux situations compliquées qui accélèrent la perte d'autonomie.

LA DÉPRESSION

Cette pathologie qui est détaillée dans un autre chapitre (*cf.* chapitre 15, *La dépression du sujet âgé*) a très souvent une répercussion négative sur la communication, ce qui peut souvent aider au diagnostic. Chez le sujet âgé, la dépression est souvent atypique, soit masquée, soit délirante, hostile, hypochondriaque, anxieuse, ou encore accompagnée de troubles cognitifs. Une situation atypique est aussi la dépression conative, centrée sur la démotivation, entraînant un désengagement affectif et relationnel et une régression qui entraîne le sujet âgé vers une dépendance de plus en plus grande. La communication est rendue encore plus difficile bien qu'elle soit au centre de la prise en charge, car, au-delà du traitement médicamenteux, c'est aussi par la communication, principalement orale, que l'on tente d'aider ces patients. Il s'agit d'utiliser des termes simples, d'aborder les thèmes un par un, de susciter l'expression du patient et de savoir lui laisser du temps pour s'exprimer. La reprise d'une communication orale habituelle doit se faire progressivement. Cette démarche participe à la lutte contre l'isolement et au soutien psychologique qui font partie intégrante du traitement de la dépression.

LA DÉMENCE

Le syndrome démentiel qui est détaillé dans une autre partie du livre (*cf.* chapitre 16, *La maladie d'Alzheimer et les autres syndromes démentiels : aspects cliniques et thérapeutiques*), a aussi un important retentissement sur la communication. Le langage s'appauvrit avec perte d'initiative dans les conversations accompagnée d'une réduction de la parole spontanée. On observe aussi des difficultés d'évocation des noms et des dates, l'emploi de termes génériques ou imprécis (« machin »), l'utilisation de paraphrases, qui consistent à répéter les mots de fin de phrases prononcées par l'interlocuteur, l'utilisation de périphrases, dans un premier temps en remplacement des mots les moins fréquents puis progressivement en remplacement des mots familiers. Au fur et à mesure, une aphasie plus marquée s'installe, c'est-à-dire l'utilisation de mots sans aucun rapport avec le contexte, et jusqu'au mutisme complet. Dans ce cas, la communication est quantitativement et qualitativement différente de la communication classique. À ce stade, le mode de communication est très modifié et n'est possible qu'avec des mots simples, des phrases brèves, et aussi au moyen de la communication non verbale par la tonalité de la voix, les gestes, le regard, et le toucher.

LA SURDITÉ

Les troubles de l'audition peuvent être découverts du fait de la modification de la manière de communiquer. En effet, lorsqu'une personne ne participe plus aux activités de groupe, fait répéter une conversation simple, il faut penser à un trouble auditif. Selon le degré de l'atteinte, il s'agira de parler plus fort, d'articuler et de se placer face à la personne et surtout de conseiller un bilan audiométrique et un appareillage si possible, ou de modifier le mode de communication en utilisant des moyens faciles à identifier pour le sujet âgé : gestes, langue des signes, écriture…

LA MALTRAITANCE

En situation de maltraitance et à un moindre degré de conflit, il existe très souvent une modification quantitative de la communication. En effet, devant l'angoisse majeure provoquée par la violence de la maltraitance, le débit du langage est souvent diminué. C'est cette diminution, bien sûr associée à d'autres signes en particuliers physiques, qui peut nous interpeller sur la souffrance de la personne. La difficulté est d'établir une communication avec la personne âgée et tenter d'obtenir son investissement pour retrouver une stabilité personnelle et une confiance en l'autre qu'elle a perdu devant sa fragilité face à une situation dont elle est l'otage et qu'elle ne peut contrôler.

Dans toutes ces situations, la perturbation de la communication, qu'elle soit qualitative et/ou quantitative, est toujours préoccupante, car elle aggrave souvent la perte d'autonomie, et est toujours à l'origine d'une souffrance et d'un isolement. Le maintien ou la reprise d'une communication avec les personnes qui ont perdu ce lien avec les autres est nécessaire pour permettre le maintien d'une vie sociale, la conservation de l'autonomie et une bonne qualité de vie.

COMMUNIQUER AVEC LES PERSONNES ÂGÉES

La communication est le lien qui permet une représentation de la personne au sein de notre société. Une bonne communication est indispensable pour tous les individus quel que soit leur âge pour se réaliser au sein de leur environnement. Pour bien communiquer avec les personnes âgées, il faut prendre en compte leurs particularités. Comme développées précédemment, ces particularités sont davantage liées à la situation particulière d'un individu (personnalité, facteurs psychologiques, pathologiques, handicaps) qu'à son âge. Améliorer la communication peut aider l'individu âgé à améliorer sa qualité de vie et à conserver son autonomie.

Rappel de quelques principes de communication :

– il faut placer le thème de l'échange au centre de la discussion et dans son contexte afin d'éviter les ambiguïtés et les erreurs de perception;

– il est important d'attendre que la personne qui parle ait terminé son intervention avant de répondre;

– si le message perçu ne semble pas clair, il ne faut pas hésiter à poser des questions ou à reformuler afin d'être certain d'avoir compris ce que la personne veut dire. De même, si vous croyez être mal compris, la démarche peut être identique;

– il faut aussi faire attention au langage non verbal en utilisant un ton de voix, une posture, un regard, et une attitude adaptés à la conversation.

AVEC LES PERSONNES ÂGÉES EN BONNE SANTÉ

La communication permettant l'information de tout ce qui est nécessaire pour le « bien vivre » joue un rôle important dans le bien-être des personnes âgées. Les jeunes retraités et personnes âgées en bonne santé sont souvent très demandeurs d'informations en ce qui concerne la santé (prévention des maladies, effets des médicaments, alimentation) et elles sont intéressées dans des domaines aussi divers que le logement, le transport et bien sûr la planification de la retraite. Elles sont demandeuses de beaucoup d'informations sur les services, les produits, les loisirs, les activités culturelles et le bénévolat. La finalité de la communication est donc de leur permettre de conserver un rôle social, de prolonger une activité de façon nouvelle et enrichissante, et d'aboutir à un vieillissement positif assimilable au vieillissement optimum ou au bien vieillir en luttant contre la désocialisation, facteur écrasant du vieillissement compliqué.

Afin de répondre au mieux aux attentes de ces personnes âgées en matière de communication, il est nécessaire d'adapter non pas le mode de communication mais plutôt le message véhiculé : c'est-à-dire que le message doit être intelligible et présenter un intérêt certain pour la vie personnelle et/ou sociale des plus âgés. Néanmoins, les personnes qui sont touchées par les changements habituels liés au vieillissement ne le sont pas toutes de la même façon. Les problèmes de surdité ou de vision, l'isolement, de même que le milieu social (nombre de personnes et temps disponibles), peuvent également jouer un rôle important dans le maintien de la communication avec les personnes âgées. Il faut donc tenir compte de ces facteurs dans diverses situations : communication entre individus bien sûr, mais aussi conception de la signalisation dans la ville, des guichets des services publics, des livres et journaux, des écrans des sites Internet et des applications informatiques…

AVEC LES PERSONNES ÂGÉES AYANT DES DIFFICULTÉS DE SANTÉ

Dans le cadre d'un vieillissement associé à des handicaps, il faut une communication adaptée, faisant en sorte qu'un échange véritable puisse s'opérer en dépit des difficultés :

– en cas de troubles de l'audition, il est alors important :

  • de se placer de façon adéquate pour que la personne âgée entende, à défaut pour qu'elle puisse lire sur les lèvres et éventuellement accompagner les paroles de gestes,

  • de bien articuler et répéter si nécessaire, mais ne pas hurler sauf sur demande de la personne,

  • de vérifier que l'appareil auditif est correctement utilisé;

– en cas de démence : le maintien d'une communication quelle qu'elle soit avec les personnes âgées démentes est nécessaire pour le respect de l'être humain, et elle permet à divers degrés :

  • de stimuler les capacités restantes : il est important de maintenir ce qui peut encore l'être en évitant de mettre le patient en situation d'échec. Les activités, qu'elles soient de langage, d'évocation des souvenirs, de loisirs n'ont aucun intérêt si elles soulignent les déficits,

  • de donner des repères : nommer, montrer, expliquer sont des moyens permettant à la personne âgée de se situer dans un environnement de moins en moins familier avec l'évolution de la maladie.

Enfin, bien que le langage du dément soit souvent fragmentaire avec des retours en arrière, l'affectif est toujours au premier plan tout au long de la vie, ce qui veut dire que les messages sont plus aisément assimilés s'ils passent par un registre émotionnel plutôt que par le langage. C'est-à-dire que si le patient ne comprend pas, il ressent néanmoins très bien la tristesse, la gaieté, la tendresse, l'amitié, l'affection, la nervosité.

Avec ces patients, il est plus que nécessaire de savoir interpréter les gestes, paroles et comportements, observer les messages verbaux et non verbaux qui peuvent contredire ou compléter la communication orale.

AVEC LES PERSONNES ÂGÉES VIVANT EN INSTITUTION

Les personnes âgées qui vivent en institution ont souvent été contraintes de quitter leur domicile ou celui de leur famille du fait d'une perte d'autonomie et l'entrée en établissement est rarement un choix fait de gaieté de cœur. *L'acceptation de l'institutionnalisation* est souvent difficile, car ce nouveau mode de vie implique de perdre un environnement familier, de s'éloigner de ses amis, de perdre une certaine liberté du fait des contraintes de l'institution (rythme de vie…), d'avoir moins d'intimité. Parfois, elle peut même être perçue comme une atteinte de l'intégrité passant par l'infantilisation, voire l'humiliation et enfin le rejet ou un abandon de la société et de l'entourage puisque bien souvent c'est la famille qui prend la décision finale du placement.

La préparation de l'entrée en institution et en particulier la participation de la personne âgée à la décision d'entrer dans l'établissement est une démarche très importante qui peut influencer l'état psychologique de la personne durant les premières semaines et faciliter sa capacité de communiquer. Inversement, une admission non préparée, vécue comme une contrainte, peut aboutir à un repli sur soi et à un isolement progressif de la personne dans l'institution.

Durant les premières semaines, il faut aider le nouveau résident à s'adapter à ce nouvel environnement et aussi lui permettre dans une certaine mesure d'arranger ce dernier à ses envies, à sa vie. Il faut arriver à maintenir, le plus possible, la personne dans un climat qui lui correspond, que ce soit au niveau de l'agencement de la chambre, des horaires, de l'habillement. Il faut réellement penser en terme de prise en charge individuelle et non en terme de prise en charge globale au sein de l'établissement. Il ne faut pas oublier que, pour le patient, le sentiment de contrôle de sa vie et la capacité de faire des choix sont des facteurs essentiels au maintien d'une bonne santé mentale.

Par ailleurs, une bonne communication est la base sur laquelle l'équipe appuie ses interventions et une mauvaise communication peut mener à des soins inappropriés, entraîner de l'anxiété et de la frustration chez le résident. L'élaboration progressive, au cours des premières semaines, d'un projet personnel de vie dans l'institution peut aider l'individu à reconstruire un certain univers familier et des projets, et ainsi trouver sa place et sa raison d'être dans ce nouvel environnement.

Il ne faut pas oublier non plus l'importance de la communication avec les membres de la famille qui éprouvent souvent une certaine culpabilité « de ne pas assumer » son parent, ce qui rend parfois difficile la communication avec les soignants au début de la « perte » institutionnelle de la personne âgée aimée. L'entente avec les familles est donc essentielle bien sûr pour des raisons administratives, mais surtout pour intégrer la personne et le groupe qu'elle représente à travers ses proches, allant à l'extrême jusqu'à éviter tout risque d'abandon complet de la personne institutionnalisée. Néanmoins, la communication est parfois difficile puisque il existe une sorte de déplacement de l'hostilité envers le patient sur l'équipe, mais cette hostilité est à comprendre par l'équipe comme un transfert permettant de protéger le patient, hostilité à laquelle il ne faut pas répondre mais qui est à expliquer d'abord à l'équipe puis à la famille. Par ailleurs, la communication avec les familles permet de mettre des mots sur des comportements et d'aider les familles à adapter leur propre comportement face à leur parent et donc faire le deuil de leur vision maintenant erronée d'un parent qui ne sera plus comme avant, mais qui est toujours présent, bien que d'une manière différente. La communication avec la famille permet alors son adaptation à cette nouvelle situation.

Rôle propre infirmier

– Relever les comportements habituels antérieurs à l'institutionnalisation.
– Relever les événements de vie significatifs pour la personne.
– S'aider au besoin du contact des aidants (entretien).
– Aborder pas à pas l'histoire de vie de la personne.
– Rechercher l'alliance thérapeutique qui favorise la confidence pour mieux comprendre les problématiques de soin et d'accompagnement.
– Aider à recréer un environnement familier avec les contraintes de l'institution si besoin.
– Protéger la confidentialité de ce qui est confié au cours des soins ou des interventions.
– Adapter le mode de communication aux capacités cognitives de la personne.
– Développer des habiletés professionnelles de communication en adéquation avec les capacités cognitives et sensorielles résiduelles, si le patient présente une altération des opérations de la pensée, pour favoriser le contact, l'insertion et la vie, ici et maintenant, quelle que soit la structure d'accueil.
– Respecter ce qui se dit dans l'intimité d'un soin et ne communiquer que ce qui servira le projet de vie dans l'institution comme au domicile.
– Valoriser l'expression des sentiments.
– Valoriser les expériences de vie, les bonnes comme les moins bonnes, pour aider à construire l'avenir.
– Rechercher avec la personne, les points forts, même dans les expériences douloureuses et se servir de toutes les expériences comme une occasion de grandir jusqu'au bout.
– Solliciter et informer les aidants (lorsqu'ils sont présents) comme étant le prolongement de ce qui se construit bon gré malgré le handicap ou la pathologie.

BIBLIOGRAPHIE

DANON BOILEAU H., *De la vieillesse à la mort. Point de vue d'un usager*, Calmann-Lévy, Paris, 2000.

GUILLAUMIN J., REBOUL H., *Le temps et la vie. Les dynamismes du vieillissement*, « Chronique sociale », Lyon, 1982.

LEGOUES G., *L'âge et le principe de plaisir*, Dunod, Paris, 2000.

LEVESQUE L., ROUX C., LAUZON S., *Alzheimer ; comprendre pour mieux aider*, ERPI, Ottawa, 1990.

La démarche qualité en gériatrie ♦ 6

F. AMALBERTI

Si l'on devait spontanément définir la qualité dans le domaine du soin gérontologique, je dirais que tout professionnel digne de ce nom se doit de répondre, de satisfaire et même d'anticiper les besoins d'une personne âgée pour en prendre soin au sens le plus noble du terme. C'est autour de cette approche globale d'un service rendu et d'une philosophie de penser que le soin prend toute sa dimension pour s'adapter à la personne vieillissante et souvent malade. Si le législateur a dû « normaliser » la qualité, il faut en déduire simplement que tout le monde ne fait pas de la qualité ou qu'au contraire quelques-uns en font sans le savoir. La qualité peut s'évaluer dans toutes les composantes des pratiques professionnelles. Dans cette approche le social rejoint le sanitaire et l'émergence d'une synergie de pensée semble désormais incontournable. De fait, la qualité concerne tous les acteurs professionnels impliqués dans les soins aux personnes âgées et repose avant tout sur une responsabilisation individuelle. La qualité est une façon de penser qui s'impose aujourd'hui à notre système de santé. Les enjeux qui en découlent sont forts, en particulier dans le domaine gérontologique où la qualité des soins est un facteur de progrès irremplaçable.

UN MOT D'HISTOIRE

L'ère de la qualité a émergé très récemment dans le domaine de la santé qui s'est largement inspiré des secteurs de la haute technologie (aéronautique par exemple ou nucléaire) et du monde industriel.

Dans ce contexte, on parle d'assurance de la qualité que l'on peut définir comme l'ensemble d'activités préétablies et systématiquement mises en œuvre par l'entreprise pour donner confiance au client, dans sa capacité de satisfaire régulièrement ses besoins. Cette démarche préventive consiste à organiser des processus de production fiables, destinés à garantir à sa clientèle la pérennité de la qualité et à éviter la survenue d'événements indésirables. Des objectifs similaires sont poursuivis dans le domaine médical où l'évaluation est apparue comme l'étape logique d'un processus d'amélioration de la qualité des soins. Certains auteurs comme Lohr ont défini ce concept de qualité des soins comme « une activité formelle et systématique destinée à identifier des problèmes dans la délivrance des soins, à concevoir des mesures correctives et à réaliser un suivi afin de s'assurer qu'aucun problème nouveau n'a été introduit et que les mesures correctives sont effectives ».

Plus près de nous et *a priori* mieux connus des soignants, les textes réglementaires qui régissent l'hôpital et la profession d'infirmier introduisent tous la notion d'évaluation et de démarche qualité. On peut, brièvement, rappeler par exemple la loi du 31 juillet 1991 portant réforme hospitalière, à laquelle sont soumis les secteurs gériatriques de ces institutions, qui invite les hôpitaux à développer la démarche qualité et crée la Commission du service des soins infirmiers (CSSI). Cette instance est entre autres consultée sur la recherche et l'évaluation des soins.

Le décret du 16 février 1993 relatif aux règles professionnelles des infirmiers précise que « le perfectionnement est un devoir pour garantir la qualité des soins ». La notion de formation prend ici tout son sens. C'est dans le décret du 11 février 2002 relatif aux actes professionnels et à l'exercice de la profession d'infirmier que l'on trouve l'infirmier comme maître de la démarche de soins. Ce texte précise que l'infirmier est responsable de l'évaluation de ses soins, l'évaluation étant une étape pleine et entière de ce processus. Les cadres de santé ne sont nullement exclus du dispositif dans la mesure où le décret du 18 août 1995 portant création d'un diplôme de cadre de santé introduit la compétence des cadres de santé dans l'évaluation de la qualité des soins.

La démarche qualité n'est pas non plus nouvelle au niveau du Groupe des animateurs en gérontologie (GAG) qui évaluent depuis plus de trente ans les activités d'animation proposées aux personnes âgées. Comme pour les infirmiers, la démarche d'évaluation fait partie intégrante du cursus de formation de ces professionnels.

Plus globalement l'OMS (Organisation mondiale de la santé) dans le but 31 (buts de la santé pour tous) a spécifié que « tous les États membres devaient avoir instauré des mécanismes efficaces pour assurer la qualité des soins aux patients dans le cadre de leurs systèmes de soins de santé ». Et nous pouvons lire dans le passage suivant : « Il serait possible d'atteindre ce but en établissant des méthodes et des procédures de surveillance continue et systématique de la qualité des soins administrés aux malades et en faisant des activités d'évaluation et de contrôle une composante permanente des activités régulières des professionnels de santé, et en dispensant à tous les personnels une formation en assurance qualité. »

La procédure d'accréditation, introduite en France en 1996 par l'ordonnance portant réforme hospitalière, conduite par l'Agence nationale d'accréditation et d'évaluation en santé (ANAES), répond en partie à ces problématiques dans la mesure où elle concerne les établissements hospitaliers. Aux USA, la *Joint Commission* accrédite également les *nursing home* (maisons de retraite médicalisées) et les services de soins à domicile dans lesquels sont prises en soins de nombreuses personnes âgées. On peut définir l'accréditation comme une procédure externe d'évaluation d'un établissement, d'un ou plusieurs services et activités de l'établissement. Elle implique l'ensemble d'une structure dans laquelle aucun des acteurs n'est secondaire. Elle repose sur des démarches

qualité rigoureuses, des référentiels de bonnes pratiques, des normes, et prend en compte les aspects organisationnels des différents services.
Le secteur médico-social, de son côté, n'a pas échappé à l'entrée d'une culture qualité dans ses murs. Les différents décrets publiés le 26 avril 1999 relatifs à la réforme des établissements hébergeant des personnes âgées dépendantes, et plus particulièrement l'arrêté relatif au contenu du cahier des charges de la convention pluriannuelle, introduisent la démarche d'auto-évaluation à partir du référentiel « ANGÉLIQUE ». Ces textes prévoient une démarche d'amélioration continue de la qualité qui doit s'appuyer notamment sur un projet institutionnel formalisé. Trois objectifs essentiels sont soulignés : les services rendus aux résidents et à leur famille, la définition claire des valeurs communes de l'établissement et ses orientations, l'élaboration d'un projet de vie et de soins. La démarche qualité est désormais appréhendée par le législateur comme « un droit pour l'usager et un devoir pour les professionnels ».

LA QUALITÉ : AFFAIRE DE TOUS DANS L'INSTITUTION

Dans la mesure où l'on définit la qualité comme l'ensemble des priorités et des caractéristiques d'un produit ou d'un service qui lui confère l'aptitude à satisfaire les besoins des clients, et que l'on applique cette définition à notre secteur d'activité (en l'occurrence le domaine des soins en gériatrie), tous les acteurs de l'institution sont concernés et se doivent d'entrer dans la démarche.
Dès lors, la chaîne de la qualité va démarrer, par exemple, dès une visite de préadmission pour une personne âgée et se poursuivre au-delà de sa sortie si un décès survient à travers un accompagnement tant de l'entourage que du défunt. Au fond, ce type de situation assez fréquente dans les structures de soins gériatriques illustre assez bien la qualité des relations humaines spontanément mises en avant par des soignants en règle générale « attachés » aux malades âgés. Cependant, cette « affectivité » dans le soin pourrait être considérée par certains professionnels comme de la non-qualité, opposant à ce type d'attitude une nécessaire distance à prendre vis-à-vis du malade décédé pour se protéger soi-même des effets d'une relation parfois trop sympathique. On comprend vite qu'il sera souvent très difficile d'estimer à quel moment le soignant bascule de la qualité vers une certaine « moindre qualité » dans sa relation de prise en charge avec le patient. On peut déduire, à travers ce type de situation, que la normalisation extrême n'est pas toujours possible dans une démarche qualité et surtout difficile à évaluer. En revanche, la définition en amont des projets d'établissement d'une philosophie de soins ou plus généralement d'une politique qualité des services rendus aux personnes âgées, contribue à cimenter tous les acteurs institutionnels autour d'une démarche commune, construite dans et avec l'institution pour le patient. L'élaboration d'une charte qualité destinée tant aux malades qu'aux personnels peut définir « l'esprit » des services dans ce domaine et instaure un langage commun entre tous les professionnels.

C'est souvent à l'interface entre différents services que l'on observe une rupture dans la chaîne de la qualité et que 80 % des problèmes graves peuvent survenir. À l'hôpital, secteurs gériatriques compris, il est démontré que la plupart des dysfonctionnements interviennent à cause des fragmentations qui existent entre les différents services et de la multiplicité des métiers (plus de 200 professions différentes s'y côtoient tous les jours !). Base de la démarche qualité, l'identification des points faibles d'une structure, qu'ils soient dans les domaines soignants, administratifs ou logistiques, est la première étape vers la mise en place d'actions correctives d'amélioration générale du système. L'évaluation des pratiques appartient donc à tous les acteurs institutionnels qui doivent intrinsèquement s'approprier une véritable culture de prévention des risques professionnels générés par leur activité et leur incidence *in fine* sur le patient âgé.

LES RISQUES DE NON-QUALITÉ EN GÉRONTOLOGIE

On peut citer quelques domaines producteurs de risques comme l'insuffisance de formation du personnel sur les procédures à suivre en cas d'incendie, ou le circuit du linge et les infections nosocomiales plus fréquentes qu'il n'y paraît en gériatrie, la rupture de la chaîne du froid pour les repas dans le service hôtelier, les carences d'informations dans les dossiers administratifs et soignants qui peuvent conduire à des psychodrames familiaux lors d'un décès, l'absence de protocoles de soins et l'anarchie des traitements utilisés qui en découlent, les dysfonctionnements constatés dans la distribution des médicaments et bien d'autres exemples encore qui alimentent tous les jours nos pratiques… Le législateur a façonné de nombreux outils d'évaluation et les relie souvent aujourd'hui au financement de nos établissements, en particulier dans les structures hébergeant des personnes âgées dépendantes. De fait, les enjeux sont de taille et les infirmières sont placées en première ligne pour s'engager sans retenue dans la démarche qualité.

LE DOMAINE DES SOINS

Le Service infirmier s'attache depuis maintenant plusieurs années à produire des normes professionnelles qui définissent le niveau de performance requis pour la pratique infirmière. Les *normes de ressources* concernent l'architecture des locaux, les dotations en personnel avec leur qualification et leur niveau d'expérience, l'organisation du travail. Les *normes de processus* se rapportent à l'identification des besoins, à la planification des soins, à leur exécution et à leur continuité. Les *normes de résultats* touchent les domaines de la satisfaction du patient, la morbidité et la mortalité. C'est au regard de ces normes que l'évaluation sous toutes ses formes (autocontrôle des pratiques de soins, évaluations croisées internes et externes, audits…) prend tout son sens.

Les normes de ressources

L'utilité de l'adaptation des locaux aux multihandicaps des personnes âgées est largement démontrée par les professionnels. Les réalisations architecturales récentes prennent heureusement aujourd'hui en compte les remarques et avis des acteurs de terrain du soin gérontologique. Pour les locaux plus anciens, beaucoup de travail reste encore à faire ! Les soignants arrivent à atténuer certains défauts de leur conception, et/ou leur non-adaptation, en recherchant des solutions palliatives, pour permettre aux personnes âgées de rompre leur isolement et de recréer des groupes sociaux organisés. Nous observons ainsi très souvent dans certaines institutions de véritables espaces informels d'échanges dans lesquels « stationnent » les malades et qui ponctuent les couloirs, les zones de circulation, et la proximité des ascenseurs. Mais combien aujourd'hui de structures sont-elles encore démunies de lieux de vie et obligent ces personnes âgées à vivre confinées dans un périmètre réduit à une chambre elle-même minuscule et parfois double ? Peut-on parler d'intimité quand en plus on côtoie dans les chambres à plusieurs lits un voisin non choisi 24 h sur 24 h, tout au long de l'année ? Que dire de la mort qui peut surgir dans cet environnement à tout instant et aggraver d'autant la pénibilité de la cohabitation ? Que fait-on de ces moments d'angoisse intense et de solitude que génère la démence quand on ne peut parler qu'aux murs tristes, délavés par le temps et sans couleur ? Pouvons-nous être surpris ensuite de voir apparaître des syndromes de glissement irrémédiables (*cf.* chapitre 7, *Alimentation, anorexie et malnutrition de la personne âgée*) et des états dépressifs sévères qui conduisent dans les cas extrêmes au suicide ? (*cf.* chapitre 15, La *dépression du sujet âgé*).

Dans un tel contexte, on comprend mieux la nécessité d'inscrire la démarche qualité dans un projet global de service sans toutefois masquer les actions d'amélioration de la qualité des soins par des composantes uniquement matérielles. L'approche doit être systémique et reposer avant tout sur une démarche centrée sur le patient âgé pris dans sa globalité. La réflexion engagée en équipe pluridiciplinaire conduit nécessairement à s'interroger sur des soins réalisés « à la chaîne », dictés par la routine et les contraintes institutionnelles souvent *ancrées* dans l'histoire et la culture locale : heures des toilettes, horaires des changes, horaires de distribution des repas, organisation des visites médicales…

Se retrancher derrière le fait qu'il manque toujours quelqu'un ou que le personnel n'est pas assez nombreux pour freiner la mise en place d'une démarche qualité sérieuse n'est pas toujours justifié. La corrélation directe entre la quantité et la qualité n'est pas aussi significative et bien plus complexe à établir, y compris en gériatrie. De nombreux autres facteurs interviennent comme les niveaux de qualification du personnel, leur niveau de formation, l'expérience professionnelle, la motivation, le management des équipes… La démarche qualité est en réalité un véritable levier de dynamisation des énergies individuelles et collectives au service de la personne âgée. Les équipes déjà engagées dans cette approche conceptuelle l'intègrent le plus souvent sans difficulté dans leur travail au quotidien et en sont fières !

Dans cette discipline, plus qu'ailleurs, l'accompagnement soutenu des personnels par l'encadrement est déterminant pour impulser cette dynamique de changement. Même si, intuitivement, la plupart des équipes réalisent un travail de qualité et proposent des axes d'amélioration de leurs pratiques, la mise en place d'une démarche qualité globale d'un service ne s'improvise pas. Une formation solide des cadres tant médicaux que paramédicaux est préconisée pour s'approprier les outils méthodologiques de la démarche et en faciliter la mise en œuvre.

Les normes de processus et de résultats

Elles touchent le cœur même du soin en particulier dans sa composante technique, le soin étant l'objectif visé par un ensemble d'activités liées en vue de cet objectif. Comme dans l'ensemble des disciplines médicales, le soin en gériatrie doit être avant tout caractérisé par la sécurité employée pour aborder le malade âgé. Ici, plus qu'ailleurs, les soignants prodiguent des soins à des personnes fragilisées, aux pathologies multiples et souvent dépendantes. De fait, les risques sont nombreux et les erreurs dans l'exécution des soins peuvent conduire à l'irréparable. La mise en place d'une démarche qualité est une des réponses à la prévention et à la maîtrise des risques générés par les pratiques soignantes. L'Institut français des auditeurs et consultants internes a défini la sécurité comme un « ensemble de mesures destinées à protéger contre les conséquences dommageables et non intentionnelles de risques inhérents au mauvais fonctionnement ou à la mauvaise utilisation des matériels, processus et méthodes (accidents, incendie, explosions, etc.) ».

Pour minimiser ces risques, il faut recommander de formaliser au maximum toutes les étapes de la prise en charge de la personne âgée. Les outils de soins doivent obligatoirement être implantés : dossiers de soins, diagrammes de soins, planifications de soins… Les protocoles de soins doivent définir et guider l'application des procédures de soins. Ils sont à élaborer et porteront sur les situations les plus fréquemment rencontrées comme les problèmes liés à l'alitement prolongé (*cf.* chapitre 11, *L'alitement prolongé et ses complications*), les troubles urinaires (*cf.* chapitre 22, *L'incontinence urinaire du sujet âgé*), l'hydratation (*cf.* chapitre 9, *La déshydratation du sujet âgé*), l'alimentation (*cf.* chapitre 7, *Alimentation, anorexie et malnutrition du sujet âgé*), l'élimination intestinale (*cf.* chapitre 8, *Les troubles du transit intestinal chez les personnes âgées*), l'utilisation d'une contention (*cf.* chapitre 19, *La contention physique chez les patients âgées*), la prévention des chutes (*cf.* chapitre 21, *Chutes et troubles de la marche chez les personnes âgées*)…

D'autres gestes techniques mais touchant des actes plus généraux de soins, comme la pose d'une perfusion ou d'une sonde d'alimentation entérale, peuvent également faire l'objet de réflexion en équipe si des dérives sont constatées dans les pratiques. Il faut s'orienter vers la réalisation de fiches techniques validées, connues et utilisées par tous. Les étapes de la préparation et de la distribution des médicaments doivent faire l'objet d'une attention toute particulière. L'utilisation de grilles d'autocontrôle est préconisée dans ce domaine où le risque d'erreurs est omniprésent (abondance et diversité des médicaments, multiplicité des acteurs soignants et des soignés, obsolescence et/ou redondance des supports de prescriptions…).

D'autres grands thèmes plus transversaux comme l'hygiène doivent aussi être inclus dans la mise en place d'une démarche qualité en gériatrie dans la mesure où ils touchent tous les intervenants de la structure, personnes âgées comprises. Les infections nosocomiales génèrent environ dix mille décès par an et n'épargnent plus aujourd'hui les établissements hébergeant des personnes âgées dépendantes. Les portes d'entrée pour les germes pathogènes sont multiples et les malades très exposés : altérations des défenses immunitaires liées au vieillissement, perte d'autonomie, polypathologies, polymédications, dénutrition… Les structures de plus en plus médicalisées quant à elles accroissent ce risque à travers l'augmentation des soins invasifs : sondes urinaires, sondes naso-gastriques, perfusions… Les mains du personnel sont de leur côté hautement « contaminantes » et les ports de gants parfois si excessifs qu'ils en font oublier le lavage des mains et l'utilisation de solutions hydroalcooliques ! Les personnes âgées sont également fortement productrices de risques dans ce domaine, ce qui aggrave d'autant plus les problématiques liées au matériel de soins (cathéters malmenés, sondes arrachées…). Peu d'entre elles ont le loisir ou la possibilité de se laver les mains à leur convenance : immobilisations forcées au lit ou au fauteuil, troubles du comportement avec manipulations accrues et mal appropriées de protections contre l'incontinence, lésions de grattage entretenues par des ongles longs et parfois mal nettoyés… Toutes sont à la merci du bon vouloir du soignant pour procéder à un lavage soigneux de leurs mains. Que dire également des personnes démentes qui, au fil des couloirs, « caressent » murs, poignées de portes, mains courantes, touchent indifféremment nourriture ou linge souillé… ?

L'obligation de sécurité est telle aujourd'hui, qu'elle exige des établissements qu'ils prouvent leur innocence dans la propagation d'une infection tout en laissant la vie s'y dérouler. À l'hôpital, en particulier dans les secteurs gérontologiques, les démarches qualité relatives à ce thème sont largement étayées par le CLIN (Comité de lutte contre les infections nosocomiales) qui a notamment pour mission de diffuser un certain nombre de recommandations en matière d'hygiène et d'asepsie. Il en est tout autrement dans le secteur des maisons de retraite, pourtant de plus en plus médicalisées, au sein desquelles aucune instance officielle de ce type n'existe. Une jurisprudence (décision de la Cour de cassation du 29 juin 1999) impose toutefois désormais d'appliquer à ces structures une obligation de sécurité – résultat. Dès lors, l'ensemble des professionnels travaillant dans les secteurs d'hébergement de la gériatrie est concerné au même titre que ceux travaillant à l'hôpital.

LES PRESTATIONS HÔTELIÈRES

La démarche qualité et le linge

La prévention du risque infectieux, dans les établissements gérontologiques, passe aussi par le circuit du linge bien trop souvent sous-estimé et peu ou pas du tout formalisé. Il apparaît pourtant que la montée en charge de la grande dépendance et ses conséquences quotidiennes ont un impact direct sur le linge manipulé tous les jours par le personnel. Il est donc nécessaire d'établir un véritable plan de prévention pour sécuriser la manutention du linge.

Tous les acteurs sont concernés par cette chaîne où le pré-tri dans les unités de vie est la première étape vers une prestation de qualité. En particulier, il est nécessaire de veiller à une bonne identification du linge personnel des personnes âgées, quand les vêtements sont entretenus sur place, afin de minimiser les plaintes, en général nombreuses dans ce domaine.

Au cours du pré-tri, il s'agit de vérifier l'absence d'objets coupants (lames de bistouris), seringues, aiguilles qui pourraient blesser le personnel chargé de ramasser le linge souillé ou même d'objets précieux égarés. Des sacs de couleurs différentes permettront dans les services d'optimiser ce pré-tri et de limiter les mauvaises ventilations de linge dans des secteurs différents de traitement du linge. On constate bien trop souvent des pertes de linge liées à des erreurs durant ces phases de manipulation. Les locaux de linge sale, espaces techniques (risques infectieux), doivent être sécurisés afin de limiter leur accès aux déments et les « substitutions » de linge entre malades âgés désorientés.

Le personnel de soins doit veiller à ne jamais déposer du linge directement sur les sols et évitera de secouer le linge manipulé pour limiter les propagations de particules « contaminantes ». Il est souvent nécessaire de spécifier dans les recommandations de bonnes pratiques l'usage des différents chariots utilisés dans les services. On est surpris d'observer très fréquemment du linge souillé qui transite indifféremment sur chariots de soins, chariots de change ou chariots de linge sale ! Actes de nursing et réfections de lits doivent être réalisés de préférence avec des surblouses à usage unique ou des tenues réservées à ces tâches. On voit encore bien trop souvent une seule et même tenue de travail qui sert aussi bien à la réalisation des soins qu'au service des repas !

Au niveau des lingeries centrales des établissements, le linge doit être traité selon un principe dit « de marche en avant » calqué sur l'organisation des cuisines collectives soumises par le législateur à l'application de la méthode HACCP (*Hazard Analysis Critical Control Point*).

La démarche qualité et la restauration

Le domaine de la restauration dans les établissements gérontologiques est soumis à un environnement réglementaire de plus en plus strict, encadré lui aussi par des référentiels, des normes, des certifications. Comme partout, le niveau d'exigence des utilisateurs s'accroît. La personne âgée placée au cœur du dispositif est aujourd'hui « cliente » d'un service rendu qui se doit d'être de plus en plus performant. Moments forts de la journée, les repas rythment la vie institutionnelle. Ils ne font malheureusement pas toujours l'objet de l'attention qu'ils méritent ! Les horaires de service sont souvent en décalage avec une vie sociale satisfaisante. Serions-nous heureux de dîner à l'heure du thé comme on le voit encore bien trop souvent dans certaines institutions ? Que penser des « mixés », il faut le dire, à la texture assez peu appétissante que les soignants agrémentent par l'ajout de médicaments écrasés ? Ou bien encore, que dire des bols de café au lait dans lesquels sont mêlés indifféremment beurre, confiture, biscottes et produits pharmaceutiques divers ? Il ne s'agit pas dans de telles situations de créer des procédures

complexes, mais de resituer la démarche qualité dans un contexte guidé par le bon sens élémentaire d'actes de soins respectueux de la personne âgée au risque de voir cet acte d'entretien de la vie devenir « maltraitance passive ».
Il faut établir un véritable travail de partenariat avec les diététiciennes encore trop peu nombreuses dans les équipes gériatriques. Des commissions de menus regroupant malades, soignants et personnels de cuisine sont à organiser régulièrement. Ces moments peuvent être l'occasion de tester le goût de nouvelles préparations culinaires et sont à développer tant dans les services hospitaliers gériatriques qu'en établissements médico-sociaux. Des enquêtes de satisfaction auprès des résidents et/ou de leur entourage peuvent compléter régulièrement ces réunions. Sur un plan plus technique, un meilleur suivi quantitatif et qualitatif des repas est préconisé pour les résidents présentant un risque de dénutrition : surveillance du poids, de la masse graisseuse, transcription des apports alimentaires dans le dossier de soins.
La mise en place d'une démarche qualité ne passe pas forcément par des actions compliquées. L'essentiel est d'accepter de se retourner sur ses propres pratiques et de s'interroger, en se plaçant du point de vue du malade âgé. Cette première phase d'introspection avant une évaluation plus formelle permet en général de progresser et déclenche une dynamique de changement.

La démarche qualité et les services techniques

Tout le monde connaît la fréquence des chutes chez les personnes âgées et le cortège des complications qui en découlent (*cf.* chapitre 21, *Chutes et troubles de la marche chez les personnes âgées*). Plusieurs études ont identifié des éléments pouvant être des facteurs de risque à l'origine de certaines chutes comme le niveau d'éclairage ou l'irrégularité des sols. Les services techniques ont un rôle clé dans ce domaine et doivent être sensibilisés par les soignants à ces problématiques qu'ils méconnaissent. Une véritable démarche qualité consistera à répondre dans les plus brefs délais aux petits travaux comme le changement d'une ampoule électrique dans la chambre d'un malade âgé ou le remplacement d'une dalle de sol potentiellement dangereuse.

CONCLUSION

C'est sur un véritable travail de partenariat de tous les acteurs autour de la personne âgée et un maillage précis d'actions que repose la démarche qualité en gériatrie. Aucun des acteurs n'est secondaire malgré des logiques qui semblent contradictoires et vont parfois jusqu'à l'affrontement. La qualité ne pourra jamais se construire à coût zéro même si l'efficience reste toujours l'objectif prioritaire des actions entreprises. Le basculement dans la non-qualité sera beaucoup plus préjudiciable au système et ses conséquences dramatiques sur des personnes âgées par définition fragilisées. Dans ce contexte réglementaire gériatrique en grand bouleversement de nombreux défis sont à relever par les soignants pour asseoir définitivement la discipline gérontologique et démontrer leur savoir. La mise en place de la démarche qualité sera véritablement l'occasion de prouver un professionnalisme déjà bien présent dans nos structures. On ne peut donc qu'y adhérer.

Rôle propre infirmier

– La démarche de soins doit sous-tendre tout acte de soin qui devra être évalué et réajusté si nécessaire.
– L'évaluation de ses pratiques professionnelles est un devoir réglementaire pour l'infirmier.
– Il est recommandé en démarche qualité de réaliser des soins à partir de protocoles réalisés et validés par les infirmiers.
– Les commissions du service des soins infirmiers, les CLIN (Comités de lutte contre les infections nosocomiales) sont des instances qui contribuent largement à une harmonisation des pratiques de soins et à l'amélioration de la qualité des soins. Des protocoles de soins peuvent y être présentés et validés.
– Les programmes qualité sont à définir en équipe pluridisciplinaire dans les services de soins. Le soutien des chefs de service est un atout que les infirmiers ne doivent jamais négliger. L'important est de se pencher sur ses pratiques et de prendre le temps d'engager une réflexion professionnelle.
– Dans les outils d'aide à l'amélioration de la qualité on peut penser à élaborer en groupe de travail des grilles d'autocontrôle de ses pratiques (distribution des médicaments, exécution d'un pansement, prévention de la maltraitance…). C'est une façon plus personnelle mais très didactique pour progresser.

BIBLIOGRAPHIE

Dossier « La démarche qualité en gérontologie », *Soins gérontologie,* n° 33, janvier-février 2002.

« Guide de terminologie des soins infirmiers », Glossaire provisoire additif n° 3, *Soins infirmiers,* fascicule spécial n° 86/21 ter.

Organisation mondiale de la santé, « Les buts de la santé pour tous en 2000 », 1985.

ALLUARD E., BAUDEAU D., BAUDURET J.-F., CAYSAC D., CLEMENT J., LABRAM C., LECOUTOUR X., MARREL P., « L'évaluation en milieu hospitalier, définitions et enjeux », Direction des Hôpitaux, Sous-Direction de l'Évaluation et de l'Organisation Hospitalière, *Gestions hospitalières,* n° 326, mai 1993.

DEL CARMEN PUERTES M., « Le management par la qualité dans les établissements de santé », *Soins gérontologie,* n° 33, janvier-février 2002.

FOURCADE A., RICOUR L., GAMERIN P., HERGON E., BOELLE P.-Y., *La démarche qualité dans les établissements de santé*, AP/HP, Doin éditeurs, 1997.

GUERAUD M.-A., RAZER J., « La maîtrise de la fonction cadre de santé à l'hôpital », Direction de l'Inspection Générale, AP/HP, Doin éditeurs, Éditions Lamarre, 1998.

LOHR K.-N., *A strategy for quality assurance*, volume 1, Washington DC, National Academy Press, 1990.

SEGOUIN C., *L'accréditation des établissements de santé. De l'expérience internationale à l'application française*, AP/HP, Doin éditeurs, 1998.

STEPHAN J.-C., FOURCADE A., « Évaluation et gestion de la qualité. L'accréditation à l'hôpital » *Les cahiers de gestions hospitalières, Gestions hospitalières,* n°326, mai 1993.

II

Situations fréquentes

Alimentation, anorexie et malnutrition de la personne âgée ♦ 7

F. AMALBERTI, A. BRUYÈRE, M. GIVAUDAN, J.-P. MICHEL, M.-F. BERNARD

Le comportement alimentaire a une double fonction : homéostasique et affective. La première composante permet l'apport en nutriments et en énergie aux cellules. La seconde correspond à l'intensité de la valeur hédonique (en rapport avec la recherche du plaisir et la satisfaction) liée à l'ingestion d'aliments. L'alimentation peut être source de plaisir ou de déplaisir et cette émotion conditionne fortement la prise alimentaire.

L'alimentation a pour rôle d'assurer à long terme l'équilibre entre les entrées (énergie ingérée) et les sorties (dépenses énergétiques), principal déterminant du poids corporel. À moyen terme, cet équilibre énergétique doit être évalué avec une grande précision. Toutefois, des fluctuations importantes à court terme peuvent survenir en fonction du comportement alimentaire, des habitudes de vie, de l'exercice physique et autres dépenses énergétiques, des besoins nutritionnels.

Cet équilibre peut être rompu lors de situations d'hypercatabolisme (maladie, infection, syndrome inflammatoire prolongé, stress important : opération, traumatisme). Ce déséquilibre, s'il se prolonge, conduit à l'installation d'une malnutrition, qui survient d'autant plus vite chez des sujets âgés qu'ils ont des capacités de réserve nutritionnelle diminuées.

EFFETS DU VIEILLISSEMENT SUR L'ÉQUILIBRE NUTRITIONNEL

Le vieillissement, indépendamment de toute maladie, modifie la composition corporelle et certaines fonctions physiologiques, ce qui a certaines implications du point de vue nutritionnel.

MODIFICATIONS DE LA COMPOSITION CORPORELLE

À partir de 60 ans, la taille diminue de 0,5 à 1 cm environ tous les dix ans. Le poids du corps a tendance à augmenter chez les personnes âgées, d'une façon très variable d'un individu à l'autre. Le poids corporel décroît à partir de 80 ans.

– La masse *maigre* diminue progressivement, plus rapidement chez l'homme que chez la femme. Cette diminution concerne principalement la masse musculaire qui est diminuée en moyenne de 40 % chez les octogénaires par rapport aux adultes jeunes. Cette fonte musculaire liée au vieillissement, aussi appelée *sarcopénie*, est fortement influencée par le niveau d'activité physique : elle est plus rapide et plus marquée chez les sujets âgés sédentaires, et au contraire ralentie et atténuée chez les sujets âgés ayant une activité physique régulière. La diminution de la masse maigre induite par le vieillissement est aussi liée à la diminution de masse de certains organes : foie, cerveau, masse osseuse.

– La masse *grasse* a tendance à augmenter en proportion et en valeur absolue, et compense ainsi la diminution de masse maigre, puisque le poids corporel varie peu.

– La masse *hydrique* : l'eau totale diminue au cours du vieillissement, ce qui est en grande partie lié aux modifications des proportions de masse maigre et de masse grasse, cette dernière étant moins riche en eau.

MODIFICATIONS DES FONCTIONS PHYSIOLOGIQUES

Fonctions digestives

Buccales

Le flux salivaire diminue avec l'âge, si bien que la bouche peut être desséchée, ce qui gêne la mastication des aliments peu hydratés. La mastication peut aussi être difficile si les dents sont en mauvais état ou absentes. L'atrophie des papilles gustatives provoque une diminution de la perception des saveurs. L'odorat est souvent diminué. Toutes ces modifications peuvent provoquer un changement progressif des habitudes alimentaires au cours du vieillissement.

Gastriques

L'évacuation gastrique est ralentie et la sécrétion d'acide chlorhydrique est diminuée, s'accompagnant d'une atrophie de la muqueuse gastrique.

Intestinales

Il n'y a pas de modifications importantes de la motricité digestive avec l'âge. L'absorption intestinale des nutriments (glucides, lipides, protides) n'est pas modifiée; celle de la vitamine D et du calcium est réduite. L'absorption de la vitamine B12 peut être diminuée du fait d'une acidité gastrique insuffisante. Le temps de transit intestinal est un peu augmenté du fait du vieillissement; toutefois, la constipation résulte principalement d'autres facteurs que le vieillissement : consommation insuffisante de fibres alimentaires, baisse de l'activité physique, apports hydriques insuffisants ou encore utilisation de médicaments ralentissant le transit intestinal.

▶ *Hépatiques et pancréatiques*

La fonction hépatique n'est pas altérée, la fonction exocrine du pancréas diminue, mais cela n'entraîne pas de trouble d'absorption des nutriments.

Fonctions endocriniennes et neurologiques

Le vieillissement s'accompagne d'une insulinorésistance qui provoque une intolérance au glucose. Ces troubles de régulation présentent des analogies avec ceux induits par l'obésité, et pourraient être liés à l'augmentation de la masse grasse au cours de l'avance en âge. Non seulement ces troubles favorisent la survenue du diabète sucré, mais aussi de l'athérosclérose et ses complications. La sécrétion de l'hormone antidiurétique (ADH), qui participe à la régulation de l'élimination rénale de l'eau, est diminuée chez les personnes âgées. Par ailleurs, les centres neurologiques responsables de la soif sont moins sensibles chez les sujets âgés. Ces centres sont activés lorsque la teneur en eau du plasma diminue et que son osmolarité augmente, et, chez les personnes âgées, il faut des variations plus fortes de ces paramètres pour déclencher la sensation de soif par rapport aux adultes plus jeunes.

L'ALIMENTATION DES PERSONNES ÂGÉES EN BONNE SANTÉ

LES BESOINS NUTRITIONNELS

Ils dépendent du poids, du sexe, et de l'activité physique.

– Les besoins énergétiques ne diminuent pas avec l'âge, ils sont de 2 000 kcal par jour pour une femme, 2 400 kcal par jour pour un homme. Ils dépendent davantage de l'activité physique que de l'âge.

– Les besoins en protéines diminuent légèrement au cours du vieillissement du fait d'une diminution de la masse maigre : ils sont de 1 g de protéines par kg de poids et par jour. Une insuffisance d'apports peut être facteur de malnutrition.

– Les besoins en nutriments énergétiques sont identiques à ceux de l'adulte.

– Les lipides ne doivent pas dépasser 30 % de la ration. Il faut veiller à ce que l'apport en acides gras polyinsaturés soit suffisant.

– Les glucides apportent 55 % de la ration énergétique dont 15 % de sucres simples.

LES BESOINS EN MINÉRAUX ET OLIGOÉLÉMENTS

Les besoins en calcium

L'absorption du calcium par les cellules intestinales et l'utilisation métabolique du calcium sont souvent diminuées chez les sujets âgés; de plus, l'insuffisance d'exposition aux rayons solaires entraîne un manque de vitamine D et contribue à perturber le métabolisme phosphocalcique. Il est actuellement recommandé d'apporter systématiquement une supplémentation en vitamine D aux personnes âgées vivant en institution gériatrique.

On conseille un apport en calcium de 1 g par jour ou plus. La source principale est le lait et les produits laitiers, et il faut veiller à ce qu'ils soient suffisants, ou, si cela est impossible, à donner une supplémentation en calcium.

Les besoins en fer

L'absorption du fer est conservée et les besoins, des hommes et des femmes âgés, sont identiques à ceux des hommes jeunes : chez la femme ménopausée, il n'y a plus de pertes de fer dues aux hémorragies menstruelles. Il faut tenir compte :

- de la teneur en fer des aliments;
- du taux de l'absorption digestive;
- de la présence de facteurs activateurs de l'absorption (vitamine C).

Le fer apporté par la viande est mieux absorbé que celui des végétaux. Certaines personnes âgées consomment peu de viande, peu de légumes verts et de fruits riches en vitamine C par goût et parfois à cause de moyens financiers modestes. Les besoins en fer sont de 10 à 12 mg par jour, et les aliments riches en fer sont le foie, la viande (bœuf, porc), les œufs et les légumes secs.

Les besoins en magnésium

Ils sont identiques à ceux de l'adulte plus jeune : 325 mg à 650 mg par jour. Les aliments riches en magnésium sont le cacao, les légumes secs, les céréales complètes (son).

Les besoins en sodium

Ils ne sont pas modifiés du fait du vieillissement. Toutefois, en situation de manque de sodium, la capacité du rein à réabsorber cet ion diminue, facilitant la perte hydrosodée et la déshydratation. De plus, les régimes désodés stricts peuvent induire une anorexie. Dans le cas de maladie nécessitant un régime sans sel, il paraît préférable d'écarter les aliments riches en sel (pain, conserves et charcuterie) et d'assaisonner normalement les plats pour obtenir un meilleur goût des aliments. Les indications au régime désodé strict sont rares en gériatrie (insuffisance cardiaque aiguë) et sont le plus souvent limitées dans le temps.

Les besoins en eau

Les besoins quotidiens sont de 2 L par jour. Ils augmentent en cas de fièvre, de chaleur, ou au cours de certaines maladies (diarrhée).

Les troubles hydroélectrolytiques sont rapidement menaçants pour les personnes âgées. La diminution de la sensation de soif avec l'âge expose les personnes âgées au risque de déshydratation.

Les besoins en vitamines

Les capacités de rétention et de stockage des vitamines diminuent avec l'âge. Il est donc prudent de maintenir chez la personne âgée les mêmes apports vitaminiques que pour l'adulte.

Les vitamines liposolubles

• Vitamine A

Besoins :

– 1 000 g/jour chez l'homme ;
– 800 g/jour chez la femme.

Sources : beurre, lait, œufs, foie d'animaux (riche en provitamine A).

• Vitamine D

Elle existe à l'état naturel sous forme de cholécalciférol ou vitamine D3. Elle est en partie synthétisée par l'action des rayons ultraviolets de la lumière solaire sur stérols précurseurs présents dans la peau. Chez la personne âgée, sédentaire, l'insuffisance de vitamine D contribue à perturber le métabolisme phosphocalcique et expose ces personnes au risque de fractures.
Besoins : 10 g/jour.
Sources : lait, viande, poisson, foie (en particulier foie de poisson).

• Vitamine E

Il n'existe pas de trouble carentiel spontané.

Besoins :
- 8 mg chez la femme ;
- 10 mg chez l'homme.

Sources : germes de céréales, légumes verts (salade, choux, épinard), huile d'arachide, huile d'olive.

• Vitamine K

La carence spontanée est rare.

Besoins : 70 à 120 mg/jour.
Sources : foie de porc, épinards, choux, chou-fleur, lait, œufs.

Les vitamines hydrosolubles

• Vitamine B1

Il existe souvent des carences d'apport.

Besoins : ils sont en fonction du poids corporel, du niveau de l'activité physique et de la composition de la ration alimentaire : 0,5 mg/1 000 kcal.
Sources : céréales, légumineuses, levures.

• Vitamine B2

Les carences sont souvent liées à un manque d'apport.

Besoins : 1,4 à 1,8 mg/j.
Sources : lait, fruits oléagineux, œuf, foie d'animaux.

- Vitamine B6

Besoins : ils dépendent de la teneur en protéines de la ration alimentaire, l'apport recommandé est de 2 mg/jour.
Sources : abats, poisson, viande, céréales.

- Folates

Besoins : 150 à 200 g/j.
Sources : légumes verts (légumes feuilles) viande, foie, abats, œufs.

- Vitamine C

Les besoins sont identiques à ceux de l'adulte.

Besoins : 60 à 100 mg/j.
Sources : agrumes, fruits rouges, légumes verts (cette vitamine est en partie détruite à la cuisson).

ENCADRÉ 7-1

EXEMPLE D'ALIMENTATION À CONSEILLER À UNE PERSONNE ÂGÉE

2 000 kcal, 1 200 mg de calcium.
• Petit déjeuner :
– 1 bol de lait + 1 à 2 morceaux de sucre;
– 1/5 baguette pain + 1 noix de beurre;
– 1 yaourt + 2 c. à café de sucre.
• Déjeuner :
– crudités + 1 c. à soupe d'huile;
– viande ou poisson;
– plat de féculent + beurre ou huile, ou légumes cuits;
– 1 part de fromage de 30 à 40 g;
– 1 fruit moyen cru ou cuit;
– 2 tranches de pain;
– boisson : 2 verres d'eau.
• Collation :
– lait (1 grande tasse) et céréales;
– ou laitage (ou entremet) et biscuits secs.
• Dîner :
– potage (viande, poisson, œuf, si non consommés au déjeuner);
– légumes cuits ou féculents (selon le déjeuner);
– 1 yaourt + sucre;
– 2 tranches de pain;
– boisson : 2 verres d'eau.

CONSEILS DIÉTÉTIQUES AUX PERSONNES ÂGÉES

ALIMENTATION NORMALE

Les recommandations diététiques doivent être semblables à celles faites à des adultes jeunes ayant une activité physique comparable. Il faut :

– tenir compte de l'activité physique, des goûts, des ressources de la personne âgée ;
– faire prendre trois repas principaux (petit déjeuner, déjeuner, dîner) et une collation dans l'après-midi (goûter) ;
– chaque repas apportera un produit laitier (source calcique) ;
– pain, céréales, fruits frais et légumes verts doivent être présents chaque jour ;
– un plat de viande une fois par jour, des œufs 3 à 4 fois par semaine, un plat de poisson 2 à 3 fois par semaine ;
– boire suffisamment : 1,25 à 1,50 l/j et plus en cas de fièvre ou de forte chaleur.

Un exemple d'alimentation équilibrée pouvant être conseillé à une personne âgée est présenté dans l'encadré 7-1.

LES RÉGIMES RESTRICTIFS

La prescription d'un régime restrictif doit rester un acte exceptionnel en gériatrie. Ces régimes sont souvent anorexigènes, dangereux et mal supportés psychologiquement à un âge où la nourriture reste un des derniers plaisirs de la vie. Il faut donc, chaque fois qu'ils sont envisagés, évaluer le bénéfice attendu et les risques possibles et réfléchir sur leur durée. Les soignants doivent toujours s'informer sur l'indication et la pertinence des régimes restrictifs parfois prescrits aux personnes âgées sans discernement et sans réflexion.

Le régime hypocalorique

L'obésité provoque des complications fréquentes, graves et invalidantes. Par les handicaps qu'elle provoque, elle contribue à maintenir et à accroître l'excès de poids du fait de la réduction de l'activité physique. Chez certains sujets âgés, les conséquences articulaires et/ou respiratoires de l'obésité peuvent être très gênantes et altérer leur qualité de vie. Comme chez l'adulte plus jeune, le seul traitement est le régime modérément hypocalorique afin que la perte de poids soit faible et progressive. En effet, une perte de poids rapide entraîne une fonte musculaire et pourrait avoir plus d'inconvénients que d'avantages. De plus, il faut toujours y associer une activité physique importante pour préserver le plus possible la masse musculaire. Si on prescrit un régime hypocalorique, il faut veiller à ne pas créer de carence, notamment protéique, en maintenant une ration protéique normale de l'ordre de 100 g/j.

Le régime diabétique

Il faut être très prudent lorsque l'on diagnostique un diabète, car 25 % des personnes âgées ont des troubles mineurs de la régulation glycémique pour lesquels il n'est pas utile de prescrire un régime hypoglucidique. En cas de diabète vrai, il faut veiller à ne pas trop restreindre l'apport en glucides pour éviter d'induire des hypoglycémies, qui pourraient avoir des conséquences graves sur ce terrain. Les glucides complexes (index glycémique bas), pain et féculents, sont donnés de préférence aux glucides simples (index glycémique élevé) : sucre, confiserie, confiture, boissons sucrées. Pour le reste, l'alimentation doit être variée et équilibrée.

Les régimes hypolipidémiants

L'intérêt du régime hypolipidémiant n'est pas démontré chez les personnes âgées. Toutefois en cas d'hypertriglycéridémie glucidodépendante ou alcoolodépendante, il semble logique de proposer un régime diabétique ou hypocalorique et/ou la suppression de l'alcool. En cas d'hypercholestérolémie modérée avec terrain cardio-vasculaire (coronaropathie), le traitement médicamenteux (statines) s'est montré efficace pour prévenir les maladies cardio-vasculaires.

En cas de maladies liées à l'athérosclérose (coronaropathie), on propose désormais le régime dit méditerranéen, riche en légumes, poissons et huile d'olive.

Le régime sans sel

Le principal inconvénient du régime désodé chez la personne âgée est son effet anorexigène. De plus, il peut faciliter la survenue des carences en protéines et surtout en calcium, du fait de la suppression des fromages. Il est souvent utile dans l'insuffisance cardiaque aiguë, de façon transitoire, et dans l'insuffisance cardiaque chronique sévère non contrôlée par le traitement. Il faut alors éventuellement utiliser des sels de régime.

L'interdiction de l'alcool

L'interdiction de boire des boissons alcoolisées est justifiée en cas d'alcoolisme avec complications : chutes, troubles du comportement, complications hépatique, neurologique, cardiaque, pancréatique, hématologique ou autres de l'intoxication éthylique. Chez les personnes âgées en bonne santé et en dehors de ces contextes particuliers, il n'y a pas d'argument scientifique pouvant conduire à interdire la consommation modérée de boissons alcoolisées (1 à 2 verres par jour). En effet, une consommation de ce type semble au contraire associée à une diminution de survenue des maladies cardio-vasculaire et de la maladie d'Alzheimer.

L'ANOREXIE CHEZ LES SUJETS ÂGÉS

L'anorexie est définie par une réduction importante des apports alimentaires. C'est un signe clinique d'alerte qui indique l'existence d'un désordre impor-

tant. Le plus souvent, l'anorexie est franche, décrite par le patient ou son entourage. Parfois, elle est moins nette, et peut être confirmée ou infirmée par une enquête alimentaire visant à quantifier les apports ingérés.
L'anorexie nécessite une évaluation soignante et médicale détaillée pour comprendre l'origine de ce symptôme et proposer une prise en charge adaptée. Il est important d'étudier son mode d'installation. Une survenue brutale incite à rechercher une cause aiguë. Au contraire, une installation progressive et une évolution chronique évoque un processus subaigu ou chronique et est très fréquemment associée à une malnutrition.
Les causes d'anorexie sont les mêmes que les causes de malnutrition (tableau 7-1). Pour participer à l'enquête, il est possible d'examiner : la bouche à la recherche de lésions (stomatites), la déglutition en faisant boire une gorgée d'eau, d'évaluer l'autonomie de la personne pour s'alimenter, ou encore de rechercher des signes de douleur ou des symptômes dépressifs ou de trouble cognitif. Il faut aussi rechercher par l'interrogatoire et la surveillance infirmière des troubles du transit intestinal comme une diarrhée, une constipation ou un fécalome. Enfin, il faut systématiquement évoquer le rôle possible des médicaments reçus (tableau 7-1). Ainsi, les soignants peuvent participer efficacement à l'enquête médicale qui comporte en outre la réalisation d'examens complémentaires biologiques et parfois radiologiques et/ou endoscopiques.
Dès l'anorexie reconnue, il est important d'évaluer son retentissement, non seulement en recherchant les signes de malnutrition, mais aussi les signes de déshydratation, très fréquente chez les malades âgés ayant une anorexie. Lorsque celle-ci est associée à un amaigrissement récent et à une asthénie, on parle d'altération de l'état général.

LA MALNUTRITION PROTÉINO-ÉNERGÉTIQUE

La malnutrition protéino-énergétique résulte d'un déséquilibre entre les apports en calories et en protides d'une part, et les sorties d'autre part (dépenses énergétiques liées à l'activité physique, la thermogenèse de repos, le métabolisme basal et les états d'hypermétabolisme). Elle se caractérise par une perte de poids liée à une diminution de la masse maigre (principalement les muscles) et de la masse grasse (tissu adipeux). La malnutrition provoque des modifications variables de ces compartiments selon la pathologie sous-jacente.
La malnutrition peut être secondaire à plusieurs facteurs (tableau 7-1) :

– une augmentation des besoins lors de situations d'hypermétabolisme comme la fièvre, les néoplasies, les infections, état inflammatoire prolongé, les opérations, les traumatismes ;
– une augmentation des pertes : lors de maladies digestives (entraînant une malabsorption des nutriments), de pertes rénales (syndrome néphrotique) ou d'atteintes cutanées (escarres, brûlures) ;
– un apport alimentaire insuffisant : les personnes âgées sont un groupe à risque du fait d'une situation économique précaire pour certains ou d'un isolement qui

peut entraîner chez d'autres un comportement alimentaire inadapté non seulement sur le plan quantitatif mais aussi sur le plan qualitatif. La dépendance, quelle qu'en soit l'origine, peut aussi limiter l'apport alimentaire du fait de difficultés pour faire les courses, préparer les repas, par perte des repères temporels dans la journée, ou tout simplement ingérer les aliments servis. La pluripathologie associée au grand âge, les atteintes des systèmes sensoriels, bucco-dentaire et du système locomoteur sont d'autres facteurs qui contribuent au changement du comportement alimentaire.

L'isolement social, la dépression, l'alcoolisme, la consommation de médicaments, l'hospitalisation (ex. : mise à jeun pour des examens, absence d'évaluation de l'apport alimentaire, régimes restrictifs) peuvent favoriser l'apparition d'une malnutrition chronique.

Tableau 7-1. Principales causes de malnutrition protéino-énergétique chez les sujets âgés

– Isolement, pauvreté.
– Perte d'autonomie pour faire les courses, préparer un repas ou s'alimenter.
– Maladie de la bouche, de l'œsophage, ou de l'estomac.
– Troubles de la déglutition.
– Malabsorption intestinale, entéropathie exsudative, constipation sévère.
– Dépression.
– Douleur chronique.
– Médicaments (notamment si responsables d'altération du goût, de sécheresse buccale, de nausées, de constipation, d'anorexie, de troubles de la vigilance, de confusion mentale).
– Régime restrictif, alcoolisme.
– Syndrome inflammatoire intense et/ou prolongé : tuberculose, cancers, abcès profond...
– Hyperthyroïdie.
– Insuffisances cardiaque, rénale, respiratoire, hépatique.
– Escarres, brûlures.
– Syndrome néphrotique.
– Maladie d'Alzheimer.
– Syndrome de glissement, refus d'alimentation.

DIAGNOSTIC ET PRÉVALENCE DE LA MALNUTRITION

De nombreuses enquêtes montrent l'importance considérable de ce problème en gériatrie. Si l'on se réfère aux études épidémiologiques sur la prévalence de la malnutrition chez la personne âgée, on observe des niveaux de prévalence variables en fonction du contexte de vie et de la situation de santé des sujets âgés.

Chez les personnes âgées de 70 à 75 ans en bonne santé, vivant à domicile, la fréquence de la malnutrition protéino-énergétique est de l'ordre de 2 à 4 %. La situation est très différente en milieu hospitalier : selon les études, la fréquence de la malnutrition est très variable, de 30 à 60 %. L'hétérogénéité de ces résultats s'explique par de nombreux facteurs de variabilité entre études (âge, maladies en cause, critères utilisés pour le diagnostic de malnutrition). Indépendamment de ces biais méthodologiques, la fréquence de la malnutrition est beaucoup plus élevée chez les malades âgés hospitalisés en court séjour, en chirurgie et en soins de suite-réadaptation. De même, la fréquence de la malnutrition dans les institutions gériatriques (maisons de retraite et services de soins de longue durée) est, elle aussi, très élevée.

Le diagnostic de malnutrition passe par l'évaluation nutritionnelle (tableau 7-2). Les méthodes cliniques d'évaluation de l'état nutritionnel sont simples. La plus simple est la perte de poids récente et involontaire, au cours des trois derniers mois par exemple. Lorsqu'elle dépasse 5 % du poids du corps (3 kg chez une personne de 60 kg), la probabilité d'une malnutrition est très élevée. Aussi, la pesée régulière mensuelle des personnes âgées en bonne santé ou à risque de malnutrition devrait être plus largement répandue comme outil de prévention et de détection précoce de la malnutrition. La pratique de la pesée régulière tend à se généraliser dans les institutions pour personnes âgées, mais encore faut-il qu'une éventuelle perte de poids soit détectée et signalée. Il faut bien sûr veiller à ce que la pesée ait lieu dans des conditions similaires et soit réalisée avec la même balance qui fasse l'objet d'un étalonnage régulier. Une autre méthode clinique fiable est fondée sur la diminution des apports alimentaires, inférieurs à deux tiers des besoins, de façon répétée. L'interrogatoire des aidants familiaux ou des aides-soignants en hôpital ou en institution permet d'avoir une idée des apports. L'évaluation par un diététicien est beaucoup plus précise et fiable. D'autres méthodes sont fondées sur la mesure du poids et de la taille, permettant le calcul de l'indice de masse corporelle (poids/[taille]^2) et sur des indicateurs anthropométriques, comme la mesure des plis cutanés et la circonférence musculaire brachiale. Ces méthodes ont l'inconvénient d'être peu sensibles et peu spécifiques, ce qui rend leur interprétation plus délicate lors de malnutrition modérée ou marginale. De plus, l'évaluation de la taille est parfois difficile chez des sujets âgés incapables de se tenir debout ou ayant des déformations.

Tableau 7-2. Principales méthodes permettant le diagnostic de malnutrition protéino-énergétique chez les sujets âgés

– Perte de poids récente supérieure à 5 % du poids corporel.
– Apports alimentaires (énergétiques et protéiques) inférieurs à 2/3 des besoins.
– Indice de masse corporelle < 21 kg/m^2.
– Score au Mini Nutritional Assessment on MNA < 17.
– Albumine plasmatique < 35 g/L.

Si le diagnostic est facilement posé en cas de malnutritions sévères, il faut utiliser conjointement plusieurs marqueurs pour étayer ce diagnostic en cas de malnutrition modérée ou débutante. Il est possible aussi de s'aider de marqueurs biologiques, comme la concentration plasmatique de certaines protéines fabriquées par le foie (albumine, préalbumine) ou encore celle du cholestérol total. Ces marqueurs ne sont pas spécifiques de la malnutrition, car leur concentration peut être modifiée par certaines maladies. Toutefois, en dehors de ces maladies, ces marqueurs s'avèrent très sensibles pour reconnaître une malnutrition modérée ou en cours d'installation. De plus, la grande sensibilité de ces marqueurs permet leur utilisation pour suivre l'efficacité d'une renutrition.

Une autre façon d'approcher le diagnostic de malnutrition est d'utiliser un score clinique comme le *Mini Nutritionnal Assessment* ou MNA. Il comporte 18 items à renseigner par un médecin ou un soignant formé à son utilisation. Ces items comportent des questions à poser au patient, la recherche de certains signes ou facteurs de risque, la détermination de l'indice de masse corporelle et la mesure de la circonférence brachiale et de la circonférence du mollet. Le score total est compris entre 0 et 30. Un score inférieur à 17 indique un mauvais état nutritionnel, et un score supérieur ou égal à 24 indique un bon état nutritionnel. Un score compris entre les deux indique un risque de malnutrition. Il existe une version courte du MNA appelée « mini-MNA » formée de 6 items de la version complète et dont le score total varie de 0 à 14. Un score de 12 ou plus au mini-MNA indique un bon état nutritionnel et rend inutile la réalisation du MNA complet.

LA PRISE EN CHARGE NUTRITIONNELLE D'UN SUJET ÂGÉ DÉNUTRI

Devant un sujet âgé dénutri, la première question à résoudre est de savoir si les besoins énergétiques et protidiques sont couverts par l'alimentation orale. Une évaluation de ces besoins est nécessaire pour chaque patient en fonction de son état. Le support nutritionnel choisi (oral, entéral, parentéral) et la durée du traitement dépendront de cette évaluation.

L'*anamnèse alimentaire* cherche à savoir si les besoins semblent couverts. Il ne s'agit pas de faire une anamnèse très détaillée, mais il faut avoir une idée précise de l'équilibre alimentaire en estimant les entrées et les besoins ainsi que les pertes. En cas de doute, une enquête plus précise menée par un diététicien est très utile.

Le patient mange-t-il un aliment de chaque groupe à chaque repas?

– Groupe I : viande, poisson, œufs riches en protéines et en fer;
– Groupe II : produits laitiers apportant calcium et protéines;
– Groupe III : féculents source de glucides, fibres, vitamines, minéraux;
– Groupe IV : fruits et légumes apportant des vitamines, minéraux et des fibres;
– Groupe V : matières grasses source d'énergie, vitamines, acides gras essentiels.

La deuxième étape consiste à entreprendre les mesures visant à corriger les causes de la malnutrition (tableau 7-1).

La troisième étape, entreprise en même temps que les précédentes, consiste à mettre en œuvre un support nutritionnel dont le but est d'essayer, par des apports énergétiques et protidiques suffisants, de passer un cap évolutif en

limitant les conséquences de l'hypermétabolisme puis, secondairement, en favorisant l'anabolisme.
Une fois le diagnostic posé, il faut se déterminer quant aux méthodes de supplémentation.

Alimentation par voie orale

Si les besoins requis en protéines et en énergie peuvent être couverts par l'alimentation orale, il faut bien sûr choisir cette voie. Plusieurs étapes peuvent être envisagées. Dans un premier temps, il faut améliorer les repas et leur présentation en tenant compte des préférences et des goûts du patient, en renforçant la valeur hédonique de l'alimentation.
Dans un second temps, si les apports restent insuffisants, il faut enrichir les aliments servis, si possible sans en augmenter le volume. L'aide d'un diététicien est capitale. Il est possible d'enrichir à partir de préparations naturelles (lait écrémé en poudre, jambon mixé, œufs, fromage râpé, crème fraîche). En cas de troubles de déglutition, il est possible d'utiliser des poudres épaississantes.
Dans un troisième temps, si les apports restent insuffisants, il faut proposer aux patients des suppléments diététiques industriels riches en énergie et en protides. Il existe une large variété de produits, variant les textures et les arômes. En fonction des préférences, il est possible de réfrigérer les suppléments ou au contraire de les tiédir avant de les servir.

L'alimentation par voie entérale

Si les apports restent très insuffisants, il faut opter pour une alimentation entérale nocturne de complément, ce qui permet au patient de continuer à participer au repas la journée, ou bien, s'il n'existe presque plus de prise alimentaire dans la journée, à une alimentation entérale continue. Ces techniques impliquent la pose d'une sonde naso-gastrique dans un premier temps et, si la durée du traitement est prolongée, la pose d'une sonde de gastrostomie percutanée endoscopique. Ces abords sont la source de complications spécifiques (régurgitation, pneumopathie d'inhalation, infection de la paroi abdominale, péritonites…).

L'alimentation par voie parentérale

Si une alimentation artificielle est nécessaire et qu'il existe des contre-indications (atteinte du système gastro-intestinal) à l'alimentation entérale, il faut opter pour une alimentation parentérale. Là encore, il existe des contraintes en matière de voie d'abord.
Aussi, quel que soit le traitement proposé, il faut parfaitement en déterminer les buts avec le malade, sa famille et l'équipe soignante. De plus, il faut réévaluer régulièrement, en équipe interdisciplinaire, l'effet de celui-ci. Chacun de ces traitements doit être limité dans le temps pour permettre de poser rapidement les questions suivantes : le traitement est-il toujours adéquat ? Efficace ? Faut-il le poursuivre ou l'interrompre ? Changer de stratégie thérapeutique ? Bien entendu, des questions éthiques peuvent être soulevées lors de discussions concernant l'utilité de ces thérapeutiques.

LES AUTRES MOYENS D'INFLUENCER LE COMPORTEMENT ALIMENTAIRE

Le stimulus initiateur de la prise alimentaire, non complètement élucidé, consiste en une baisse du rendement énergétique des cellules hypotalamiques. Cette baisse de rendement déclencherait le signal de faim. D'autres phénomènes doivent cependant être invoqués pour expliquer les phases d'ingestion et de réplétion, car cette dernière se déclenche bien avant que les aliments aient pu être absorbés et atteindre la circulation systémique.

Ce sont les mécanismes du rassasiement bien décrits par M. Fantino *et al.* Ils sont sous la dépendance des analyseurs sensoriels composés notamment de l'appareil bucco-naso-pharyngé et de récepteurs gastro-intestinaux et hépatiques.

Il ne faut pas oublier que nos sens participent activement à notre comportement alimentaire. Leur mise en action peut, dans une certaine mesure, influer sur le comportement alimentaire de manière tout à fait inconsciente. Par exemple, l'organisme est capable d'anticiper les effets post-ingestifs d'un repas par mémorisation de l'image sensorielle des aliments et leurs effets postabsorption.

Un des meilleurs moyens pour « couper l'appétit » d'un patient anorexique est de lui présenter un repas copieux. On veillera donc tout particulièrement aux quantités servies : petites quantités, bien présentées, réparties tout au long de la journée; l'appétit n'en sera que mieux stimulé et la prise alimentaire plus importante.

Un autre mécanisme du rassasiement peut intervenir lors de problèmes d'anorexie : le rassasiement sensoriel spécifique. L'ingestion est, quantitativement, beaucoup plus importante si l'on présente un menu varié que si l'on présente un aliment unique. Si la quantité servie a son importance, le choix dans la diversité des aliments peut jouer un rôle primordial dans la renutrition des personnes âgées. En effet, les quantités ingérées sont, à repas isocalorique équivalent, plus importantes pour un repas varié que pour un aliment unique.

En synergie avec le contrôle qualitatif et quantitatif des aliments intervient la composante affective, source de renforcement ou de déplaisir selon le cadre dans lequel se déroule les repas.

Le soignant doit accorder un regard tout particulier au déroulement du repas : l'environnement, comme le mode de présentation, peut être source de plaisir ou de déplaisir. Il faut s'attacher à respecter le rythme, prendre et partager ce temps du repas, considérer l'alimentation comme un acte thérapeutique (encadré 7-2).

LE SYNDROME DE GLISSEMENT CHEZ LES SUJETS ÂGÉS

L'existence du syndrome de glissement ne fait pas l'unanimité et sa définition varie selon les auteurs. Aussi, toute anorexie demande une enquête médicale soigneuse, en général fondée sur l'examen clinique et des tests biologiques

ENCADRÉ 7-2

ALIMENTER UNE PERSONNE ÂGÉE

L'alimentation d'une personne âgée ne va pas de soi. Le soignant doit se laisser guider par le bon sens certes, mais aussi doit-il préserver l'instant du repas comme un véritable soin.
Rechercher une ambiance calme et harmonieuse à base de musique, de repas en petite quantité mais équilibrés, l'art de la présentation d'un met identifiable malgré la nécessité d'avoir recours à l'alimentation mixée, comme la manière de présenter la cuillère de façon adaptée. Loin de nous ces grosses cuillères débordantes d'une mixture compacte absolument écœurante !
Un maître mot : prendre soin de soi en cet instant pour mieux prendre soin de l'autre.
Ainsi, dans un calme relatif, faut-il simplement s'asseoir plutôt que rester debout, utiliser une petite cuillère pour donner ce repas, ne pas mélanger les aliments, permettre au patient d'identifier les goûts, ses goûts, prendre le temps malgré les contraintes, solliciter toute l'équipe à l'heure du repas (12 h-13 h dans les institutions), inviter les aidants naturels à rejoindre l'équipe lors de ce moment clef.
Toutes les stratégies de soin sont à inventer pour chacun des professionnels : un sourire, une caresse, un visage invitant à prendre la denrée au moins pour assurer la nécessaire provision utile à l'homéostasie qui aide à se maintenir en santé…

simples, pour reconnaître les maladies responsables de cette anorexie et/ou participant à la constitution du syndrome de glissement.

La physiopathologie du syndrome de glissement n'est pas connue. Certains auteurs insistent sur la notion de survenue sur un terrain fragilisé. D'autres sur l'installation d'une malnutrition aiguë et de processus inflammatoires participant à l'anorexie. D'autres, insistent sur les facteurs psychopathologiques et notamment sur le rôle possible d'une dépression grave. Enfin, certains comprennent le syndrome de glissement comme une forme de suicide passif.

Les caractéristiques essentielles du syndrome de glissement sont l'anorexie, un syndrome confuso-dépressif et une atonie intestinale et vésicale. Le malade présente une cachexie et une déshydratation. Refusant toute alimentation et en général tout soin, il se laisse mourir et l'évolution se fait effectivement le plus souvent vers la mort.

L'existence d'un facteur déclenchant est soulignée par tous les auteurs ainsi que la notion d'intervalle libre entre cet événement déclenchant et le début du syndrome de glissement. Les facteurs déclenchants les plus fréquemment cités sont une maladie infectieuse sévère, une intervention chirurgicale, un traumatisme physique ou psychique, ou encore une insuffisance cardiaque. Après un intervalle libre de durée variable où le patient est nettement en voie de rétablissement (mais ne dépassant pas un mois), les différents éléments du syndrome de glissement apparaissent. On peut noter :

– une anorexie franche, avec souvent un refus de s'alimenter;
– une asthénie;
– un amaigrissement;
– des symptômes dépressifs avec indifférence vis-à-vis de l'entourage, communication pauvre et refus de soin;
– une confusion mentale.

L'examen clinique ne retrouve pas d'explication claire à ces symptômes et le bilan biologique montre des signes de malnutrition et le plus souvent un syndrome inflammatoire marqué ainsi que des signes de déshydratation.
Le diagnostic de syndrome de glissement est difficile. Il est fondé sur la notion de facteur déclenchant et d'intervalle libre, et sur l'absence d'autre étiologie expliquant le tableau clinique. En particulier, il faut le distinguer :

– d'une dépression, notamment de type mélancolique;
– d'une malnutrition protéino-énergétique profonde;
– d'une occlusion intestinale ou d'une rétention d'urine;
– d'un syndrome confusionnel, notamment en situation postopératoire.

LA PRISE EN CHARGE DU SYNDROME DE GLISSEMENT

Une fois déclenché, le syndrome de glissement échappe le plus souvent à l'action thérapeutique, et l'évolution fatale a même fait partie des premières définitions de ce syndrome. Il n'y a pas de traitement spécifique du syndrome de glissement et la prise en charge vise à interrompre les cercles vicieux qui se forment : anorexie, malnutrition, syndrome inflammatoire, infection, symptômes dépressifs, qui eux-mêmes aggravent l'anorexie. Les décisions thérapeutiques sont difficiles à prendre faute d'études permettant de guider la thérapeutique : assistance nutritionnelle et ses modalités, perfusions en cas de déshydratation, médicaments antidépresseurs, limitations des soins aux soins de confort. Quelles que soient les attitudes adoptées, il est important d'en discuter en équipe et de faire participer si possible le patient et son entourage aux traitements proposés. Il faut aussi les évaluer périodiquement et les modifier si nécessaire.

LES SOIGNANTS FACE AU SYNDROME DE GLISSEMENT ET À LA MORT

Quelles que soient les attitudes adoptées, la prise en charge du syndrome de glissement constitue une épreuve très difficile pour une équipe de soins. Face à ce diagnostic, les soignants sont confrontés à la perspective de la mort prochaine et à leur relative impuissance, compte tenu de l'évolution fatale renvoyée par ce diagnostic. De plus, en fonction de leur propre perception du syndrome de glissement, de leurs expériences antérieures de ce syndrome ou encore de leur histoire personnelle, les soignants peuvent avoir des opinions radicalement différentes de ce syndrome, certains allant à considérer tout traitement comme un acharnement thérapeutique, alors que pour d'autres toute idée d'abstention thérapeutique correspond à une sorte d'abandon. Sans discussion d'équipe et d'attitude collective, ces divergences de perception peuvent menacer la cohésion d'une équipe. Aussi, l'objectif de réaliser des soins de confort de grande qualité et un accompagnement du patient et de sa famille est, quelles que soient les divergences exprimées et le projet de soins retenu, un élément habituellement fédérateur.

Si le patient décède, il est important que tous les soignants impliqués dans la prise en charge puissent en parler après le décès, de préférence au cours d'une réunion formalisée et avec la participation du psychologue du service ou de l'institution. Il est possible de parler des soins effectués, de leur pertinence, de leurs résultats et éventuellement de les critiquer ou de les valoriser. Cette démarche vise à évacuer les éventuelles frustrations liées à cette prise en charge et peut aider le traitement ultérieur de syndromes de glissement.

PRÉVENTION DU SYNDROME DE GLISSEMENT

Face à un syndrome dont la prise en charge est difficile et peu efficace; l'idéal serait de pouvoir le prévenir. Toutefois, on ne connaît pas de méthode capable de prévenir la survenue du syndrome de glissement. Compte tenu des différents éléments constatés dans ce syndrome, on peut proposer certaines actions (tableau 7-3).

Tableau 7-3. Actions pouvant contribuer à la prévention du syndrome de glissement

– La prévention des maladies infectieuses et leur traitement précoce. Le maintien du transit intestinal.
– Prévention et prise en charge de la perte de mobilité.
– La lutte contre l'isolement et le soin relationnel.
– Porter attention au refus d'alimentation et à sa signification.
– La coordination des équipes de soins.

Si on ne connaît pas le rôle préventif de ces actions, elles participent certainement à produire des soins de qualité.

ENCADRÉ 7-3

LES SOINS BUCCO-DENTAIRES, DES SOINS ESSENTIELS EN GÉRONTOLOGIE

En gérontologie, la dégradation de l'état buccal est constante, surtout pour les personnes qui présentent une altération des fonctions supérieures ou qui sont en fin de vie. La perte d'autonomie physique et psychique diminue leur capacité à entretenir leur bouche. Lors du vieillissement, le système immunitaire perd de son efficacité et les problèmes apparaissent.
Les soins de bouche favorisent le confort physique. Ils permettent la restauration de l'hydratation, de l'alimentation; l'enjeu est important : conserver le plaisir de la table (qui est souvent le dernier). Ils diminuent les douleurs locales, préviennent les infections et aident à conserver la capacité de sourire et d'être en relation.
Tous les soignants sont confrontés au refus de soin. Les personnes atteintes de troubles cognitifs ne comprennent pas les explications. La bouche est une zone intime, réaliser ce soin nécessite une proximité. Le refus de soin peut être dû à l'appréhension et à la douleur. Le soin de bouche n'est pas un soin que les malades réclament, il est possible d'en déduire que les problèmes de ceux qui ne font aucune demande seront détectés partiellement. L'attention des soignants doit se tourner vers ceux qui sont privés de parole, de conscience et de compréhension. L'art de réaliser le soin est déterminant pour son acceptation, il est indispensable de se montrer bienveillant dans nos attitudes et nos gestes. Soigner la bouche est un art qui doit allier technique et tact. *La rapidité d'altération de la bouche* est une difficulté, il convient d'effectuer des soins d'hygiène fréquents et réguliers. Ils sont renouvelés toutes les deux heures si nécessaire, pour maintenir l'hydratation, prévenir les candidoses auxquelles s'ajoutent des odeurs.
Pour réaliser des soins de bouche de qualité les soignants ont besoin de matériel et des outils. L'utilisation d'une grille d'évaluation garantit une évaluation plus fiable. Des sets de soin prêts à l'usage limitent les difficultés pour rassembler le matériel. Des protocoles médicamenteux rédigés en interdisciplinarité sont utiles pour uniformiser les pratiques. *Certains matériaux utilisés s'avèrent dangereux.* Les bâtonnets prêts à l'emploi peuvent se désagréger, le malade peut les avaler. Les abaisse-langue en bois risquent de blesser, il en existe en plastiques plus adaptés. *Certains produits utilisés peuvent être mal tolérés.* Il est recommandé de ne pas réaliser de bains de bouche médicamenteux sans prescription médicale; la brosse à dents et le dentifrice suffisent. Certains produits contiennent de l'alcool, utilisés pur ils provoquent des douleurs et au long cours, ils fragilisent la muqueuse buccale.
Les corps gras dans la bouche sont source de désagrément. Pour débarrasser les sécrétions agglomérées, en minimisant la douleur et le risque de saignement, le gel humectant buccal *Bioxtra* hydrate durablement les muqueuses,

sa durée d'efficacité est de trois heures. *Les formations spécifiques sur les soins de bouche sont fondamentales.* Toutes les questions autour des pathologies buccales, de l'intimité, de la peur, des douleurs induites sont des questions qui nécessitent d'être approfondies en formation interdisciplinaire. Les soins bucco-dentaires requièrent un autre type de réflexion, sur la manière d'aborder la personne démente, aphasique et sur la symbolique de la bouche : l'oralité, la sexualité, le souffle…

Tous les soignants reconnaissent avoir des difficultés liées à leur ressenti lors de la réalisation des soins de bouche. Il est indispensable de considérer les émotions suscitées par la situation particulière de la vieillesse et de la fin de vie et de proposer des groupes de parole. L'interdisciplinarité pourrait être un moyen de remédier à l'insuffisance de soins de bouche. *Les soins bucco-dentaires sont des soins essentiels.*

Le maintien des fonctions essentielles à la vie de tout être humain : nutrition, respiration, communication, expression relationnelle, dépend en grande partie de l'intégrité de la bouche, intégrité qui ne peut être assurée sans la mise en place de soins quotidiens et de traitements spécifiquement adaptés. Le soin de bouche doit être considéré comme faisant partie intégrante de la toilette. Plus le soin est régulier, plus il est efficace et l'entretien des prothèses dentaires représente une partie du temps de soin. La prévention de l'altération de l'état buccal et des infections est déterminante pour la préservation de la qualité de vie du malade et la nutrition.

Rôle propre infirmier

– Maintenir une alimentation riche et équilibrée : calories, protéines, laitages, fibres, vitamines.
– Veiller à ce que l'alimentation reste un plaisir en respectant les goûts, l'aspect.
– Conseiller un supplément systématique en vitamine D dans les institutions.
– Préserver la vie sociale des patients entrant en institution.
– Déceler les obstacles aux contacts sociaux (alitement, repli sur soi, conduite d'isolement, refus alimentaire) et les signaler.
– Préserver un environnement stimulant.
– Vérifier l'état de la bouche (mycoses, gingivites, aphtes, déficit salivaire, prothèses, hygiène…) (encadré 7-3).
– Apporter une aide à l'alimentation.
– Favoriser les contacts avec les aidants.
– Accompagner la prise alimentaire d'un soin relationnel qui conditionne largement la prise de nourriture.
– Surveiller le poids régulièrement.
– Rechercher les signes de malnutrition en particulier en cas de dépression, maladie infectieuse, et/ou escarres.
– En cas de déficit de l'apport alimentaire avéré, signaler rapidement le problème et envisager simultanément une réflexion thérapeutique et éthique pour adopter une conduite cohérente.
– Utiliser toute stratégie facilitant l'alimentation, quels que soient le contenu et le contenant, pourvu que la prise alimentaire soit satisfaisante.

BIBLIOGRAPHIE

AUMONT N., « Un peu de salive, un atout de choix dans l'hygiène buccale », *Nursing Québec*, septembre-octobre 1993, p. 23.

BERNARD M.-F., « Représentations mentales et difficultés des soignants dans la réalisation des soins de bouche, enquête qualitative », *Objectif Soins*, n° 113, février 2003, p 22-31.

BERNARD M. F., « Projet clinique en soins infirmiers – Réhabilitation des soins de bouche », avril 2003, *Objectif Soins*, n° 115, Cahier du management, p 1-11.

BRUHAT A., BOS C., SIBONY-PRAT J., BOJIC N., PARIEL-MADJLESSI S., BELMIN J., « L'assistance nutritionnelle chez les malades âgés dénutris », *Presse Med*, n° 29, 2000, p. 2191-2201.

CHAHWAKILLIAN A., PONCHE A.-M., MEIGNAN S., « Le syndrome de glissement : syndrome ou symptôme ? », *Revue de Gériatrie*, n° 7, tome XVI, 1991.

DELOMIER Y., « Le syndrome de glissement », *Introduction à la psychogériatrie*, SIMEP, 1984.

DELOMIER Y., FAURE J.-C., « Le syndrome de glissement », *Revue de Gériatrie*, n° 3, 1978.

DUFAY A.-F., « La démarche de soins en gériatrie : chance ou risque ? », *Gérontologie*, n° 202, 1992.

FERRY M., ALIX E., BROCKER P., *et al.*, *Nutrition de la personne âgée*, Masson, Paris, 2002.

FERRY M., BRUHAT A., BELMIN J., « Malnutrition protéino-énergétique chez les personnes âgées et son traitement », *In* BELMIN J., CHASSAGNE P., GONTHIER R., JEANDEL C., PFITZENMEYER P., eds, *Gérontologie pour le praticien*, Masson, Paris, 2003.

GENOUD F., BRUYERE A., FEUZ A., « Bien manger à l'hôpital », *Soins infirmiers*, 1993.

GONTHIER R., « Syndrome de glissement », *In* BELMIN J., CHASSAGNE P., GONTHIER R., JEANDEL C., PFITZENMEYER P., eds, *Gérontologie pour le praticien*, Masson, Paris, 2003.

PELICIER Y., « Le syndrome de désinvestissement du sujet âgé », *Revue de Gériatrie*, n° 6, 1981.

RAYNAUD-SIMON A., LESOURD B., « Dénutrition du sujet âgé : conséquences cliniques », *Presse Med*, n° 29, 2000, p. 2183-2190.

SFAP, Collège de soins infirmiers, *L'infirmière et les soins palliatifs*, Masson, 2002.

WALTER M., « Symbolique de la nourriture à l'hôpital », *Soins*, 1987.

Les troubles du transit intestinal chez les personnes âgées ♦ 8

L. TEILLET, B. DENIS, F. MULLER, A.-M. BÉGUIN

LA CONSTIPATION

La constipation est un problème qui semble trop souvent banal et anodin. Pourtant, elle gêne la vie quotidienne des personnes qui en souffrent, et altère leur qualité de vie. De plus, la polypathologie et la vie en institution sont des facteurs qui peuvent rendre plus difficile sa prise en charge.

La constipation est un symptôme et non une maladie et peut être définie, en dehors des plaintes subjectives du patient, par l'émission de moins de deux selles par semaine et/ou par des selles dures et difficiles à expulser. Dans les pays occidentaux, sa prévalence est estimée à 20 % des sujets bien portants de plus de 65 ans, et sans doute à plus de 50 % des sujets qui vivent en institution gériatrique (services de soins de longue durée ou maisons de retraite). La fréquence de la constipation augmente avec l'âge et elle est plus élevée chez les femmes que chez les hommes.

La constipation risque de devenir un problème chronique, source d'inconfort pour le patient et de dépenses pour la collectivité. Négligée ou banalisée, elle expose le sujet âgé à des douleurs abdominales, des nausées, une gêne à l'alimentation, un fécalome et à ses complications particulières que sont les rectorragies, les fausses diarrhées, l'incontinence fécale ou l'occlusion intestinale. Des troubles urinaires peuvent s'associer à ces complications : incontinence ou rétention.

LES CAUSES DE LA CONSTIPATION CHEZ LES SUJETS ÂGÉS

La constipation peut provenir d'un trouble de la progression du bol fécal par ralentissement du transit colique (constipation de progression) et/ou d'un trouble de l'évacuation par dysfonctionnement de la défécation (constipation terminale). Les causes sont nombreuses (tableau 8-1), liées à une affection digestive, extra-digestive ou encore liées à un facteur iatrogène. Chez les sujets âgés souffrant de constipation, il est très fréquent d'identifier plusieurs causes associées.

Tableau 8-1. Les principales causes de constipation

Causes digestives

– Coliques : dolichomégacôlon, cancer colique, colopathie fonctionnelle.
– Distale : mégarectum, dyssynergie, troubles de sensibilité, rectocèle, causes proctologiques.

Causes extra-digestives

– Diabète.
– Hypothyroïdie.
– Troubles hydroélectrolytiques : déshydratation, hypercalcémie, hypokaliémie.
– Alitement prolongé.
– Trouble comportemental.
– Architecture inadaptée (accès aux toilettes difficile).

Causes médicamenteuses

– Antiacides, anticholinergiques, antidépresseurs tricycliques, antidiarrhéiques, antihistaminiques, anti-inflammatoires non stéroïdiens, antiparkinsoniens, diurétiques, fer, inhibiteurs calciques, morphine, neuroleptiques, opiacés, suppléments calciques.

Il est cependant tout à fait nécessaire de rappeler et de souligner que toute constipation, surtout si elle est récente, doit faire rechercher un obstacle organique au transit intestinal. Au premier rang de ces lésions figure le cancer colique. L'incidence de ce cancer augmente régulièrement avec l'âge, et il peut entraîner, outre la constipation, une alternance de diarrhée et de constipation, ainsi qu'une anémie, source de malaises et de chutes dont on connaît la gravité chez les personnes âgées.

RECONNAÎTRE LA CONSTIPATION

Il est facile de reconnaître la constipation lorsque le patient se plaint de symptômes typiques. La difficulté est parfois de s'assurer de leur réalité, certains patients ayant développé une véritable obsession autour du risque de constipation. Fréquemment, cette obsession est associée à une automédication excessive de laxatifs irritants. Chez les sujets âgés ayant des troubles cognitifs ou des difficultés à communiquer, il faut penser à la constipation devant des signes tels que des efforts de défécations pénibles ou douloureux, l'émission de selles dures, sèches et peu volumineuses, ballonnement abdominal, crampes intestinales, ou encore sensation de plénitude rectale. Le diagnostic passe par la surveillance de l'élimination intestinale montrant l'émission de moins de trois selles par semaine. Chez ces patients, la constipation est souvent méconnue, si on ne porte pas grande attention à ces signes, et elle peut être révélée par la survenue d'un fécalome.

LA CONDUITE PRÉALABLE : L'ARRÊT DES LAXATIFS IRRITANTS ET LA PRISE EN CHARGE NON MÉDICAMENTEUSE

Le préalable à tout traitement, véritablement ardu lorsqu'il est nécessaire de le mettre en œuvre, réside dans l'arrêt de *tous les médicaments laxatifs irri-*

tants. Au long cours, ces traitements peuvent induire des anomalies majeures de la physiologie de la motricité et de la vidange colique. Ces substances induisent progressivement une hypertrophie de la couche musculaire muqueuse et des lésions de l'innervation du côlon qui risquent de provoquer une véritable paralysie du tube digestif. Ces substances sont aussi source de désordres hydroélectrolytiques graves comme l'hypokaliémie, qui peut entraîner des troubles du rythme cardiaque. Ces mêmes médicaments laxatifs conservent cependant, sous contrôle médical attentif et en cures courtes, des indications justifiées. Une constipation récente liée à une maladie ou un alitement inhabituel, en cas d'atrophie des muscles de la paroi abdominale rendant vain tout effort de poussée, lors de la prescription d'un traitement indispensable, mais qui ralentit le transit tels de nombreux antalgiques puissants ou certains antidépresseurs, ou lors de la perte du réflexe de défécation pour laquelle ces produits constituent un adjuvant qui peut être fort utile.

LA PRISE EN CHARGE NON MÉDICAMENTEUSE COMPORTE PLUSIEURS ÉTAPES

La première consiste à repérer chez le patient les *périodes propices de mobilité digestive*. Il s'agit fréquemment du matin après le lever ou des périodes qui suivent les repas, le petit déjeuner en particulier. On essaiera d'inciter les patients à se présenter aux toilettes à ces moments choisis. Il faut également veiller à maintenir une activité motrice et physique aussi intense que l'envie et les possibilités du patient le permettent. Cette activité est nécessaire à la stimulation de la motricité digestive. Il faut aussi veiller à ce que le patient dispose d'un moyen d'alerte, si sa mobilité physique est réduite, pour répondre rapidement à ses appels.

La seconde étape s'attache à vérifier que le patient boit une *quantité suffisante de liquides* et consomme *assez de fibres* (*cf.* Chapitre 7). L'hydratation correcte et le volume suffisant du bol fécal sont deux conditions indispensables pour normaliser le transit. L'apport adapté de fibres, à doses progressives pour éviter tout inconfort digestif et toute sensation de ballonnement, est simple à réaliser actuellement grâce aux nombreuses préparations agro-alimentaires disponibles. Il convient de maintenir une bonne ration de fer et de calcium dont l'absorption peut être entravée par les fibres. Ces conseils, pour simples qu'ils soient, ne sont pas toujours évidents à mettre en application chez les sujets âgés polypathologiques. Les troubles de la déglutition ou la réduction des apports alimentaires sont des obstacles souvent rencontrés qu'il faut pourtant essayer de contourner.

Par ailleurs, il faut, lorsque le patient se rend aux toilettes ou se trouve sur le bassin, le mettre en confiance, préserver son intimité et adopter un comportement respectueux.

Dès lors que le problème est identifié, il faut observer et noter la fréquence et la nature des selles dans le dossier de soins, afin de suivre avec précision l'évolution du trouble. Si ces mesures élémentaires sont appliquées et maintenues, la constipation peut s'améliorer ou même disparaître. L'équipe soignante joue là un rôle prépondérant. Parfois la mise en œuvre de ces mesures élémentaires n'est pas possible et/ou leur efficacité reste incomplète. Dans ces cas, il convient de s'aider de prescriptions complémentaires.

LES TRAITEMENTS LAXATIFS

Si malgré cette démarche la constipation persiste et gêne le malade, il faut alors envisager le recours à des médicaments laxatifs. Cette étape requiert une approche plus individualisée et nécessairement quelques tâtonnements, aussi bien pour le produit que pour la dose à utiliser.

On peut utiliser :

– les laxatifs lubrifiants qui sont des huiles minérales comme la paraffine ou la vaseline (*Lansoyl*, *Lubentyl*...);

– les mucilages, souvent rapprochés des fibres, car leur effet laxatif tient à leur pouvoir hygroscopique et gonflant (*Transilane*, *Spagulax*, *Inolaxine*...);

– les laxatifs tensioactifs, qui favorisent la pénétration d'eau dans le bol fécal;

– les antispasmodiques musculotropes non anticholinergiques qui peuvent s'adresser aux sujets âgés porteurs d'une constipation associée à des douleurs abdominales (*Dicetel*, *Duspatalin*...).

Lorsque, malgré ces traitements, la constipation persiste ou ne s'améliore que très imparfaitement, on considère qu'il s'agit d'une constipation sévère. Souvent, ces patients ont un long passé de consommation de laxatifs irritants. Elle concerne également les patients alités de façon prolongée ou ceux dont l'autonomie motrice est très réduite. Les mesures précédentes doivent bien sûr être appliquées chaque fois qu'elles le peuvent, mais les résultats risquent d'en être nuls, alors qu'il faut essayer, « à tout prix », de maintenir un transit aussi régulier que possible pour contribuer à préserver une certaine sensation de bien-être et pour prévenir les principales complications que sont le fécalome, l'incontinence, voire un syndrome occlusif franc. Les *laxatifs osmotiques* peuvent être facilement utilisés (*Sorbitol*, *Duphalac*, *Importal*, *Transipeg*...). Les différents produits disponibles sont équivalents en terme de coût, d'efficacité et de tolérance. Ces produits sont souvent associés aux agents locaux principalement représentés par les *lavements*, dont les recettes sont multiples, ou les *suppositoires* à dégagement gazeux (*Éductyl*).

L'échec régulier ou intermittent de ces traitements conduit vers l'emploi « à la demande » des *laxatifs irritants* : sels de magnésium en première intention (*Lubentyl magnésie*), rapidement remplacés en cas d'échec par des dérivés anthracéniques ou des diphénylméthanes (*Pursennide*, *Sénokot*, *Mucinum*...).

L'utilisation des laxatifs irritants impose une surveillance du ionogramme sanguin, en raison des *troubles hydroélectrolytiques* qu'ils peuvent entraîner. Ils sont formellement contre-indiqués en cas d'obstacle au transit ou de lésion organique de la muqueuse colique.

Au sein de cet arsenal thérapeutique, la place de la chirurgie, dans ces constipations, est sans doute très réduite. La seule certitude est celle de l'efficacité de la colectomie dans les inerties coliques graves, irréversibles et dont le diagnostic a été dûment étayé par des investigations complémentaires spécialisées.

LES CAS DIFFICILES

La constipation est parfois résistante au traitement bien conduit. Les déterminants de cette résistance sont multiples. Il s'agit souvent des contraintes subies et des habitudes prises depuis l'enfance et prolongées tout au long de la vie : la constipation s'apprend sans aucun doute plus facilement qu'elle ne s'oublie. Il peut aussi s'agir de l'utilisation prolongée de laxatifs qui tous, peu ou prou, ont des effets délétères sur la physiologie du tube digestif. Enfin, il peut s'agir des interactions avec les maladies du sujet âgé, souvent multiples chez un même individu (polypathologie) dans les classes d'âge les plus élevées, ou encore des interactions avec les simples modifications de la motricité colique au cours du vieillissement qui restent encore mal connues. Ces raisons font que le traitement de la constipation ne peut pas être univoque et que la prise en charge procède par étapes successives.

LE TRAITEMENT DU FÉCALOME

La survenue d'un fécalome est une expression grave de la constipation chez les malades âgés dépendants institutionnalisés. Il est à rechercher en l'absence de selles depuis plus de 3 jours, d'où l'importance fondamentale de mettre en place un support qui permet la surveillance du transit. La traçabilité du transit intestinal est impérativement consignée au dossier de soins du malade ou de la personne et signalé au médecin de l'unité dans les plus brefs délais. Le fécalome peut se traduire par une fausse diarrhée. Le dépistage, outre l'imagerie qui n'est pas toujours disponible sur le site d'hébergement, peut passer par un toucher rectal, effectué par le médecin. Ce geste est souvent mal vécu par la personne en tant qu'il porte atteinte à la dignité et qu'il est parfois vécu comme un acte « violant » malgré la délicatesse qu'on peut y mettre. Un tel soin diagnostic et/ou thérapeutique (lorsqu'il est possible d'extraire un fécalome bas situé) nécessite information, éducation, préparation au geste, explications. L'utilisation d'anesthésique local, voire une prémédication préventive de la douleur potentielle liée à cet acte est une marque de qualité dans la réalisation de ce soin. La préparation de l'intervention pour faciliter l'extraction passe par la réalisation de lavements évacuateurs (sur prescription médicale), afin de tenter de ramollir l'impaction de selles. Il convient alors de veiller à une installation confortable de la personne, intimité préservée, intervention impérative en binôme (médecin soignant) pour rassurer, surveiller la tension artérielle et effectuer les gestes d'hygiène nécessaires ensuite. L'évaluation de la douleur et la prévention de son apparition sont laissées aux soins de l'équipe et passent par l'utilisation d'échelles validées.

Le fécalome a une forte tendance à récidiver, en particulier lorsque aucune cause n'a pu être identifiée et corrigée. Il est important dans ces cas de prévenir leur récidive. Cette prévention est basée sur le traitement habituel de la constipation (mesures non médicamenteuses et laxatif osmotique), associée à la réalisation régulière d'un lavement évacuateur une à deux fois par semaine (tableau 8-2), et éventuellement à la prescription de laxatifs de contact (suppositoires à la glycérine). Là encore la surveillance infirmière et la surveillance des selles notifiée dans le dossier de soins revêtent une grande importance, pour détecter précocement les récidives et les traiter.

Tableau 8-2. Principaux lavements évacuateurs utilisés en gériatrie pour la prévention du fécalome récidivant

Type de lavement	*Spécialité*	
Eau et huile de paraffine.	Préparation magistrale.	2 L d'eau tiède + 50 mL d'huile de paraffine.
Eau et lactulose.	*Duphalac.*	2 L d'eau tiède + 50 mL de lactulose.
Gomme de sterculia.	*Normacol* lavement.	130 mL sous forme de gel rectal.
Sorbitol.	*Microlax.*	Gel rectal.

PRÉVENTION DE LA CONSTIPATION

Il est important dans le cadre des soins donnés aux personnes âgées de prévenir la constipation, notamment chez les malades âgés alités ou ayant d'autres facteurs de risque. Certaines mesures sont liées aux apports diététiques comme une hydratation abondante, une alimentation riche en fibres. D'autres concernent l'environnement : faciliter l'accès aux toilettes et maintenir ces locaux propres et accueillants, et en cas de difficulté de mobilité mettre à disposition du malade un système d'alerte et répondre rapidement aux appels. Par ailleurs, il faut encourager l'activité physique, l'aider à se rendre aux toilettes en cas de difficultés de marche, préserver l'intimité du patient lorsqu'il s'y rend, en cas de difficultés débutantes encourager la patient à se rendre aux toilettes une heure après les repas même en l'absence de besoin ressenti.

En conclusion, les moyens de la prise en charge de la constipation sont nombreux. À l'hôpital, ils reposent sur tous les membres de l'équipe soignante (diététiciennes, médecins, infirmières, aides-soignants) tant pour leur administration que pour la surveillance des effets attendus (ou indésirables).

LES DIARRHÉES DU SUJET ÂGÉ

Qu'elles soient aiguës ou chroniques, les diarrhées du sujet âgé ne posent pas de problèmes diagnostiques particuliers, car on retrouve les mêmes causes que chez l'adulte plus jeune, à peu de variantes près. Toutefois, ces diarrhées, même banales peuvent exposer les sujets âgés aux risques de déshydratation et de troubles hydroélectrolytiques pouvant mettre en jeu le pronostic vital, alors même que la cause de la diarrhée était bénigne. La diarrhée peut aussi être à l'origine d'une incontinence fécale dont le retentissement psychologique et social est important. Enfin, devant une diarrhée survenant chez plusieurs malades en institution gériatrique, il faut toujours envisager la possibilité d'une toxi-infection alimentaire collective qui doit faire entreprendre des mesures spécifiques.

LES FAUSSES DIARRHÉES

Devant une diarrhée du sujet âgé, il faut rechercher en premier lieu une fausse diarrhée liée à un fécalome ou faisant suite à un épisode de constipation. Le toucher rectal, éventuellement la radiographie d'abdomen sans préparation en cas de fécalome haut situé, assure le diagnostic. Des lavements évacuateurs, souvent répétés, l'extraction manuelle, la prise de laxatifs osmotiques, suffisent la plupart du temps à évacuer le fécalome et normaliser le transit colique bas. Le risque élevé de récidive, incite à surveiller quotidiennement le transit, et à entreprendre un traitement laxatif au long cours.
Il faut aussi éliminer les fausses diarrhées glaireuses des tumeurs villeuses rectales, source d'hypokaliémie, habituellement reconnues par le toucher rectal ou par l'examen proctologique avec rectoscopie. La résection, de la tumeur, habituellement possible par les voies naturelles même en cas de lourde polypathologie associée, permettra la guérison de la « diarrhée ».
Enfin, il ne faut pas omettre la possibilité d'une fausse diarrhée liée à l'utilisation chronique de laxatifs irritants. Le diagnostic n'est pas toujours simple, notamment lorsque les malades dissimulent leur consommation et leur automédication, ou plus simplement n'en parlent pas parce qu'ils considèrent que ces produits « de confort » sont totalement anodins. La recherche, au laboratoire, des substances suspectées dans les selles peut représenter une aide utile au diagnostic.

LES DIARRHÉES MÉDICAMENTEUSES

Chez le sujet âgé, il faut être particulièrement attentif aux diarrhées de cause iatrogène, provoquées par les digitaliques, les quinidiniques, la colchicine, les anti-inflammatoires non stéroïdiens, et des diarrhées liées à l'antibiothérapie.
Les diarrhées associées à l'antibiothérapie sont un effet indésirable particulièrement fréquent chez le sujet âgé, pouvant concerner 5 à 30 % des patients âgés traités par antibiotiques. Toute diarrhée survenant au cours ou au décours d'un traitement antibiotique (notamment les céphalosporines, la clindamycine, le triméthoprime-sulfaméthoxazole) nécessite la réalisation d'une coproculture avec recherche d'une bactérie, *Clostridium difficile*, qui fabrique des toxines que l'on peut aussi rechercher dans les selles. Les toxines de ce germe peuvent entraîner une simple diarrhée d'allure bénigne, mais dont les risques inhérents au déséquilibre hydroélectrolytique doivent toujours être soigneusement évalués. Dans d'autres cas, elles entraînent une colite pseudomembraneuse responsable d'une diarrhée hydrique, sanglante et/ou glaireuse, de douleurs abdominales, de fièvre, d'une altération sévère de l'état général et d'une lourde mortalité chez le patient âgé. Le diagnostic est porté par la coloscopie et le traitement spécifique doit être débuté très rapidement. Ce traitement comporte un antibiotique, la vancomycine ou le métronidazole (*Flagyl*) par voie orale. De plus, l'administration de *Saccharomyces boulardii* (*Ultra-levure*) censé rétablir l'équilibre de l'écosystème intestinal pourrait diminuer le risque de rechute, qui représente un problème fréquent et difficile.
Chez le sujet âgé hospitalisé, un certain nombre de diarrhées liées à l'antibiothérapie semblent dues à des levures du genre *Candida* : elles répondraient

alors favorablement à de fortes doses de nystatine (*Mycostatine*). La responsabilité formelle de ces levures reste très discutée dans ces diarrhées, et devrait être confirmée.

PRISE EN CHARGE DES DIARRHÉES DU SUJET ÂGÉ

Dans tous les cas il faut reconnaître les causes de la diarrhée et entreprendre le traitement spécifique. Dans certains cas, la réalisation d'une coproculture avec recherche de toxine du *Clostridium* aide au diagnostic étiologique.

Quelle que soit la cause de la diarrhée, il faut rapidement évaluer l'état d'hydratation et l'équilibre hydroélectrolytique. Il est souvent important de faire boire le patient. Dans les cas de déshydratation débutante ou franche, ou lorsque le patient ne peut pas boire (par exemple en cas de vomissements associés), le recours à une perfusion est nécessaire. Dans tous les cas, il faut veiller à maintenir des apports suffisants en eau, en sodium et en potassium. Les quantités apportées et leur voie d'administration dépendent du déficit et des capacités du sujet à ingérer cet apport (*cf.* chapitre 9, *La déshydratation du sujet âgé*). L'utilisation d'antidiarrhéiques n'est pas systématique et doit être réfléchie. Elle ne peut se faire sans un diagnostic précis. En cas de fausse diarrhée, ces médicaments aggravent les choses. Dans les autres cas, ces médicaments peuvent être intéressants lorsque les pertes hydriques sont importantes; en cures courtes, ils peuvent alors faciliter le traitement en limitant la déshydratation et en attendant que les traitements étiologiques agissent. S'il existe des douleurs abdominales associées, les antalgiques ne peuvent être administrés que sur prescription médicale, après avoir vérifié qu'il ne s'agit pas d'une urgence abdominale. Une attention particulière sera accordée aux gestes d'hygiène intime qui seront favorisés et répétés tant que durera l'épisode avec des gestes doux, non abrasifs, utilisant un savon au pH neutre pour protéger la flore locale, un rinçage soigneux et un essuyage par tamponnage léger mais suffisant pour absorber l'humidité. Le recours à des crèmes hydrophobes, adoucissantes est plus que conseillé, et les changements de protections en cas de fuites fécales devront être fréquents et réguliers. Bien sûr, il faut éviter de laisser la peau du patient au contact des selles acides.

LES DIARRHÉES SURVENANT EN INSTITUTION GÉRIATRIQUE

En collectivité gériatrique, la survenue des diarrhées, en particulier en climat fébrile et/ou épidémique, doit faire rechercher une toxi-infection alimentaire ou une épidémie de gastro-entérites virales. Dans ces cas, outre la prise en charge individuelle du patient, des mesures collectives doivent être entreprises. Un signalement au directeur de l'établissement et à l'infirmière hygiéniste est indispensable. Ils procèdent à l'étude des repas-témoins conservés en cuisine dans le cadre de la suspicion de toxi-infection alimentaire. Les épidémies de gastro-entérites imposent une organisation des soins et des mesures de précautions pour limiter la diffusion de l'infection. Le traitement symptomatique d'un nombre élevé de cas de diarrhée chez des sujets âgés fragiles vivant en institution est souvent une lourde épreuve pour les équipes de soins.

CONCLUSION

La surveillance et la prise en charge des troubles du transit chez le sujet âgé revêtent une grande importance, autant pour assurer le confort de vie et la sensation de bien-être que pour préserver l'autonomie et les fonctions vitales. Pour que cette prise en charge soit efficace, elle doit être pluridisciplinaire.

Rôle propre infirmier

Constipation :
– rôle éducatif en cas de constipation; encourager l'activité physique lorsqu'elle est possible; veiller à maintenir des apports suffisants en eau et en fibres; le massage, l'installation aux toilettes à heures régulières peuvent contribuer à améliorer le transit intestinal;
– participation au diagnostic (feuille de surveillance des selles);
– signalement des troubles du transit intestinal;
– surveillance de l'effet des traitements modifiant le transit intestinal.

Diarrhées :
– ne pas donner d'antidiarrhéique sans prescription médicale;
– entreprendre une prévention de la déshydratation;
– les diarrhées survenant en institution dans un climat fébrile et/ou épidémique doivent faire suspecter une toxi-infection alimentaire collective. Outre les soins aux malades, elles doivent faire l'objet d'un signalement précoce aux responsables de l'établissement.

BIBLIOGRAPHIE

BARTOLO D.C.C., « Diagnostic procedures for incontinence, constipation », The Large Instestine : Physiology, Pathophysiology, and Disease, PHILIPS S.F., PEMBERTON J.H., SHORTER R.G., Raven Press, New York, 1991.

CASTLE M.D., « Constipation : endemic in the elderly ? », *Med Clin North Am*, 1989.

CHASSAGNE P., BENTOT C., « Constipation du sujet âgé » *In* BELMIN J., CHASSAGNE P., GONTHIER R., JEANDEL C., PFITZENMEYER P, eds, *Gérontologie pour le praticien*, Masson, Paris, 2003.

LAMBROZO J., *Prendre en charge et traiter une personne âgée*, Medsi-Mc Graw-Hill, Paris, 1987.

MAUGOURD M.-F., *Gérontologie*, B. Duportet et Sauramps Médical, Montpellier, 1992.

PARIEL-MADJLESSI S., BRUHAT A., « Infections intestinales chez les sujets âgés » *In* BELMIN J., CHASSAGNE P., GONTHIER R., JEANDEL C., PFITZENMEYER P., eds, *Gérontologie pour le praticien,* Masson, Paris, 2003.

9 ♦ La déshydratation du sujet âgé

M. RAINFRAY, C. PERRET

La déshydratation est une des pathologies les plus fréquentes du sujet âgé qu'il soit à son domicile ou en institution. Si elle n'est pas dépistée et corrigée à temps, ses conséquences peuvent être extrêmement graves : surdosages médicamenteux, altération des fonctions supérieures avec perte rapide d'autonomie, malaises avec chutes et fractures, thromboses veineuses… La déshydratation est une cause importante d'hospitalisation en urgence pour les personnes âgées. La déshydratation constitue souvent la première étape de la « pathologie en cascade » particulière au sujet âgé de plus de 75 ans qui fait que, d'un état pathologique de base souvent peu préoccupant, un vieillard peut, en quelques heures, se trouver dans une situation de défaillance viscérale multiple qui met en jeu son pronostic vital.

La déshydratation n'admet pas les mêmes causes et ne se manifeste pas de la même manière chez l'adulte jeune et chez le sujet très âgé. C'est pourquoi nous rappellerons dans un premier temps les caractéristiques des états de déshydratation de l'adulte jeune pour mieux mettre en évidence les différences qui apparaissent chez le sujet âgé.

RÉPARTITION DES SECTEURS HYDRIQUES

L'eau totale représente 60 % du poids du corps et se répartit en eau intracellulaire (40 %) et eau extracellulaire (20 %).

– *Le secteur extracellulaire* comprend le plasma, la lymphe, les liquides interstitiels et ceux des sécrétions digestives. L'eau plasmatique, qui est le seul secteur auquel on puisse avoir accès facilement par ponction veineuse, représente 12 % du poids du corps. L'état d'hydratation du secteur extracellulaire est réglé par la quantité de sodium contenue dans ce même secteur. Un homme pesant 60 kg a environ 12 L d'eau extracellulaire et 4 000 mmol de sodium.

– *Le secteur intracellulaire* représente l'ensemble de l'eau contenue dans chacune des cellules de notre organisme. Il n'est pas accessible à l'exploration directe. L'état d'hydratation du secteur intracellulaire dépend de la natrémie c'est-à-dire de la concentration du sodium dans les liquides extracellulaires. En temps normal, pour une natrémie de 138-140 mmol/L, un homme de 60 kg a environ 24 L d'eau intracellulaire.

– *Les transferts d'eau* entre les deux principaux secteurs se font, à travers la membrane des cellules, selon les lois physiques de l'osmose, l'eau allant du secteur le moins concentré vers le secteur le plus concentré. À l'état normal d'équilibre, la concentration en substances osmotiquement actives (osmolarité) est la même dans la cellule et dans le secteur extracellulaire (290 mosm/kg eau).

RÉGULATION DU BILAN DU SODIUM ET DE L'EAU

La régulation du bilan du sodium et celle de l'eau sont complètement indépendantes et ne font pas appel aux mêmes systèmes hormonaux :
– *la conservation du sodium* dans l'organisme est sous la dépendance d'une hormone synthétisée dans le rein, la rénine, qui, par l'activation de l'aldostérone, permet la réabsorption du sodium dans le tube contourné distal du rein. Cette réabsorption s'effectue avec une très grande précision pour compenser exactement les quantités de sodium perdues;
– *la conservation de l'eau* de l'organisme se fait grâce à deux mécanismes qui se complètent : l'hormone antidiurétique ou ADH, sécrétée par la posthypophyse dès que la natrémie augmente, qui entraîne une réabsorption de l'eau par le tube collecteur rénal et la soif dont la sensation apparaît également dès que la natrémie s'élève.

La soif est le mécanisme le plus important quantitativement, car il est inépuisable alors que la réabsorption d'eau par le rein est un processus très limité.

ÉTATS DE DÉSHYDRATATIONS DE L'ADULTE JEUNE

DÉSHYDRATATION EXTRACELLULAIRE

Elle survient lorsque la quantité globale de sodium de l'organisme diminue. Ses manifestations cliniques (tableau 9-1) sont une perte de poids rapide, l'hypotension orthostatique avec malaises, la tachycardie, une fatigabilité extrême, les yeux cernés.

Les pertes de sodium sont digestives, cutanées ou rénales.

Si les pertes sont isotoniques (c'est-à-dire que la concentration de sodium y est identique à celle du plasma soit 138-140 mmol/L), la déshydratation extracellulaire est pure, car, la natrémie ne variant pas, il n'y a pas de transfert d'eau du secteur extracellulaire vers le secteur intracellulaire.

Si les pertes sont hypotoniques (c'est-à-dire que la concentration en sodium y est plus faible que dans le plasma, inférieure à 138 mmol/L), la déshydratation est mixte, extra- et intracellulaire, car, la natrémie s'élevant, il y a transfert d'eau du secteur intracellulaire vers le secteur extracellulaire.

Si les pertes sont hypertoniques c'est-à-dire que la concentration en sodium y est plus élevée que dans le plasma, supérieure à 140 mmol/L, il y a association

Tableau 9-1. Principales caractéristiques des déshydratations extra- et intracellulaires

Type de déshydratation	*Mécanisme*	*Signes cliniques*	*Signes biologiques*
– Extracellulaire.	– Pertes sodées et pertes hydriques isotoniques, proportionnelles à la perte sodée.	– Perte de poids, hypotension orthostatique, tachycardie, collapsus.	– Augmentation de l'hématocrite, de la protidémie, de l'urée et de la créatinine. – Natrémie normale.
– Intracellulaire.	– Pertes hydriques (eau pure).	– Soif, sécheresse des muqueuses, fatigue, troubles de la conscience, polypnée, fièvre.	– Hypernatrémie.

d'une déshydratation extracellulaire à une hyperhydratation intracellulaire, car, la natrémie baissant, les transferts d'eau se font du secteur extra- vers le secteur intracellulaire.

La déshydratation avec hyponatrémie est le tableau le plus souvent rencontré chez l'adulte qui compense « trop » ses pertes d'eau et de sel par des apports d'eau sans sel.

DÉSHYDRATATION INTRACELLULAIRE

Elle est provoquée par une perte d'eau pure, sans perte de sodium et est exceptionnelle chez l'adulte. Elle se manifeste par une sensation de soif extrême, une sécheresse de la langue et de la muqueuse buccale, une grande fatigue, parfois des troubles de la conscience. Il peut aussi y avoir une fièvre et une polypnée (tableau 9-1).

Sa traduction biologique est l'hypernatrémie qui est la plupart du temps très bien compensée par des apports hydriques abondants.

ÉTATS DE DÉSHYDRATATIONS DU SUJET ÂGÉ

Des modifications physiologiques liées à l'âge rendent compte des différences cliniques et biologiques qui existent entre les déshydratations de l'adulte plus jeune et celles du sujet âgé.

La quantité totale d'eau diminue avec l'âge en rapport avec la diminution progressive de la masse musculaire. Les mécanismes de compensation des pertes d'eau diminuent : le seuil de sensation de la soif s'élève et le tube collecteur rénal devient moins sensible à l'ADH qui est pourtant sécrétée normalement.

Il existe aussi une diminution de l'activité de la rénine et de l'aldostérone limitant les capacités de réabsorption rénale du sodium.
La perte de la sensation de soif rend compte du fait que le tableau le plus fréquent est celui d'une déshydratation intracellulaire pure (ou presque) avec hypernatrémie.
Celle-ci survient dans certaines circonstances particulières :
– quand la température extérieure s'élève (été, en particulier durant les vagues de chaleur ou abus de chauffage l'hiver);
– en cas de fièvre quelle qu'en soit l'origine;
– lors de traitements par le lithium;
– lorsque les apports en eau ne sont pas suffisants pour couvrir les besoins journaliers (1,5 L) : dépendance physique ou psychique ne permettant pas au patient de boire seul, troubles de la déglutition, peur de l'incontinence et des levers nocturnes...

PRÉSENTATION CLINIQUE DE LA DÉSHYDRATATION

Le tableau clinique est caractérisé par une grande fatigue, une sécheresse de la muqueuse buccale, une hypotension, une tachycardie et des troubles de la conscience qui peuvent aller de la simple somnolence à l'agitation inhabituelle, la confusion mentale, les crises convulsives ou d'autres signes neurologiques plus complexes. La « langue rôtie » n'est pas un véritable signe de déshydratation lorsque le patient respire la bouche ouverte et le pli cutané n'est pas non plus spécifique de déshydratation chez le grand vieillard.
Chez les déments qui ne peuvent s'exprimer facilement, toute modification de l'état habituel constatée par l'équipe soignante, en particulier une somnolence inhabituelle ou une hypotonie généralisée, doit faire envisager la possibilité d'une déshydratation : peser le patient, pratiquer un bilan biologique et débuter la réhydratation.
Le diagnostic est confirmé par l'existence d'une hypernatrémie > à 140 mmol/L, d'une insuffisance rénale fonctionnelle avec élévation de l'urée sanguine > 7 mmol/L alors que la créatinine reste le plus souvent normale, des protides et de la kaliémie.

DIAGNOSTIC ÉTIOLOGIQUE

La recherche de la cause doit être entreprise parallèlement au traitement :
– en cas d'hyperthermie : recherche d'un foyer infectieux par l'examen clinique pulmonaire, abdominal et cutané et la pratique d'une numération formule sanguine (hyperleucocytose), d'un bilan hépatique (cholécystite), d'un ECBU (infection urinaire), d'une coproculture en cas de diarrhée;
– manque d'apports hydriques des derniers jours à évaluer avec les infirmières et les aides-soignantes;
– décompensation d'un diabète avec hyperglycémie, hyperosmolarité sanguine et glycosurie importante à la bandelette. L'hyperglycémie entraîne en effet une polyurie osmotique responsable de très importantes pertes rénales d'eau;
– prescription de diurétiques ou augmentation récente de leurs doses;

– hypercalcémie devant faire rechercher un myélome multiple ou une hyperparathyroidie primaire;
– troubles digestifs : vomissements et/ou diarrhée, occlusion intestinale, ascite...

TRAITEMENT

LA RÉHYDRATATION

Le traitement doit débuter le plus tôt possible, par voie orale de préférence.
La quantité d'eau à administrer dépend de celle qui a été perdue et des apports journaliers obligatoires. On calcule la quantité à administrer en faisant une simple règle de trois à partir de la natrémie et du poids habituel du patient.
– Eau totale actuelle = (eau totale normale) x (natrémie normale)/(natrémie mesurée).
– Déficit hydrique = eau totale normale – eau totale actuelle.
Cette évaluation (encadré 9-1) guide le traitement qui doit corriger ce déficit rapidement, c'est-à-dire en 24 heures. En effet, le volume d'eau nécessaire à la correction est donc égal au déficit hydrique calculé, auquel il faut ajouter les besoins quotidiens (1,5 L) éventuellement majorés en fonction des situations cliniques (fièvre, diarrhée...).

ENCADRÉ 9-1

ÉVALUATION DU DÉFICIT HYDRIQUE CHEZ UNE FEMME ÂGÉE PESANT 50 KG ET AYANT UNE HYPERNATRÉMIE À 150 MMOL/L

L'eau totale en condition normale peut être estimée à 60 % du poids du corps, soit :
Eau totale normale = 50 × 60/100 = 30 L.
L'eau totale actuelle peut être estimée grâce à la formule :
Eau totale actuelle = eau totale normale × natrémie normale (140)/natrémie actuelle = 30 × 140/150 = 28 L.

Aussi le déficit hydrique peut être estimé à 30 – 28 = 2 L.

La réhydratation doit être effectuée :

– par la bouche si la déglutition est normale. Cette voie est néanmoins insuffisante pour corriger une déshydratation importante;
– par sonde gastrique dont le maintien en bonne position et le débit doivent être vérifiés impérativement avant chaque utilisation, lors de chaque changement de flacon et au moindre doute clinique. Les risques de régurgitation doivent être limités par l'installation du patient en position assise ou semi-assise;
– par perfusion intraveineuse ou sous-cutanée ou en employant alors du soluté glucosé à 5 ou 2,5 % qui sont deux solutés hypotoniques. Il ne faut jamais employer de sérum salé isotonique (9 ‰) pour corriger une hypernatrémie.

Dans les cas beaucoup plus rares de déshydratation extracellulaire pure, avec normo- ou hyponatrémie, il faut compenser les pertes de sel par du bouillon salé ou des perfusions de sérum salé physiologique.
La perfusion sous-cutanée, très utilisée en gériatrie, permet de passer 1 à 2 L par jour. Le cathéter est placé dans la paroi abdominale ou la face externe des cuisses en changeant le point de ponction tous les jours (encadré 9-2).

ENCADRÉ 9-2

TECHNIQUE DE LA PERFUSION SOUS-CUTANÉE

Matériel :
– Cathéter autograde (22 g) et tubulure.
– Pansement adhésif transparent.
– Solutés : glucosé isotonique ou sérum salé physiologique (sans dépasser 2 L par site de perfusion).
– Électrolytes : ne pas ajouter de KCl, ne pas dépasser une concentration de NaCl > 9 g/L.

Mise en place :
– La perfusion doit se poser au coucher.
– Choisir le site de perfusion (cuisse, paroi abdominale en dehors de la zone périombilicale), le désinfecter.
– Mettre en place le cathéter, le fixer au moyen du pansement adhésif transparent.
– Raccorder la tubulure connectée au soluté.

Surveillance :
– Rechercher un œdème ou une inflammation locale.
– Changer quotidiennement le cathéter et la tubulure et régulièrement le site de perfusion.

La voie intraveineuse permet de passer de plus grandes quantités de liquide. Le débit doit être contrôlé par une pompe à perfusion, de manière à éviter la surcharge hydrique brutale. La surveillance du point de ponction est particulièrement importante vue la précarité du réseau veineux de la personne âgée.

Parallèlement, il faut toujours traiter la cause de la déshydratation.

Dans tous les cas, il est important de conserver les actes de la vie quotidienne pour lutter contre la perte d'autonomie.

Surveillance de la réhydratation

– Elle est basée sur l'amélioration de l'état clinique et biologique : retour à l'état de conscience ou reprise des activités habituelles, remontée de la pression artérielle, reprise du poids perdu, de la diurèse, disparition de l'hypernatrémie et des signes d'hémoconcentration…

– Prévention des complications de décubitus : escarres, thromboses veineuses, encombrement pulmonaire, infection urinaire, perte d'autonomie…

LA PRÉVENTION

Le meilleur traitement de la déshydratation est en fait sa prévention qui relève essentiellement du rôle infirmier :

– surveillance des apports hydriques journaliers qui sont de 1,5 L environ (tableau 9-2).

Toute personne intervenant auprès du sujet âgé doit penser à le faire boire plusieurs fois par jour. En institution, l'organisation de passages réguliers ritualisés est d'une grande efficacité (le tour de 13 heures pour le café, le tour de 16 heures pour le goûter, le tour de la tisane du soir). L'eau plate n'est en général guère appréciée, mais elle est remplacée avantageusement par de l'eau aromatisée par du sirop ou des jus de fruits (sauf en cas de diabète mal équilibré). L'eau gélifiée aromatisée ou, mieux, l'eau épaissie avec de l'amidon modifié en fonction de tests simples de déglutition est utilisée avec succès en cas de troubles de la déglutition portant sur les liquides. Ces apports doivent être augmentés en cas de chaleur, de fièvre, de diarrhée… Certains malades âgés n'acceptent pas facilement de boire et il faut faire preuve de patience, de ténacité et d'imagination pour les faire boire suffisamment (encadré 9-3);

– surveillance de la courbe de poids : toutes les personnes âgées à risque de déshydratation devraient être pesées tous les mois pour disposer d'un poids de référence. En cas d'épisode aigu ou de suspicion de déshydratation, une simple pesée apportera alors une information précieuse sur l'étude de l'hydratation;

– signalement aux médecins de toute personne qui ne boit plus pour qu'il prescrive un bilan ionique. Chez les malades âgés incontinents, l'inspection des protections peut permettre de repérer une oligurie (couches toujours sèches).

ENCADRÉ 9-3

COMMENT FAIRE BOIRE UNE PERSONNE ÂGÉE QUI NE BOIT PAS SPONTANÉMENT?

Le petit déjeuner est souvent le repas préféré de nos aînés. Il fait suite dans nos institutions et leur organisation à une longue période de jeûne (de 20 heures à 8 heures le plus souvent). Un bol de café ou autre boisson appréciée pourrait être doublé sans aucun problème.

Des aliments frais comme le yaourt, les laitages sont aussi très riches en eau « cachée ». Les compotes, jus de fruits, bouillons salés (aujourd'hui désaffectionnés), et les sirops au goût sucré sont autant de stratégies qui peuvent être efficaces à condition qu'ils soient au goût de la personne.

Tous les instants sont bons à saisir. Passage dans la chambre, guidage aux toilettes, réponse à un besoin, soin particulier, prise de médicaments, aucune de ces interventions ne doit se terminer sans qu'il y ait une incitation à boire, un verre, un 1/2 verre, un fond de verre, une seringue, une cuillère, une pipette, un « canard », une paille, un montage « maison ». Tous les moyens sont bons à imaginer, à inventer avec le sujet âgé, y compris la manière de lui faire prendre en fonction de son autonomie et de son état de santé. Parfois ce sera une simple compresse imprégnée d'eau fraîche ou un brumisateur d'eau minérale qui peuvent soulager l'inconfort d'une bouche sèche et douloureuse et faciliter la prise de boisson.

Les contenants doivent être adaptés à l'autonomie, à l'état de santé et à la dextérité du sujet âgé. Les pichets ou bouteilles de 500 mL seront préférés aux lourdes carafes en verre. Les bouteilles seront décapsulées et les bouchons dévissés. On peut dans certains cas percer le bouchon pour y glisser une paille simplifiant à la fois la préhension et l'absorption autonome du liquide. Les gobelets en plastique ou les verres doivent toujours être maintenus propres et remplis, mais pas trop. L'eau sera changée, fraîche mais non glacée, au moins deux fois par jour et aromatisée ou non selon les goûts du résident.

Il faut aussi insister sur l'implication nécessaire de tous les membres de l'équipe. Personne ne doit se sentir exempt de cette mission d'hydratation du sujet âgé dans son exercice quotidien : l'aide-soignant après la toilette matinale, l'infirmière après le soin, le médecin qui passe faire sa visite, le kinésithérapeute après l'effort, la psychologue durant son entretien, le cadre infirmier qui vient prendre des nouvelles, tous ceux, et j'en oublie, qui gravitent autour de cette vie fragile, y compris la famille qu'on peut impliquer dans la satisfaction de ce besoin essentiel.

Tableau 9-2. Exemple d'outils de surveillance des apports hydriques

Date	*Heure*	*Quantité absorbée*	*Intervenant*
– Mardi 7 novembre	– 7 h	– 1 verre de jus de fruits	– Amélia AS
	– 8 h 30	– 2 bols de café au lait	– Cyntia A. hôtelier
	– 10 h	– ½ verre d'eau	– A. Marie IDE
	– 12 h 30	– 2 verres d'eau – 1 yaourt	– Amélia AS
	– 15 h 30	– 1 tasse de lait (129 mL)	– Agnès (AS)
	– 17 h	– ½ verre d'eau (60 mL)	– Edith AS
	– 20 h	– ½ assiette de potage – 1 verre ½ d'eau	– Edith AS
– Total apports*/ 24 heures		– 1 000 mL	

*Il importe pour interpréter ce tableau de connaître les équivalences de chacun des contenants :
1 verre = 125 ml
½ verre = 60 ml
¼ verre = 35 ml
1 cuillère = 5 ml
1 assiette = 250 ml
1 bol = 250 ml

CAS PARTICULIER DES PATIENTS EN FIN DE VIE

Lorsqu'un patient est en fin de vie et que l'équipe soignante a pris, en réunion, la décision de ne laisser que les soins de confort, plusieurs attitudes peuvent s'envisager par rapport à la nécessité d'hydrater ou non les patients. Certaines équipes pensent que l'hydratation contribue à prolonger inutilement cette période et peut altérer le confort du patient en imposant une perfusion ou une sonde gastrique. Par ailleurs, il est possible de lutter efficacement contre la soif en pratiquant des soins de bouche fréquents et attentifs (*cf.* chapitre 20, *Soins aux personnes âgées en fin de vie).* D'autres pensent que le maintien d'une hydratation représente une juste continuité du soin qui facilite d'autant le soin relationnel. Cet état d'esprit est souvent soutenu par la famille et l'entourage du patient tant est grande la signification symbolique et émotionnelle de l'alimentation et de la boisson en fin de vie.

Rôle propre infirmier

Le décret du 11 février 2002 relatif aux actes professionnels et à l'exercice de la profession d'infirmier(e) indique la responsabilité de l'infirmier(e) dans la mise en œuvre, de sa propre initiative, des soins liés aux fonctions d'entretien et de continuité de la vie visant à compenser un manque ou une diminution de l'autonomie d'une personne ou d'un groupe. Il lui impose la surveillance de l'équilibre alimentaire, la surveillance des principaux paramètres vitaux et la nécessité d'avertir un médecin en cas de problème. La prévention de la déshydratation relève donc de l'initiative et de la responsabilité, entre autre, de l'infirmière et consiste à :
– assurer des apports hydriques suffisants et adaptés à l'état de santé (fièvre) ou aux conditions climatiques ;
– surveiller régulièrement le poids chez les malades âgés à risque ;
– reconnaître précocement l'installation d'une déshydratation (perte de poids, oligurie, diminution des apports hydriques) ;
Durant le traitement de la déshydration :
– encourager le patient à reprendre les apports par voie orale afin de restaurer le plus rapidement possible l'autonomie antérieure.
L'infirmier(e), outre les actions relevant de son rôle propre bien défini par le décret, applique les prescriptions médicales concernant la prévention et le traitement de la déshydratation.

BIBLIOGRAPHIE

BOUCHON J.-P., « Il manque d'eau », *Prendre en charge et traiter une personne âgée*, Medsi/Mc Graw-Hill, 1987, p. 270-275.

BROWN P., CHEKRYN J., « Déshydratation, faut-il intervenir ou non ? », *Soins Infirmiers*, n° 2, 1990, p. 9-11.

CAMPILLO B., BORIES P.-N., DEVANLAY N., FOUET P., « Les besoins en eau et en énergie du sujet âgé », *La Revue de Gériatrie*, n° 17, 1992, p. 533-536.

CAPET C., DRUESNE L., « Déshydratation du sujet âgé », *In* BELMIN J., CHASSAGNE P., GONTHIER R., JEANDEL C., PFITZENMEYER P., eds. *Gérontologie pour le praticien*, Masson, Paris, 2003, p. 52-58.

PIERRAT D., « Les perfusions sous-cutanées profondes : une méthode peu connue pour réhydrater les personnes âgées », *Le Concours Médical*, n° 112, 1990, p. 1749-1750.

10 ♦ L'hyperthermie, l'hypothermie et leurs dangers chez les personnes âgées

J. BELMIN

La France a connu au mois d'août 2003 une vague de chaleur sans précédent depuis plus d'un siècle. Durant cette période on a enregistré quatre jours consécutifs où la température maximale a dépassé 35 °C, ainsi que le record absolu de température minimale, mesurée à Paris à 25,5 °C. Les conséquences ont été dramatiques pour les personnes âgées avec une surmortalité considérable, évaluée à 15 000 décès supplémentaires par rapport aux années précédentes.

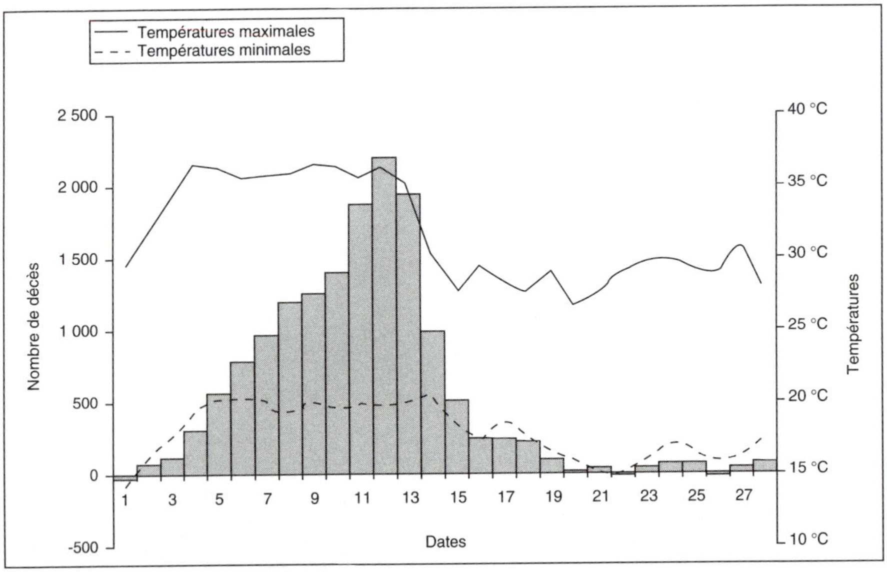

Fig. 10-1. *Excès de mortalité observé quotidiennement en France au mois d'août 2003 et enregistrement des températures maximales et minimales*

RÉGULATION DE LA TEMPÉRATURE CORPORELLE ET GRAND ÂGE

La température corporelle est régulée par le système hypothalamo-hypophysaire au niveau du système nerveux central. Sa régulation au niveau cérébral fait intervenir la libération de sérotonine et d'autres peptides neurorégulateurs. Dans les conditions physiologiques, l'*apport de chaleur* provient essentiellement de deux sources : une source interne liée à la production métabolique (métabolisme cellulaire, métabolisme des aliments) et des sources externes apportées par l'environnement. Les *déperditions de chaleur* s'opèrent essentiellement par le biais de la peau et notamment de la vasomotricité des vaisseaux sous-cutanés (qui se dilatent pour éliminer un excès de chaleur, ou qui se contractent au contraire pour diminuer les pertes de chaleur en cas de froid), ou encore par le biais de la sudation qui élimine aussi de la chaleur avec l'eau. Chez les personnes âgées, les capacités de vasoconstriction et de vasodilatation des vaisseaux cutanés sont moins grandes que chez les adultes plus jeunes, ce qui les exposent particulièrement à l'hypothermie ou à l'hyperthermie. De plus, les glandes sudoripares sont moins efficaces, ce qui limite aussi l'élimination de chaleur et favorise l'hyperthermie en situation de chaleur. Enfin, il pourrait exister au cours du vieillissement des modifications de la sensibilité des centres régulateurs hypothalamiques, car, en cas d'infection ou d'injections de substances pyrogènes, l'élévation thermique est moins prononcée chez les sujets âgés que chez des adultes plus jeunes.

L'HYPOTHERMIE CHEZ LES PERSONNES ÂGÉES

L'hypothermie est définie par la survenue d'une température corporelle inférieure à 35 °C. Elle est plus fréquemment observée chez les sujets âgés que chez des sujets plus jeunes, parce que la régulation thermique est moins efficace chez ces premiers. L'hypothermie peut être la conséquence d'une *exposition au froid prolongée*. C'est, notamment, souvent le cas chez les personnes âgées victimes de chute et restées à terre durant plusieurs heures. Toutefois, l'hypothermie peut aussi résulter de pathologies comme une *infection grave* avec septicémie, une *hypothyroïdie évoluée*, ou encore au cours de *maladies de l'hypothalamus ou de l'hypophyse*. Elle peut être favorisée par une maigreur ou une malnutrition, l'alcoolisme, les médicaments psychotropes, le diabète ou des maladies neurologiques.

L'hypothermie peut induire une confusion mentale, une bradycardie, une hypotension artérielle voire une défaillance circulatoire. Le traitement est basé sur le réchauffement lent et progressif et la réanimation, et bien sûr l'identification et le traitement des éventuelles étiologies infectieuses ou endocriniennes. Un réchauffement trop rapide peut favoriser la survenue d'arythmies cardiaques ou d'hypotension.

L'HYPERTHERMIE

En cas d'*infection*, la fièvre est une élévation modérée de la température qui résulte de la sécrétion d'interleukine-1 par l'hypothalamus, elle-même stimulée par la libération du *Tumor Necrosis Factor* par les leucocytes. Cette réponse est moins ample chez les sujets âgés, et la fièvre est moins prononcée durant un épisode infectieux. D'autres *maladies non infectieuses* responsables d'une inflammation chronique (maladie de Horton, thrombose veineuse, cancers, rhumatisme inflammatoire, ou d'une augmentation du métabolisme, hyperthyroïdie) peuvent entraîner une fièvre.
Toutefois, dans une situation d'*environnement chaud*, la température corporelle peut s'élever rapidement chez les personnes âgées du fait de leur moindre capacité à éliminer la chaleur (capacités de vasodilatation cutanée et de sudation diminuées). Lorsque la température corporelle dépasse 40 °C, on parle alors de *coup de chaleur* qui représente une urgence médicale et donc le pronostic est assorti d'une forte mortalité.
On connaît plusieurs facteurs de risque du coup de chaleur :

- chaleur de l'environnement avec une température ambiante dépassant 32,2 °C pendant au moins trois jours consécutifs, ou encore avec une température ne descendant pas au-dessous de 25 °C la nuit;
- l'existence de maladies cardio-vasculaires, respiratoires ou psychiatriques;
- l'utilisation de médicaments psychotropes, diurétiques, anticholinergiques;
- des facteurs sociaux comme l'isolement, un logement au dernier étage;
- une perte d'autonomie.

D'autres facteurs semblent protecteurs : accès au moins quelques heures par jour à un local climatisé, bon réseau social, acclimatation c'est-à-dire habituation progressive à l'environnement chaud.

ASPECTS CLINIQUES DU COUP DE CHALEUR

Sur le plan clinique, le coup de chaleur est défini comme une maladie sévère caractérisée par une température corporelle supérieure à 40 °C et des manifestations neurologiques centrales comme une confusion mentale, des crises convulsives ou un coma résultant de l'exposition à la chaleur de l'environnement. Des troubles neurologiques moins sévères comme des troubles du comportement ou du jugement peuvent être observés notamment au stade débutant. Une fois installé, le coup de chaleur entraîne un réaction inflammatoire systémique avec activation des cytokines pro-inflammatoires, une dysfonction endothéliale généralisée, une activation de la coagulation et de la fibrinolyse; et souvent un syndrome de défaillance multiviscérale aiguë associant à des degrés divers défaillance circulatoire, insuffisance respiratoire aiguë, insuffisance rénale aiguë, encéphalopathie, insuffisance hépatique, coagulation intravasculaire disséminée et complications hémorragiques. À ces complications s'ajoutent bien sûr les classiques problèmes liés à l'alitement et la perte d'autonomie, si bien que la mortalité du coup de chaleur est très élevée chez les personnes âgées.
En plus des troubles neurologiques et d'une température rectale supérieure à 40 °C, l'examen des patients ayant un coup de chaleur sans défaillance

multiviscérale note le plus souvent une peau chaude et sèche, une tachycardie, une hypotension et une hyperventilation. En cas de complications, le tableau clinique est modifié et dépend de la nature de celles-ci.

PRISE EN CHARGE ET TRAITEMENT

Le coup de chaleur est une urgence médicale. Son traitement est basé sur le refroidissement et les mesures de réanimation pour pallier les défaillances viscérales. Il est important de déshabiller le patient. Les bains en eau froide, progressivement –1 ou –2° par bain, l'application d'eau froide ou de vessies de glace sur la peau associée à une ventilation continue de l'air ambiant pour accélérer les échanges thermiques ou encore l'utilisation de couvertures réfrigérantes permettent un refroidissement cutané. Toutefois, si ces mesures abaissent la température de la peau, elles entraînent aussi une vasoconstriction cutanée qui ralentit l'abaissement de la température interne. Aussi, certains recommandent de masser les patients ou de les exposer en alternance à des cycles de refroidissement/réchauffement de la peau pour induire des phases de vasodilatation et faciliter la baisse de la température interne. Si cela est possible, la température de l'air ambiant doit être abaissée. La déshydratation et l'hypovolémie doivent être corrigées par perfusion veineuse. L'administration de médicaments antipyrétiques, comme le paracétamol, n'est pas logique, car son mécanisme d'action est au niveau hypothalamique et la régulation centrale de la température n'est pas en cause dans le coup de chaleur.

PRÉVENTION DU COUP DE CHALEUR

Si le coup de chaleur une fois installé est grevé d'une forte mortalité même lorsqu'il est soigné en secteur de réanimation, sa prévention est à la fois simple et efficace.

Sur le plan individuel, il faut, en cas de forte chaleur, inciter les personnes âgées à boire en abondance des boissons rafraîchies, à se découvrir, à aller dans des locaux frais, si possible climatisés; il faut aussi leur mettre à disposition des ventilateurs et leur conseiller de prendre plusieurs bains ou douches tièdes par jour. Par ailleurs, il faut éviter d'être trop couvert, de faire des efforts physiques, de trop manger. Il est important qu'elles ne restent pas seules afin de pouvoir alerter et être secourues en cas de problème.

En cas de sensation de malaise, de crampes, de vomissements et/ou d'élévation thermique débutante, il faut rafraîchir la peau avec de l'eau et des glaçons et l'exposer ensuite à une circulation d'air ambiant au moyen d'un ventilateur. Là encore l'accès à un local climatisé peut contribuer à empêcher l'installation du coup de chaleur.

Les autorités de santé ont mis en place des mesures générales visant à limiter les conséquences des futures vagues de chaleur. Un système de vigilance météorologique, un dispositif d'alerte et un plan d'urgences dont les principaux axes sont les suivants :

– une alerte et une information rapide de la population par les médias;

– la mise à disposition de locaux collectifs de proximité climatisés pouvant accueillir plusieurs heures par jour les personnes âgées les plus vulnérables et isolées, non seulement dans les communes, mais aussi dans les institutions gériatriques et les centres hospitaliers;
– un plan de mobilisation des personnes ressources (personnel de santé, de secours, entourage familial des personnes âgées, voire aussi de volontaires) qui pourront rendre la prévention de proximité plus efficace.

D'ores et déjà, les personnels travaillant en gériatrie ont été formés et informés quant aux mesures à prendre en cas de vague de chaleur, en les dotant bien sûr des moyens matériels et humains nécessaires à leur mise en œuvre.

Une des problématiques mal résolues est l'identification des personnes âgées isolées et fragiles pour les faire bénéficier d'actions de prévention. Seule l'identification préalable de ces personnes particulièrement vulnérables pourrait permettre de les contacter et de les aider dans une période de vague de chaleur. Un plan de repérage des personnes vulnérables a été défini à l'échelon des communes.

C'est au prix de telles mesures que les conséquences sanitaires de futures vagues de chaleur pourront être limitées, en sachant que le risque de récurrence de circonstances climatiques exceptionnelles ne doit pas être écarté *a priori*, compte tenu du réchauffement de la planète.

ENCADRÉ 10-2

EXEMPLE D'UN PROTOCOLE DE PRÉVENTION ET DE SOIN EN ÉTABLISSEMENT GÉRIATRIQUE

1 - Lutter contre l'élévation de la température corporelle.
Quel que soit le lieu où se situe la personne :
– la protéger des rayonnements solaires émis au travers des fenêtres, des baies vitrées non protégées;
– conduire la personne âgée dans la pièce « rafraîchie » du service, et l'y faire rester quelques heures par jour;
– mettre ses draps au congélateur;
– lui faire prendre des douches répétées.
Lorsque la personne est dans sa chambre :
– découvrir son corps au maximum (en préservant son intimité);
– vaporiser les parties découvertes du corps (brumisateur), ou, selon les cas, recouvrir le corps de linges légers ou de draps humidifiés;
– maintenir un courant d'air avec un ventilateur orienté vers le résident, en s'assurant que la personne le supporte.

2 - Éviter la déshydratation :
– faire boire au résident au moins 1,5 L/jour et augmenter jusqu'à 2 L/jour dans la mesure du possible, en multipliant les sollicitations dans la journée;

– signaler au médecin tous les résidents qui ont des difficultés pour boire;
– noter les boissons prises par les résidents dépendants;
– diversifier les offres de boissons (eau en provenance des fontaines réfrigérantes, boissons gazeuses, sirops, jus de fruits, boissons à base d'édulcorant (aspartam) pour les diabétiques, eau gélifiée, thé, café, lait);
– privilégier les menus avec des aliments riches en eau et les aliments froids (légumes et fruits frais, soupes, consommés, yaourts), éviter les soupes chaudes.

3 - Limiter les mouvements des résidents :
– signaler au médecin (et reporter si possible) les rendez-vous de consultations ou d'examens pris antérieurement qui n'ont pas un caractère urgent;
– demander aux personnels ou aux familles de laisser le résident entre 10 h et 20 h dans l'ambiance la plus fraîche possible et à l'abri du soleil;
– en cas de sortie, le résident doit porter des vêtements amples et légers et la tête doit être protégée.

4 - Maintenir la température de la chambre et des locaux la plus basse possible :
– surveiller quotidiennement la température des pièces, équiper les lieux de thermomètres d'ambiance;
– baisser les stores ou tirer les rideaux lorsque le soleil apparaît;
– essayer de rafraîchir en ouvrant les fenêtres et en faisant des courants d'air mais en cas d'échec fermer les fenêtres;
– fermer les fenêtres à partir de 10 h (lorsque la température extérieure devient plus chaude que la température intérieure);
– après 21 h et/ou lorsque le soleil ne donne pas sur la façade du bâtiment, ouvrir les stores, les rideaux et les fenêtres, essayer de provoquer un courant d'air dans tout le bâtiment;
– éteindre les appareils électriques et les lumières inutiles (création de sources de chaleur supplémentaires).

5 - Dépister les signes cliniques du coup de chaleur :
– prendre la température corporelle une fois par équipe;
– signaler au médecin toute observation clinique anormale.

6 - Prendre les mesures d'urgence dès les premiers signaux d'alerte, en attendant le médecin :
– appeler le médecin;
– entreprendre ou continuer la lutte contre l'élévation de la température corporelle par les moyens déjà cités;
– poser des vessies de glace sur les points vasculaires importants, poignets, plis inguinaux;
– surseoir aux éventuels protocoles d'emploi systématique de paracétamol (*Doliprane*, *Dafalgan*) comme antipyrétique sauf bien sûr s'ils sont prescrits nominalement par le médecin.

BIBLIOGRAPHIE

BELMIN J., « Les conséquences sanitaires de la vague de chaleur d'août 2003 en France », *Presse Med*, n° 34, 2003, p. 1589-1592.

BOUCHAMA A., KNOCHEL J.-P., « Heat stroke », *N Engl J Med*, n° 346, 2002, p. 1978-1988.

COLLINS K.-J., COWEN T., « Disorders of the autonomic nervous system », *in* TALLIS R., FILLIT H., BROCKLEHURST J.-C., eds, *Geriatric medicine and gerontology*, Edinburgh, Churchill Livingstone, 1998, p. 539-563.

DEMARRE J.-E., O'MARRA K., BUESCHER J., *et al.*, « Near fatal heat stroke during the 1995 heat wave in Chicago ». *Ann Intern Med*, n° 129, 1998, p. 173-181.

KATSOUYANNI K., TRICHOPOULOS D., ZAVITSANO X., TOULOUMI G., « The 1987 Athens heat wave », *Lancet*, 1988, ii : 573.

L'alitement prolongé et ses complications ♦ 11

F. AMALBERTI

Se mouvoir et maintenir une bonne posture est un des quatorze besoins fondamentaux de l'homme sain décrits par V. Henderson. La mobilité permet à l'homme de bouger, courir, marcher. Maintenir une bonne posture favorise les différentes fonctions de ses organes, en particulier de son système cardio-respiratoire, digestif et urinaire.
Lorsque survient une altération grave de l'état de santé, l'homme ne peut plus satisfaire ce besoin, il s'alite et, en l'absence de soins adaptés, des complications peuvent apparaître.
Le vieillissement est souvent associé à une diminution progressive de l'activité physique en raison de facteurs physiques (douleurs articulaires, diminution de la masse musculaire, troubles visuels), psychologiques ou sociaux. Une proportion importante de sujets très âgés se déplace avec lenteur et maladresse, sur de courtes distances, l'amplitude des mouvements est limitée. Lors de traumatismes ou de maladies aiguës, le manque de mobilisation, chez ces personnes déjà fragilisées par l'avance en âge, peut avoir des conséquences graves.

LES PATHOLOGIES DE L'IMMOBILISATION

On distingue deux types de pathologies de l'immobilisation de la personne âgée :
– les pathologies dites de « *décubitus* » qui surviennent dans les premières semaines, les premiers jours, voire même les premières heures de l'alitement ;
– le syndrome d'immobilisation : il se confond avec l'état grabataire et correspond « à l'ensemble des complications dues à l'alitement prolongé ».

Les causes déclenchantes de la perte de mobilité doivent être bien connues et traitées énergiquement pour ne pas donner lieu à des complications ou à une immobilisation indue.

LES CAUSES DÉCLENCHANTES

Les affections neurologiques représentent 35 à 40 % des causes d'alitement des vieillards. Les hémiplégies à elles seules représentent deux tiers de ces cas.

Mais d'autres affections neurologiques peuvent être mises en cause :
- syndromes extrapyramidaux (maladie de Parkinson, iatrogènes);
- paraparésies, myélopathies;
- syndromes cérébelleux;
- hydrocéphalie à pression normale;
- tumeurs cérébrales, etc.

Les démences évoluées représentent 20 à 25 % des causes d'immobilisation de la personne âgée;
- apraxie de la marche;
- rééducation compromise par la perte des fonctions intellectuelles.

Des causes ostéo-articulaires peuvent aussi entraver gravement la mobilité de la personne âgée :
- rhumatismes inflammatoires;
- fractures du col du fémur;
- arthroses invalidantes.

D'autres affections peuvent être à l'origine de l'alitement des personnes âgées, ce sont :
- les maladies organiques sévères 5 à 10 % (cancers, infarctus du myocarde et insuffisance cardiaque, diabète compliqué, douleurs non prises en compte ou non calmées, etc.);
- les troubles psychiques 5 à 10 % (syndrome de glissement, syndrome post-chute, dépression, etc.);
- les suites de la chirurgie générale et orthopédique.

De plus, des soins prodigués par un personnel non qualifié ou en nombre insuffisant, un maintien à domicile dans de mauvaises conditions, une hospitalisation sans rééducation adaptée sont autant de facteurs favorisant l'immobilisation du vieillard.

Le contexte social (un isolement, un habitat mal agencé, le manque de stimulation, un placement non préparé ou imposé) aggrave l'état de dépendance de la personne âgée et favorise l'alitement à plus ou moins longue échéance.

Le plus souvent plusieurs de ces causes peuvent s'associer pour favoriser la perte de mobilité du sujet âgé.

LES COMPLICATIONS DE L'IMMOBILISATION ET LEUR PRÉVENTION

Les principales complications de l'immobilisation prolongée sont présentées dans le tableau 11.1. Parmi elles, on distingue deux catégories de complications : précoces ou tardives.

Tableau 11-1. Les principales conséquences de l'immobilisation prolongée chez les sujets âgés

	Type de complications
– Peau.	– Escarres.
– Appareil cardio-vasculaire.	– Thrombose veineuse, embolie pulmonaire, hypotension orthostatique.
– Appareil respiratoire.	– Encombrement bronchique. – Infection respiratoire.
– Appareil urinaire.	– Rétention d'urine, infection urinaire, incontinence urinaire, lithiase urinaire.
– Appareil digestif.	– Constipation, fécalome, anorexie, malnutrition protéino-énergétique.
– Appareil locomoteur.	– Amyotrophie, attitudes vicieuses, rétractions tendineuses, troubles de la marche (rétropulsion), ostéoporose.
– Troubles neuropsychiatriques et syndromes complexes.	– Confusion mentale, dépression, syndrome postchute, syndrome de régression psychomotrice, syndrome de glissement, compressions nerveuses.

LES COMPLICATIONS PRÉCOCES

Les complications précoces, notamment de décubitus, peuvent apparaître dès les premières heures de l'alitement.

Les *complications thromboemboliques* sont liés à la formation d'un caillot de sang dans les veines notamment au niveau des membres inférieurs. Cette thrombose veineuse peut se compliquer d'une embolie pulmonaire si elle se détache et gagne la circulation pulmonaire. Les accidents thromboemboliques sont favorisés par la stase de sang dans les membres inférieurs et par la déshydratation.

Deux actions seront essentielles pour les soignants :

– prévenir le risque de thrombose veineuse par plusieurs actions :
  • la mobilisation passive puis active avec l'aide du kinésithérapeute,
  • la surélévation des membres inférieurs (cales sous les pieds du lit, coussins sous les jambes),
  • des massages légers des mollets,
  • l'aide au lever et à la marche,
  • le maintien d'un bon état d'hydratation,
  • en l'absence de contre-indications, dès que l'état de santé le permet, certains traitements préventifs peuvent être utiles (notamment en contexte postchirurgical) : héparine de bas poids moléculaire par voie sous-cutanée et bas de contention veineuse;

– dépister précocement les premiers signes d'apparition d'une thrombose veineuse ou embolie pulmonaire :
  • fièvre inexpliquée,
  • douleur, rougeur, chaleur, œdème au niveau d'un membre inférieur,
  • douleur thoracique, dyspnée, tachycardie, cyanose, chute de la tension pouvant révéler une embolie pulmonaire.

Les *complications respiratoires* surviennent chez des sujets présentant une diminution de la fréquence respiratoire, une capacité respiratoire vitale plus faible, une fragilité aux infections bronchiques.
Lors de l'alitement du vieillard, les troubles respiratoires se manifestent par un encombrement bronchique, une infection favorisée par la stase des mucosités puis l'encombrement des voies respiratoires. De plus, il peut se produire chez les personnes alitées des petites régurgitations du contenu gastrique qui sont parfois inhalées, entraînant des infections respiratoires plus graves.
Les soins infirmiers consistent à :

– prévenir cet encombrement en maintenant un degré d'humidité idéal, en mettant la personne âgée alitée en position demi-assise, en fluidifiant les sécrétions bronchiques par des aérosols et avec l'aide de la kinésithérapie respiratoire;
– éviter l'infection pulmonaire par une bonne hygiène et une température satisfaisante de la pièce;
– déceler les signes de complications par une surveillance de la température, l'apparition d'une toux, de crachats purulents et de râles bronchiques.

Chez certains malades âgés alités, on observe parfois une *diminution des sensations de faim et de soif* pouvant évoluer vers une anorexie avec risque de déshydratation et de dénutrition.
Les actions de l'équipe soignante portent sur plusieurs points :

– satisfaire les besoins nutritionnels des personnes âgées;
– tenir compte pour le choix des aliments, des modifications physiologiques dues au vieillissement;
– apporter des solutions aux difficultés de mastication liées à des problèmes dentaires (consultation et soins de stomatologie, hygiène bucco-dentaire);
– respecter (autant que possible) les goûts de ces patients en sachant qu'ils n'apprécient pas les plats modernes ou exotiques. En revanche, penser aux aliments sucrés (laitage, pâtisseries, biscuits, etc.);
– préserver l'hydratation par tous les moyens (eau, jus de fruits, thé, café, lait, potage, perfusion).

Afin que le repas reste un plaisir et que la personne âgée ait envie de manger, il est essentiel que le lieu dans lequel sont servis les repas soit confortable, gai et que le personnel soit aimable et attentionné.
Il est souhaitable d'établir une fiche de surveillance afin de contrôler les apports (nutritionnels et hydriques) et de corriger les carences.

Enfin, la dernière complication de décubitus est l'*escarre*.
C'est une nécrose ischémique de la peau qui se produit au niveau des points d'appui. La plupart des escarres des personnes âgées surviennent dans les premiers jours voire même les premières heures de l'évolution d'une maladie aiguë.
L'escarre résulte de la compression prolongée des tissus entre deux plans durs, la surface osseuse du patient et le plan sur lequel il repose.
La prévention des escarres chez les malades âgés alités est une urgence qui nécessite une prise en charge pluridisciplinaire et rigoureuse. L'équipe de

soins doit adopter un plan d'action efficace et bien coordonné (*cf.* chapitre 12, *L'altération des téguments et les soins d'escarres en gériatrie*).

La surveillance des points d'appui doit être pluri-quotidienne afin de reconnaître le plus précocement possible l'apparition d'escarre de stade 1 (érythème), car à ce stade un traitement bien conduit permet le plus souvent la guérison sans évolution vers une ulcération cutanée. En cas d'apparition d'escarre, quel que soit le stade, il est important que le traitement soit bien choisi et coordonné : celui-ci doit faire l'objet d'une prescription médicale détaillée et explicite. Prenant en compte la douleur, les constats et les notes d'observation de l'infirmière permettent d'évaluer l'effet du traitement choisi sur l'escarre, et de le modifier si nécessaire. En effet, si la prévention relève du rôle propre infirmier, le traitement curatif des escarres reste une prescription médicale qui est exécutée et surveillée comme tout autre traitement.

LES COMPLICATIONS TARDIVES

L'équipe paramédicale, en collaboration avec le médecin, établit un protocole qui prend en compte le traitement de la maladie aiguë et la prévention des complications de décubitus. Lorsque l'objectif n'est pas atteint, l'alitement se prolonge et toute l'équipe doit se mobiliser pour éviter les complications suivantes.

Les complications vésicales et intestinales

Le besoin d'éliminer est perturbé chez la personne âgée et peut se traduire par plusieurs types de complications et une atonie intestinale avec risque de fécalome.

Parmi les complications urinaires, on peut observer une *incontinence urinaire* qui résulte de multiples facteurs incluant le manque d'assistance aux mictions. L'infection urinaire est facilitée par des difficultés pour uriner en position de décubitus et la stase urinaire qui peut en résulter. Il peut aussi se produire une *rétention d'urine* par atonie vésicale. Enfin, tardivement, des lithiases urinaires peuvent se former en cas de stase urinaire.

Les actions infirmières doivent :

– éviter la stase urinaire, l'infection et la lithiase. Pour cela, il est nécessaire de maintenir une bonne hydratation par un apport satisfaisant en boisson (eau, thé, café, jus de fruits, potage, lait, eau gélifiée);

– aider à l'élimination urinaire : si la perte de mobilité ne permet pas d'accompagner le patient aux toilettes régulièrement, la réponse des soignants consiste dans le meilleur des cas à se rendre disponible pour proposer le bassin le plus régulièrement possible ou à la demande du patient (encadré 11-1). Cela suppose aussi que ce dernier dispose d'un système d'appel du personnel. Le plus souvent, c'est l'utilisation de produits de confort absorbants qui est privilégiée;

– dépister l'apparition de troubles urinaires par la surveillance de la diurèse des 24 heures, la couleur, l'aspect et l'odeur des urines. Il est possible aussi, lorsqu'on dispose de l'appareil, d'utiliser au lit du patient un système d'échographie permettant d'évaluer le volume urinaire dans la vessie (*Bladder scan*). Cet appareil utilisé par les infirmières après une formation spécifique courte est utile pour détecter la

rétention d'urine et pour le suivi des troubles qu'elle entraîne (indication de sondage évacuateur);
– les indications du sondage urinaire chez les malades alités sont rares et concernent des cas particuliers : rétention d'urine, suites opératoires, en situation de fin de vie en cas de douleurs extrêmes à la mobilisation;
– établir un bilan quotidien en notant toutes les prises de boissons sur la fiche de surveillance ainsi que la diurèse. Toutes ces informations étant regroupées dans le dossier de soins;
– rechercher l'existence d'un fécalome.

La constipation peut aboutir à un fécalome qui se manifeste souvent par une anorexie, une incontinence urinaire, des douleurs abdominales, un syndrome occlusif, ou des diarrhées.
Le rôle de l'équipe soignante consiste à :

– prévenir la constipation en favorisant un bon transit intestinal par une alimentation riche en cellulose et en fibres (légumes verts, fruits) et une bonne hydratation;
– établir un protocole de surveillance des selles et de traitement permettant d'agir rapidement dès les premiers signes de constipation;
– rechercher l'existence d'un fécalome à suspecter fortement en cas de fuites urinaires associées si le patient présente une incontinence urinaire (le fécalome appuie sur la vessie et provoque une fuite des urines) ou une diarrhée (fausse diarrhée : les selles liquides s'évacuent en dépit du bouchon).

ENCADRÉ 11-1

L'UTILISATION DU BASSIN CHEZ LES PERSONNES ÂGÉES ALITÉES

Si on utilise le bassin, il faut savoir que la position en décubitus sur le bassin est inconfortable et gêne la miction, entraînant une vidange incomplète de la vessie, et donc une stase de l'urine qui favorise l'infection urinaire et entraîne une pollakiurie. Alors un petit truc : redresser au maximum la tête du lit pour placer le patient en position demi-assise. Insérer le bassin de façon à ce que la partie « cuvette » soit sous les fesses du patient afin qu'il puisse s'asseoir dessus. Ainsi, la vidange vésicale se fait plus facilement et plus complètement.

La désadaptation cardio-vasculaire

Les modifications de répartition du sang et surtout la diminution des sollicitations du système cardio-vasculaire liée à la position couchée prolongée entraînent une diminution des capacités de régulation cardio-vasculaire. Elle se traduit par une hypotension orthostatique et des malaises en position debout ou même assise.

Le syndrome de glissement

C'est un syndrome très grave qui peut apparaître en cas d'alitement prolongé (*cf.* chapitre 7, *Alimentation, anorexie et malnutrition de la personne âgée*) principalement par un refus de s'alimenter et un refus des soins.
L'équipe soignante doit essentiellement intervenir au niveau de la prévention, car, une fois installé, le syndrome de glissement échappe le plus souvent à l'action thérapeutique.

L'amyotrophie et les positions vicieuses

L'immobilité prolongée et la malnutrition qui lui est souvent associée chez les personnes âgées fragiles entraînent une fonte musculaire rapide. Par ailleurs, la perte de mobilité prolongée peut entraîner des rétractions tendineuses et un enraidissement articulaire, pouvant entraîner des positions vicieuses.
Les actions de l'équipe soignante visent à prévenir l'apparition de rétractions articulaires ou musculaires par :

– la mobilisation passive du patient avec l'aide du kinésithérapeute;
– la mobilisation active selon les ressources du malade âgé;
– le respect des positions physiologiques avec l'aide d'attelles, de planches, de coussins si besoin (voir encadré 11-2);
– des massages musculaires répétés ou toucher-massages relaxation (*cf.* chapitre 24).

Les compressions neurologiques

La compression prolongée peut entraîner des compressions neurologiques : le nerf sciatique poplité externe, le nerf cubital, le nerf radial, etc.
Il est indispensable de prévenir ces complications par :

– une installation confortable et appropriée des malades;
– un dépistage de tous les troubles de la sensibilité (signes précoces);
– des changements de positions selon un protocole établi par l'équipe;
– l'utilisation de coussins de confort dont le positionnement doit être défini avec le masseur kinésithérapeute ou l'ergothérapeute.

LA REPRISE DE LA MARCHE APRÈS UN ALITEMENT PROLONGÉ

Après un alitement prolongé, la reprise de la marche est souvent difficile chez les malades âgés. Les principaux problèmes rencontrés sont de plusieurs ordres. La régulation cardio-vasculaire en position debout peut être déficiente, conduisant à *l'hypotension orthostatique*, source de malaises et d'instabilité. De plus, la fonte musculaire et les troubles de l'équilibre vont conduire à une marche mal assurée à petits pas, avec risque potentiel à la chute en arrière (rétropulsion), décrite sous le terme d'« *astasie-abasie* » ou de « syndrome de régression psychomotrice ». Ce syndrome se traduit par une perte des automatismes de la marche et des réflexes de posture. Il se traduit par des troubles de l'équilibre et de la posture. Lors de la mise en position debout, le sujet se place en rétropulsion et chute en arrière si on ne le retient pas. Il existe souvent une forte anxiété, une hypertonie musculaire et le sujet s'agrippe. La marche avec aide humaine se fait à petit pas. On observe souvent des troubles psychologiques associés. En particulier, chez les malades victimes de chutes, surtout s'ils sont restés longtemps au sol sans secours (encadré 11-3), une anxiété majeure voire une panique peut apparaître au lever avec une *peur phobique des chutes* (syndrome postchute) rendant difficile la rééducation. Des séances de rééducation (souvent collectives) avec apprentissage au relever du sol peuvent être très profitables. L'intervention d'un psychologue et l'instauration d'un traitement anxiolytique sont alors des éléments utiles.

ENCADRÉ 11-2

INSTALLATION DE LA PERSONNE ÂGÉE ALITÉE : RECOMMANDATIONS ERGONOMIQUES

– S'assurer du confort de la position proposée à la personne âgée en particulier en observant son comportement (déclenchement de douleurs par exemple).
– Adapter le type du matelas à la durée prévisionnelle de l'immobilisation (voir chapitre 12, *L'altération des téguments et les soins d'escarres en gériatrie*).
– Contrôler l'état du matelas : qualité des housses (la présence d'un pli pourrait cisailler la peau et générer des escarres), confort et hygiène.
– Vérifier l'état de la literie systématiquement : propreté, absence de miettes ou de tout autre corps étranger dans les draps.
– Dans le cas d'une position demi assise il faudra s'assurer que la personne âgée ne glisse pas au fond du lit (inconfort, gêne à la respiration et à la digestion). Pour cela prévoir des butoirs (oreillers roulés, traversins…) à positionner entre les pieds de la personne âgée et le pied du lit.
– Pour maintenir une position latérale (cas par exemple de changements de position dictés par la présence d'escarres) on positionnera des traversins dans le dos de la personne âgée. Il faudra également installer un coussin de protection (mousse de polyuréthane) entre les genoux.
– En cas de prothèse de hanche, il faudra que la personne âgée soit installée sur le côté non opéré. Au début il est préférable de garder la bonne habitude de glisser un coussin entre les genoux, ceci afin d'éviter que la personne âgée, si elle se retourne durant son sommeil, croise ses jambes. Le matelas choisi devra être ferme.
– Dans les cas d'agitation d'une personne âgée alitée, il faudra penser à la protection des ridelles du lit afin d'éviter des ecchymoses ou des plaies d'origine traumatique (il existe plusieurs types de protection très efficaces : mousses, filets…).

ENCADRÉ 11-3

LES COMPLICATIONS DE L'IMMOBILISATION AIGUË APRÈS CHUTE

Il arrive que certaines personnes âgées ne puissent pas se relever après une chute. Parfois, une fracture des membres inférieurs, et les douleurs qu'elle entraîne, l'en empêche. D'autres fois, surtout chez les personnes âgées fragiles ayant déjà une perte d'autonomie, cela peut se produire en l'absence de fracture. Si la personne est isolée, elle peut rester longtemps sans être secourue. Cette situation s'accompagne de plusieurs types de complications. La compression prolongée des masses musculaires sur un plan dur peut entraîner une forte élévation des enzymes musculaires plasmatiques (CPK) définissant une rhabdomyolyse, qui peut se compliquer d'une insuffisance rénale aiguë. Il peut se produire aussi une hypothermie, parfois grave qui entraîne d'autres conséquences graves (choc circulatoire, troubles neurologiques…). Cette situation constitue un stress important, et on peut souvent voir se développer un « syndrome postchute » avec une peur phobique de marcher et des troubles psychologiques anxieux et dépressifs qui nécessitent une prise en charge particulière. Après rééducation, l'utilisation d'un système de téléassistance peut faciliter le retour au domicile, en donnant un moyen fiable d'alerte en cas de récidive.

CONCLUSION

Rôle propre infirmier

– Prévention de la perte de mobilité.
– En cas d'immobilisation prolongée :
• prévention des complications ;
• dépistage précoce des complications.
– Reprise de la marche après immobilisation prolongée :
• mise en confiance et soutien quotidien ;
• favoriser l'activité musculaire en position couchée et assise. Multiplier les changements de position (coucher, assis) ;
• aider la marche en suivant les conseils du masseur kinésithérapeute en cas de rétropulsion.

Chez les personnes âgées, les maladies aiguës entraînent fréquemment un alitement prolongé qui peut avoir des conséquences graves voire fatales. La plupart des complications de l'immobilité prolongée peuvent faire l'objet d'une prévention par un travail d'équipe au service de la personne âgée.

BIBLIOGRAPHIE

BARIOS C., BOULANDET M., « Dossiers de l'aide-soignante », *Méthodologie-Santé et maladie, Besoins fondamentaux* (1re partie), Maloine, Paris, 1987.

BARIOS C., BOULANDET M., « Dossiers de l'aide-soignante », *Méthodologie-Santé et maladie, Besoins fondamentaux* (2e partie), Maloine, Paris, 1987.

CHAUMIER J.-A., MOINET P., MARSAY C., « L'eau gélifiée », *Revue de l'Aide-Soignante*, n° 10, 1990.

DELOMIER Y., « Le syndrome de glissement », *Introduction à la psychogériatrie*, SIMEP, Villeurbanne, 1984.

GONTHIER R., « Réduction sévère de mobilité et ses conséquences chez le sujet âgé », *In* BELMIN J., CHASSAGNE P., GONTHIER R., JEANDEL C., PFITZENMEYER P., *Gérontologie pour le praticien*, Masson, Paris, 2003.

HENDERSON V., Traduction modifiée du *Manual for the US of the nursing History Tool*, College of Nursing University of Florida, 1968.

Les soins d'escarres en gériatrie ♦ 12

R. DONDELINGER, F. HAMON-MEKKI, S. MEAUME

Le décret de 2003 du ministère de la Santé et de l'Action humanitaire précise le rôle propre de l'infirmier(e), et son article 3 souligne que : « Notamment dans le cadre de son rôle propre, l'infirmier(e) est habilité à accomplir les soins infirmiers suivants, comprenant si besoin est l'éducation de l'entourage de la personne soignée et surtout les soins concernant la prévention et les soins d'escarres. »
L'escarre est encore souvent considérée – à tort – comme une fatalité ou comme une conséquence inévitable du vieillissement de la personne et de sa perte d'autonomie. Bon nombre de cliniciens et de soignants envisagent encore à ce jour le vieillissement comme une grabatisation inéluctable à plus ou moins long terme, considérant l'apparition d'escarres comme un tournant évolutif annonçant la « phase terminale ». Ces notions sont bien sûr fausses, les escarres représentant une pathologie résultant de plusieurs maladies impliquant une diminution de mobilité et non un phénomène physiologique. Il importe donc de ne pas associer systématiquement vieillesse et dépendance, dépendance et grabatisation, grabatisation et escarres.

DÉFINITION ET GÉNÉRALITÉS

La définition établie en 1989 par le *National pressure ulcer advisory panel* (NPUAP) décrit une escarre comme une lésion cutanée d'origine ischémique liée à une compression des tissus mous entre les saillies osseuses et le plan dur du support sur lequel repose le sujet.
L'ANAES (Agence nationale d'accréditation et d'évaluation en santé) dans les recommandations issues de la conférence de consensus de novembre 2001 à Paris, décrit trois types d'escarres selon la situation :

– l'escarre « accidentelle », liée à un trouble temporaire de la mobilité et/ou de la conscience;

– l'escarre « neurologique », conséquence d'une pathologie chronique, motrice et/ou sensitive : la topographie étant surtout sacrée ou trochantérienne, avec une indication chirurgicale assez fréquente en fonction de la surface, de la profondeur de l'escarre, de l'âge physiologique et des comorbidités;

– l'escarre « plurifactorielle » du sujet confiné au lit et/ou au fauteuil, polypathologique, où prédominent les facteurs intrinsèques, où les localisations peuvent être multiples et où l'indication chirurgicale est rare et donc le traitement essentiellement médical.

Les sujets âgés peuvent avoir des escarres appartenant aux trois types décrits ci-dessus, avec une prédominance évidente du troisième type.

L'escarre est une maladie coûteuse, qui altère la qualité de vie des patients. On estime à 300 000 environ le nombre d'escarres pour l'ensemble de la population française. L'escarre est une maladie que l'on peut actuellement prévenir en connaissant bien la maladie et les moyens préventifs d'où l'importance de l'enseignement et de l'éducation de tous les intervenants autour du patient à risque d'escarres. L'escarre est une pathologie complexe, nécessitant une prise en charge multidisciplinaire et personnalisée à chaque personne.

PHYSIOPATHOLOGIE – FACTEURS DE RISQUE

L'escarre est également décrite comme une « plaie » de dedans en dehors de forme conique à base profonde d'origine multifactorielle, ce qui la différencie des abrasions cutanées. Ceci est expliqué par le fait que la peau résiste mieux à l'ischémie que les tissus plus profonds : aussi la nécrose cutanée est en règle moins étendue que la nécrose sous-jacente, pouvant au maximum réaliser une « escarre enfermée ». Le rôle de la pression et de la perte de mobilité est prédominant.

Le mécanisme de l'apparition de l'escarre est sous-tendu par l'ischémie chronique : la pression exercée sur la peau et les tissus sous-jacents écrase les petits vaisseaux et entraîne un arrêt circulatoire privant les cellules d'oxygène et d'aliments nutritifs; lorsque cet état se prolonge, les cellules meurent, ce qui conduit à la création de l'escarre.

Les facteurs de risque peuvent, selon la conférence de consensus de l'ANAES de 2001, être séparés en facteurs explicatifs et facteur prédictifs d'une éventuelle survenue de l'escarre. Les facteurs explicatifs, les plus fréquents, peuvent être subdivisés en facteurs extrinsèques ou mécaniques et facteurs intrinsèques ou cliniques.

DES FACTEURS EXPLICATIFS DE RISQUE

Facteurs extrinsèques ou mécaniques

– La *compression des parties molles* est décrite par la force exercée sur la peau par le support. L'intensité de cette force doit être à la fois supérieure à la pression de perfusion capillaire et suffisamment prolongée pour provoquer la survenue d'une escarre par une chute du débit sanguin et des échanges gazeux dans la microcirculation sous-cutanée. Cette chute induit l'ischémie chronique locale aboutissant à l'*altération secondaire de la microcirculation.*

– La *friction* correspond à une lésion directe de la barrière cutanée, provoquant une abrasion.
– Le *cisaillement* est la pression exercée obliquement sur les plans cellulaires sous-cutanés, qui apparaît en position assise instable (le patient en position semi-assise glissant de son fauteuil) et entraîne très vite une diminution importante du débit vasculaire sous-jacent.
– La *macération* favorise l'altération de la barrière cutanée.

Facteurs intrinsèques ou cliniques

– L'immobilité due à des troubles de la conscience ou à des troubles moteurs,
– l'état nutritionnel et la malnutrition,
– l'état de la peau,
– la baisse du débit circulatoire (bas débit),
– la neuropathie responsable d'une perte de sensibilité et de l'incapacité de changer de position,
– l'état psychologique et le manque de motivation à participer aux soins,
– l'âge « physiologique », attestant de l'état général du corps avec toutes ses comorbidités.

Le *Royal College of Nursing* ajoute d'autres facteurs de risque à la liste de l'ANAES :
– les antécédents d'escarres,
– la déshydratation,
– certaines maladies aiguës,
– les pathologies chroniques graves et la phase terminale de pathologies graves.

DES FACTEURS PRÉDICTIFS DE RISQUE

– L'immobilisation,
– la dénutrition.

En gériatrie, des facteurs de risque particulièrement fréquents ont été mis en évidence :
– la fièvre,
– la diminution de la pression artérielle,
– la diminution des apports énergétiques,
– les maladies cardio-vasculaires.

Un facteur de risque probable non encore étudié est la fragilité particulière de la peau et l'atrophie du tissu sous-cutané des personnes âgées constitutionnelles ou induites par des médicaments, tels les corticoïdes.

ÉVALUATION DU RISQUE DE SURVENUE D'ESCARRES

Connaissant les facteurs de risque, il est possible d'identifier les sujets à risque d'escarres au moyen d'échelles de risque basées sur certains facteurs de risque. Il faut utiliser des échelles chiffrées, reproductibles, fiables et validées, et aussi ayant un temps de passation assez court pour être utilisable facilement. L'échelle la plus connue probablement est l'échelle de Norton (1962), qui est validée chez les patients de plus de 65 ans. Elle est très simple d'utilisation, mais ne prend pas en compte le statut nutritionnel. Plus récente, l'échelle de Braden (1985) est claire et simple d'utilisation. Elle a été validée et son temps de passation est d'environ une minute. Cette échelle comporte 6 critères et pour chacun de ces critères l'échelle décrit 4 niveaux de risque, côtés de 1 à 4, le stade 4 correspondant au risque le plus bas. Le score maximal possible est de 23 points. Plus le score est bas (15 ou moins), plus le patient a un risque élevé de développer des escarres.

QUAND ÉVALUER ? DÉPISTAGE PRÉCOCE

Une escarre ne devrait pas survenir si un traitement préventif est bien appliqué. Pour cela, il faut identifier les sujets à risque afin de cibler l'action préventive. Il importe donc que tous les services prenant en charge des patients âgés, identifient les sujets à risque. La présence, voire l'apparition d'un facteur de risque en cours d'hospitalisation a conduit notre équipe à effectuer une échelle de Braden de façon hebdomadaire, en tenant compte des événements nouveaux de chaque semaine. L'escarre peut s'installer chez la personne âgée d'une manière insidieuse ou extrêmement rapide. Quelques heures seulement suffisent si toutes les conditions se trouvent réunies.

ZONES À RISQUE EN FONCTION DE LA POSTURE DU MALADE

Le premier intervenant dans le dépistage des escarres est l'aide-soignant. En effet, il est au contact de la peau du patient et son rôle d'observation est primordial. Il est en première ligne quant au dépistage des rougeurs (stade 0 ou 1 de l'escarre). Les zones à inspecter de préférence se trouvent en regard de toutes les proéminences osseuses et de tous les points de pression variant avec la position du patient. La localisation des escarres dépend donc de la position du sujet.

– *En décubitus dorsal*, les zones à risque sont multiples, de la tête au talon, partout où une saillie osseuse comprime le revêtement cutanéo-musculaire : la région *occipitale*, le coude *(appui épitrochléen),* les omoplates, le rachis (apophyses épineuses), les épines iliaques postéro-supérieures, la région sacro-coccygienne, les zones rétro-trochantériennes, les genoux, la région de la tête du péroné, les condyles fémoraux quand les faces internes des genoux sont en contact, les chevilles, le *talon*, la face postérieure des calcanéums et les orteils.

– *En décubitus latéral*, les zones les plus à risque sont les *régions trochantériennes, mais peuvent aussi être menacés :* les genoux, les malléoles, le bord externe du pied, la face externe des épaules, les parties latérales du gril costal. Cette position en décubitus latéral strict à 90° doit être proscrite en raison du risque élevé d'escarres.

– *En position assise,* les régions les plus exposées sont les ischions et le coccyx.
– Parmi les autres localisations plus rares, on peut citer : l'escarre pénoscrotale, provoquée par la compression de l'urètre par la sonde urinaire pouvant aboutir à une uréthrocèle, une fistule urétrale; l'escarre à la face postérieure de la verge, au contact d'un urinal; l'escarre des ailes du nez au contact de sonde nasale; le pli fessier inférieur, au contact d'une sonde urinaire passant sous le patient.

LA DESCRIPTION DES ESCARRES

DIAGNOSTIC ET CLASSEMENT DE L'ESCARRE

La classification actuellement recommandée en France par la conférence de consensus de l'ANAES en novembre 2001 est celle proposé par le *National Pressure Ulcer Advisory Panel* en 4 stades, enrichie d'après les travaux de l'hôpital de Garches. La classification est décrite ci-dessous dans la prise en charge en fonction des stades.

QUANTIFICATION DE L'ESCARRE ET SON ÉVOLUTION

Le premier élément quantitatif de l'évolution de l'escarre est la mesure des dimensions de l'escarre, directement faite sur la plaie à l'aide de ruban métrique en papier à usage unique posé sur la plaie ou bien, de façon indirecte, par dessin sur un calque de la plaie. La profondeur peut s'apprécier de façon simple, mais peu précise, à l'aide d'un stylet.
Le procédé le plus facile et donc le plus utilisé pour l'évaluation qualitative de l'évolution de l'escarre est l'échelle colorielle (*Red Yellow Black*). Elle repose sur l'utilisation de 3 à 4 couleurs. Elle permet de suivre l'évolution de la plaie sur un rectangle normé, qui est colorié proportionnellement en noir pour le pourcentage de la nécrose, en jaune pour la partie fibrineuse, en rouge pour la partie bourgeonnante et en rose pour la partie reépidermisée.
La description de l'escarre n'est pas complète si on ne mentionne pas *la douleur* spontanée ou liée aux soins, leurs causes, leur intensité, leur retentissement sur le comportement quotidien et sur l'état psychologique.

LA PRÉVENTION DES ESCARRES

LA PRÉVENTION : UN ÉTAT D'ESPRIT

L'escarre en gériatrie est une pathologie évitable à condition d'appliquer des principes incontournables : l'éducation du patient parfois réalisable, l'éducation de l'équipe, l'éducation de la famille, l'éducation de tous les intervenants, l'application de mesures préventives et la prise en charge multidisciplinaire. Malheureusement un certain nombre d'escarres peuvent survenir malgré l'application de mesures préventives précoces, attestant de la fragilité du sujet âgé malade à ce moment-là.

RÔLE INFIRMIER : NOTION D'ÉQUIPE

La prévention comprend pour l'infirmier deux aspects : d'une part l'analyse des risques et, d'autre part, une mise au point de démarche de soins intégrant le risque cutané.

Les soins infirmiers ont pour objet de protéger, maintenir, restaurer et promouvoir la santé ou l'autonomie des fonctions vitales des personnes. À ce titre, la prévention et les soins d'escarres relèvent du rôle propre de l'infirmier.

L'équipe soignante doit être informée des risques cutanés chez le patient âgé alité et par conséquent, formée pour les éviter. C'est sur cette équipe que repose l'avenir du patient. Tout au long de la journée, elle devra assurer les changements de posture, la propreté, l'hygiène, l'alimentation, l'hydratation de la personne. Elle devra stimuler cette personne à se mobiliser, à se lever et si possible à marcher. Face aux sujets âgés malades et grabataires, il n'y a jamais de fin, les gestes sont toujours les mêmes, pourtant la mission est de soigner. Cette mission doit s'accomplir, quelque soit le type de soins, même si l'issue, chez la personne âgée, est souvent fatale. Le personnel soignant ne doit pas éprouver un sentiment de lassitude et de dépit qui risquerait de leur faire baisser les bras.

Une prévention efficace repose sur une bonne implication et coordination de l'équipe soignante autour d'un plan de prévention personnalisé au patient soigné :

– une fiche de retournement;

– la suppression de la cause d'apparition d'escarres est une priorité.

S'ajoutent à cela des transmissions suivies et précises établies par les aides-soignants, kinésithérapeutes et infirmiers. L'exploitation du dossier de soins touche le personnel soignant. Les transmissions sont orales et écrites, établies à chaque changement d'équipe.

LA PRISE EN CHARGE MULTIDISCIPLINAIRE

Elle concerne donc tous les intervenants du soin :

– l'agent hospitalier prend le temps supplémentaire de faire marcher le patient qui le peut encore;

– l'aide-soignant par sa mission participe activement à toutes les actions de prévention définies par le médecin et l'infirmière. Son rôle est capital : il est le plus souvent en première ligne et, en faisant un examen rigoureux de l'état cutané du patient, il dépiste de façon précoce la rougeur, signant l'escarre stade 0 ou 1;

– l'infirmier par son rôle propre doit être le garant de la qualité des soins dispensés dans son service et donc du maintien de l'intégrité de la peau des patients ;
– le médecin par son diagnostic, son observation, et son interrogatoire peut informer l'équipe soignante des risques de survenue d'escarres chez un patient et exiger par là même un plan de soins précis ;
– le chef de service qui doit être persuadé du rôle fondamental qu'il joue quotidiennement dans la dynamique de prévention des escarres ;
– la famille par sa vigilance après avoir été informée et formée ;
– le kinésithérapeute par sa prise en charge permettant au maximum la reprise de la marche si elle est possible ;
– l'ergothérapeute qui fait une installation la plus stable au lit et au fauteuil ;
– le diététicien qui conduit, surveille et adapte le régime individualisé ;
– l'assistant social, par les aides qu'il peut proposer ;
– enfin, si son état physique et mental le permet, le patient lui-même, qui ayant reçu de la part de l'équipe soignante, information et éducation, sera capable de se surveiller et prendre les précautions nécessaires pour éviter la survenue d'escarre compte tenu de sa pathologie.

La formation du personnel, du patient et de la famille à la prophylaxie des escarres est donc essentielle afin que chacun exerce une surveillance sans relâche des patients à risque. La prévention doit donc être effectuée à travers une prise en charge de la personne soignée dans sa globalité, c'est-à-dire dans ses aspects biologiques, psychologiques et sociaux par une équipe multidisciplinaire.

MESURES PRÉVENTIVES

La réduction de l'appui

La réduction de l'appui passe par la réduction de la durée et de l'intensité de l'appui.
En premier lieu, il faut essayer de réduire la durée de l'appui. Il faut donc réaliser des cycles de changements de position compatible avec l'état de santé du patient. On peut ainsi mettre le patient en décubitus dorsal, en décubitus latéral à 30 ° droit et gauche. Il ne faut pas mettre le patient en décubitus latéral strict à 90 °, car cette position très instable est extrêmement dangereuse en exposant le grand trochanter avec pour seule interface avec le lit, le muscle moyen fessier, qui est en général très atrophique chez la personne âgée, même non malade. Ces changements doivent être faits toutes les deux à quatre heures. À ces changements de position, doit être associée une observation rigoureuse des points d'appui afin de dépister la moindre rougeur. Chez les malades à haut risque, il faut établir une fiche de retournement, sur laquelle chaque soignant notera ses actions et ses observations.
L'installation au lit, ou au fauteuil, requiert de la part des équipes soignantes des gestes précis et adaptés aux corps des soignés. Les personnes âgées présentent fréquemment des rétractions, des attitudes vicieuses générées par une spasticité ou des tremblements qui rendent les installations fort difficiles

et délicates à réaliser, d'autant que l'on ne doit jamais oublier le confort du patient et par conséquent faire en sorte que toute installation ou mobilisation ne soit pas à l'origine de phénomènes ou sensations douloureuses. Après l'installation du patient, il faut s'assurer de la bonne répartition des pressions exercées.

La possibilité de réduire l'intensité de l'appui repose sur la propriété physique suivante : l'application d'un corps aux parois irrégulières sur un support mou élastique présente la propriété d'agrandir sa surface et de diminuer d'autant la pression partielle.

Actuellement différents supports existent sur le marché que l'on peut subdiviser en 2 groupes : les supports statiques et les supports dynamiques.

Les supports statiques d'aide à la prévention des escarres au lit

• Les matelas en mousse

Ils sont le plus souvent découpés ou moulés en forme de gaufrier, ou composés de « plots » amovibles ou encore constitués de couches de densités variables. Ils autorisent une pénétration satisfaisante du corps du patient et assurent ainsi la répartition des pressions. La circulation d'air entre les plots, liée à la structure en gaufrier limite la macération. Le matelas est protégé des souillures par une housse un peu lâche épousant la forme des sillons. Ces matelas en mousse sont appréciés du personnel en raison de leur facilité de mise en place et de leur légèreté. Ils sont jugés relativement confortables par les patients et leur coût est peu élevé.

Cependant ces matelas sont de nettoyage et de désinfection difficiles ; vu leur volume important, ils posent parfois des problèmes de rangement et leur durée de vie est limitée (2 ans).

• Des matelas et surmatelas en mousse à mémoire de forme

Ils gardent la mémoire des formes qui leur sont appliquées pendant quelques secondes, ce qui leur confère une meilleure répartition des pressions en diminuant la pression d'interface. Ils sont plus récents, plus performants et donc également plus chers que les matelas en mousse précités.

• Les surmatelas de fibres à silicone

Ils seraient d'efficacité comparable aux matelas de mousse gaufrier, mais plus confortables, d'un coût modéré et conviennent bien aux patients âgés de faible poids. Ils sont beaucoup utilisés en Angleterre mais encore relativement peu en France sauf dans certaines unités de soins palliatifs.

• Les surmatelas à air statique

Ils sont en PVC, polyuréthanne, néoprène ou caoutchouc. Ils sont faits d'alvéoles de différentes formes et de différentes hauteurs, leur conférant une pression d'interface encore plus basse que les matelas cités ci-dessus. Cette efficacité supérieure se répercute évidemment sur leur prix. Le réglage du gonflage se fait manuellement pour chaque patient en fonction de son poids et de sa morphologie. Il est surtout important de ne pas surgonfler le surmatelas. La pression de gonflage une fois déterminée doit être contrôlée régulièrement.

Cette surveillance peut se faire à l'aide d'un manomètre. Il y a donc un savoir-faire nécessaire à l'utilisation de ce type de matelas afin d'optimiser ses possibilités.

- Les surmatelas à eau

Ils sont composés de compartiments gonflés par remplissage d'eau à 37 °C. Leur prix est relativement peu élevé; leur entretien et leur désinfection sont faciles; leurs performances en matière de pression d'interface sont également bonnes. Malheureusement leur utilisation est progressivement abandonnée au vue des nombreux inconvénients : risque d'hypothermie pour le patient et sensation désagréable de froid augmentant la contrainte du remplissage régulier avec de l'eau à bonne température; le poids du matelas; la sensation de mal de mer que ressentent certains patients; le risque d'« inondation » en cas de perçage.

Les supports dynamiques d'aide à la prévention des escarres au lit

Ces supports sont motorisés, leur réglage est manuel ou automatique. Certaines fonctions peuvent équiper ces supports : fonction ventilation, fonction chauffage, fonction pesée, autonomie de fonctionnement, capteurs électroniques de pression pour adapter la pression de façon optimale.

- Les surmatelas à air

Ce sont des supports très performants pour la prévention des escarres chez les patients à très haut risque et pour le traitement des escarres peu profondes. Leur seul inconvénient est leur prix élevé, mais si on le compare au coût d'une escarre il est encore moins cher; certains de ces surmatelas sont accessibles à la location.

- Les matelas et lits à air

Encore plus sophistiqués que les surmatelas, plus chers (mais il existe des possibilités de location), ces supports sont significativement plus performants pour prévenir les escarres chez les patients à très haut risque et surtout pour les traiter. Ils sont de plus en plus souvent accessibles dans les services de réanimations ou chirurgie et malheureusement encore trop peu disponible dans les services de gériatrie qui accueillent pourtant de nombreux malades ayant acquis des escarres à l'occasion d'un épisode aigu.

- Les lits fluidisés

Ils ont longtemps été considérés comme la référence en matière de prévention et de traitement d'escarre. Constitués de particules de céramique en suspension dans un courant d'air à température réglable, ils représentent un des meilleurs systèmes permettant une véritable répartition des pressions. Mais, le flux d'air chaud et la flottaison créent un microclimat favorisant l'endormissement et diminuant la vigilance, ce qui augmente le risque de pneumopathie et de rétraction tendineuse. Par ailleurs, l'environnement ambiant et la température dégagée par le lit mettent le sujet âgé en risque de déshydratation. Ces lits fluidisés s'avèrent donc peu indiqués en milieu gériatrique.

Les supports d'aide à la prévention des escarres au fauteuil

Les coussins anti-escarres ont un rôle important pour l'installation au fauteuil qui expose le patient au risque d'escarres ischiatiques et coccygiennes. La structure des coussins combine de façon diverse des gels, des mousses, de l'eau, de l'air. Il y a comme pour les supports de lit, des coussins en gel viscoélastiques, des coussins de mousse monobloc, des coussins de mousse découpée à plots ou de mousse à mémoire de forme, des coussins mixtes en gel et mousse, des coussins à air prégonflés ou à gonfler en fonction du poids du patient, des coussins découpés ou moulés pour éviter au patient de glisser du fauteuil et des coussins motorisés avec compresseur, parfois le même que pour le matelas ou surmatelas.

Ces coussins comme les supports au lit ne dispensent pas du changement de position chaque fois que cela est possible.

Les supports classiques en gel liquide et les bouées ne sont plus indiqués pour la prévention d'escarres au fauteuil, car ils n'abaissent pas les pressions d'interface et peuvent même les augmenter par l'effet hamac pour les coussins à gel liquide.

Les supports d'aide à la prévention des escarres au niveau des talons

Ils ne diminuent pas encore suffisamment la pression au niveau des talons. On peut recommander l'emploi de surélévateurs de jambes, triangles de mousse que l'on positionne sous les mollets de façon à mettre les talons dans le vide. Mais ce matériel expose au risque de fixer le pied en position vicieuse de varus équin.

Des gouttières moulées en mousse évidées sous les talons évitent ce risque, mais sont parfois inconfortables pour le patient ayant conservé une certaine mobilité.

Les anneaux de mousse et les poches d'eau que l'on installe sous les chevilles sont à proscrire, car ils exposent au risque d'escarre de la face postérieure de la cheville et du mollet.

Le massage

Le massage a été longtemps préconisé pour stimuler la circulation artérielle, veineuse et lymphatique des sujets alités. Les massages voient aujourd'hui leur utilité dans cette indication très controversée. Il est en effet établi et démontré qu'ils peuvent au contraire diminuer la circulation artérielle cutanée chez 2 patients sur 3 et abaisser la température cutanée de façon significative chez tous les malades. Une étude comportant des biopsies *post mortem* de zones massées retrouve des lésions histologiques au niveau de ces zones alors qu'elle ne retrouve pas les mêmes lésions dans les zones non-massées. Ces constats ont fait totalement disparaître les massages des pratiques de prise en charge.

Néanmoins, les *massages–effleurages* peuvent garder un certain intérêt : ils permettent une inspection de toutes les zones à risque, ils peuvent permettre une relation de qualité avec le patient et soulager ce dernier, tout comme ils peuvent mettre en évidence des douleurs neurogènes au simple toucher (à type de brûlure, de décharge électrique…), accessibles à un traitement et ainsi permettre une amélioration de la qualité de vie du patient. Dans cette indication d'effleurage, l'utilisation de crèmes non allergisantes telles le *Sanygrène* est autorisée, permettant aux mains de mieux glisser sur le corps du patient. Une étude récente observationnelle montre la supériorité significative de l'utilisation de ce produit par rapport à l'absence de produit dans des conditions de prévention identique.

En revanche, l'utilisation des glaçons et du sèche-cheveux, et les diverses techniques de massages profonds tel le « pétrissage-décollage » doivent être totalement abandonnées.

L'hygiène

L'hygiène corporelle

Dans la prévention de l'escarre, l'hygiène joue un grand rôle. Il faudra s'assurer une bonne propreté corporelle et vérifier l'état du lit qui devra toujours être sec. Dès que le patient est souillé, ou en cas de transpiration importante, le change du lit s'impose afin de limiter la macération qui altère la barrière cutanée. Une inspection régulière du lit permet de vérifier que les protections ne sont pas déplacées et devenues inefficaces, en particulier si le patient est apathique ou agité. Elle permet également de vérifier l'absence de corps étranger dans le lit, pouvant blesser la peau du patient.

Ainsi, en matière d'hygiène, il sera important de diminuer le temps d'exposition à l'humidité due à une incontinence ou à une transpiration abondante en changeant régulièrement le patient et l'alèze de protection entre ce dernier et le lit.

L'hygiène sphinctérienne

L'incontinence fécale est souvent associée à une dépendance importante du patient. Les selles sont très irritantes pour la peau. Mais elles ne sont pas responsables en soi de l'apparition d'une escarre. Elles peuvent entraîner une lésion superficielle de la peau, favorisée par la macération dans des matières irritantes.

L'incontinence urinaire expose à la macération, qui est un facteur aggravant de l'escarre. En aucun cas, une sonde urinaire n'est indiquée pour prévenir ou pour traiter une escarre. Le risque d'infection sur sonde est très important et augmente la morbidité et la mortalité. Il n'est par ailleurs pas certain que la pose d'une sonde urinaire prévienne la survenue d'escarre.

Les selles favorisent la surinfection des escarres. Il faut donc protéger la plaie avec un pansement imperméable aux bactéries comme des hydrocolloïdes ou des films. L'escarre sacrée ou coccygienne accentue le risque de fécalome chez la personne âgée. Une surveillance rigoureuse du transit s'impose alors. La réponse thérapeutique devant un patient incontinent est l'augmentation du nombre de changes dans la journée. L'idéal serait d'effectuer le change dès qu'il est souillé.

Les apports alimentaires et hydriques

Il est essentiel de maintenir une bonne hydratation et un bon état nutritionnel chez le sujet âgé. En effet, la dénutrition entraîne souvent une diminution du pannicule adipeux et une fonte musculaire, diminuant ainsi leur rôle amortisseur entre les proéminences osseuses et les plans sous-jacents, ce qui favorise l'apparition d'escarres. Si l'escarre est déjà constituée, le processus de cicatrisation nécessite l'apport de nutriments sur le site de l'escarre en quantité importante.

La surveillance des soignants doit s'exercer non seulement au niveau de la feuille de repas, mais aussi dans une attitude psychologique de douceur, d'attention, de stimulation et de fermeté. En effet le centre de la faim vieillissant, reçoit des signaux de satiété précoce alors que le corps a encore besoin de nutriments pour son fonctionnement normal.

En cas de dénutrition diagnostiquée par le médecin à l'aide de paramètres anthropométriques (poids, pli cutané au bras, indice de masse corporelle...) et biologiques (albumine, pré-albumine, marqueurs de l'inflammation...), une prise en charge diététique visant à instaurer un régime hyperprotidique et hypercalorique est indispensable. Une surveillance clinique et biologique régulière permet de suivre l'évolution et d'ajuster les apports nutritionnels, en collaboration étroite avec la diététicienne.

TRAITEMENT DES ESCARRES

Le traitement de l'escarre a beaucoup évolué depuis quelques années. Il se divise en traitement local et en traitement général.

Le traitement général de l'escarre vise à évaluer régulièrement l'état général du patient à la recherche d'une cause pouvant entraver la cicatrisation de l'escarre. Ces causes peuvent être uniques, mais sont généralement associées dans le cadre polypathologique de la gériatrie. Il peut s'agir d'une décompensation cardiaque avec le bas débit qui en découle, d'un épisode infectieux, d'un diabète, d'une carence nutritionnelle et/ou d'un syndrome inflammatoire.

Le traitement local de l'escarre doit être choisi en fonction de son stade d'après le classement préconisé par l'ANAES lors de sa conférence de consensus en novembre 2001. Les deux principes actuellement prouvés par de nombreuses études, qui sous-tendent le traitement local sont :

– la cicatrisation en milieu chaud et humide en favorisant la réparation naturelle des tissus endommagés ;

– le respect de l'écosystème bactérien : les germes naturellement présents sur la plaie ne semblent pas entraver la cicatrisation, quand ils sont en nombre peu important. Au contraire, ils semblent favoriser la réaction inflammatoire locale et la production de cytokines favorable à la détersion et au bourgeonnement.

Certains principes généraux doivent être respectés pour le traitement local des escarres : les soins doivent faire l'objet d'une prescription détaillée : nettoyage, pansement, pansement secondaire si nécessaire, précisant les produits à utiliser, le rythme de surveillance et de changement. Le recours à des protocoles préalablement rédigés et connus de tous est très commode. Il est important que le traitement soit suivi et respecté, en particulier dans les hôpitaux ou les institutions où des infirmières différents peuvent participer aux soins. Enfin, quelque soit le type de traitement local, la surveillance est essentielle pour surveiller l'évolution de la plaie, et le cas échéant, proposer des modifications du traitement si nécessaire. En particulier, l'aspect de la plaie observé lors du pansement doit être noté dans le dossier de soins, si possible à l'aide de l'échelle colorielle (feuilles de surveillance spécifiques ou transmissions), ce qui peut par la suite s'avérer très utile en cas d'évolution défavorable.

STADE DE LA ROUGEUR, QUI BLANCHIT À LA PRESSION DU DOIGT OU STADE 0

À ce stade, la lésion cutanée est encore réversible. Il faut mettre en place ou renforcer les mesures préventives. Ces mesures sont basées sur la réduction de la durée de l'appui et la réduction de l'intensité de l'appui (voir ci-dessus). Il faut aussi interdire les massages ou toute autre technique dont l'intérêt n'est pas établi.

STADE DE LA ROUGEUR, QUI NE BLANCHIT PAS À LA PRESSION DU DOIGT OU STADE 1

La rougeur permanente signe l'altération cutanée par mécanisme vasculaire. S'ajoute aux mesures du stade 0, la protection de l'épiderme traumatisé par un pansement par hydrocolloïde permettant sa cicatrisation.

STADE DE LA PERTE D'UNE PARTIE DE L'ÉPAISSEUR DE LA PEAU OU STADE 2

À ce stade, la présentation clinique de l'escarre peut varier. Il peut s'agir d'une phlyctène, d'une abrasion ou d'une ulcération peu profonde. La phlyctène peut se voir dans la région talonnière, mais très rarement au niveau sacré. La phlyctène doit être incisée (ce qui est indolore) et vidée de son contenu, en laissant le toit de la bulle comme protection. Elle doit ensuite être couverte par un hydrocolloïde transparent, ce qui permet un contrôle visuel de la plaie.

L'ulcération peu profonde ou l'abrasion doit d'abord être nettoyée avec un produit neutre comme l'eau. Ensuite, elle doit être protégée par un pansement, en utilisant par exemple des hydrocolloïdes transparents qui permettent une visualisation de l'état de la plaie. L'état de saturation de l'hydrocolloïde transparent se traduit par l'apparition d'une coloration blanchâtre et indique qu'il faut changer la plaque. La fréquence de changement à ce stade est d'une à deux fois par semaine en moyenne.

STADES 3 ET 4

Ces stades sont caractérisés par la perte de toute l'épaisseur de la peau avec altération ou nécrose du tissu sous-cutané. Au stade 3, cette nécrose ne dépasse pas le fascia, alors qu'au stade 4 elle le dépasse, en détruisant des muscles, des os ou des structures de soutien tels les tendons ou les articulations.
La distinction du stade n'est pas toujours aisée d'emblée. En effet, une grosse plaque nécrotique et dure peut être la présentation clinique de cette escarre. On peut aisément imaginer l'importance de l'ischémie tissulaire sous-jacente et la dégradation des tissus situés sous la plaque nécrotique.
Il importe donc d'éliminer ce placard noirâtre au plus vite afin que les germes ne prolifèrent pas sous cette plaque et ne lèsent pas davantage les tissus sous-jacents. La prise en charge de ce type de plaie passe donc par une phase de détersion.

LA DÉTERSION

Ce placard nécrotique peut être éliminé le plus rapidement par une excision mécanique manuelle au bistouri en attaquant le placard nécrotique du centre vers la périphérie. En procédant de la sorte, il est extrêmement rare de faire mal au patient, vu que le tissu noir est mort, donc non innervé. De même, il est rare de faire saigner, puisque le tissu mort n'est plus vascularisé. De temps en temps, il arrive qu'un petit saignement se produise par l'atteinte d'un vaisseau aberrant, mais l'utilisation d'un pansement avec une vertu hémostatique, tels les alginates, arrive à contenir cette hémorragie de très faible abondance.
De temps en temps, la plaque nécrotique est tellement dure, qu'elle ne se laisse déterger que très difficilement au bistouri. Il est alors recommandé de ramollir ce placard nécrotique, en appliquant un pansement avec un pouvoir hydratant élevé, tel un hydrogel. La réfection quotidienne du pansement permet d'éliminer du tissu nécrosé, progressivement ramolli, pour arriver à une plaie rouge, bourgeonnante, avec reprise de la cicatrisation.
En cas d'escarre nécrotique très importante, la nécrose peut avoir atteint les tissus profonds, graisseux, musculaires, tendineux et osseux (définition du stade 4). Selon l'importance de cette nécrose, et si l'état général du patient le permet, la décision d'une détersion chirurgicale, afin d'éliminer le bloc de tissu dévitalisé, pourra être discutée.
L'élimination de la plaque nécrotique laisse apparaître tous les tissus dégradés sous-jacents sous forme de fibrine jaune, tissus morts dont il faut faciliter l'élimination, c'est la poursuite de la phase de détersion de la plaie.
À ce moment, la colonisation de la plaie par une flore faiblement pathogène est habituelle et souhaitable pour favoriser la détersion et le bourgeonnement.
Cette colonisation obligatoire de l'escarre par des germes de la peau ne nécessite aucun traitement local, c'est le deuxième principe de la cicatrisation

dirigée : le maintien de l'écosystème bactérien de la plaie. Tout signe d'infection locale : rougeur, douleur, chaleur et tuméfaction devra alerter le soignant et le médecin pour diagnostiquer une infection générale qui justifierait éventuellement un traitement antibiotique général.

Le nettoyage de la plaie est fait à l'eau. Le pansement à utiliser à ce stade est l'hydrocolloïde, dont les différentes présentations s'adaptent à l'aspect de la plaie : plaque pour ulcération peu profonde et plane, pâte si la plaie est creuse et/ou anfractueuse… Durant cette période de détersion, la plaque d'hydrocolloïde sera changée chaque fois qu'elle sera saturée, habituellement tous les deux à trois jours selon l'escarre.

D'autres types de pansements peuvent être utiles à ce stade. En cas d'exsudats importants, des pansements plus absorbants tels les alginates ou les hydrofibres (plaques ou mèches pour les plaies creuses et/ou de plaie très suintante) sont indiqués. Les pansements au charbon ou à l'argent sont aussi préconisés à ce stade de la plaie pour contrôler les mauvaises odeurs et éviter la prolifération excessive de germes qui pourraient ralentir la cicatrisation (colonisation critique, infection superficielle).

LE BOURGEONNEMENT

C'est le stade de la cicatrisation proprement dite. Le fond de l'escarre est rouge, bien vivant. La plaie qui était occupée préalablement par une flore représentée majoritairement par des bacilles Gram (–) se trouve envahie par des bacilles Gram (+), flore qu'il faut respecter. La plaie est nettoyée avec de l'eau ou du sérum physiologique, en étant le moins agressif possible de façon à respecter les petits bourgeons charnus qui vont combler progressivement cette plaie.

Le pansement à ce stade est un hydrocolloïde ou un hydrocellulaire. Le changement de plaque en phase de bourgeonnement est fait beaucoup moins souvent. En effet, la plaque ne sera saturée qu'au bout du quatrième, voire cinquième jour.

L'ÉPIDERMISATION

C'est la dernière phase de prolifération cellulaire, aboutissant à la restauration de la barrière cutanée. Microscopiquement, la membrane basale se reconstitue progressivement. Les berges se contractent sous l'action des myofibroblastes et les kératinocytes prolifèrent à partir des bords de l'escarre. Ces cellules neuves de l'épiderme sont sensibles et il importe d'éviter des pansements qui adhérent à la plaie et arrachent les kératinocytes au changement de pansement, ainsi que les nettoyages trop agressifs de la plaie. Les hydrocolloïdes remplissent parfaitement ce rôle et permettent un espacement plus important des pansements, diminuant ainsi les risques de lésions des cellules jeunes. L'utilisation, en fin d'épidermisation, d'un hydrocolloïde transparent, d'hydrocellulaires ou de films de polyuréthanne permet de visualiser directement la plaie. Les pansements gras (tulles et interfaces) sont aussi utilisés à ce stade de la cicatrisation.

C'est à ce stade d'épidermisation que l'on peut accélérer le processus de cicatrisation en pratiquant des greffes en pastilles ou en filets pour des plaies très étendues.

LE CAS PARTICULIER DE L'OSTÉITE EST DIFFICILE À TRAITER

Le contact osseux au fond de la plaie signe l'atteinte osseuse. La radiographie est en retard par rapport à la clinique et l'IRM souvent inutile si l'on n'envisage pas de geste chirurgical d'exérèse des tissus infectés associé à une couverture de la plaie. L'antibiothérapie probabiliste, au long cours n'est pas toujours indispensable. Une fistule osseuse persiste souvent assez longtemps.

UN CERTAIN NOMBRE DE LOCALISATIONS NÉCESSITENT UNE PRISE EN CHARGE PARTICULIÈRE

Les patients qui ont des escarres ischiatiques ne doivent pas être assis tant que l'escarre n'est pas fermée. Chez une personne âgée, non opérable en général, cette attitude est illusoire. Les coussins à air et les changements réguliers de position sont les seules solutions raisonnablement envisageables. En cas d'escarre du méat urinaire sur sonde urinaire, il faut la remplacer par un cathéter sus-pubien. Pour les escarres des orifices narinaires, il faut changer le matériel d'administration de l'oxygène. En cas d'escarre occipitale ou des oreilles mettre en décharge grâce à des coussins ou dispositifs médicaux adaptés.

EN CAS D'ESCARRE DU TALON CHEZ UNE PERSONNE ÂGÉE

Il faut rechercher systématiquement une artériopathie chronique oblitérante fréquemment associée. Il faut envisager de revasculariser (angioplastie, pontage ou endartériectomie) le membre avant toute détersion (mécanique ou hydrogels). L'amputation est le dernier recours si aucun geste n'est possible.

LES DIFFÉRENTES CLASSES DE PANSEMENTS D'ESCARRES

Il existe de multiples pansements pour traiter les escarres. Il est important de connaître les propriétés de chaque classe de pansement pour choisir celle qui est la plus adaptée à l'escarre soignée.

LES HYDROCOLLOÏDES (HC)

Les pansements hydrocolloïdes (HC) existent sous forme de plaques taillées en carrés de tailles diverses, plaques fines (plus ou moins transparentes) ou plaques plus absorbantes. La couche interne de tous les HC est absorbante et

contient de la carboxyméthylcellulose (CMC). Un film et/ou une mousse de polyuréthanne constitue(nt) la couche externe. Le film qui recouvre les plaques protège la plaie et permet aux malades de prendre une douche. Du fait que les HC n'adhèrent pas à la plaie les changements de pansements sont quasiment indolores. Tous les hydrocolloïdes sont remboursés en ville.
La plaque est appliquée directement sur la zone où siège la plaie, après nettoyage au sérum physiologique ou à l'eau, en dépassant de 2 à 3 cm sur la peau périphérique à laquelle elle adhère. En cas de plaies peu exsudatives, les plaques transparentes peuvent être utilisées. Le rythme de changement de pansement se situe entre quelques jours et une semaine, en fonction de l'importance des exsudats. Le pansement ne sera changé que lorsque l'hydrocolloïde est dit saturé et/ou que la plaque se décolle déjà partiellement. En se délitant au contact des exsudats, la substance incluse dans la couche interne du pansement se transforme en une substance malodorante qui ressemble à du pus. Médecins, infirmiers, malades et famille doivent être informés du caractère normal de cette évolution.

LES FILMS DE POLYURÉTHANNE

Ces pansements sont constitués d'une membrane transparente en polyuréthanne enduite sur un côté par un adhésif hypoallergénique. Commercialisés en tailles variables, ils sont présentés sur un support rigide qui aide à leur application. Les films de polyuréthanne possèdent des qualités remarquables de membranes semi-perméables. Ils évitent la macération, maintiennent l'humidité tout en empêchant les contaminations bactériennes extérieures. Ils adhèrent sur la peau saine mais pas sur la plaie. Transparents, ils permettent un contrôle visuel de la plaie. Ils sont souples et bien adaptables.
Ils sont appliqués soit directement sur la plaie en faisant dépasser le film sur la peau périphérique préalablement séchée, soit sur un autre pansement pour ne constituer alors qu'un pansement secondaire qui assure l'occlusion et l'isolement de la plaie. Ils permettent ainsi de faire les pansements secondaires sur les alginates, les hydrogels, ou les hydrocellulaires ou sur de simples compresses. Ils sont parfois difficiles à mettre en place. Ils ne sont pas tous remboursés en ville.

LES ALGINATES

Les alginates sont des polymères obtenus à partir d'algues brunes (laminaires). Ils ont un important pouvoir absorbant et se gélifient plus ou moins au contact des exsudats, ce qui leur permet de ne pas adhérer à la plaie. Ils sont parfois mélangés à de la CMC. On les trouve dans le commerce sous forme de compresses de tailles variables et de mèches bien adaptées aux plaies creuses.
La plaie est en général nettoyée avec du sérum physiologique, la compresse d'alginate est ensuite posée sèche sur la plaie, puis recouverte d'un pansement secondaire et fixée par un bandage élastique, un film ou un adhésif selon la localisation de l'escarre. Lorsque la plaie n'est pas très exsudative, il est aussi possible d'imbiber la compresse d'alginate avec du sérum physiologique et de

la recouvrir d'un film de polyuréthanne pour entretenir un milieu humide et éviter qu'elle n'adhère à la plaie. On renouvelle le pansement en fonction de l'abondance de l'exsudat (en général tous les jours ou tous les deux jours). Le pansement peut être retiré de la plaie en une seule fois ou subir un rinçage au sérum physiologique pour éliminer la compresse gélifiée. Dans le cas des sites donneurs de greffe il est laissé en place plusieurs jours, jusqu'à ce qu'il se détache seul de la plaie. Bien connus comme hémostatiques, ce qui les fait utiliser dans les plaies hémorragiques, les alginates tendent maintenant à trouver une indication supplémentaire dans le traitement des escarres exsudatives, essentiellement au stade de détersion.

LES HYDROFIBRES

Il n'existe actuellement qu'un seul représentant de cette toute nouvelle classe de pansement : l'*Aquacel*, constitué de fibres non-tissées d'HC pur (CMC de sodium) qui se présente sous forme de compresses et de mèches. Le principal avantage de ce pansement réside dans le fait qu'il n'adhère pas à la plaie et se change de façon indolore. Il est très absorbant, s'utilise presque comme un alginate, et doit être recouvert par un pansement secondaire (plaque d'HC, film, ou compresses simples en cas de plaie infectée par exemple). Le délai entre les changements de pansement varie suivant l'abondance de l'exsudat, la nature du pansement secondaire. Le plus souvent sous une plaque d'HC il peut être maintenu de 3 à 5 jours.

LES HYDROCELLULAIRES OU MOUSSES

Ces pansements se composent d'une couche hydrophile, le plus souvent en polyuréthanne, associée à un film ou à une couche externe imperméable aux liquides et dans certains cas une masse adhésive hypoallergénique. On trouve dans le commerce des pansements de tailles et de formes variables pour s'adapter aux différentes localisations des plaies (sacrum, talon) et aux plaies creuses. Récemment, sont apparues sur le marché des formes moins absorbantes (formes « lite ») pour les plaies moins exsudatives. Les pansements siliconés absorbants (*Mépilex*) ont une face inférieure en silicone qui a la propriété d'être retirée sans douleur et sans endommager la peau périphérique. La partie inférieure du pansement superabsorbant (*Cellosorb*) est une interface de polyuréthanne imprégnée d'un mélange de vaseline et de carboxyméthylcellulose (CMC). Au contact de la plaie, il se forme une fine couche de gel permettant un changement de pansement indolore.
Les pansements hydrocellulaires sont très confortables. Il n'y pas d'odeur nauséabonde ou de délitement du pansement comme avec les HC. Il est possible de prendre une douche avec les pansements hydrocellulaires adhésifs. Les changements de pansements sont indolores car le pansement n'adhère jamais à la plaie même si celle-ci est peu exsudative.
Après nettoyage préalable de la plaie avec du sérum physiologique ou de l'eau, le pansement est découpé pour dépasser la lésion de quelques centimètres en périphérie. Présentés sans adhésif, ces pansements sont ensuite maintenus en

place avec un pansement secondaire (compresses, pansements « américains » et bande élastique). Le rythme des changements de pansement est fonction de l'importance de l'exsudat, variant de 3 à 8 jours environ.

LES HYDROGELS

Les hydrogels sont des polymères (de CMC en général) insolubles avec des sites hydrophiles, contenant plus de 80 % d'eau. Ils se présentent sous forme de plaque translucide ou de gel amorphe, plus ou moins cohésif, incolore ou jaune pâle. Pour les formes en plaque, la quantité d'eau qu'ils peuvent libérer dans la plaie est fonction de leur épaisseur.
Le gel à base de CMC est appliqué en couche épaisse sur la plaie préalablement nettoyée. L'adjonction d'un pansement secondaire qui peut être un HC ou un film de polyuréthanne, s'avère nécessaire. Les compresses de gaze classique ne sont pas indiquées car l'eau contenue dans l'hydrogel ira alors s'absorber dans le pansement secondaire et non dans la plaie. Le changement de pansement peut être espacé de quelques jours (3-4 jours). Les hydrogels sont destinés aux plaies plutôt sèches, les hydrogels sont utilisés pour la détersion et la cicatrisation des plaies peu ou pas exsudatives. Ils comptent parmi les produits les plus efficaces pour ramollir une plaque de nécrose dans le cas d'une escarre et remplacent avantageusement les compresses imbibées de sérum physiologique que l'on changeait trois fois par jour.

LES PANSEMENTS AU CHARBON

Ces pansements contiennent une couche de charbon. Ce charbon est associé à un pansement absorbant de nature très variable : fibre de coton (*Carbonet*) ou de CMC (*Carboflex*) ou *Actisorb Plus 25* qui associe de l'argent au charbon. Le charbon actif absorbe les endo et exotoxines et autres produits de dégradation libérés in situ ainsi que les amines volatiles et les acides gras responsables de la production d'odeur par les plaies surinfectées ou colonisées pas des germes anaérobies ou gram négatifs (plaies chroniques en phase de détersion, plaies cancéreuses). Dans le cas d'*Actisorb Plus 25*, les germes sont également inactivés au niveau du pansement par l'argent présent. Les pansements au charbon s'appliquent secs ou parfois humidifiés avec du sérum physiologique sur les plaies. Ils doivent être recouverts d'un pansement secondaire.

LES PANSEMENTS À L'ARGENT

L'argent est un « antibactérien » à large spectre. Suivant les produits, la quantité d'argent libérée est très variable (études *in vitro*). L'action antibactérienne du pansement est donc également variable. L'argent a aussi une action anti-inflammatoire par diminution de l'activité des métallo-protéases. Malgré une utilisation ancienne et large, on ne connaît pas pour l'instant de résistance documentée aux ions argent. La sulfadiazine d'argent existe en France depuis 1930 en crème (*Flammazine*, *Sicazin*) et depuis peu sous forme d'interface

lipido-colloïde imprégnée (*Urgotu SSD*) ou en association avec de l'acide hyaluronique (*Ialuset Plus*). Ces produits sont remboursés pour l'utilisation en ville. L'*Actisorb Plus 25*, déjà décrit dans les pansements au charbon, contient également de l'argent mais pas de sulfamide. Il est remboursé. L'*Acticoat* est un pansement à base d'argent nanocrystallin qui libère lorsqu'il est sur la plaie, sans interruption, des ions argent de façon prolongée. Il doit être imprégné avant son application et maintenu humide. De conception plus récente, il n'est pour l'instant pas remboursé en ville. Il existe d'autres pansements contenant de l'argent. *Aquacel Ag* associe les propriétés de l'hydrofibre à celles de l'argent, remboursé en ville.
Ces pansements sont indiqués sur les plaies à risque d'infection (« colonisation critique » ou infection superficielle) et comme traitement adjuvant de certaines plaies infectées.

LES TULLES ET INTERFACES

Il existe plusieurs catégories de tulles et interfaces. Les tulles les plus classiques sont imprégnés en antibiotiques, en antiseptiques ou en corticoïdes. D'autres tulles et des interfaces sont imprégnés de matières grasses neutres hypoallergéniques comme la vaseline ou la paraffine. Les interfaces sont en fibres synthétiques. Elles sont parfois recouvertes de silicone ou associées à de la CMC pour former à la surface de la plaie un gel légèrement absorbant qui facilite le retrait indolore du pansement. En effet, les mailles des tulles classiques sont souvent assez larges et le bourgeonnement se fait au travers de celles-ci, entraînant un risque d'arrachage des bourgeons charnus avec hémorragie lors des changements de pansement. Les interfaces modernes n'ont plus ces inconvénients.
Ces pansements sont appliqués directement sur la plaie puis recouverts d'un pansement secondaire absorbant (compresses de gaze, pansement américain…). Il faut les changer tous les jours ou tous les deux jours quel que soit le stade de la plaie. Leur faible pouvoir absorbant les fait réserver aux plaies peu exsudatives (plaies superficielles ou en voie d'épidermisation). On les utilise aussi au cours des phases de bourgeonnement et d'épidermisation des escarres. Enfin, il est possible de les interposer entre la mousse du système VAC et la plaie de façon à rendre les changements de pansement moins douloureux (l'interface évitant aux bourgeons de s'incruster dans la mousse du VAC).

LA DOULEUR ET LES ESCARRES

L'escarre est une pathologie douloureuse. Même si l'excision de tissu mort à la phase de détersion n'est pas plus douloureuse, le soin en lui-même, de même que l'escarre en lui-même, peut faire mal. Il importe donc de repérer cette douleur, même chez des patients non communicants à l'aide d'échelles de la douleur (*Doloplus*, *ECPA*, etc), de la traiter et d'évaluer l'efficacité du traitement.

De temps en temps, la douleur peut être non seulement mécanique mais également neurogène, c'est-à-dire induite par une stimulation normalement non douloureuse. Cette douleur se traduit par la sensation de brûlure ou de décharge électrique et est extrêmement désagréable pour le patient. Cette douleur est accessible à un traitement par des médicaments du domaine des antidépresseurs et antiépileptiques.

PLACE DE LA CHIRURGIE

Le chirurgien peut intervenir à différents stades du traitement de l'escarre. Au début de l'évolution, pour effectuer une détersion chirurgicale de l'escarre afin d'éliminer rapidement la quasi-totalité du tissu nécrosé. À la phase de bourgeonnement, il est possible de pratiquer des greffes de lambeaux cutanés ou cutanéo-muqueux de glissement en cas de perte de substance plus importante, afin d'accélérer la fermeture. Plus rarement, une excision-suture directe de lésions de petite taille peut contribuer à une fermeture plus rapide.

Certains éléments limitent l'indication chirurgicale : le grand âge, un mauvais état général et certaines maladies associées; de plus pour les greffes : une mauvaise qualité de la peau et du tissu de granulation, la taille de l'escarre et certaines localisations, l'existence ou non d'une infection profonde (ostéite); et enfin, la possibilité d'obtenir une mise en décharge de la région opérée évitant la nécrose de la greffe ou du lambeau et la récidive de l'escarre à plus longue échéance.

Ce dernier facteur apparaît particulièrement limitant en médecine gériatrique où la disponibilité en lits spécialisés est encore très restreinte et où le positionnement en décubitus ventral, compte tenu des problèmes respiratoires et orthopédiques des malades, est rarement réalisable car difficile à supporter.

La thérapie par pression négative (VAC), prépare la plaie à la chirurgie, aide à gérer les exsudats et favorise le bourgeonnement. Elle peut être utilisée chez la personne âgée si une chirurgie secondaire est indiquée.

Tableau 12-1. Quelques produits à utiliser dans le traitement local de la plaie (liste non exhaustive)

Type de pansement	*Produits*	*Actions et indications*	*Remarques*
Hydrocolloïdes	*Algoplaque, Askina-Biofilm, Comfeel, Duoderm, Hydrocoll, Restore*	Tous stades	À noter, la modification normale du pansement

Tableau 12-1. Quelques produits à utiliser dans le traitement local de la plaie (liste non exhaustive) *(suite)*

Hydrocellulaires ou Mousses	*Alevyn, Lumiderm, Lyomousse, Tielle*	Escarre creuse exsudative Très absorbant	Coût élevé
Alginates	*Algostéril, Comfeel Seasorb, Sorbsan, Urgosorb*	Détersion, cicatrisation. Très absorbant	
Hydrogels	*Comfeel Purilon, Duoderm hydrogel, Intrasite gel, Nu-gel*	Escarres peu exsudatives, à ramollir	Nécessitent d'être recouverts par un autre pansement
Interfaces	*Adaptic, Jélonet, Silicone NA*	Non absorbant, fin de cicatrisation	
Tulles	*Vaselitulle, (Tulle gras, Madécassol Tulgras, Biogaze, Antibiotulle, Corticotulle, Bétadine tulle, Unitulle)*	Non absorbants, fin de cicatrisation	Peuvent arracher des tissus bourgeonnants, actuellement non préconisé à l'exception du *Vaselitulle*, pansement gras sans autre excipient
Pansements au charbon	*Actisorb plus, Lyomousse C*	Escarre infectée, malodorante	
Polysaccharides	*Débrisan, Lodosorb*	Détersion, escarre infectée non creusante	Coût élevé, application/ retrait douloureux

ENCADRÉ 12-1

En cas d'hyperbourgeonnement néfaste, il est nécessaire d'utiliser un traitement particulier. Si un pansement hydrocolloïde est utilisé, on peut utiliser du *Comfeel* dont l'élasticité aide à contrôler le bourgeonnement en périphérie, en veillant à étirer la plaque lors de l'application de façon à créer une légère hyperpression sur le tissu de granulation. D'autres possibilités peuvent être envisagées : l'emploi de *Corticotulle* ou encore l'application prudente de nitrate d'argent en bâtonnet sur quelques bourgeons hypertrophiques afin d'éviter de brûler toute la surface des escarres.

CONCLUSION

Le traitement médical, général et local des escarres a fait de grands progrès au cours de ces dernières années. Ces connaissances sont en train de se répandre doucement dans les enseignements médicaux et paramédicaux.

La prévention est remarquablement efficace et les modalités de prévention doivent être connues de tous et appliquées par tous. La mise en œuvre parfaite des mesures préventives est difficile à obtenir dans de nombreuses situations, aussi bien au domicile, qu'à l'hôpital ou en maison de retraite. Il est important de former le personnel à l'identification des personnes âgées dépendantes les plus à risque de développer des escarres. En engageant chez ces patients un programme de prévention organisée et en faisant intervenir tous les acteurs, l'objectif de prévention des escarres devient réalisable.

La survenue d'escarres est largement facilitée par une dénutrition sévère que l'escarre vient encore aggraver. La prise en compte et le traitement de ce facteur sont essentiels pour prévenir l'escarre ou obtenir sa cicatrisation.

Voir diminuer, sinon disparaître, les complications de décubitus chez les personnes âgées dépendantes est aujourd'hui un objectif de soin réaliste, si l'on comprend que soigner un malade âgé, ce n'est pas gérer le déclin, mais parfois guérir, souvent améliorer le vécu d'une maladie chronique et/ou ralentir sa progression et toujours respecter le patient âgé en tant que personne ayant droit au meilleur confort possible.

Rôle propre infirmier

– Pour l'infirmier, le maître mot est la *prévention*. Elle est simple et très efficace. Les patients souffrant d'une perte de mobilité transitoire ou permanente doivent faire l'objet d'une grande attention : mobilisation, changements de position, massages préventifs, maintien d'un bon état nutritionnel et d'une bonne hydratation. Les soins préventifs sont aussi une occasion de développer le soin relationnel avec le malade âgé.
– En cas d'escarre : reconnaître le stade et évaluer la profondeur. Le traitement doit être choisi en fonction de ces paramètres. Le traitement ne doit pas être modifié de façon intempestive, mais uniquement sur des critères évolutifs (amélioration, changement de stade, échec). Les *plus* qui font parfois la différence : la supplémentation diététique, le traitement antalgique, le respect du rythme de changement des pansements, le suivi soigneux de l'évolution consigné dans le dossier de soin.
– Le traitement qui échoue : est-il bien adapté? Y a-t-il une dénutrition, une déshydratation? Y a-t-il des facteurs aggravants (artériopathie, diabète, infection…)? Un avis dermatologique est requis.

BIBLIOGRAPHIE

Agence Nationale d'Accréditation et d'Évaluation en Santé, « Prévention et traitement des escarres de l'adulte et du sujet âgé », conférence de Consensus 15 au 15 novembre 2001 à Paris.

« Le matériel anti-escarres (coussins, pansements) », *Porphyre* 267, 5-9, 1991.

CHAMPAULT G., SORDELET S., *Soins infirmiers - Relations avec le malade, techniques de soins, prélèvements, nursing, pansements*, coll. « Abrégés professionnels de l'infirmière », Masson, 1996.

COLIN D., DARSONVAL V., DAVIS L., MINIER A., « L'escarre n'est plus une fatalité », *L'infirmière magazine* 24, dossier n° 16, I-XVI, 1989.

ELBAZE P., ORTONNE J.-P., « Utilisation pratique des antiseptiques en dermatologie », *Annales dermatologie vénérologie.* 116, 63-71, 1989.

LEMOINE C., COLIN D., « Les escarres, facteurs de risque et prévention, une nouvelle échelle d'évaluation du risque », *Techniques hospitalières* 543, 57-61, 1990.

LYONNET S., MISERY L., VAN NESTLE D., FAURE M., « Les pansements cutanés », *Dermatologie Pratique* 72, 4-6, 1991.

MEAUME S., « Prise en charge des escarres au domicile », *Tempo Médical* 461, 1992.

SIGAL M., « Les nouveaux pansements occlusifs », *Gazette Médicale* 96, 47-52, 1989.

La prise en charge de la douleur chez les personnes âgées ♦ 13

S. LEFEBVRE-CHAPIRO, C. TRIVALLE, R. SEBAG-LANOË

La douleur chronique est un phénomène fréquent en gériatrie. Différentes études menées en institution estiment sa prévalence entre 45 et 80 %.
L'explication vient peut-être en partie de la difficulté de faire le diagnostic de la douleur en gériatrie. En effet, certaines personnes âgées ont tendance à minimiser leurs symptômes avec l'idée que pour être un « bon malade » il ne faut pas se plaindre, ou encore que la douleur est une composante « normale » de la vieillesse ou de la maladie.
D'autres ont perdu la capacité d'exprimer verbalement leur souffrance, notamment quant il existe une démence évoluée, une aphasie, une confusion. Enfin, certaines manifestent leur douleur par des signes atypiques, peu évocateurs, comme le mutisme, le repli sur soi ou la dépression.
Les soignants, et notamment l'infirmière, ont un rôle capital dans la détection et l'évaluation de cette douleur. Généralement, la personne âgée se confie plus volontiers à elle qu'au médecin. Les soignants sont aussi les observateurs privilégiés du comportement de la personne âgée dont ils connaissent souvent bien la personnalité puisque la prise en charge gériatrique peut durer des mois, voire des années. Les soins peuvent provoquer l'apparition ou l'exacerbation d'une douleur par ailleurs muette au repos (tableau 13-1). Il faut donc être vigilant lors de certains actes d'apparence anodine comme la toilette, la mobilisation et l'installation au fauteuil, et savoir déceler toute crispation du visage, tout tremblement soudain, toute accélération de la fréquence respiratoire… Par exemple, l'infirmière qui fait des soins d'escarre sacrée, le malade couché sur le côté, peut demander l'aide d'un tiers pour observer le visage du malade qui lui tourne le dos : même en l'absence de tout cri, de toute plainte, de tout mouvement, une souffrance intense peut n'être exprimée que par le regard, une grimace, un geste…
Si la prise en compte de la douleur est une notion très connue et répandue pour les malades ayant un cancer évolué ou une maladie terminale, il faut toujours se rappeler que, en dehors de ces contextes, de nombreux malades souffrent de douleur chronique et que la prise en charge est souvent négligée alors que le retentissement sur leur qualité de vie est majeur. Par exemple, des enquêtes menées chez des personnes vivant à domicile ou en maison de retraite ont montré que 25 à 30 % d'entre eux ressentent des douleurs quotidiennement. Les causes les plus fréquentes de douleurs autres que le cancer sont les maladies de l'appareil locomoteur (arthrose, tassements vertébraux, douleurs

Tableau 13-1. Exemples de soins potentiellement douloureux et mesures préventives

Soins potentiellement douloureux	*Mesures préventives*
– Prise de sang veineux ou artériel – Mise en place d'une perfusion IV – Ponction lombaire	– Information de la personne – Application d'un anesthésique local avant le geste technique et respect de son temps d'action
– Soins de plaie ou d'escarres	– Évaluation continue de la douleur – Intervention en binôme – Mise en place d'une prémédication antalgique et couverture antalgique au long cours – Toucher massage de relaxation en fin de soin
– Pose d'une sonde vésicale	– Préparation sophrologique (visualisation du geste par description des étapes) – Toucher massage de relaxation – Application locale d'un gel anesthésique (intra urétral chez l'homme) 20 minutes avant le geste – Intervention en binôme – Positionnement confortable de la sonde sur l'abdomen ou la cuisse et changement régulier de l'emplacement – Mesures d'hygiène préventives
– Toilette périnéale en cas de rétraction tendineuse	– Mise en confiance, recherche de confort – Gestes délicats, toucher massage de relaxation – Mobilisation lente des articulations – Utilisation de positions antalgiques (décubitus latéral par exemple) – Intervention en binôme – Évaluation continue de la douleur et mise en place d'un antalgique en prémédication si besoin

musculaires et articulaires...) et neurologiques (séquelles d'accidents vasculaires cérébraux, zona, algodystrophie, neuropathies périphériques).
Globalement on distingue deux grands mécanismes de douleurs : les douleurs nociceptives liées aux stimulations des terminaisons nerveuses et les douleurs neurogènes liées à une lésion neurologique périphérique ou centrale. D'autres types de douleurs ont un mécanisme moins bien connu : les douleurs algodystrophiques qui font suite à des traumatismes ou des douleurs nociceptives répétées; les douleurs psychogènes.

PRÉSENTATION CLINIQUE DE LA DOULEUR CHEZ LES PERSONNES ÂGÉES

De nombreuses personnes âgées expriment bien et clairement leurs symptômes douloureux et dans ce cas la prise en compte de la douleur est

facile dès lors que l'on écoute le patient. Toutefois, dans d'autres cas, la douleur n'est pas explicitée, ou décrite avec un langage pauvre, ou par des termes vagues (malaise, lourdeur, étirement...). Il peut exister parfois un découragement, ce en cas de douleur chronique mal soulagée, voire une résignation qui conduit le patient à négliger de parler de ce symptôme. Dans certains cas encore plus trompeurs, l'existence de douleurs peut se traduire par une anorexie, voire un une réduction de l'activité motrice et un repli sur soi, une dépression sévère, une confusion mentale, des troubles du comportement.
Aussi, lors du début de la prise en charge d'un patient âgé, il est recommandé de lui demander systématiquement s'il éprouve des douleurs, et bien sûr de poser à nouveau cette question en cas de circonstance pathologique pouvant entraîner des douleurs et/ou de symptômes inexpliqués.

OUTILS D'ÉVALUATION DE LA DOULEUR

Les échelles d'auto-évaluation

Elles nécessitent toutes une participation active du malade.
– L'EVA (Échelle visuelle analogique), est un outil qui n'est pas toujours très facile à utiliser chez le malade âgé. Le malade évalue sa douleur en déplaçant un curseur entre les deux extrémités d'une réglette représentant l'absence de douleur pour l'une et la plus grande douleur imaginable pour l'autre (figure 13-1). On imagine bien les limites de son utilisation chez le vieillard atteint d'un handicap physique, visuel ou intellectuel.

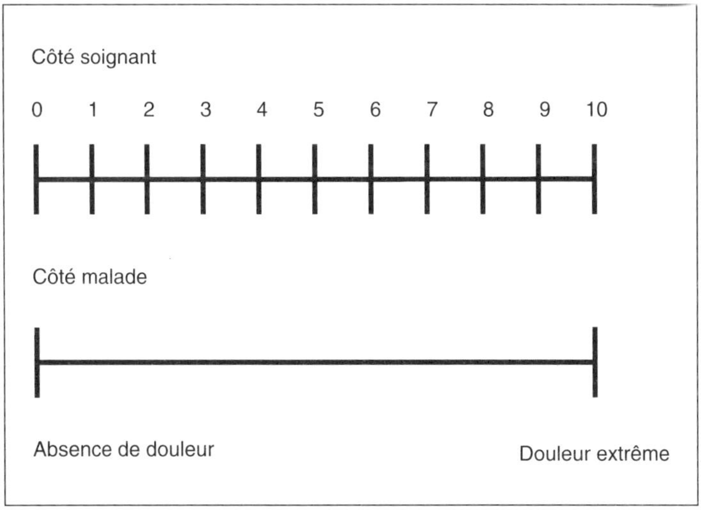

Fig. 13-1. *Exemple d'Échelle visuelle analogique (EVA)*

– Les échelles numériques : le malade doit donner une note à sa douleur de 0 à 5 par exemple.
– Les échelles verbales simples : le malade choisit un qualificatif pour sa douleur entre par exemple « absente, légère, modérée, forte ou très forte ».
– Les échelles de vocabulaire ou questionnaires de la douleur : on propose au malade une liste de qualificatifs exprimant les aspects qualitatifs, évaluatifs, sensoriels et affectifs de la douleur (exemple : QDSA, Questionnaire douleur Saint-Antoine). Le malade choisit ceux qui se rapprochent le plus de ce qu'il ressent.

Les échelles d'hétéro-évaluation

Ces échelles sont intéressantes en gériatrie, car elles sont très utiles chez des malades ayant des troubles de la communication ou des troubles cognitifs. Elles impliquent la participation de soignants attentifs et motivés et sont fondées sur l'observation du malade par ces derniers à l'aide de critères les plus objectifs possibles.
Les travaux du docteur Gauvain-Picquard et de son équipe ont permis de valider une échelle chez l'enfant basée sur l'observation des signes directs de la douleur (position antalgique au repos et en mouvement, protection par le malade des zones douloureuses), sur l'expression volontaire de la douleur, et sur le retentissement psychomoteur de la douleur (désintérêt pour le monde extérieur, manque d'expressivité...). Une échelle comparable, Doloplus (www.doloplus.com), conçue sur l'observation du comportement du malade, a été validée chez le sujet âgé ayant des difficultés pour communiquer. Son utilisation est intéressante lorsque l'auto-évaluation par le malade n'est pas possible.
Étant donné la sous-estimation habituelle de la douleur chez la personne âgée ayant des difficultés pour communiquer, nous recommandons, d'après notre expérience personnelle, de pratiquer un traitement antalgique d'épreuve lorsqu'un doute persiste, et ce, d'autant qu'il existe une pathologie susceptible de faire souffrir : escarre, cancer... (60 à 80 % des personnes atteintes de cancer au stade terminal souffriraient de douleurs modérées à sévères, quel que soit l'âge).

TRAITER LA DOULEUR

LES PRINCIPES GÉNÉRAUX DU TRAITEMENT ANTALGIQUE

En préalable, il faut avoir pour principe de *croire le malade* quand il exprime une souffrance. Il faut aussi préciser les caractères et l'origine de la douleur et se renseigner sur les traitements déjà reçus et leur efficacité. Il faut évaluer le retentissement sur la vie du malade : une douleur chronique non soulagée envahit peu à peu chaque instant du quotidien et a une influence sur la vie relationnelle, l'alimentation, le sommeil... Même si on s'intéresse à la douleur physique, il ne faut pas oublier la relation qui existe souvent entre la douleur et l'état psychique du malade.

Les *principes généraux* du traitement de la douleur sont les mêmes quel que soit l'âge (tableau 13-2) :

– administrer le traitement à heures fixes et régulières. Le but est d'éviter absolument la réapparition de la douleur, car on s'est aperçu qu'il faut alors une dose plus importante d'antalgique pour la faire de nouveau disparaître : c'est le principe de la « mémoire de la douleur ». L'infirmière joue un rôle capital puisque c'est elle qui distribue les traitements. Mais, alors que l'horaire d'administration d'autres thérapeutiques peut varier un peu sans grande conséquence, celui des morphiniques, par exemple, doit être régulier et précis, toutes les 4 heures, pour la forme simple et toutes les 12 ou 24 heures pour les formes retard;
– proscrire les prescriptions « à la demande » en cas de douleur chronique;
– réévaluer l'efficacité du traitement de façon régulière et adapter les doses;
– ne pas réserver la morphine aux douleurs cancéreuses, ni aux situations de fin de vie. Elle peut tout à fait être utilisée de façon temporaire en postopératoire par exemple, ou en cas de tassement vertébral hyperalgique si les antalgiques mineurs ont échoué, etc. C'est l'intensité de la douleur qui justifie sa prescription et non la gravité de la maladie en cause.

Chez les personnes âgées, il faut aussi tenir compte de la modification du métabolisme des médicaments due notamment à l'altération de la fonction rénale avec l'âge et adapter les doses à celle-ci. Les effets secondaires sont plus fréquents et peuvent avoir des conséquences plus graves chez le sujet âgé : on se méfiera des risques de chute, de confusion, de somnolence, etc.

Selon le caractère et l'intensité de la douleur, nous utilisons progressivement et successivement les médicaments antalgiques appartenant aux 1er, 2e puis 3e paliers décrits par l'OMS et/ou des coanalgésiques.

Tableau 13-2. Quelques principes généraux du traitement de la douleur

– Administrer le traitement à heures fixes et régulières.
– Proscrire les prescriptions « à la demande » en cas de douleur chronique.
– Réévaluer l'efficacité du traitement de façon régulière et adapter les doses.
– Ne pas réserver la morphine aux douleurs cancéreuses, ni aux situations de fin de vie.

Les antalgiques

Les antalgiques du palier 1

Ils correspondent au traitement des douleurs d'intensité légère.

Il s'agit :

– du paracétamol : *Doliprane*, *Efferalgan*;
– de l'acide acétylsalicylique : aspirine;

– des certains anti-inflammatoires non stéroïdiens.

Le paracétamol a l'avantage d'être bien toléré avec peu d'effets secondaires, alors que les autres ont des effets indésirables gastriques. Mais, le paracétamol est moins efficace dans les douleurs liées à des rhumatismes ou à des métastases osseuses. Le paracétamol doit être administré toutes les 4 heures.

Les antalgiques du palier 2

Ils correspondent au traitement des douleurs d'intensité moyenne. Il s'agit de la codéine, souvent associée au paracétamol (*Efferalgan codéine*), du dextropropoxyphène le plus souvent associé au paracétamol (*Di-Antalvic*) et du tramadol (*Topalgic, Zamudol*). La posologie doit être répartie en prises toutes les 4 à 6 heures. Ils entraînent tous une constipation qu'il faut savoir prévenir (tableau 13-3). Avec le dextropropoxyphène, il existe des interactions médicamenteuses (anticoagulants, antidiabétiques, carbamazépine) et un risque d'hypoglycémie. Aussi, il faut l'utiliser avec prudence chez des patients âgés. Il existe également de nombreuses interactions médicamenteuses avec le tramadol (anticoagulants, antidépresseurs, neuroleptiques).

Les antalgiques du palier 3

Ils correspondent au traitement des douleurs sévères. Il s'agit de morphiniques.

Il faut toujours *privilégier la voie orale*. Pendant la phase de titration, on utilise une solution de chlorhydrate de morphine par voie orale, administrée toutes les 4 heures, ou encore des comprimés de morphine à libération immédiate (*Actiskenan, Sévrédol*). La morphine peut aussi être utilisée par voie sous-cutanée, mais la dose est alors la moitié de celle administrée oralement.

Chez la personne très âgée, on débute le traitement par de faibles posologies, le plus souvent 2,5 mg toutes les 4 heures *per os*. La dose est ensuite augmentée progressivement en se basant sur la réponse au traitement. Quand la dose quotidienne efficace est stable, cette solution de morphine ou les comprimés de morphine à libération immédiate peuvent être remplacés par une forme retard, permettant d'espacer les prises toutes les 12 ou 24 heures, ce qui simplifie le traitement.

Il existe trois médicaments morphiniques ayant une longue durée d'action et utilisables par voie orale sur le marché actuellement :

– le *Moscontin* a une durée d'action de 12 heures; les comprimés ne doivent pas être écrasés (ils perdraient leur effet retard);

– le *Skenan* a aussi une durée d'action de 12 heures; les gélules peuvent être ouvertes en cas de difficulté d'administration;

– le *Kapanol* a une durée d'action de 24 heures; les gélules peuvent être ouvertes en cas de difficultés d'administration.

Pour obtenir un effet antalgique de courte durée, chez des patients traités par un morphinique retard, (soins d'escarres ou autre soin douloureux), il est possible d'utiliser une dose supplémentaire de morphine à libération immédiate (*Actiskenan*, *Sévrédol*) avant le soin ou en interdoses entre deux prises du morphinique retard.

Actuellement, nous disposons également d'autres opiacés :

– le *Durogésic* (fentanyl) est délivré par voie transdermique sous forme de patch efficace pendant 72 heures. Le facteur limitant son utilisation dans le grand âge est l'absence de patch faiblement dosé. En effet, le patch à 25 µg/h correspond déjà à 60 – 90 mg de morphine orale par jour. Chez la personne âgée, ce traitement ne peut donc être utilisé qu'en relais d'un traitement morphinique d'au moins 60 mg/j.

– la *Sophidone LP* (chlorhydrate d'hydromorphone, une gélule à 4 mg/12 h correspond à 30 mg de morphine à libération prolongée/12 h) et l'*Oxycontin LP* (oxycodone, un comprimé à 10 mg/12 h correspond à 20 mg de morphine à libération prolongée/12 h) sont utilisés en cas d'intolérance ou « d'échec » de la morphine.

Les principaux *effets secondaires* des opiacés sont :

– la constipation (tableau 13-3) : comme elle est constante, il est nécessaire d'introduire ou de renforcer le traitement laxatif au moment de la prescription de morphiniques et de surveiller le transit. Une diarrhée survenant chez un malade traité par de la morphine doit faire suspecter un fécalome dont on sait qu'il peut provoquer une « fausse » diarrhée ;

– la somnolence qui disparaît en principe après quelques jours de traitement. Il est parfois nécessaire de diminuer la posologie des traitements psychotropes associés ;

– les nausées ou vomissements sont assez rares dans notre expérience gériatrique et peuvent être traités par la dompéridone (*Motilium*), voire de petites doses d'halopéridol ;

– la confusion et les hallucinations ne sont pas plus fréquentes dans le grand âge d'après notre expérience ;

– la dépression respiratoire, frein classique à la prescription de la morphine, n'est pas à craindre si on utilise la voie orale, en commençant par de faibles doses (2,5 mg/4 heures) et si on augmente progressivement la posologie jusqu'au contrôle de la douleur.

Tableau 13-3. Prévention et traitement de la constipation liée aux opiacés

– Surveiller la fréquence des selles.
– Stimuler l'hydratation.
– Éviter l'alitement.
– Encourager la marche, lorsque c'est possible.
– Diversifier l'alimentation (fruits, légumes).
– Donner des médicaments pour prévenir la constipation de transit (*Forlax*, *Duphalac*...).
– En cas de constipation distale associée : *Éductyl* suppositoires.
– N'utiliser les lavements qu'en dernier recours.

Les coanalgésiques

À ces antalgiques classiques, il est possible d'adjoindre d'autres substances qui vont renforcer ou compléter leur activité; ce sont les coanalgésiques.

– Les corticoïdes : ils sont surtout indiqués dans les douleurs par compression nerveuse, par infiltration ou compression d'organe d'origine tumorale et dans les pathologies osseuses inflammatoires et métastatiques. Ils présentent également l'intérêt de stimuler l'appétit et la vigilance (on évitera pour cela de les administrer le soir). Les anti-inflammatoires non stéroïdiens peuvent aussi avoir un intérêt en cas de réaction inflammatoire intense.

– Les antidépresseurs tricycliques (ex. : *Anafranil*) voire la paroxétine et les anticonvulsivants (*Tégrétol*, *Rivotril*, *Neurontin*) ont une action reconnue sur les douleurs de type neuropathique dites « de désafférentation » (zona, diabète...).

– Les anxiolytiques.

– Les antispasmodiques, surtout utiles dans les coliques intestinales (subocclusion) et dans les tumeurs obstruant les voies urinaires excrétrices.

– Les myorelaxants.

Il est aussi possible d'obtenir une analgésie de courte durée par inhalation d'un mélange gazeux (oxygène et protoxyde d'azote équimolaire ou *Kalinox*). Ce gaz administré au masque procure une anesthésie peu profonde et de courte durée, ne nécessitant pas de ventilation assistée ou de présence d'anesthésiste. Cette technique utilisée depuis de nombreuses années chez les enfants peut être utilisée chez l'adulte et notamment en gériatrie. En particulier, son utilisation lors de soins douloureux (soins d'escarre) est très intéressante. Elle peut être effectuée par des infirmières, sur prescription médicale. Sa réalisation nécessite la présence de deux personnes, une administrant le produit et surveillant le patient et une autre réalisant le soin. Les effets du mélange gazeux disparaissent peu après l'arrêt de l'administration (3 minutes).

Les thérapeutiques non médicamenteuses

Les thérapeutiques non médicamenteuses sont un appoint très souvent utiles : la kinésithérapie douce, les massages, la relaxation, la musicothérapie... peuvent être associés aux antalgiques avec des réels bénéfices. Enfin, l'accompagnement psychologique doit être discuté au cas par cas, et une prise en charge par un psychologue peut se révéler très utile.

ÉVALUATION DU TRAITEMENT ANTALGIQUE ET RÉAJUSTEMENTS

Prescrire un traitement antalgique suffit rarement à contrôler d'emblée une douleur chronique. Aussi, il est important d'évaluer de façon régulière l'effet du traitement sur les symptômes et de réajuster la prescription. Il est donc particulièrement utile d'évaluer la douleur avant le début du traitement antalgique. Cela donne un élément objectif qui peut aider par la suite le réajustement de la thérapeutique.

De nombreuses stratégies médicamenteuses sont possibles et leur mise en œuvre dépend du type de douleur. On commence le plus souvent par un antalgique du palier 1. En cas d'échec, on le remplace par un antalgique du palier 2. En cas de réponse imparfaite, on le remplace par un antalgique du palier 3. Des ajustements posologiques successifs sont le plus souvent nécessaires à ce stade. En cas de réponse insuffisante, il est possible de recourir parfois à des posologies plus élevées et/ou à des coanalgésiques. Dans les cas résistants à un traitement bien conduit il ne faut pas hésiter à adresser le patient à une consultation spécialisée.

CONCLUSION

La douleur est un phénomène très fréquent chez les personnes âgées et trop souvent négligé ou insuffisamment pris en charge. Cela est d'autant plus regrettable, que la douleur altère de façon importante la qualité de vie et qu'il existe des traitements efficaces pour soulager ces symptômes. La lutte contre la douleur fait partie des grands objectifs de santé publique en France et tous les soignants des personnes âgées – à domicile, à l'hôpital ou en institution gériatrique – peuvent et doivent participer à cette action. Les infirmières, en particulier, par leur proximité aux malades ont un rôle essentiel pour détecter la douleur, sensibiliser les équipes médicales à la prendre en charge et effectuer le suivi de l'efficacité des traitements prescrits pour permettre le réajustement de ces derniers.

Rôle propre infirmier dans l'évaluation de la douleur

– Évaluer systématiquement la douleur dès l'accueil dans la structure comme lors des interventions à domicile, qu'elle se soit manifestée ou non.
– Identifier les soins potentiellement douloureux.
– Mettre en place des mesures préventives (médicamenteuses ou non).
– Voir, entendre et croire la douleur.
– Soutenir la détresse sous-jacente.
– Aider la personne à verbaliser sa douleur, son site, la qualifier et la quantifier.
– Utiliser des échelles validées et adaptées aux capacités de la personne (auto ou hétéroévaluation).
– Observer les comportements et leurs modifications spontanées ou au décours d'un soin (les crispations, les mimiques, les gémissements, les cris, les retraits, les gestes de protection de zones, la couleur du visage…).
– Assurer les conditions d'un confort physique et psychique.
– Transmettre les observations au corps médical pour la mise en place d'un traitement préventif et curatif si besoin et informer l'équipe par une transmission ciblée au dossier de soin.
– Suivre les effets des traitements mis en place (soulagement) ainsi que leurs effets secondaires.
– Évaluer en continu la douleur afin de prévenir sa récidive.

BIBLIOGRAPHIE

AMERICAN GERIATRICS SOCIETY PANEL ON CHRONIC PAIN IN OLDER PERSONS, *The management of chronic pain in older persons*, *J Am Geriatr Soc*, n° 46, 1998, p. 635-651.

ANAES, « Recommandations et références professionnelles », *Évaluation et suivi de la douleur chronique chez l'adulte en médecine ambulatoire*, 1999, site internet : www.anaes.fr

ANAES, *Évaluation et prise en charge thérapeutique de la douleur chez les personnes âgées ayant des troubles de la communication verbale*, 2000, site internet : www.anaes.fr

DOUCET J., DRUESNE L., « Maniement des médicaments antalgiques chez les sujets âgés », *In* BELMIN J., CHASSAGNE P., GONTHIER R., JEANDEL C., PFITZENMEYER P., eds. *Gérontologie pour le praticien*, Masson, Paris, 2003.

LEFEBVRE-CHAPIRO S., TRIVALLE C., *Le traitement des douleurs nociceptives*, *NPG*, n° 18, 2003, p. 11-14.

SEBAG-LANOË R., WARY B., MISCHLICH D., *La douleur des femmes et des hommes âgés,* Masson, Paris, 2002.

TRIVALLE C., LEFEBVRE-CHAPIRO S., *La pharmacocinétique des antalgiques chez le sujet âgé*, *Neurologie-psychiatrie, gériatrie*, n° 18, 2003, p. 20-23.

WARY B., SERBOUTI S., DOLOPLUS 2, « Validation d'une échelle d'évaluation comportementale de la douleur chez la personne âgée ». *Douleurs,* 2001.

Les troubles du comportement chez les personnes âgées ♦ 14

S. PARIEL-MADJLESSI

Un trouble du comportement est défini comme une conduite inadaptée ou aberrante compte tenu du contexte où elle se produit. Les troubles du comportement sont fréquents chez les sujets âgés, et particulièrement quand ils sont atteints de démence. Ils sont souvent à l'origine de désarroi et d'anxiété pour la famille, l'entourage du sujet âgé et les soignants, et sont sources d'hospitalisation, et lorsqu'ils se répètent, d'entrée en institution. Face à un trouble du comportement, le défi est double : non seulement comprendre l'origine du trouble du comportement (maladie en cause, facteurs déclenchants), mais aussi aider le patient et son entourage pour atténuer les troubles et/ou les rendre plus supportables. Les troubles du comportement sont des symptômes qui impliquent la conduite d'une recherche étiologique soigneuse. Cette démarche vise à retrouver avant tout une maladie chronique (en particulier démences, dépression ou autre maladie psychiatrique), mais aussi des facteurs aigus précipitants (en particulier confusion mentale, anxiété, douleurs, conflits, maltraitance). Chez les sujets âgés fragilisés, un événement même mineur peut conduire à une décompensation comportementale rendant l'analyse plus difficile, mais nécessaire pour la recherche étiologique qui permet le traitement le mieux adapté.

L'ÉVENTAIL DES TROUBLES DU COMPORTEMENT

Il existe une grande diversité des troubles du comportement. Un test très utilisé pour les évaluer, l'Inventaire neuropsychiatrique ou NPI, propose une liste complète des troubles les plus fréquemment rencontrés (tableau 14-1).

MANIFESTATIONS DÉLIRANTES

Les manifestations délirantes sont définies par un désordre prononcé de la pensée, survenu assez rapidement et caractérisé par une conscience amoindrie de l'environnement avec perte de mémoire. Les délires des sujets âgés sont le plus souvent interprétatifs à thématique de persécution, souvent centrée sur l'environnement du patient :

Tableau 14-1. Principaux troubles du comportement selon l'échelle de l'Inventaire neuropsychiatrique ou NPI

Troubles affectifs et émotionnels
– Dépression/dysphorie.
– Anxiété.
– Euphorie.
– Apathie/indifférence.
– Perturbations émotionnelles.
– Conduites régressives.
Troubles psychotiques
– Idées délirantes.
– Hallucinations.
Troubles comportementaux
– Désinhibition.
– Irritabilité/labilité de l'humeur.
– Comportements psychomoteurs aberrants.
– Agitation/agressivité.
– Stéréotypies.
Troubles des fonctions instinctuelles
– Troubles du sommeil.
– Troubles du comportement alimentaire.
– Troubles des conduites sexuelles.

– thèmes sur le vol : le patient imputant à un tiers, souvent l'aidant, la disparition d'objets personnels, alors qu'il ne se souvient plus où il les a conservés;
– syndrome de l'imposteur : le soignant ou l'aidant familial est pris pour un imposteur, avec de grandes réactions de méfiance et de violence qui s'ensuivent de la part du malade;
– thème autour du sentiment d'abandon, conviction d'avoir été abandonné;
– délire d'infidélité.

La recherche étiologique doit être minutieuse : psychiatrique (surtout dépression) ou somatique (confusion mentale).

DÉAMBULATION ET STÉRÉOTYPIES MOTRICES

Le malade suit toute la journée les proches, ou bien fait des allées et venues répétitives, ou encore réalise une hyperactivité gestuelle stéréotypée et répétitive : c'est la déambulation

La signification et la cause de ces formes d'hyperactivité motrice ne sont pas connues. Elle pourrait correspondre, pour certains, à une autostimulation pour échapper à l'isolement, ou à la recherche de repères.
La prise en charge repose essentiellement sur des traitements non médicamenteux :

– éviter absolument la *contention physique*;
– canaliser la déambulation en concevant une structure adaptée en institution (repères architecturaux);
– faciliter l'adaptation dans le lieu de vie (apport d'objets personnels);
– apporter un sentiment de sécurité;
– permettre la pratique de l'exercice physique.

FUGUES

Les fugues concernent principalement les sujets âgés vivant en institution. Les fugues sont un déplacement hors du milieu habituel (ex. : domicile) survenant brutalement, résultat de troubles pathologiques ou en réaction d'un milieu social perturbé. Elles concernent un petit nombre de patients, mais sont répétitives chez un même malade. Elles sont plus fréquentes dans les semaines qui suivent l'entrée en institution et s'atténuent souvent après une période d'adaptation. Le malade cherche à fuir un lieu méconnu et inhospitalier pour errer sans but ou au contraire pour retrouver un lieu bien particulier, en général lié à son passé. Les fugues exposent les patients à des dangers et à des accidents; pour cela, et aussi parce qu'elles engagent leur responsabilité, elles sont très redoutées par le personnel des institutions. Certains établissements sont équipés de systèmes de surveillance permettant de détecter précocement la fugue d'un résident, mais les systèmes actuellement disponibles ne sont pas totalement satisfaisants en raison de questions techniques (pas de matériel sophistiqué électronique, éclairage succinct) et/ou éthiques (droit à la vie privée, problèmes de libertés individuelles).
Il faut essayer de canaliser l'errance et la déambulation pour éviter les fugues en aménageant l'espace de vie. Par exemple, on peut limiter les sorties en plaçant les issues dans des zones d'obscurité, et inversement bien éclairer les lieux de vie et les aménager pour y créer un climat chaleureux et un sentiment de bien-être et de sécurité.

AGITATION/APATHIE

L'agitation est un comportement avec une hyperactivité motrice désordonnée. Ses manifestations peuvent être très diverses. Elle doit faire rechercher avant tout une anxiété. L'apathie au contraire est caractérisée par une réduction de l'activité motrice spontanée et lors de stimulation. Le patient semble complètement indifférent à ce qui l'entoure.

AGRESSIVITÉ

L'agressivité est un trouble du comportement très redouté, car souvent très imprévisible et difficile à maîtriser. Elle peut s'exprimer de manières diverses, par des paroles blessantes, voire ordurières, des attitudes menaçantes, des gestes et des comportements violents. Son intensité est variable et peut aller de l'indifférence à la simple irritabilité jusqu'au déchaînement verbal ou gestuel extrême. Soit elle est extériorisée, avec l'expression d'une hostilité contre quelque chose ou quelqu'un (soignant venant faire la toilette par exemple), affirmation de soi et défense pour survivre dans un environnement défavorable, soit elle est intériorisée, donc dirigée contre soi-même et peut déboucher sur l'automutilation, le suicide.

Les causes sont variées et doivent être soigneusement recherchées. Il peut par exemple s'agir d'une réaction à une douleur, ou à une contrariété souvent rencontrée en institution au moment des soins et des échanges relationnels (toilette, habillage, repas, change, coucher). Il peut s'agir aussi d'une réaction à un excès de stimulation. La prise en charge immédiate est primordiale et passe par la communication avec le patient (tableau 14-2).

Tableau 14-2. Quelques conseils pour tenter de communiquer avec un malade âgé agressif

À favoriser
– Se mettre en face du patient et à la même hauteur.
– Se présenter et appeler le patient par son nom.
– Avoir un ton de voix calme et apaisant et ne pas montrer de crainte ou d'énervement.
– Faire des phrases simples.
– Établir un contact physique.
– Écouter et décoder le non verbal, en reformulant les paroles ou les attitudes du patient.
– Proposer une alternative.
– Savoir se mettre à l'écart (si refus de collaboration).
À éviter
– Emploi du « on » (dépersonnalisant).
– Longs raisonnements, mots complexes.
– Situation d'échec.
– Attitude infantilisante.

TROUBLES DU SOMMEIL

Au cours du vieillissement, le sommeil est modifié tant sur le plan quantitatif (latence à l'endormissement prolongée, une durée totale de sommeil diminuée) que qualitatif (sommeil fragmenté, moins réparateur).

Les troubles du sommeil sont un des principaux motifs d'entrée en institution, car ils épuisent les aidants. L'inversion du rythme nycthéméral est l'un des symptômes majeurs de la démence et de la confusion mentale. La difficulté d'endormissement correspond plus à un trouble anxieux, et le réveil précoce à une dépression. En institution, il est difficile de respecter totalement le rythme de sommeil de chaque résident, mais cela ne dispense pas d'essayer de le concilier avec les impératifs médicaux et l'organisation du travail. Le recours aux hypnotiques doit rester *exceptionnel et transitoire*, et les mesures non médicamenteuses doivent être privilégiées (exercice physique, hygiène alimentaire et stimulations intellectuelles).

CRIS ET COMPORTEMENTS DE VOCALISATION

On rapproche des cris les comportements de vocalisation avec des expressions verbales répétées et inappropriées. L'origine des cris est souvent très difficile à retrouver. Il ne faut pourtant pas oublier des étiologies spécifiques comme la douleur, le prurit, le délire, les hallucinations. Mais, le plus souvent, le soignant ou l'aidant se trouve devant un trouble du comportement sans corrélation avec une affection somatique.

Le cri est plus fréquent le soir, quand le malade est isolé, entre le repas et le coucher, ou le matin entre le réveil et le lever. En institution « le cri appelle le cri », c'est-à-dire que quand un résident crie, les autres peuvent reproduire un comportement « en miroir », et crient à leur tour.

Le traitement est très difficile, car on ne connaît pas de traitement ayant une efficacité sur ces troubles. Il ne faut pas oublier les antalgiques en cas de douleur non exprimée, mais la prise en charge non médicamenteuse doit être envisagée en première ligne (verbalisation des difficultés psychologiques, correction des déficits sensoriels, paroles rassurantes, musicothérapie, cassettes vidéo, toucher rassurant, massages corporels adaptés).

ÉVALUATION CLINIQUE DES TROUBLES DU COMPORTEMENT

L'évaluation précise et détaillée se fait au mieux au moyen d'échelles qui permettent de les décrire et de les quantifier. Elles sont particulièrement utiles, car les patients et leur entourage ne décrivent pas toujours spontanément ces troubles, et il faut souvent passer par des questions systématiques pour les identifier. De plus, la quantification permet de suivre l'évolution de façon précise et d'avoir une meilleure idée de l'effet des différents types de traitements essayés, aussi bien dans la pratique clinique que dans le cadre d'essais thérapeutiques.

Au domicile, l'utilisation de ces échelles permet d'envisager avec l'entourage tous les aspects possibles des troubles du comportement et donne souvent aux aidants le sentiment que leurs difficultés ont été prises en compte. En institution, l'évaluation précise des comportements d'agitation au moyen d'échelles permet souvent d'améliorer la tolérance des soignants et d'éviter les comportements de rejet. Il existe soit des échelles évaluant de façon précise un symptôme (par exemple l'agitation), soit des échelles évaluant de façon plus globale l'ensemble des symptômes psychocomportementaux. L'Inventaire neuropsychiatrique (NPI) est la plus utilisée pour l'évaluation globale (tableau 14-1).

APPROCHE GÉRIATRIQUE DES TROUBLES DU COMPORTEMENT

Cette approche débute par la mise en commun de l'avis et du vécu de l'entourage familial et/ou professionnel. Dans les établissements, les réunions d'équipe de soins permettent au sein d'un travail pluridisciplinaire de partager et de confronter la perception du comportement par chaque soignant. En particulier, il faut essayer d'analyser l'aspect du trouble du comportement, son horaire, sa fréquence ou sa durée, les éventuels facteurs déclenchants, les comportements associés, le contexte psychosocial, le contexte environnemental, la personnalité antérieure du patient, sa place dans la famille, ses centres d'intérêt, son mode de vie… La participation d'un psychologue à ce travail est le plus souvent d'une grande aide pour l'analyse et la compréhension du trouble du comportement. De plus, l'évaluation médicale joue aussi un rôle important dans le cadre de cette approche afin de diagnostiquer les facteurs étiologiques (tableau 14-3) et pour les corriger lorsque cela est possible.

Tableau 14-3. Principales causes et facteurs déclenchants de troubles du comportement chez les sujets âgés

– Démences.
– Dépression.
– Troubles anxieux.
– Confusion mentale.
– Hallucinations.
– Origine somatique (douleur, escarres, insuffisance cardiaque, infarctus du myocarde, pathologies tumorales, neuropathie, déficit sensoriel, globe vésical, dyspnée, dysurie, fécalome).
– Conflits psychologiques, maltraitance.
– Inadaptation à l'environnement (déplacement récent).

TRAITEMENTS DES TROUBLES DU COMPORTEMENT

PRISE EN CHARGE NON MÉDICAMENTEUSE ET PRÉVENTION DES TROUBLES

Comme nous l'avons déjà vu plus haut, des règles de prévention générales sont à appliquer assez systématiquement (ton apaisant, phrases simples, contact physique).

Il faut produire autour du patient un climat de bienveillance et favoriser la communication.

Au niveau de la personne âgée

– Respecter sa personnalité, son identité, son autonomie : connaissance d'éléments biographiques, soins relationnels, soins esthétiques, respect de la pudeur, des habitudes…
– sociothérapie ;
– prévenir et traiter les déficits sensoriels ;
– prévenir et traiter les affections somatiques intercurrentes ;
– éviter toute rupture brutale dans le rythme de vie habituel.

Au niveau de l'entourage familial

– Expliquer, informer sur les troubles et leur évolution probable ;
– dédramatiser ;
– organiser un soutien : orienter vers des groupes d'aide, et soulager grâce à l'aide professionnelle, sans oublier les aides temporaires de répit (hébergement temporaire, hôpital ou centre de jour, hospitalisations de nuit…).

Au niveau des soignants professionnels

– Formation (de base et continue) ;
– soutien, réunions d'équipe, groupes de paroles, présence d'un psychologue…

TRAITEMENTS MÉDICAMENTEUX

Traitement étiologique

Avant tout, c'est le traitement de la cause du trouble du comportement. Les médicaments utiles pour les troubles du comportement visent en premier lieu à traiter une maladie sous-jacente et ses facteurs déclenchants.
Dans les troubles du comportement liés à la maladie d'Alzheimer ou à la démence à corps de Lewy, il faut utiliser les inhibiteurs de l'acétylcholinestérase. Pour ceux liés à des douleurs, il faut bien sûr donner un traitement antalgique jusqu'à obtention du soulagement. En cas de troubles du comportement liés à une dépression, il faut prescrire des antidépresseurs, essentiellement de type inhibiteurs de la recapture de la sérotonine.

Traitement symptomatique

Une thérapeutique symptomatique du trouble du comportement est parfois nécessaire, notamment en cas d'agressivité, lorsque le trouble persiste malgré une évaluation étiologique, un traitement étiologique et une prise en charge non médicamenteuse. Il faut dans ces cas bien définir l'objectif recherché : éviter que le patient ne se mette en danger, ou bien rendre la situation moins intolérable pour l'entourage. Parmi les médicaments qu'il est possible d'employer figurent les antidépresseurs sérotoninergiques, les neuroleptiques atypiques, et les thymorégulateurs. Chacun des ces types de médicaments peuvent induire des effets indésirables et ces traitements doivent être suivis de près. D'emblée, il faut toujours avoir à l'esprit, quel que soit le traitement prescrit, de s'interroger après quelques semaines sur son utilité actuelle et essayer le plus possible de l'interrompre progressivement.

CONCLUSION

Les troubles du comportement sont des symptômes fréquemment retrouvés en gériatrie, d'autant plus qu'il existe déjà des pathologies sous-jacentes chez de nombreux sujets âgés et en particulier une démence.

Ils s'accompagnent d'une perte d'autonomie supplémentaire, et sont un facteur prédictif d'entrée en institution.

Ils sont donc un enjeu essentiel de la gériatrie, et leur prévention et/ou leur prise en charge rapide et adaptée est un travail d'équipe d'importance considérable pour le maintien de l'autonomie et le bien-être des malades. Ce travail ne s'arrête pas à une seule prescription, mais implique un suivi évaluant la tolérance, l'efficacité du traitement, et s'interrogeant sur la pertinence à poursuivre ce traitement (encadré 17-2, p. 218).

BIBLIOGRAPHIE

BAZIN N., « Diagnostic des états d'agitation des sujets âgés », *Revue de Gériatrie,* n° 27, 2002, p. 451-456.

HAZIF-THOMAS C., THOMAS P., « Agitation et agressivité du sujet âgé », *Revue de Gériatrie*, n° 24, 1999, p. 155-158.

HAZIF-THOMAS C., THOMAS P., « Agitation et agressivité : attitude thérapeutique », *Revue de Gériatrie*, n° 24, 1999, p. 811-816.

HOTTIN P., BOURQUE M., BONNIN C., « Approche des troubles du comportement chez les personnes atteintes de déficits cognitifs », *in* ARCAND M., HEBERT R., eds, *Précis pratique de gériatrie*, Edisem Maloine, Paris, 1997, p. 230-238.

LEVESQUE L., ROUX C., LAUZON S., *Alzheimer : comprendre pour mieux aider*, ERPI, Ottawa, 1990.

MICAS M., « Troubles du comportement en institution », *in* LEGER J.-M., CLEMENT J.-P., WERTHEIMER J., eds, *Psychiatrie du sujet âgé*, Flammarion, Paris, 1999, p. 292-305.

La dépression du sujet âgé ♦ 15

V. LEFEBVRE DES NOETTES

> « Souverain mon maître, le grand âge est là, la vieillesse est descendue en moi ; la langueur est venue, la faiblesse de l'enfance se renouvelle, elle fait que celui qui est redevenu enfant dort sans cesse. Les bras sont faibles, les jambes ont renoncé à suivre le cœur qui est devenu fatigué. La bouche est muette, elle ne peut plus parler. Les yeux sont faibles, les oreilles sont sourdes, le nez est complètement bouché, il ne peut plus respirer, le goût s'en est allé. L'esprit est oublieux, il ne peut plus se souvenir d'hier. Les os font mal dans le vieil âge, se lever et s'asseoir sont difficiles l'un et l'autre. Ce qui était bon est devenu mauvais. Ce que fait la vieillesse aux hommes est mal en toutes choses. »
>
> T. BENJELOUN

Ainsi écrivait un vieux scribe de l'Égypte ancienne, qui résume en quelques mots le contenu des travaux des gériatres, des psychiatres et des géronto-psychiatres.

La vieillesse est le moment des pertes réelles et symboliques comme la retraite, le départ des enfants du foyer, la perte des forces physiques, le vieillissement de la peau, du corps et de l'esprit, les deuils des proches, amis et parents, la perte de son cadre de vie avec la mise en institution souvent non désirée.

Le risque est grand de considérer la personne âgée comme une personne déprimée constitutionnelle.

Or, le vécu de ces pertes est souvent bien assimilé et intégré dans un remaniement progressif des capacités et des intérêts tant intellectuels qu'affectifs.

Une phase dépressive peut être une réaction normale et doit être respectée (notamment après un deuil).

En revanche, une réponse pathologique doit être repérée, diagnostiquée et traitée le plus tôt possible, sous peine de voir s'installer une dépression chronique, constituer une porte d'entrée d'une démence de type Alzheimer, voire aboutir à des conduites suicidaires, malheureusement, toujours très inquiétantes et souvent « réussies » chez la personne âgée.

L'évaluation diagnostique de la dépression du sujet âgé est parfois complexe et implique une observation ainsi qu'un examen approfondi s'appuyant sur l'entourage, le discours et le comportement du malade, l'anamnèse rapportée par les parents et amis, enfants ou voisins que l'on devra contacter si par ailleurs la verbalisation du sujet âgé se révèle trop difficile.

ÉPIDÉMIOLOGIE

La dépression est une maladie très fréquente chez les personnes âgées. De récentes enquêtes menées chez des personnes de 65 ans et plus vivant à leur domicile montrent que le taux de prévalence des symptômes dépressifs est de 10 % environ. Parmi les personnes âgées vivant en institution ou hospitalisées, cette fréquence est encore plus élevée (45 %). Cette maladie est largement sous-estimée, car ses symptômes sont souvent négligés et banalisés, parce qu'attribués au grand âge et aux difficultés de la vie. Aussi, la maladie est globalement sous-diagnostiquée et donc un grand nombre de personnes âgées dépressives ne reçoivent pas de traitement et/ou de soutien adaptés.

SIGNES DES SYNDROMES DÉPRESSIFS DU SUJET ÂGÉ

L'HUMEUR DÉPRESSIVE

Elle s'exprime par un vécu globalement pessimiste accompagné de nombreux sentiments d'insatisfaction, de dévalorisation, d'autodépréciation conduisant dans les cas les plus graves à des idées torturantes d'indignité, de culpabilité et d'incurabilité. La tonalité désagréable de l'humeur dans ces cas devient extrême, caractérisant la *douleur morale* des déprimés.

Physiquement, la dépression se lit sur le visage du déprimé; celui-ci est douloureux, amimique, la voie est monocorde, l'expression lente, la gestuelle exprime la détresse, l'abattement, le découragement. Parfois le patient exprime cette douleur morale par des phrases courtes et pénibles : « laissez-moi, je suis foutu, je veux mourir... »

Il peut s'agir aussi d'une incapacité à exprimer des sentiments de joie, de colère, de peur, appelée « *émoussement affectif* », dont le patient a souvent conscience. Cette impression de manque de sensibilité peut induire une grande culpabilité.

Lorsque le patient arrive à exprimer son état dépressif, les thèmes sont centrés sur le *désintérêt* pour les tâches quotidiennes (le patient ne se lave plus, ne s'habille plus), les activités associatives ou domestiques (il ne sort plus, ne fait plus son ménage ou son lit) ou de loisirs (il ne lit plus, ne regarde plus la télévision, ne va plus au café). Il exprime une *insatisfaction*, le sentiment que sa vie est un échec et que la situation est sans issue. Il se *dévalorise*, *culpabilise*, s'autoaccuse de fautes qu'il n'a jamais commises. L'apitoiement sur soi-même peut remplacer la culpabilité avec propension à se plaindre et à rejeter la culpabilité sur autrui. C'est globalement une perte du sentiment d'utilité, une perte du rôle social, une crise existentielle.

L'INHIBITION OU PERTE DE L'ÉLAN VITAL

Elle s'exprime par un ralentissement psychomoteur et une fatigue intense.

Les gestes sont rares et lents, le discours est pauvre et monotone, les réponses sont différées, brèves et entrecoupées de pauses et de soupirs. Le ralentissement psychique est douloureusement ressenti par le patient. Le déprimé se plaint d'être incapable de penser de façon claire et efficace. La fatigue ou l'asthénie est intense, le patient manque de tonus, ne peut plus anticiper.

LES AUTRES MANIFESTATIONS

Les troubles anxieux

Il s'agit alors d'un sentiment possible d'attente d'un danger imminent et imprécis qui peut se traduire par une agitation motrice qui vient masquer l'inhibition et peut accroître le risque suicidaire chez les déprimés anxieux.

Les troubles du caractère

Le sujet devient irritable, hostile, impulsif, violent, intolérant vis-à-vis de l'entourage. Il peut manifester une opposition pour tout. C'est la dépression hostile.

Les symptômes somatiques

Ils sont presque constants :

Les troubles digestifs

Ils sont dominés par :
- l'anorexie (80 à 90 % des cas), c'est-à-dire la perte d'appétit;
- la constipation;
- l'amaigrissement.

Les troubles du sommeil

Il peut s'agir d'une insomnie anxieuse du début de l'endormissement ou de réveils précoces du petit matin à repérer, car ils peuvent précipiter un passage à l'acte suicidaire.

Les troubles divers

Au cours d'une dépression, d'autres signes ou symptômes peuvent être observés, en particulier une hypotension, une bradycardie, des crampes, des tremblements, des céphalées, des algies faciales, des troubles urinaires comme une pollakiurie ou une oligurie.

PARTICULARITÉS DE LA DÉPRESSION CHEZ LE SUJET ÂGÉ

En dehors de la survenue d'événements traumatiques dépressogènes bien connus (deuils, perte d'autonomie, déficit moteur ou sensoriel…), le passage à la dépression chez le sujet âgé peut se faire d'une manière progressive et insidieuse au cours de circonstances, parfois d'apparence insignifiante.
À ces pertes se rattache la notion de blessures narcissiques : le départ à la retraite, parfois tant attendu, est vécu comme une mise à l'écart. Le vieillissement est

alors difficilement ressenti, l'estime de soi, l'image du corps sont dévalorisées. L'expression somatique est le recours le plus utilisé chez les personnes peu capables de neutraliser leurs difficultés.
Il s'agit souvent d'une *symptomatologie hypocondriaque* centrée sur la sphère digestive, ou d'algies diverses. Bien que les troubles puissent être réels, ils sont souvent dramatisés et perçus comme incurables.
Derrière le masque somatique, on retrouve les signes classiques de la dépression, la tristesse, la perte de l'élan vital, le pessimisme, l'indifférence affective, le ralentissement psychique et moteur, l'asthénie, l'anorexie, l'amaigrissement et les troubles du sommeil.
La *résignation* est un sentiment fréquemment perçu chez le sujet âgé, elle est à différencier de la tristesse permanente, du dégoût de la vie et de l'absence de tout ressenti de plaisir qui sont des signes majeurs de dépression.
À un stade ultime, la *douleur morale mélancolique* présente les mêmes caractéristiques que chez l'adulte plus jeune : auto-accusation, culpabilité, rumination anxieuse, idées d'abandon, de ruine et de pauvreté.
L'apparition d'un *ralentissement psychomoteur* ne doit pas être négligé et attribué à tort au vieillissement physiologique. L'inhibition psychomotrice se manifeste par un retrait, une *apathie* que l'entourage ne doit pas considérer comme normale. L'installation de cet état s'accompagne souvent de troubles mnésiques et de détérioration d'apparence démentielle, liée en fait à une baisse de l'attention et au désinvestissement réversible sous traitement antidépresseur.
Plus spécifique encore du sujet âgé est le *sentiment de vide*. Cette perception est à la fois affective et corporelle : vécu de solitude intime et corporelle, le sujet ressent son corps comme désaffecté, constitué d'une enveloppe pesante.
Dans les dépressions graves, de type mélancolique, ce vécu douloureux peut aller jusqu'au syndrome de Cotard dont la forme la plus fréquente est la négation d'organes et de son propre corps : « Je n'ai plus d'intestin », « je suis déjà morte. »
Un délire de préjudice d'apparition récente, sans éléments de détérioration associés, peut révéler un vécu dépressif d'abandon ou de dépossession. L'entourage proche ou la famille sont souvent mis en cause. La personne âgée vit encore dans un monde où les économies sont totales ; le sujet déjà débiteur de ses moyens physiques peut se sentir sans assurance pour l'avenir. Il n'est pas rare de retrouver derrière une idée de préjudice, un fondement réel de dépossession dramatisée jusqu'au délire ; par exemple, les décisions de legs aux enfants doivent être mûrement réfléchies, car elles sont parfois vécues rétrospectivement comme une spoliation et un abandon.

FORMES CLINIQUES DE LA DÉPRESSION DU SUJET ÂGÉ

LA DÉPRESSION D'INVOLUTION

La sémiologie de ces états dépressifs est dominée par l'importance de l'agitation anxieuse, par des préoccupations hypocondriaques, par la fréquence des symptômes obsessionnels, voire une symptomatologie délirante où prédominent des idées de préjudice, de jalousie, d'indignité, de négation d'organes (syndrome de Cotard).

LES DÉPRESSIONS NÉVROTICO-RÉACTIONNELLES

Elles sont fréquentes. Les symptômes sont d'apparence banale et sont alors pris pour une simple exagération des effets du vieillissement ne justifiant pas de traitement particulier; cette abstention thérapeutique risque d'avoir pour l'individu des conséquences incalculables.

On note souvent un sentiment très pénible d'isolement, de solitude, traduisant une « impression de vide intérieur et de vacuité douloureuse ». Il s'y associe une perte de l'estime de soi débouchant sur un constat d'impuissance et de honte, une anxiété vive et continue par rapport à l'avenir, la survenue de maladies et d'incapacité de faire face, des plaintes somatiques diverses et des doléances portant sur des séquelles de maladies persistantes. Le terme de dépression réactionnelle signifie ici que le patient réagit en fonction de sa personnalité antérieure.

LES DÉPRESSIONS D'ÉPUISEMENT

On les voit chez des sujets qui se sont dévoués pendant des mois, voire des années, à la prise en charge d'un proche malade, souvent d'un conjoint; la guérison ou la disparition de ce dernier marque alors le début de l'accès dépressif.

LE SYNDROME DE GLISSEMENT

Ce terme, introduit par les gériatres, vise à désigner un état psychique accompagnant un accident somatique (chapitre 7). Il s'agit classiquement d'une personne âgée institutionnalisée, souvent contre son gré, qui, après un intervalle libre, se laisse « glisser » dans une conduite régressive vers un refus de vivre accompagné, d'un refus de se nourrir et de se soigner. Les signes dépressifs sont au deuxième plan derrière le masque somatique qui souvent impose un traitement par perfusion tant le pronostique vital est péjoré.

LA PSEUDO-DÉMENCE DÉPRESSIVE (4 %)

Le patient se présente comme un dément avec des troubles massifs de la mémoire et des fonctions cognitives réversibles par l'introduction d'un traitement antidépresseur.

LE TRAITEMENT DES ÉTATS DÉPRESSIFS DU SUJET ÂGÉ

Il s'articule autour de trois axes : l'axe relationnel ou psychothérapeutique, l'axe chimiothérapeutique et la sismothérapie.

LES PSYCHOTHÉRAPIES

La psychothérapie d'inspiration analytique

Elle a pour but chez le sujet âgé de renforcer le « moi » afin que celui-ci affronte mieux les tensions auxquelles il est inévitablement soumis. Le travail psychothérapique est lent, difficile, partiel, vécu sous la menace d'une séparation par lassitude. Cette thérapie vise moins à interpréter les difficultés actuelles en fonction des complexes infantiles que de rendre d'abord la vie mentale possible par la réunion de conditions favorables.

La psychothérapie d'accompagnement

Elle a pour objectif une lecture aussi claire que possible du conflit actuel. Le rôle du thérapeute se borne à adoucir les souffrances du moment en attendant mieux. L'accompagnement est une compréhension bienveillante et momentanée qui consiste à accepter de ne pas toucher aux conflits parce que la précarité des défenses actuelles alliée à un regain d'intérêt pour l'existence rendrait l'intervention inopportune.

La psychothérapie institutionnelle

Elle concerne la minorité croissante des personnes âgées (5 à 15 %) qui rejoignent les institutions médicales ou médico-sociales pour y passer la fin de leur existence. Il est important de comprendre que l'admission puis le séjour d'une personne âgée est susceptible de déclencher des conflits affectifs intenses entre la personne âgée, les soignants et la famille. Le rôle de la psychothérapie systémique est alors évident. Il faut pouvoir y consacrer de longs rendez-vous pour que chacun s'explique sur ses angoisses, sa culpabilité, son agressivité et son désir de bien faire.

LES MÉDICAMENTS UTILES DANS LA DÉPRESSION

L'utilisation de traitements psychotropes chez le patient âgé nécessite de prendre en considération des changements propres à l'âge des pathologies somatiques et de la pharmacologie.

Il faut rester vigilant :

– *à l'altération de la sensibilité* des organes cibles aux thérapeutiques ainsi que des effets toxiques ;

– *aux modifications de la pharmacocinétique* (absorption, distribution et excrétion) des médicaments chez le sujet âgé ;

– *aux pathologies somatiques et aux interactions « traitement – maladie »* ;

– *aux polymédications et interactions médicamenteuses ;*

– *à l'hétérogénéité* des syndromes psychiatriques.

Les antidépresseurs

On choisira de préférence les médicaments de type sérotoninergique (*Deroxat*, *Prozac*, *Zoloft*, *Seropram*, *Floxyfral*...) en monothérapie, en général, en une prise si possible. D'autres antidépresseurs de seconde génération peuvent être utilisés (*Ixel*, *Norset*...). Chez le sujet âgé, les antidépresseurs tricycliques (de première génération, *Anafranil*, *Laroxyl*, *Prothiaden*...) ne sont plus utilisés d'emblée, car leur tolérance semble beaucoup moins bonne que celle des antidépresseurs plus récents. Ils sont utilisés dans les dépressions résistantes. Il est important de bien surveiller ces traitements, et de dépister précocement les effets indésirables qu'ils peuvent induire (rétention d'urine, trouble du rythme cardiaque, glaucome...). L'efficacité des antidépresseurs se manifeste au bout de quatre à six semaines de traitement. Celui-ci doit être poursuivi plusieurs mois. Et, en fonction des cas, il pourra être arrêté. Il faut alors surveiller étroitement les patients, car le risque de récidive est élevé.

Les hypnotiques

Selon les mêmes principes, ils visent à restaurer le sommeil de la personne âgée déprimée. Ils (*Stilnox*, *Imovane*, *Havlane*, *Normisson*, *Mépromizine*, *Noctran*...) sont donc très utiles en début de traitement. Lorsque la dépression est améliorée, il faut diminuer progressivement ces médicaments et les arrêter.

Les anxiolytiques

Ils sont relativement peu utilisés dans la dépression du sujet âgé. Ils sont réservés aux formes avec composante anxieuse importante, en utilisant des doses faibles, ajustées progressivement en fonction de la réponse clinique et de la tolérance. En effet, les benzodiazépines (*Lexomil*, *Lysanxia*, *Temesta*, *Tranxène*, *Urbanyl*, *Xanax*, *Valium*...) ont des effets secondaires sur les fonctions cognitives et la mémoire. Il est toujours préférable de se passer d'une prescription d'anxiolytiques, au bénéfice d'un accompagnement relationnel qui doit être le premier traitement auprès des personnes âgées institutionnalisées.

LA SISMOTHÉRAPIE

La sismothérapie ou électroconvulsivothérapie ou « électrochocs » conserve de rares indications en cas de mélancolie mettant en jeu le pronostic vital, ou de dépression résistante aux traitements. Les conditions dans lesquelles sont effectuées ces traitements (courte anesthésie générale) en font une thérapeutique tout à fait acceptable. Les résultats sont souvent spectaculaires et rapides, si bien que ce traitement est de plus en plus proposé aux patients dont la dépression résiste aux antidépresseurs.

CONCLUSION

Il existe bien une spécificité des syndromes dépressifs chez les sujets âgés avec ses formes masquées, somatiques, pseudo-démentielles ou d'involution. Les signes d'alerte doivent être écoutés, repérés, évalués (mini-GDS, encadré 11-1) par l'ensemble des soignants devant un changement de comportement, une perte d'appétit, des troubles du sommeil, une agitation. Les soignants jouent un rôle essentiel, par leur présence au quotidien et les soins qu'ils prodiguent pour repérer ces situations et en parler avec le patient, son entourage et pour alerter son médecin. Le rôle des tables rondes pluridisciplinaires est fondamental afin de proposer au patient âgé dépressif des soins appropriés, ce d'autant que la dépression altère la qualité de vie, augmente la durée de l'hospitalisation et le refus de rééducation, peut constituer un mode d'entrée dans un processus de détérioration cognitif et que des traitements efficaces sont aujourd'hui disponibles.

ENCADRÉ 11-1

DÉPISTAGE DE LA DÉPRESSION PAR LA MINI-ÉCHELLE DE DÉPRESSION GÉRIATRIQUE (MINI-GDS)

Objectif : ce test a pour but de repérer les sujets âgés ayant des symptômes dépressifs. Son principal intérêt est le dépistage systématique de la dépression chez les sujets âgés.

Consignes : ce test consiste à poser 4 questions simples auxquelles il faut répondre par oui ou non.

1. Vous sentez-vous souvent découragé(e) et triste?	OUI	NON*
2. Avez-vous le sentiment que votre vie est vide?	OUI	NON*
3. Êtes-vous heureux(se) la plupart du temps?	OUI*	NON
4. Avez-vous l'impression que votre situation est désespérée?	OUI	NON*

Interprétation : lorsque les 4 réponses du patient comportent toutes un astérisque, la probablilité d'une dépression est très faible. La probabilité d'une dépression augmente avec le nombre de réponse sans astérisque, et dans ces cas il est conseillé d'approfondir l'examen pour rechercher une dépression et de signaler cette possibilité au médecin. Dans cette approche, la version complète du l'échelle de dépression gériatrique (*geriatric depression scale*) peut être utilisée.

Rôle propre infirmier

– Les soignants doivent être vigilants et attentifs au comportement et à l'humeur des malades âgés, car ces patients n'attirent pas l'attention sur eux et risquent de préparer une tentative de suicide sans l'exprimer ni verbalement ni par un comportement « bruyant ». Il est important de noter sur le dossier de soins et de signaler aux médecins toute modification de comportement et notamment surveiller :

- les prises alimentaires;

• l'état du sommeil ;
• certaines attitudes comme le repli sur soi, l'isolement, la tristesse, l'hypersomnie ou au contraire l'agitation, une agressivité inhabituelle, un refus de soins... ainsi que tout signe de désinvestissement dans la vie au quotidien.

Des actions de formations sont à développer et à encourager afin de mobiliser les soignants à participer à des actions d'animation ou à des ateliers thérapeutiques de peinture, d'esthétique, des groupes de paroles, des ateliers mémoire.

– Une bonne qualité de communication entre le soignant et le soigné sont, avec le travail institutionnel pluridisciplinaire, des éléments pouvant prévenir un état dépressif ou le rendre moins sévère.

BIBLIOGRAPHIE

BAKCHINE S., *L'anticipation du temps du déprimé*, collection scientifique Survector, 1991.
BOYER P., *et al.*, *La maladie dépressive*, CIBA, 1983.
CLÉMENT J.-P., Mini-GDS version française, *Encephale*, n° 23, 1997, p. 91-99.
FERRERI M., *Eux les déprimés*, Documentation Geigy, *Acta Psychosomatica*, 1980.
GUELFI J.-D. *et al.*, *Psychiatrie*, Presses Universitaires de France, 1987.
LEMPERIÈRE T., *Les dépressions du sujet âgé*, Acanthe, Masson, 1996.
OLIE J.-P., *et al.*, *Le praticien et les dépressions modernes*, collection de psychiatrie pratique de l'encéphale, Doin éditeurs, 1983.

16 ♦ La maladie d'Alzheimer et les autres syndromes démentiels : aspects cliniques et diagnostic

S. PARIEL-MADJLESSI

L'altération des fonctions cognitives est un problème très fréquent chez les personnes âgées. Elle entraîne une dégradation de la qualité de vie des personnes qui en souffrent et modifie les rapports avec leur entourage et leur capacité à être autonome. À un stade avancé, les troubles cognitifs sont une cause majeure d'entrée en établissement gériatrique. Les étiologies des troubles cognitifs sont nombreuses, et, contrairement à certaines idées reçues, il est souvent possible d'améliorer l'état des patients. Aussi, il est important de ne pas négliger la prise en charge des malades qui ont des troubles cognitifs, qu'ils soient signalés par eux-mêmes ou par leur entourage ou qu'ils soient découverts par les soignants à l'occasion de soins donnés pour un autre motif.

La mémoire est une composante essentielle des fonctions cognitives. Se plaindre d'une mauvaise mémoire, la *plainte mnésique*, est une situation très fréquente qui concerne plus de la moitié des sujets de plus de 50 ans. Il faut garder à l'esprit que plainte mnésique ne signifie pas forcément *déficit mnésique* qui est l'altération de la performance mnésique objectivable aux tests neuropsychologiques. Les personnes qui se plaignent de leur mémoire ont toujours en arrière-pensée la crainte d'être atteintes de la maladie d'Alzheimer, qui est actuellement très médiatisée. Il faut alors savoir faire la part des choses entre déclin mnésique pathologique et altération physiologique liée à l'âge.

LES EFFETS DU VIEILLISSEMENT SUR LA MÉMOIRE

La mémoire est la capacité de restituer l'information contenue dans un message précédemment reçu, en l'absence de celui-ci, ou de reconnaître cette information parmi d'autres. La mémoire est une fonction très complexe, et on peut en distinguer plusieurs composantes.

– La *mémoire immédiate* est la persistance brève de la perception sensorielle. Elle dure quelques secondes. C'est elle, par exemple, qui nous permet de retenir le début d'une phrase pour en comprendre la fin.

– La *mémoire à court terme* est responsable de la conversion de la mémoire immédiate en mémoire à long terme. Elle permet le stockage d'informations juste après leur présentation et est destinée à la manipulation de ces informations pendant la réalisation d'une série de tâches cognitives, comme se souvenir d'un numéro de téléphone le temps nécessaire pour le composer. Elle est souvent appelée *mémoire de travail.*
– La *mémoire à long terme* dure de quelques minutes à toute une vie. Elle correspond au sens commun du mot mémoire.

D'autres aspects de la mémoire sont définis par le type d'informations traitées.

– La *mémoire épisodique* détermine les souvenirs personnels. Par exemple, nous nous souvenons, grâce à elle, de la date et du lieu des événements familiaux importants.
– La *mémoire sémantique* est fondée sur les connaissances générales. Par exemple, nous savons que le vin est fabriqué à partir du raisin, sans que nous sachions quand, ni où nous avons appris cette information.

EFFETS DU VIEILLISSEMENT SUR LE FONCTIONNEMENT DE LA MÉMOIRE

Contrairement à certaines idées reçues, il n'est pas normal de « perdre la tête ou la mémoire » en vieillissant. Il existe certes une diminution des performances mnésiques avec l'âge chez la plupart des sujets âgés, mais cela n'entraîne pas de retentissement dans leur vie quotidienne, en l'absence de maladie.
L'évolution des performances mnésiques au cours du vieillissement est assez variable en fonction des individus. Certaines personnes âgées peuvent se plaindre d'être moins performantes que dans leur jeunesse, mais d'autres (5 % des personnes âgées) peuvent posséder une mémoire plus performante que celle de certains sujets plus jeunes. Chez le même individu, la performance de la mémoire peut varier d'un jour à l'autre, car elle est influencée par divers facteurs comme le degré de vigilance et d'attention, la motivation, l'état des fonctions sensorielles, la qualité du sommeil, l'état affectif et l'humeur, sans oublier l'entraînement à mémoriser.

UN ÉTAT LIMITE : LE DÉCLIN COGNITIF MODÉRÉ OU L'OUBLI BÉNIN LIÉ À L'ÂGE

Certains sujets âgés présentent des troubles de la mémoire plus marqués que ceux observés chez des sujets du même âge, sans présenter de signe de syndrome démentiel. La frontière entre troubles mnésiques physiologiques et pathologiques est floue. Le diagnostic précis de cette situation est difficile et impose un bilan clinique et neuropsychologique poussé, idéalement dans un centre spécialisé dans l'exploration des troubles de la mémoire (consultation-mémoire). Plus d'un tiers des sujets présentant ce syndrome évoluent en quelques années vers un syndrome démentiel lié à une maladie d'Alzheimer. Chez d'autres patients, les troubles cognitifs restent stables. En pratique, les patients ayant un déclin cognitif modéré doivent être suivis régulièrement afin de pouvoir détecter une évolution vers un syndrome démentiel par maladie d'Alzheimer et la traiter précocement.

EFFETS DU VIEILLISSEMENT SUR LES FONCTIONS COGNITIVES AUTRES QUE LA MÉMOIRE

Chez les sujets âgés en bonne santé, des altérations de certaines fonctions cognitives ont été mises en évidence par rapport à celles d'adultes plus jeunes, entre autres les capacités attentionnelles, le traitement des informations qui peut être ralenti, ainsi que les fonctions visuo-spatiales comme la capacité de manipuler des informations visuelles ou de copier des figures complexes, ou les fonctions psychomotrices qui font intervenir une combinaison de réponses motrices, d'attention et de résolution de problèmes. Les autres fonctions cognitives, en particulier le *langage* et les *fonctions exécutives,* ne semblent pas être altérées au cours de l'avance en âge. Ces modifications des fonctions cognitives avec l'âge peuvent être considérées comme normales si elles sont modérées et n'ont pas de conséquences en terme d'autonomie pour le sujet.

LES ALTÉRATIONS PATHOLOGIQUES DES FONCTIONS COGNITIVES CHEZ LE SUJET ÂGÉ

L'existence d'une plainte mnésique ou de troubles objectifs de la mémoire et/ou d'autres atteintes de fonctions cognitives chez un sujet âgé doit faire rechercher un syndrome démentiel, ce qui demande un bilan clinique particulièrement soigneux. En particulier, l'oubli d'événements importants doit orienter fortement vers un déficit pathologique. Les troubles cognitifs, même modérés, qui sont récurrents ou s'aggravent rapidement doivent aussi faire rechercher une démence sous-jacente, car les troubles cognitifs liés au seul vieillissement n'évoluent que très lentement.

DÉFINITION DU SYNDROME DÉMENTIEL

La démence est un syndrome (groupement de symptômes) et non une maladie. Ce syndrome est défini par *une atteinte globale et acquise des fonctions cognitives, présente depuis plus de six mois en l'absence de trouble de la vigilance.* Une altération récente des fonctions cognitives et/ou associée à des troubles de la vigilance doit avant tout faire rechercher une confusion mentale.
Le syndrome démentiel est lié à une atteinte organique du cerveau, excluant les maladies psychiatriques. Il est généralement irréversible. En l'absence de marqueur biologique, le diagnostic de démence repose uniquement sur les données cliniques (tableau 16-1). Les examens d'imagerie cérébrale ne sont d'aucune aide pour poser le diagnostic de démence. En revanche, ils sont très utiles pour le diagnostic étiologique d'une démence. Les maladies qui peuvent induire un syndrome démentiel sont nombreuses et peuvent être regroupées

en trois grandes entités : les démences dégénératives, les démences secondaires (dont les démences vasculaires) et les démences mixtes.

CIRCONSTANCES DE DÉCOUVERTE DES SYNDROMES DÉMENTIELS

Chez les sujets âgés, le diagnostic de démence peut être évoqué dans des cas très divers. Dans chacun de ces cas les soignants peuvent jouer un rôle important en conseillant les patients ou les familles confrontés à de tels symptômes ou bien en participant à l'évaluation des patients.

– La *plainte mnésique* : certains sujets consultent pour des plaintes mnésiques, soit parce qu'eux-mêmes s'en plaignent, soit car leur entourage a remarqué des oublis. La plainte mnésique ne correspond pas obligatoirement à une altération objectivable de leurs performances mnésiques et/ou de leurs fonctions cognitives.

– La *perte de l'autonomie fonctionnelle* chez un sujet âgé doit conduire à s'interroger sur l'existence d'un syndrome démentiel. En effet, les démences sont une cause importante et fréquente de perte d'autonomie par plusieurs mécanismes : incapacité de réaliser certaines activités de la vie quotidienne du fait des troubles de la mémoire, de la désorientation temporo-spatiale, mais aussi dans les formes plus évoluées du fait de l'apraxie, des troubles des fonctions exécutives, ou des troubles de la communication.

– La survenue de *troubles psychiatriques* chez un sujet âgé doit systématiquement conduire à s'interroger sur ses fonctions cognitives, en particulier chez les sujets âgés ayant des troubles psychiatriques à début tardif, c'est-à-dire apparus après l'âge de 65 ans. En effet, ces troubles sont très fréquemment inauguraux dans les démences fronto-temporales, et ils peuvent survenir dans tous les autres types de démences à des moments variés de leur évolution. Il peut s'agir de dépression, de troubles du comportement ou encore d'hallucinations ou de troubles délirants.

– Le *dépistage systématique* est une circonstance de découverte qui est de plus en plus fréquente. L'évaluation complète des malades âgés est de plus en plus réalisée dans les centres de gériatrie (hospitalisation, consultation d'évaluation) et parfois dans certains établissements d'hébergement. En particulier, l'évaluation gériatrique standardisée est recommandée comme support d'évaluation globale des patients âgés fragiles.

LE DIAGNOSTIC DE SYNDROME DÉMENTIEL ET LA PLACE DES « CONSULTATIONS MÉMOIRE »

Aucun examen complémentaire, biologique ou radiologique ne permet d'affirmer ou d'infirmer l'existence d'un syndrome démentiel qui est un diagnostic clinique. En fait, le diagnostic de syndrome démentiel est fondé sur l'examen, un à un, des critères diagnostiques de démence (tableau 16-1). Un des points importants de ces critères consiste à objectiver une *altération de la performance de la mémoire et d'une autre (ou davantage) fonction cognitive.* Aussi, l'évaluation précise des fonctions cognitives au moyen de tests neuropsychologiques est une aide précieuse pour le diagnostic. Le simple test MMS peut souvent suffire lorsque le syndrome démentiel est déjà avancé. En revanche, dans les formes précoces ou modérées, le recours à une évaluation

Tableau 16-1. Les critères DSM-IIIR pour le diagnostic positif de la démence : pour poser ce diagnostic, il faut que les critères A, B, C, D, et E soient remplis

Critères DSMIII-R de diagnostic de démence
A) Altération de la mémoire à court et long terme :
– Incapacité de se rappeler trois objets après cinq minutes.
– Incapacité de se rappeler des informations personnelles ou des faits connus de tous.
B) Au moins une des manifestations suivantes : – Altération de la pensée abstraite (incapacité d'identifier des similitudes et des différences, de définir des mots, etc.). – Altération du jugement (incapacité d'affronter des difficultés ou situations interpersonnelles, etc.). – Aphasie, apraxie, agnosie, troubles des « fonctions constructives », en l'absence de déficits sensoriels. – Altérations de la personnalité, c'est-à-dire modification ou accentuation de traits prémorbides.
C) Handicaps dans les domaines professionnel, social et/ou relationnel interpersonnel dus aux perturbations décrites en A et B.
D) Ne survenant pas de façon exclusive au cours d'un état confusionnel aigu.
E) Tout argument en faveur d'un (des) facteur(s) organique(s) pouvant être étiologiquement lié à la démence ou à défaut absence de tout trouble mental non organique pouvant expliquer les symptômes.

détaillée des fonctions cognitives au moyen de batteries de tests neuropsychologiques se fait au mieux dans des centres spécialisés, les « consultations mémoire ». Ces consultations multidisciplinaires font intervenir des médecins et psychologues et sont organisées pour effectuer le bilan diagnostique dans un temps limité.

En effet, l'évaluation détaillée des fonctions cognitives est complexe et met en jeu plusieurs types d'épreuves ou de tests. Dans la mesure où le diagnostic de démence repose aussi sur l'existence de troubles d'une ou plusieurs fonctions cognitives autres que la mémoire, ces consultations effectuent souvent des batteries de tests conduisant à une évaluation complète.

DIAGNOSTIC ÉTIOLOGIQUE DES SYNDROMES DÉMENTIELS

Lorsque le diagnostic de démence est posé, il faut en rechercher l'étiologie. Plusieurs maladies peuvent être responsables de syndromes démentiels. L'enquête étiologique repose sur le *mode d'installation* des troubles et sur *leur évolution* depuis le début des signes, sur les données de l'examen clinique, sur le *profil des troubles neuropsychologiques*, et sur les examens *d'imagerie cérébrale*. On classe les démences en trois catégories, les *démences dégénératives* dont la maladie d'Alzheimer est la plus fréquente, les *démences secondaires* dont la démence vasculaire est la plus fréquente, puis les *démences mixtes*. Du point de vue clinique, il est utile de distinguer les démences qui peuvent relever d'un traitement spécifique.

DÉMENCES DÉGÉNÉRATIVES

La maladie d'Alzheimer

La maladie d'Alzheimer est la plus fréquente des démences du sujet âgé et représente environ 60 % des cas de démences. Elle débute le plus souvent chez des sujets de plus de 65 ans, mais des formes d'installation plus précoces existent. L'étiologie de la maladie d'Alzheimer est inconnue, et les mécanismes impliqués sur le plan cérébral font l'objet de recherches. Les plaques séniles visibles en histologie sont des dépôts dans l'espace extracellulaire et sont formées d'une substance amyloïde contenant le peptide béta-A4. Des lésions de dégénérescence neurofibrillaire, objectivées dans certains neurones, correspondent à la présence anormale d'une protéine tau hyperphosphorylée associée à une altération du système neuronal de transport tubulaire. Les lésions de la maladie d'Alzheimer sont distribuées dans l'ensemble du cerveau et prédominent au niveau d'une zone du lobe temporal, l'hippocampe. Par ailleurs, la maladie d'Alzheimer est associée à une diminution du nombre de neurones, en particulier au niveau cortical, et à une déplétion cérébrale en acétylcholine. Ces lésions cérébrales sont parfois observées chez des sujets âgés autopsiés et indemnes de signes cliniques de maladie d'Alzheimer avant leur décès. Il pourrait s'agir de maladie d'Alzheimer à un stade infraclinique, car cette maladie évolue plusieurs années avant l'apparition des premiers symptômes.

L'âge est le principal facteur de risque de la maladie d'Alzheimer et son taux de prévalence ou d'incidence augmente de façon exponentielle avec l'âge, avec environ un doublement tous les cinq ans. L'autre grand facteur de risque de la maladie d'Alzheimer est un bas niveau d'étude. D'autres facteurs de risque font l'objet de controverses : le sexe féminin, l'existence de cas dans la famille, une exposition à l'aluminium, les antécédents de traumatisme crânien. Certains facteurs apparaissent comme protecteurs envers cette maladie : utilisation chronique d'anti-inflammatoire, haut niveau d'études, consommation modérée d'alcool. La durée médiane de survie est d'environ quatre ans à partir du diagnostic. Les formes génétiques de la maladie d'Alzheimer sont rares et touchent plusieurs membres d'une même famille; elles débutent souvent avant l'âge de 60 ans.

Sur le plan clinique, la maladie d'Alzheimer est caractérisée par un début très insidieux et par une évolution très progressive. Les symptômes inauguraux comportent typiquement des *troubles de la mémoire de début insidieux*, qui, souvent, sont dissimulés par le patient et/ou minimisés par l'entourage. À ce stade débutant, il peut exister des *manifestations anxieuses* et/ou *dépressives* qui peuvent être au premier plan. Les troubles de la mémoire s'aggravent d'une façon progressive et continue, et des atteintes d'autres fonctions cognitives apparaissent. À ce stade léger de maladie d'Alzheimer, *une perte d'autonomie* est très fréquente pour les activités instrumentales de la vie quotidienne comme la capacité d'utiliser le téléphone, les transports en commun ou encore la capacité de gérer son budget. À un stade plus évolué, une *anosognosie des troubles* apparaît (le patient n'est plus conscient de ses troubles cognitifs) ainsi qu'une *désorientation temporo-spatiale* et la communication avec l'entourage peut devenir difficile du fait *des troubles du langage*, des *troubles gnosiques* et des *troubles de l'attention*. La *perte d'autonomie* peut s'aggraver, touchant les activités de base de la vie quotidienne (capacité de s'habiller, d'assurer son hygiène personnelle, de se déplacer, d'aller aux toilettes, de s'alimenter seul). Des *troubles praxiques* sont également présents.

En dehors des troubles des fonctions cognitives, la maladie d'Alzheimer se complique d'autres manifestations (tableau 16-2).

Des troubles du comportement peuvent survenir dans les formes modérées ou sévères de la maladie d'Alzheimer. Il peut s'agir d'agitation, d'agressivité envers l'entourage, de symptômes délirants, d'hallucinations, de troubles du sommeil, d'une apathie avec indifférence affective, ou encore de comportements incessants comme une déambulation, une vocalisation, ou des comportements stéréotypés.

Tableau 16-2. Les principales complications de la maladie d'Alzheimer

– Perte de la mémoire.
– Atteintes de fonctions cognitives autres que la mémoire.
– Perte d'autonomie.
– Troubles de la marche, chutes, accidents domestiques.
– Troubles du comportement : agitation, agressivité, déambulation, vocalisation, apathie, indifférence, incontinence…
– Hallucinations, délire.
– Dépression.
– Malnutrition protéino-énergétique.
– Crises épileptiques.
– Infections respiratoires, fausses-routes.
– Syndrome de glissement.
– Effets indésirables des médicaments.

Dans les formes très évoluées de maladie d'Alzheimer, la *perte d'autonomie devient majeure*, rendant le patient complètement dépendant de son entourage, et une *malnutrition* apparaît. Il peut exister des troubles de la marche, des chutes, une incontinence urinaire, des difficultés pour s'habiller, faire sa toilette, voire même pour s'alimenter. L'évolution peut être émaillée *d'autres complications* comme des crises épileptiques, des épisodes de confusion mentale ou de dépression, des troubles de la marche, des chutes et des fractures, des troubles de la déglutition, des complications liées à l'immobilisation (escarres, maladie veineuse thromboembolique) et de maladies intercurrentes, en particulier des infections pulmonaires, qui peuvent entraîner le décès du patient. Certains patients peuvent présenter un comportement d'opposition et un refus de s'alimenter pouvant correspondre dans certains cas à un *syndrome de glissement*. De plus, des *épisodes d'effets indésirables des médicaments* peuvent survenir chez ces patients particulièrement sensibles aux effets des psychotropes et des anticholinergiques. Cette évolution conduit au décès du patient en moyenne 4 à 6 ans après la date des premiers symptômes.

Il n'y a pas d'examen complémentaire qui puisse affirmer l'existence d'une maladie d'Alzheimer. L'imagerie cérébrale sert essentiellement à rechercher d'autres causes de démence. Toutefois, dans des mains expertes, l'IRM peut montrer de façon assez précoce une diminution du volume de l'hippocampe.

La démence à corps de Lewy

La démence à corps de Lewy est de connaissance beaucoup plus récente que la maladie d'Alzheimer. Elle est la seconde cause de démence dégénérative après la maladie d'Alzheimer. Les corps de Lewy sont des inclusions visibles dans le cytoplasme des neurones. Ces lésions cérébrales sont très différentes de celles de la maladie d'Alzheimer et sont disséminées dans le cortex des patients.

L'*épidémiologie et les facteurs de risque* de la démence à corps de Lewy sont moins bien connus que ceux de la maladie d'Alzheimer. L'âge semble être le principal facteur de risque.

Sur le *plan clinique* la démence à corps de Lewy ressemble au tableau clinique de maladie d'Alzheimer avec notamment une installation insidieuse et une évolution très progressive. Toutefois, elle présente d'autres signes qui lui sont particuliers, comme un syndrome extrapyramidal et des hallucinations visuelles et/ou auditives. De plus, dans la démence à corps de Lewy, l'altération cognitive est fluctuante au cours du temps, notamment en ce qui concerne l'attention. Un déclin cognitif associé à au moins deux des trois signes suivants : syndrome parkinsonien, hallucinations et évolution fluctuante, fait porter le diagnostic de démence à corps de Lewy probable. Le tableau clinique peut, en outre, comporter des chutes à répétition, des syncopes, un délire bien organisé. Les patients ayant une démence à corps de Lewy présentent une hypersensibilité très particulière aux neuroleptiques et on retrouve fréquemment dans leurs antécédents un épisode évoquant un accident médicamenteux lié à ces médicaments. Comme pour la maladie d'Alzheimer, les examens d'imagerie cérébrale ne sont pas très utiles pour identifier les démences à corps de Lewy.

Les démences fronto-temporales

Les démences fronto-temporales forment un groupe hétérogène de maladies neurodégénératives responsables de syndromes démentiels. Elles représentent environ 10 à 15 % des étiologies de démences et la troisième cause de démence dégénérative. L'âge moyen de début des démences fronto-temporales est inférieur à celui de la maladie d'Alzheimer. On retrouve souvent des cas familiaux.

Sur le plan clinique, les signes inauguraux de ces démences comportent des *troubles du comportement* et *de l'humeur*, qui les font fréquemment confondre avec une maladie psychiatrique. Il existe aussi *une baisse d'intérêt* et des *troubles de l'attention* avec un retentissement sur l'activité professionnelle ou sur la vie sociale. À ce stade de début, les troubles de la mémoire sont absents ou discrets et l'orientation spatiale n'est jamais atteinte. Un syndrome frontal prédomine avec présence de réflexes archaïques à l'examen neurologique. Le tableau peut comporter des modifications de la personnalité, une désinhibition, une perte des convenances sociales, des actes compulsifs, une négligence physique, des discours incohérents et une hyper oralité. Le plus souvent, le patient n'est pas conscient de ses troubles (anosognosie).

Il existe plusieurs formes cliniques : formes familiales, formes avec manifestations psychiatriques marquées (dépression majeure, délires, hallucinations), formes frontales pures sans troubles du langage, formes avec atteintes prédominantes du langage (aphasie progressive primaire, anarthrie progressive primaire).

Les examens d'imagerie cérébrale peuvent être utiles au diagnostic lorsqu'ils montrent des signes d'atrophie du cortex localisés au niveau frontal ou temporal de façon unilatérale ou bilatérale.

Les démences associées à la maladie de Parkinson ou à un syndrome extrapyramidal

Certains patients ayant une maladie de Parkinson évoluée peuvent présenter des troubles cognitifs. Il faut rechercher dans un premier temps l'existence d'une confusion mentale qui est fréquente chez ces patients. De plus, la présence de troubles délirants ou d'hallucinations chez un malade parkinsonien doit faire l'objet d'une démarche diagnostique et ne signifient pas obligatoirement qu'il existe une démence.

L'origine des syndromes démentiels chez les patients ayant une maladie de Parkinson évoluée fait discuter l'existence d'un autre processus à l'origine de la démence, en particulier la maladie d'Alzheimer, ou bien l'existence d'une démence liée à la maladie de Parkinson qui serait voisine de la démence à corps de Lewy.

LES DÉMENCES SECONDAIRES

Les démences vasculaires

Les démences vasculaires sont fréquentes chez les sujets âgés de plus de 75 ans. Elles représentent la seconde cause de démence du sujet âgé. La physiopathologie des démences vasculaires est liée à la survenue de plusieurs accidents vasculaires cérébraux, ischémiques ou hémorragiques, touchant les deux hémisphères.

L'installation du tableau est brutale, à la suite d'un accident vasculaire cérébral diagnostiqué ou non. *L'évolution se fait par à coups* selon la survenue des accidents vasculaires, entraînant chaque fois une dégradation des fonctions cognitives. Compte tenu de la grande diversité des atteintes cérébrales possibles (taille des lésions, localisation, associations lésionnelles) les tableaux cliniques sont très divers. L'examen clinique note souvent des déficits neurologiques nets et parfois multiples (déficit moteur, aphasie, signe de Babinski...), ainsi que des antécédents cardio-vasculaires chargés (HTA, fibrillation auriculaire, insuffisance cardiaque, ou autres).

Les examens d'imagerie cérébrale sont très utiles au diagnostic de démence vasculaire. L'IRM cérébrale est l'examen le plus performant pour rechercher des lésions cérébro-vasculaires chez les malades ayant une démence, car les lacunes sont souvent difficiles à objectiver par le scanner cérébral.

Les autres démences secondaires

Les maladies pouvant entraîner un syndrome démentiel sont nombreuses (tableau 16-3). Certaines de ces maladies peuvent être améliorées voire

Tableau 16-3. Principales étiologies des syndromes démentiels chez les sujets âgés

Démences dégénératives
– Maladie d'Alzheimer.
– Démence à corps de Lewy.
– Démences fronto-temporales.
– Autres démences dégénératives.
Démences secondaires
– Démence vasculaire.
– Tumeurs cérébrales.
– Infections du système nerveux central.
– Hydrocéphalie à pression normale
– Séquelles d'anoxie, d'intoxication au monoxyde de carbone.
– Complications cérébrales de l'alcoolisme, troubles endocriniens.
– Maladie de Creutzfeld-Jacob.
Démences mixtes
– Maladie d'Alzheimer associée à une démence vasculaire.
– Autres démences mixtes.

guéries par un traitement spécifique, ce qui peut avoir un effet positif sur les troubles cognitifs, notamment lorsque le traitement est mis en œuvre précocement. Cette notion a donné lieu au concept de « démence curable ». Les démences potentiellement curables sont rarement en cause dans les démences des sujets âgés, et les traitements spécifiques ne sont pas toujours efficaces. Toutefois, il faut rechercher ces affections de façon systématique. D'autres démences secondaires sont plus difficiles à améliorer par des traitements spécifiques.

La *neurosyphilis*, l'*hypothyroïdie*, les troubles cognitifs associés à l'*hyperparathyroïdie* peuvent être recherchés par un bilan biologique simple (sérologie de la syphilis, TSH, calcémie). Le déficit en B12 a été incriminé si bien que certains effectuent le dosage plasmatique de cette vitamine. Toutefois, les essais de supplémentation ne se sont pas avérés concluants pour améliorer les troubles cognitifs. L'*hydrocéphalie à pression normale* est une maladie dont l'origine est inconnue. Elle est responsable de troubles de la marche (marche à petits pas), d'une incontinence urinaire et d'un syndrome démentiel, en sachant que ces trois types de manifestation n'apparaissent pas en même temps ou dans un ordre particulier et n'évoluent pas de façon parallèle. Le scanner cérébral montre des images caractéristiques avec une dilatation des cavités ventriculaires sans élargissement des sillons corticaux et des hypodensités de la substance blanche en regard des cornes des ventricules latéraux. La soustraction de liquide céphalorachidien (LCR) par ponction lombaire améliore certains patients et dans ces cas, un traitement de dérivation du LCR par shunt ventriculo-jugulaire ou ventriculo-péritonéal doit être discuté.

Les *tumeurs cérébrales* et *l'hématome sous-dural chronique* peuvent entraîner dans certains cas un syndrome démentiel notamment en cas d'hypertension intracranienne chronique. Il faut rechercher des céphalées ou des vomissements qui manquent souvent. Le tableau clinique comporte des signes neurologiques, le fond d'œil montre un œdème papillaire et l'imagerie cérébrale permet de poser le diagnostic.

Les *infections du système nerveux central* peuvent entraîner des séquelles cognitives : encéphalites, méningites, abcès, infections cérébrales liées au VIH.

Les *agressions métaboliques ou toxiques* peuvent entraîner des séquelles cognitives notamment lorsqu'elles sont intenses et/ou prolongées. L'intoxication par le monoxyde de carbone (CO) peut entraîner des séquelles sur le plan cognitif. L'intoxication alcoolique peut entraîner de façon aiguë une encéphalopathie de Gayet-Wernicke et les patients qui survivent présentent un syndrome de Korsakoff avec une amnésie profonde, des fabulations et des troubles du comportement avec jovialité. Les encéphalopathies métaboliques hépatiques, respiratoires, ou rénales entraînent des dysfonctions cognitives. L'anoxie aiguë (arrêt cardio-circulatoire) peut entraîner des séquelles cognitives, et les patients ayant une hypoxie chronique (insuffisance respiratoire chronique) ou des épisodes d'hypoxie répétés (syndrome d'apnée du sommeil) ont des troubles cognitifs. Des épisodes répétés d'hypoglycémie peuvent entraîner des troubles cognitifs, et des troubles hydroélectrolytiques prolongés peuvent quelquefois mimer un syndrome démentiel, notamment l'hypercalcémie et l'hyponatrémie. Les effets indésirables des médicaments peuvent aussi mimer un syndrome démentiel. Lorsqu'une confusion mentale d'origine médicamenteuse n'a pas été diagnostiquée et que le médicament responsable n'a pas été interrompu, le patient peut présenter un état confusionnel prolongé parfois difficile à différencier d'un syndrome démentiel.

La *maladie de Creutzfeld-Jacob* est une affection rare liée à un agent transmissible de type prion. Certains cas sont iatrogènes transmis par une greffe de cornée ou de dure-mère, ou lors d'une intervention neurochirurgicale. Elle touche le plus souvent des sujets de 50 à 70 ans, mais des cas plus tardifs sont possibles. Les troubles cognitifs évoluent de façon rapide et les épisodes de confusion avec agitation et délire sont fréquents. Les troubles neurologiques sont multifocaux, pouvant toucher toutes les structures cérébrales expliquant la grande variété de tableaux cliniques notamment sur le plan de la motricité. Les myoclonies sont très fréquentes. L'évolution de ces troubles est rapide sur quelques mois conduisant au décès, souvent du fait d'une infection intercurrente. L'électroencéphalogramme montre un aspect caractéristique, et le diagnostic repose sur la biopsie cérébrale.

LES DÉMENCES MIXTES

Les démences mixtes correspondent à l'association d'une démence dégénérative et d'une démence vasculaire et peuvent répondre aux critères diagnostiques de ces deux entités. La démence mixte associant maladie d'Alzheimer et démence vasculaire est la plus fréquente. Les tableaux cliniques peuvent être très divers et empruntent des signes à chaque type de démence.

ANNONCE DU DIAGNOSTIC DE DÉMENCE AU PATIENT ET À SA FAMILLE

Les démences sont causées par des maladies chroniques pour lesquelles il n'y a pas de traitement curatif, et la perspective d'une aggravation programmée des fonctions intellectuelles et de l'état de santé peut conduire le médecin et les soignants à s'interroger sur la pertinence de cette annonce. Toutefois, la nécessité d'informer l'entourage du patient fait l'objet d'un large consensus pour plusieurs raisons : la disponibilité de médicaments indiqués dans la maladie d'Alzheimer; la préparation des proches envers certaines difficultés qui peuvent être anticipées (domicile, situation patrimoniale de la famille); éducation de l'entourage sur les démences et leur prise en charge au quotidien; mise en contact avec des associations de familles de malades; éventuellement accès à des centres spécialisés (accueils de jour spécialisés, maisons de retraite médicalisées pour patients déments). Par ailleurs, de nombreux aidants familiaux de patients arrivés au stade de démence évoluée se plaignent d'avoir vécu difficilement plusieurs mois sans comprendre et sans qu'un diagnostic ne soit porté ou ne leur soit communiqué, et disent que si ce diagnostic est difficile à entendre, il est tout de même plus facile de vivre en sachant contre quoi on lutte. Il est important que le médecin fasse le premier pas pour informer la famille, car souvent des situations de malentendus peuvent s'installer, le médecin se proposant de n'en parler que si la question lui est posée, et l'aidant n'osant pas demander.

La question de l'annonce du diagnostic au patient est plus difficile. Certains patients au stade très précoce sont inquiets et demandeurs de connaître l'origine de leurs troubles. Il est important alors de les informer directement.

L'annonce du diagnostic de démence au patient et à sa famille doit être préparée et ensuite accompagnée. La façon d'annoncer un tel diagnostic est difficile et doit être préparée parfois en plusieurs consultations. Elle doit être adaptée au contexte, à la psychologie de l'aidant, et à son profil, très demandeur d'informations ou au contraire exprimant peu de curiosité. L'annonce du diagnostic doit être couplée à des propositions pour la prise en charge et le suivi du patient et ne doit pas donner le sentiment que le patient et son entourage seront abandonnés à leur sort. Il est prudent de prévoir une nouvelle consultation une ou deux semaines après cette annonce et/ou de donner une possibilité de contact pour l'aidant familial, car les interrogations surviennent le plus souvent une fois que la consultation est terminée. Les soignants ont un rôle majeur pour accompagner ce type d'annonce, car les questions et l'anxiété ne surgissent pas toujours durant l'entretien avec le médecin.

CONCLUSION

Les syndromes démentiels sont très fréquents chez les sujets âgés et représentent une cause majeure de perte d'autonomie et de fragilité. Ces affections sont aussi une cause importante d'hospitalisation et d'entrée en établissement gériatrique. Il est important que les soignants connaissent bien ces maladies et les symptômes qu'elles entraînent afin de contribuer à leur repérage et à leur identification.

BIBLIOGRAPHIE

BELMIN J., « La mémoire : une fonction qui vieillit bien ! », *Presse Med*, n° 29, 2000, p. 847-848.

FERCHICHI S., GIRAUD M., SMAGGHE A., « La démence à corps de Lewy » *Revue de Gériatrie*, n° 25, 2000, p. 493-498.

HY F., MEDJAHED S., PARIEL-MADJLESSI S., BELMIN J., « Les démences fronto-temporales, un diagnostic à ne pas méconnaître en gériatrie », *Revue de Gériatrie*, n° 26, 2001, p. 641-654.

HY F., PARIEL-MADJLESSI S., BELMIN J., « Les troubles de la mémoires et démences du sujet âgé, *In* BELMIN J., CHASSAGNE P., GONTHIER R., JEANDEL C., PFITZENMEYER P., eds, *Gérontologie pour le praticien*, Masson, Paris, 2003, p. 108-124.

LEVESQUE L., ROUX C., LAUZON S., *Alzheimer : comprendre pour mieux aider*, ERPI, Ottawa, 1990, p. 69-110.

PARIEL-MADJLESSI S., SALAHSHOUR M., BELMIN J., « Rôles du médecin généraliste dans le dépistage de la maladie d'Alzheimer », *La Revue de Gériatrie*, n° 26, 2001, p. 295-299.

PASQUIER F., « Maladie d'Alzheimer : Diagnostic, évolution », *Rev Prat* (Paris), n° 50, 2000, p. 1831-1837.

PHANEUF M., *Démarche de soins face au vieillissement perturbé*, Masson, Paris, 1998.

17 ♦ Les soins aux malades âgés atteints de démence

S. PARIEL-MADJLESSI

Les soignants qui exercent dans des services hospitaliers de gériatrie, des établissements gériatriques d'hébergement, ou encore dans le secteur des soins à domicile pour personnes âgées dépendantes sont très fréquemment confrontés à des malades âgés atteints de syndromes démentiels. En effet, les maladies responsables de démence sont fréquemment à l'origine de perte d'autonomie et/ou d'entrée en institution. Par ailleurs, quel que soit leur mode d'exercice, hospitalier ou libéral, tous les soignants peuvent être confrontés à ces situations, compte tenu de la grande prévalence de ces maladies chez les sujets âgés.

La prise en charge de ces maladies chroniques est complexe et comporte plusieurs types d'action : la prise en charge médicamenteuse, et la prise en charge non médicamenteuse qui implique une large palette de soins, incluant les soins relationnels et aussi un soutien auprès des aidants familiaux de ces patients.

TRAITEMENTS MÉDICAMENTEUX

TRAITEMENTS SPÉCIFIQUES PROPOSÉS DANS LA DÉMENCE

Inhibiteurs de l'acétylcholinestérase

Les inhibiteurs de l'acétylcholinestérase (IACE) ont pour effet d'augmenter la concentration cérébrale d'acétylcholine, un neuromédiateur, et sont indiqués dans la maladie d'Alzheimer. Les IACE ralentissent le déclin des fonctions cognitives et de l'autonomie et atténuent certains troubles du comportement. Leur efficacité est maintenue au long cours, et le délai moyen d'entrée en institution gériatrique semble retardé d'environ un an chez les patients recevant un tel traitement par rapport à des patients non traités. Un des médicaments de cette classe a aussi montré son efficacité dans les démences à corps de Lewy, et les IACE font l'objet d'études dans les démences vasculaires ou mixtes.

Trois IACE sont utilisés : donepezil (*Aricept*), rivastigmine (*Exelon*) et galantamine (*Reminyl*). En France, la prescription initiale de ces médicaments est réservée aux gériatres et aux spécialistes en neurologie ou en psychiatrie, mais le traitement peut être surveillé et renouvelé par tout médecin. Les principaux effets indésirables de ces médicaments sont les troubles digestifs (nausées, vomissements, diarrhées, perte de poids). Ils peuvent être atténués en débutant le traitement à faible posologie et en augmentant progressivement les doses.

La mémantine

La mémantine (*Ebixa*) est un antagoniste des récepteurs au glutamate, un neuromédiateur, qui est indiqué dans la maladie d'Alzheimer. Son mode d'action est différent de celui des IACE. Dans la maladie d'Alzheimer, la mémantine ralentit le déclin des fonctions cognitives et de l'autonomie, et atténue les troubles du comportement. La tolérance est excellente. Les recherches évaluant l'efficacité de l'association IACE-mémantine sont en cours et les premiers résultats sont encourageants.

Prise en charge des facteurs de risque cardio-vasculaire

Selon une étude récente, le traitement de l'hypertension artérielle peut diminuer le risque de survenue de maladie d'Alzheimer. Par ailleurs, la prise en charge des facteurs de risques cardio-vasculaires permet de diminuer le risque de nouvel accident vasculaire cérébral chez les patients atteints de démence vasculaire.

Autres traitements médicamenteux des démences

D'autres traitements ont été proposés, mais leur utilité n'a été établie pour pouvoir utiliser ces traitement : ginkgo biloba, vitamine E, œstrogènes, anti-inflammatoires non stéroïdiens. Des recherches actives sont en cours pour mettre au point de nouvelles thérapeutiques, ou encore pour mieux connaître l'effet des médicaments déjà disponibles dans des syndromes démentiels autres que la maladie d'Alzheimer.

AUTRES TRAITEMENTS UTILES DANS LES DÉMENCES

Chez les malades atteints de syndromes démentiels, les troubles psychiatriques sont fréquents et peuvent nécessiter l'utilisation de *médicaments psychotropes* à titre symptomatique. En particulier, en cas de syndrome dépressif, il faut utiliser des médicaments antidépresseurs (*cf.* chapitre 15, *La dépression du sujet âgé*). En cas de troubles du comportement, en particulier d'agitation ou d'agressivité, il faut éviter l'utilisation de benzodiazépines (*Valium*, *Tranxène*), de méprobamate (*Équanil*) ou de neuroleptiques classiques (*Haldol*, *Melleril*), car leurs effets indésirables sont fréquents et parfois graves sur ce terrain. Les antipsychotiques ou neuroleptiques atypiques représentent une nouvelle classe de médicaments (*Risperdal*, *Zyprexa*) ayant une efficacité semblable à celle des neuroleptiques classiques et qui ont un profil de tolérance meilleur. D'autres médicaments comme les antiépileptiques peuvent être utilisés dans ces troubles du comportement pour leurs propriétés thymorégulatrices.

LES TRAITEMENTS NON MÉDICAMENTEUX DES DÉMENCES

La prise en charge des patients déments demande une approche globale de la santé du patient et la prise en compte de son entourage familial. Dans ce cadre, l'approche préventive et anticipatoire est essentielle et le rôle des soignants est majeur.

APPROCHE GLOBALE ET DÉMARCHE DE SOINS

L'approche globale du patient s'impose en raison des conséquences nombreuses et diverses des démences sur l'individu malade, car ces maladies altèrent les capacités intellectuelles et physiques des personnes atteintes, leur personnalité, et finalement leur identité. Les malades s'enferment dans un monde imaginaire, car la confrontation au sentiment de perte de la réalité est souvent difficile à supporter. En effet, les malades déments ont des possibilités d'adaptation limitées, ils ont du mal à réagir à des situations nouvelles et ne peuvent plus faire face aux pertes et aux conflits. De plus, les malades déments n'ont plus la possibilité d'utiliser la raison et la logique pour s'exprimer, et leur capacité d'expression verbale vient encore s'altérer lorsque s'installe l'aphasie. En revanche, ces patients peuvent longtemps s'exprimer au travers de leurs émotions et de leur comportement.

En dépit de ces modifications profondes, les soignants doivent maintenir leur soutien de la même manière qu'ils le feraient pour les patients atteints d'autres maladies. C'est la notion même du respect de l'homme. Pour cela, il est important d'aborder le malade atteint de syndrome démentiel avec *empathie et bienveillance*, d'entreprendre une démarche à l'écoute de son histoire, qui permet la reconstruction de son histoire de vie, en collaboration avec la famille et/ou l'entourage. Cette démarche, qui s'inscrit dans le cadre du recueil de données du dossier de soins, identifie les éléments importants du passé individuel et familial, permet de mieux connaître le malade et de l'accepter tel qu'il est. Cette démarche est souvent positive aussi pour l'entourage familial du malade et témoigne de l'intérêt du soignant pour la personne soignée dans sa dimension globale et non uniquement pour la symptomatologie dont elle souffre.

Les soins ont pour but de préserver *la dignité* du malade souffrant de syndrome démentiel et de maintenir le plus longtemps possible ses acquis. Ils ont pour objectifs de réduire le stress, de réactiver les souvenirs sensoriels et de les « valider » selon le concept de Naomi Feil, de soulager la détresse émotionnelle, de comprendre et gérer les troubles du comportement. Autrement dit, les soignants axent leurs interventions sur une profonde croyance dans le potentiel et les ressources de la personne âgée désorientée. Ils utilisent pour ce faire des grilles d'observation et d'évaluation, validant les activités de la vie quotidienne, des fonctions cognitives, motrices et sensorielles, afin de mettre en évidence les capacités résiduelles du malade âgé.

Aussi, dans cette perspective, la dimension du soin relationnel est essentielle. La communication avec des patients atteints de démence est parfois déroutante, notamment avec les patients aux stades sévères lorsque la communication verbale est particulièrement compromise. La communication non verbale revêt alors une importance capitale (*cf.* chapitre 25, *Communiquer avec la personne âgée*).

AUTONOMIE FONCTIONNELLE

Préserver *l'autonomie fonctionnelle* du patient est un objectif majeur de la prise en charge. Il faut préserver cette autonomie en favorisant *l'activité physique* tant que cela est possible, et au besoin à l'aide de séances de kinésithérapie. Il faut détecter et corriger *les déficits sensoriels* qui peuvent eux aussi compromettre l'autonomie du patient et aggraver les troubles cognitifs et comportementaux. Une *rééducation du langage et de la mémoire* peut faire l'objet de séances d'orthophonie au domicile, ou d'une prise en charge psychologique dans des institutions. Dans la vie quotidienne, il faut aider le patient à accomplir les tâches qu'il peut encore réaliser plutôt que de se substituer à lui, et plus généralement de *stimuler les capacités restantes*. Il faut proposer des aides professionnelles pour pallier la perte d'autonomie fonctionnelle du sujet, et cela même si l'entourage familial n'est pas très demandeur.

LA PRISE EN CHARGE DES PROBLÈMES PSYCHIATRIQUES

Le traitement des problèmes psychiatriques est aussi un aspect important du soin de ces patients. La détection et le diagnostic de dépression peuvent être difficiles chez les sujets déments, notamment lorsque la démence est évoluée. En cas de dépression, il faut mettre en œuvre un traitement et les médicaments inhibiteurs de la recapture de la sérotonine semblent les plus adaptés dans ce contexte. Les troubles du comportement qui peuvent survenir au cours de toute l'évolution des démences ont des répercussions importantes sur l'entourage du patient et représentent une cause majeure d'entrée en institution pour les malades déments. Ils sont détaillés dans le chapitre 16, *Les troubles du comportement.*

AMÉLIORER LA SÉCURITÉ

Un autre objectif concerne *la prévention des effets indésirables des médicaments et des accidents*. Il est important de ne pas prescrire des médicaments susceptibles d'aggraver l'altération des fonctions cognitives, ou de les arrêter s'ils sont utilisés par le patient. Il faut éviter les prises de médicaments par le patient lui-même et avoir recours au semainier et/ou à un encadrement des prises par un membre de l'entourage ou une infirmière pour les personnes isolées.

L'existence de troubles cognitifs expose à la survenue *d'accidents de la circulation, et la conduite automobile* doit être interdite chez les patients ayant un syndrome démentiel, même si cela, dans un premier temps, restreint leur autonomie. Il faut aussi prendre des mesures pour prévenir *les accidents domestiques* et éviter l'accès au gaz de ville, produits toxiques, armes à feu, instruments tranchants…

Par ailleurs, le maintien d'un environnement humain et matériel stable et chaleureux contribue à donner au patient un *sentiment de sécurité psychologique*. Il faut veiller à ne pas perturber les rythmes réguliers. Si un changement est nécessaire, il faut essayer d'anticiper les conséquences sur le patient en lui procurant avant le changement d'autres éléments de repères familiers, qu'ils soient humains ou matériels.

PRISE EN CHARGE NUTRITIONNELLE

L'état nutritionnel doit faire l'objet d'une prise en charge attentive. La malnutrition protéino-énergétique est une complication fréquente et redoutable des démences évoluées et son traitement est difficile, alors que la prévention est plus facile et plus efficace. Il est important de veiller à ce que le patient dispose d'une alimentation suffisante. Au domicile, il faut évaluer la capacité du patient de faire ses courses, de gérer convenablement les aliments (stockage, dates de péremption), de planifier les repas et de les préparer. L'inspection du réfrigérateur au domicile des personnes isolées est souvent informative pour cet aspect de l'autonomie. Le portage des repas à domicile, organisé par certaines municipalités, peut être utile pour les personnes ayant une incapacité de réaliser une partie de ces activités. Il faut aussi évaluer parmi les activités de la vie quotidienne la capacité du sujet de prendre un repas seul et organiser une aide si nécessaire. Il faut aussi veiller à apporter des suppléments nutritionnels si une anorexie ou des signes de malnutrition débutants apparaissent. La surveillance du poids, au minimum mensuelle, est un élément capital pour détecter précocement l'installation d'une malnutrition.

PRISE EN CHARGE DES MALADIES ASSOCIÉES

La survenue de maladies intercurrentes pose le problème de l'hospitalisation, en particulier lorsque cette maladie est sévère et/ou associée à une déshydratation, une immobilité, ou une anorexie. Si l'hospitalisation peut répondre à certains problèmes, la prise en charge de la dépendance et des troubles spécifiques aux malades déments n'est pas toujours adaptée dans les services d'urgence et dans certains services de court séjour. Les malades déments qui y sont hospitalisés peuvent être exposés à certains risques liés à une aide insuffisante pour les gestes de la vie quotidienne ou des soins inadaptés (contention, prescription de neuroleptiques, sondage urinaire). L'hospitalisation dans des services de court séjour gériatrique ou habitués à la prise en charge des personnes âgées dépendantes est une solution préférable. Après la phase aiguë d'une hospitalisation se pose le problème du retour au domicile avec une organisation qui doit être modifiée en tenant compte de l'état fonctionnel du patient au moment de la sortie.

DOMICILE OU INSTITUTION ?

Le maintien au domicile des patients déments

Les patients ayant une démence légère ou modérée expriment leur souhait de rester à leur domicile ou lorsqu'ils sont hospitalisés le désir d'y retourner. Leurs familles aussi, le plus souvent, préfèrent éviter ou retarder le plus longtemps possible l'entrée en institution gériatrique. L'aide à domicile doit être mise en œuvre pour atteindre ces objectifs. Dans les formes légères, il est parfois difficile de faire accepter cette aide, notamment parce que le patient n'en éprouve pas le besoin ou dénie ses difficultés, et/ou parce qu'un ou plusieurs aidants familiaux se sentent capables de la réaliser eux-mêmes.

En ce qui concerne l'aide au domicile de patients déments, plusieurs aspects peuvent être soulignés. En cas de démence évoluée et/ou de troubles de comportement, le maintien à domicile requiert la présence quasi constante d'un aide. Le plus souvent, il s'agit d'un proche vivant avec le patient ou à proximité immédiate, parfois en alternance avec un auxiliaire de vie. Dans les formes évoluées de démence et en cas de maintien à domicile difficile, il faut souvent s'interroger sur la pertinence de ce maintien et savoir reconsidérer le projet de vie en fonction de la situation actuelle. En effet, dans certaines situations, la vie dans une institution peut avoir certains avantages pour la prise en charge, alors que le patient ne semble plus être en situation d'apprécier d'être à son domicile. Dans tous les cas où le maintien à domicile devient difficile ou précaire, il est important de savoir anticiper et proposer l'entrée en institution comme une solution plus adaptée. En effet, cette solution est souvent préférable à celle qui consiste à attendre une crise imposant une hospitalisation en urgence et ensuite un long parcours hospitalier semé de difficultés.

Les prises en charge de répit

Les prises en charge dites de « répit » sont organisées par certaines structures (hôpitaux, maisons de retraite, associations) et ont pour objectif de s'occuper des patients déments de façon limitée dans le temps pour procurer aux aidants familiaux un « répit ». Ainsi, ces derniers peuvent avoir un peu de temps disponible et se trouvent « déchargés » pendant un certain délai de la surveillance et de l'aide au patient.

Les *prises en charge de jour* consistent à s'occuper du patient durant la journée. Les *accueils de jour* qui sont des structures non médicalisées commencent à se développer en France et correspondent à une réelle demande de la part des associations de familles de malades déments. Toutefois, les questions du coût pour le patient et sa famille, ainsi que celles du transport du patient vers ces centres de jour ne sont pas résolues par le système de santé. Les *hôpitaux de jour gériatriques* ou certains hôpitaux de jour psychiatriques peuvent aussi contribuer à remplir indirectement cet objectif de répit, même s'il ne s'agit pas de leur objectif principal qui est la prise en charge rééducative et/ou psychiatrique du patient. Le coût de l'hospitalisation de jour est pris en charge par l'assurance maladie ainsi que le coût du transport, sous réserve de l'accord du médecin conseil de cet organisme. Ces structures hospitalières offrent le plus souvent une prise en charge limitée dans le temps, de l'ordre de plusieurs semaines, si bien que ce type de répit ne peut être que ponctuel.

Les *séjours de répit* consistent à prendre en charge le patient toute la journée, le jour et la nuit, pendant plusieurs jours ou semaines. Ils peuvent permettre à un aidant de partir en voyage ou bien de faire des soins médicaux programmés (hospitalisation) ou encore réaliser d'autres projets. Le *séjour de répit en maison de retraite* est le plus répandu et son coût pour le patient ou sa famille est notable. Certains centres de gériatrie hospitalisent certains de leurs patients dans cet objectif, dans le cadre d'une *hospitalisation de répit* en soins de suite ou en soins de longue durée. Cette solution ne devrait être réservée qu'aux cas les plus difficiles nécessitant une prise en charge de ce type, par exemple, les patients déments ayant besoin de soins médicaux et infirmiers fréquents et/ou ayant des troubles sévères du comportement.

Les prises en charge de répit ont aussi l'avantage de faire connaître aux patients et à leurs familles des institutions de gériatrie et leur personnel, et leur permettre, si une entrée en institution devenait indispensable, de franchir cette étape avec moins de difficultés et de culpabilité, et souvent en s'adressant directement à la structure qui a organisé des soins de répit s'ils en étaient satisfaits.

L'entrée en institution gériatrique

L'admission dans un établissement gériatrique est parfois nécessaire du fait de la difficulté de la prise en charge au domicile parce que la maladie progresse et parfois aussi parce que l'entourage est épuisé et n'arrive plus à faire face à la situation. Souvent, c'est à la suite d'une hospitalisation que l'entrée en institution est proposée, notamment lorsque, durant l'élaboration du projet de sortie, l'autonomie du patient et son état de santé se trouvent très diminués par rapport à la situation avant l'hospitalisation. Le choix d'un établissement est une étape difficile et plusieurs facteurs doivent être pris en compte : éloignement et accessibilité, coût, cadre de vie et prestations fournies par l'établissement, agrément de l'établissement par les collectivités locales pour les personnes bénéficiant de l'Aide sociale, la démence parfois, et surtout les troubles du comportement, sont un motif de refus d'admission de certaines maisons de retraite, alors que d'autres se sont spécialisées dans la prise en charge des malades atteints de démence. Une ou plusieurs visites sont indispensables et il est important d'y faire participer le patient même si la démence est évoluée. L'admission en service hospitalier de soins de longue durée (ex. : long séjour) est la dernière solution quand une entrée en institution est indispensable et que les maisons de retraite refusent d'admettre le patient du fait de la difficulté de ses problèmes de santé. Toutefois, ces structures sont appelées à disparaître pour faire place aux Établissements d'hébergement pour personnes âgées dépendantes (EHPAD) correspondant à des maisons de retraite médicalisées.

Certains établissements gériatriques ont réservé certaines unités pour la prise en charge de malades déments « Unités Alzheimer » (encadré 17-1), et même

ENCADRÉ 17-1

LES UNITÉS SPÉCIALISÉES DANS LA PRISE EN CHARGE DE MALADES DÉMENTS OU « UNITÉS ALZHEIMER »

La prise en charge des malades déments dans les institutions gériatriques est très difficile, notamment pour les patients qui présentent des troubles du comportement. La difficile cohabitation des malades ayant des troubles du comportement et des résidents ayant des capacité cognitives préservées a été le premier moteur de réflexion pour regrouper les malades déments dans des unités spécifiques. Par la suite, d'autres types de réflexion concernant l'architecture des locaux, la prise en charge des troubles du comportement, le recours à du personnel spécialisé, la problématique particulière des aidants familiaux de ces malades, enfin l'élaboration de projets de soins et de vie particuliers a conduit à proposer des unités de soins spécifiques offrant une prise en charge spécifique, adaptée aux besoin de ces patients. Globalement les unités spécialisées doivent être conçues et organisées pour répondre aux critères de qualité de la prise en charge de ces patients : locaux adaptés, espaces de déambulation possibles, faible taux d'utilisation des contentions physiques et chimiques, présence de psychologues et de paramédicaux habitués à la prise en charge de patients déments, et projets de soins et de vie spécifiques pour les patients déments faisant participer tous les acteurs de soins de ces unités et les familles des patients.

certains établissements se consacrent uniquement à ce type de patients. Ce mouvement connaît un grand succès et permet plus facilement des prises en charge spécifiques. Par ailleurs, le regroupement de « malades difficiles » dans certaines unités, permet aussi le meilleur fonctionnement des autres unités de l'établissement.

AIDE FINANCIÈRE ET JURIDIQUE

L'aide financière et juridique au patient et à sa famille ne doit pas être négligée. Si sa mise en œuvre dépend des services sociaux, il est utile que les médecins conseillent l'entourage familial des patients et ils peuvent être impliqués dans les demandes. Le médecin doit faire une demande de prise en charge à 100 % pour affection de longue durée (ALD) et aussi de carte d'invalidité auprès de la COTOREP (Commissions techniques d'orientation et de reclassement professionnel) attribuée à toute personne dont le taux d'invalidité est supérieur ou égal à 80 % qui permet de bénéficier d'avantages fiscaux. Il faut conseiller de demander l'Aide personnalisée à l'autonomie (APA) auprès des services du département (voir le chapitre 3). Il faut aussi déclencher une demande de mise en place d'une protection juridique du patient dès que cela est nécessaire (impossibilité de gérer son argent, risque d'abus de démarcheurs ou de membres de l'entourage familial ou amical, troubles du comportement potentiellement dangereux pour autrui). Il faut pour cela établir un certificat médical adressé par courrier recommandé au juge des tutelles du tribunal de grande instance, auquel est rattaché le domicile du patient (voir le chapitre 29).

L'« AIDE AUX AIDANTS »

Le « proche aidant » est indispensable au maintien à domicile du patient dément. Sa situation est très difficile et risque tôt ou tard d'entraîner son épuisement, que les soignants doivent au mieux prévenir par un soutien psychologique régulier.

Les principales stratégies pour soutenir les aidants familiaux sont présentées dans la figure 17-1. La première forme de soutien concerne les *soins au patient*, et en particulier la mise en place de *l'aide à domicile*, même si les aidants n'en éprouvent pas le besoin et pensent pouvoir assurer l'aide eux-mêmes. La gestion optimale des troubles du comportement est aussi susceptible d'aider les familles des patients dans la mesure où ces symptômes sont très éprouvants dans la vie quotidienne. Une seconde forme d'aide qu'il est possible d'apporter aux aidants relève de *l'écoute et de la communication*. L'utilisation d'échelle d'évaluation du fardeau, comme l'Inventaire du Fardeau, permet d'aborder successivement les principales composantes des difficultés que peuvent éprouver les aidants, et de chercher avec eux des solutions.

Les *prises en charge de répit* doivent aussi être encouragées.

Les soignants ont également un rôle *d'éducation et d'information* auprès de la famille : informer sur la maladie, sur son évolution et sur les troubles du comportement associés, peut aider à une meilleure tolérance de la part des proches. Il faut expliquer que leur rôle est d'aider le patient sans « faire à sa place » ! Des conseils sur la spécificité de la *communication avec le patient* dément peuvent être utiles : parler lentement après avoir capté l'attention du dément en l'appelant par son prénom ou en lui touchant l'épaule, employer des phrases simples, lui laisser le temps de répondre, faire des phrases à réponses fermées, proposer des mots lorsque le patient ne trouve pas de réponse… Dans ces deux buts de soutien et d'information, les soignants peuvent orienter le « proche aidant » vers une association (France Alzheimer, Fondation médecine Alzheimer par exemple). Des réseaux d'entraide matérielle sont également établis par les adhérents de telles associations.

Les soignants peuvent donner certains conseils concernant les *implications financières et juridiques* de la maladie et les aides que les familles peuvent obtenir.

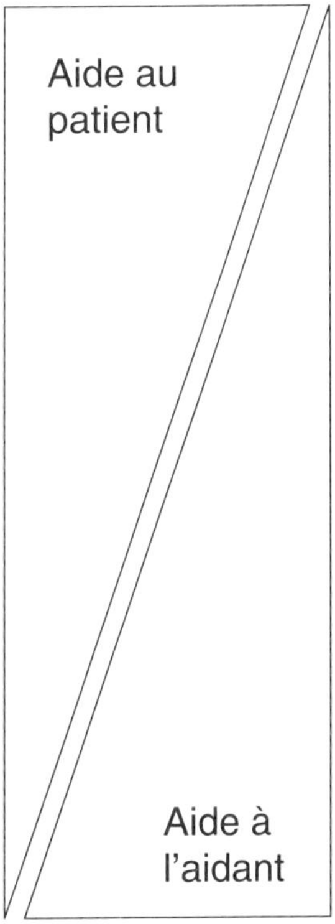

– Meilleurs soins au patient (aide indirecte).

– Aides professionnelles à domicile pour la perte d'autonomie du patient.

– Prises en charge de répit (accueil de jour, hébergement temporaire).

– Aides financières.

– Aide et soutien moral et psychologique envers l'aidant :
  • associations de familles de malades,
  • meilleure information sur la maladie et les ressources pour faire face (éducation),
  • approches psychothérapiques pour atténuer la charge ressentie,
  • soins médicaux (dépressions, maladies somatiques négligées).

Fig. 17-1. *Principales stratégies pour aider les aidants familiaux de malades atteints de démences*

Il est important aussi de *se préoccuper de la santé de l'aidant familial* notamment lorsqu'il s'agit d'un conjoint âgé qui est parfois conduit à négliger sa propre santé du fait de son implication dans la prise en charge du patient. Les aidants familiaux de malades déments sont soumis à un stress prolongé, et certains sous-groupes d'aidants très investis dans les soins et éprouvant une charge importante semblent avoir une surmortalité par rapport à des sujets du même âge n'ayant pas un malade dépendant à charge. La dépression est particulièrement fréquente parmi eux.

Le médecin traitant doit *préparer la famille à l'éventualité d'une institutionnalisation* du malade et la déculpabiliser si cette dernière devient inévitable. Si l'institutionnalisation semble probable, à court ou moyen terme, le médecin doit inciter la famille à anticiper la demande d'aide sociale auprès d'une assistante sociale communale (délai d'obtention de plusieurs mois).

LES SOINS EN FIN DE VIE

La plupart des patients atteints de démence décèdent d'une maladie aiguë ou à évolution rapide : maladies infectieuses, troubles de déglutition, mort subite, accident vasculaire cérébral, complications liées à la perte de mobilité, Certains patients arrivent au stade de démence terminale qui comporte une perte complète de la marche et des troubles de la posture imposant l'alitement permanent, une anorexie marquée, et souvent une rupture de tout contact. Les soins de nursing, la prévention d'escarres, la mobilisation des membres, la recherche de douleurs et leur traitement font partie des axes importants de la prise en charge. Malgré ces soins, les rétractions tendineuses et la survenue d'escarres sont fréquentes. Le diagnostic des douleurs dans un tel contexte est difficile, et l'utilisation d'échelles comportementales comme l'échelle Doloplus peut être utile. Il est important que l'équipe de soins et l'entourage puissent parler de la situation et reconnaître la situation de fin de vie et admettre un projet de soins palliatifs. Dans un tel contexte, il faut privilégier les soins de confort et éviter le recours à l'alimentation entérale, voire aux perfusions.

TRAITEMENTS PRÉVENTIFS DES DÉMENCES

Compte tenu de la fréquence et des graves conséquences de ces maladies, l'existence de moyens efficaces de prévention serait un enjeu considérable. Chez les sujets âgés hypertendus, le traitement de l'hypertension artérielle semble capable de diminuer le risque de survenue de la maladie d'Alzheimer. Par ailleurs, la prise en charge optimale des facteurs de risque cardio-vasculaire diminue le risque d'accident vasculaire cérébral et pourrait ainsi diminuer le risque de survenue de démence vasculaire. Enfin, certaines études récentes suggèrent que chez les sujets âgés l'entraînement cognitif régulier pourrait ralentir le déclin cognitif lié au vieillissement.

CONCLUSION

La prise en charge adaptée et attentive des malades âgés atteints de démence est un enjeu de santé publique compte tenu de la forte prévalence de cette maladie et de son coût socio-économique et humain. Les soignants disposent de moyens variés et efficaces pour aider les patients et leur famille, même s'il n'existe pas de traitement curatif pour les maladies induisant une démence. Leur mise en œuvre demande non seulement une grande disponibilité, mais aussi un réel savoir-faire. En particulier, les infirmières jouent un rôle important pour ces patients et leur famille, qu'ils soient à domicile, en service hospitalier ou en institution gériatrique. Pour ce type de patient, la dimension des soins relationnels est capitale à tous les stades de la maladie, et notamment lorsque la communication verbale devient difficile, voire impossible (encadré 17-2).

Tableau 17-1. Principaux axes et actions de la prise en charge des patients atteints de la maladie d'Alzheimer

Axes et actions	*Objectifs*
Traitement médicamenteux	
– Inhibiteurs de la l'actétylcholinestérase et/ou mémantine.	– Ralentir le déclin cognitif et la perte d'autonomie. – Améliorer certains troubles du comportement.
– Antidépresseurs.	– Atténuer les symptômes dépressifs et certains troubles du comportement.
– Antipsychotiques ou antiépileptiques.	– Atténuer certains troubles du comportement.
Traitements non médicamenteux	
– Action sur l'environnement.	– Améliorer la sécurité physique et psychologique ainsi que le sentiment de bien-être. – Prévenir les troubles du comportement.
– Activité physique, stimulation des capacités restantes.	– Ralentir la perte d'autonomie. – Diminuer les troubles du comportement et les troubles du sommeil. – Détecter et corriger les déficits sensoriels.
– Aide professionnelle en cas de perte d'autonomie.	– Aider le patient dans les actes de la vie quotidienne – Prévenir l'épuisement de l'aidant familial.
– Aide à l'alimentation, surveillance mensuelle du poids.	– Prévenir et détecter la malnutrition protéino-énergétique.
– Favoriser le recours aux prises en charge de répit.	– Apporter soins et stimulation au patient. – Prévenir l'épuisement de l'aidant. – Prendre connaissance du milieu institutionnel.
– Aide financière et juridique.	– Améliorer des conditions de vie, faciliter l'emploi d'un auxiliaire de vie. – Garantir une protection juridique du patient et de ses biens.
– Aide aux aidants	– Éducation et information sur la maladie, ses conséquences et la prise en charge. – Soutien psychologique. – Aides matérielles, juridiques et financières.

ENCADRÉ 17-2

LA COMMUNICATION AVEC DES MALADES DÉMENTS

Il est important de veiller à maintenir une communication entre le soignant et le malade dément, ce qui nécessite attention et efforts. Les comportements d'opposition, voire d'agressivité des malades, sont souvent le miroir d'une communication inefficace entre soignant et soigné. Certaines attitudes simples permettent de faciliter la communication :
– éviter une atmosphère bruyante;
– corriger les déficits visuels et/ou auditifs;
– utiliser un vocabulaire simple;
– livrer un seul message à la fois, laisser le temps de la réponse;
– faire des phrases courtes, claires, facilement compréhensibles;
– parler avec un ton calme, en articulant et face à la personne;
– réduire le dialogue à deux personnes;
– utiliser le nom de la personne et se nommer;
– donner des messages de sympathie, de bienveillance ou de connivence; il est possible d'exprimer ce sentiment par la tonalité de la voix, ou le comportement général;
– privilégier la communication non verbale;
– maintenir un contact corporel, une pression des mains;
– prendre en compte, au-delà du langage parlé, le ton, la voix, la mimique;
– laisser le malade âgé exprimer ses souvenirs ou ses sentiments, car ils donnent un sens à son existence;
– accepter la libération de ses émotions et de ses sentiments;
– favoriser les relations affectives et les liens sociaux;
– avoir une attitude empathique et bienveillante;
– utiliser l'écoute active; lorsqu'on comprend ce que veut exprimer un malade dément, on peut lui reformuler son message, si bien qu'il se sent écouté et compris;
– reconnaître le malade âgé dément comme un interlocuteur à part entière.

Rôle propre infirmier

– Évaluer les fonctions cognitives.
– Étudier la mobilité physique (*get up and go*).
– Observer le rythme mictionnel par calendrier mictionnel.
– Adapter le mode de communication aux capacités cognitives (voir encadré 17.2).
– Interpréter toute modification brutale du comportement comme un message non verbal d'inconfort en lien avec une envie d'uriner, une impossibilité d'uriner, le

besoin de déféquer, l'expression d'une soif ou d'un inconfort à préciser (gêne, douleur...), d'un évènement social perturbant...
– Veiller à favoriser le plus longtemps possible l'autonomie en ce domaine en soignant particulièrement l'habillement (proscrire les superpositions de vêtements, les ceintures, les bretelles, les protections absorbantes de type change complet bien difficiles à gérer seul).
– Mettre en place la programmation mictionnelle, lorsque c'est possible, (présentation régulière et systématique aux toilettes avec ou sans besoin exprimé) à des heures stratégiques : lever, avant le repas, vers 16 heures et au coucher.
– Éliminer la présence d'une rétention chronique des urines en utilisant un échographe portable préparamétré.
– Éliminer la présence d'une infection urinaire comme un facteur favorisant l'apparition ou l'aggravation d'une incontinence urinaire (bandelette urinaire).
– Réguler l'hydratation comme le transit pour les mêmes raisons.
– Dépister d'autres facteurs iatrogènes (médicaments).
– Aménager soigneusement l'environnement (sécuriser les déplacements et flécher les toilettes) et raccourcir autant que faire se peut la réponse soignante au besoin exprimé même différemment.
– Utiliser des protections absorbantes ou drainantes (étui pénien) en ayant soin de respecter le rythme de change et les soins satellites d'hygiène périnéale.
– Toute anomalie doit être signifiée au corps médical et analysée en équipe pour une prise en charge et un approfondissement mesuré en terme de bénéfice potentiel (traitement, rééducation, chirurgie, abstention...).

BIBLIOGRAPHIE

BAZIN N., « Diagnostic des états d'agitation des sujets âgés », *Revue de Gériatrie*, n° 27, 2002, p. 451-456.

BELMIN J., HÉE C., OLLIVET C., « A health education program lessens the burden of family caregivers of demented patients », *J Am Geriatr Soc*, n° 47, 1999, p. 1388-1389.

COOKE D.-D., Mc NALLY L., MULLIGAN K.-T., HARRISON M.-J., NEWMAN S.-P., « Psychosocial interventions for caregivers of people with dementia : a systematic review », *Aging Ment Health*, n° 5, 2001, p. 120-135.

HOSTIER P., VIDAL C., OUSSET J.-P., *et al.*, « Étude de la charge familiale des patients atteints de la maladie d'Alzheimer dans le cadre de l'étude ELSA », *L'Année Gérontologique*, n° 4, 1997, p. 185-194.

HY F., MEDJAHED S., SIBONY-PRAT J., BELMIN J., « Rôles du médecin généraliste dans la prise en charge au long cours des patients atteints de maladie d'Alzheimer », *Revue de Gériatrie*, n° 26, 2001, p. 301-307.

HY F., PARIEL-MADJLESSI S., BELMIN J., « Les troubles de la mémoire et démences du sujet âgé », *In* BELMIN J., CHASSAGNE P., GONTHIER R., JEANDEL C., PFITZENMEYER P., eds, *Gérontologie pour le praticien*, Masson, Paris, 2003, p. 108-124.

NOVELLA J.-L., MORRONE I., JOCHUM C., JOVENIN N., BLANCHARD F., « Prévenir le syndrome d'épuisement de l'aidant du sujet âgé dépendant pour un meilleur maintien à domicile », *Revue de Gériatrie*, n° 26, 2001, p. 72-78.

ZARIT S.-H., REEVER K.-E., BACH-PETERSON., « Relatives of impaired elderly : correlates of feelings of burden », *Gerontologist*, n° 20, 1980, p. 649-654.

18 ◆ Le bon usage des médicaments chez le sujet âgé

S. PARIEL-MADJLESSI, J. BELMIN

Les personnes âgées sont les plus gros consommateurs de médicaments en France. Cela s'explique par plusieurs facteurs : augmentation de la fréquence de nombreuses maladies avec l'âge, en particulier des maladies chroniques, progrès de la thérapeutique avec un nombre croissant de médicaments efficaces, et aussi évolution des mentalités au cours des dernières années, conduisant à mieux identifier et soigner les maladies des personnes très âgées. Si les progrès de la thérapeutique médicamenteuse profitent largement aux personnes âgées, le versant négatif de ce progrès est l'augmentation de la fréquence des effets indésirables des médicaments chez les personnes âgées. Toutefois, il est désormais bien établi que, dans une proportion importante, les accidents médicamenteux peuvent être évitables et donc prévenus, même s'il restera toujours, associé à l'utilisation optimale du médicament, un certain taux incompressible d'effets indésirables.

La prévention des effets indésirables chez les personnes âgées représente un enjeu important, car, survenant sur un terrain fragilisé, ces accidents sont souvent plus graves que chez l'adulte plus jeune. Par exemple, un malaise lipothymique induit par un médicament n'entraîne pas toujours une chute chez des adultes jeunes et, si c'est le cas, elle n'occasionnera souvent qu'un traumatisme léger. Le même malaise chez une personne âgée fragile provoque plus facilement une chute et des conséquences traumatiques plus graves (fracture du col fémoral) et souvent une hospitalisation.

LES PRINCIPAUX FACTEURS EXPLICATIFS DES EFFETS INDÉSIRABLES DES MÉDICAMENTS EN GÉRIATRIE

LE NOMBRE DE MÉDICAMENTS CONSOMMÉS

La fréquence des effets indésirables des médicaments chez les personnes âgées augmente de façon proportionnelle au nombre de médicaments consommés. Ce facteur semble bien plus important que le grand âge lui-même. En particulier, la consommation chronique de trois médicaments ou plus par la même personne définit la *polymédication* qui expose particulièrement au risque iatrogène. Si chaque médicament induit un risque d'effet indésirable qui lui est propre, en cas de polymédication le risque d'interaction entre les médicaments apporte un risque supplémentaire.

Aussi, il faut s'efforcer de réduire le nombre de médicaments consommés par les personnes âgées, sans toutefois les priver des bénéfices qu'ils peuvent attendre de certains médicaments, notamment en terme de qualité de vie. Pour cela, il faut dans un premier temps ne pas prescrire de médicaments sans efficacité montrée et n'ayant pas d'indication pour les troubles dont se plaint le patient. Le diagnostic médical doit être précis et bien établi. Cette démarche permet le plus souvent d'éviter la polymédication ou au moins de la limiter fortement. Bien entendu, il ne faut pas limiter cette approche aux nouvelles prescriptions, mais aussi revoir avec un esprit critique les ordonnances en cours, en particulier lors de nouvelles consultations ou en cas d'hospitalisation.

Dans certains cas, une polymédication peut provenir de *plusieurs médecins différents* prescrivant chez un même patient. Le plus souvent, il s'agit de prescription faites par des spécialistes consultés pour un problème particulier, et leur ordonnance peut ainsi s'ajouter à celles du généraliste ou d'autres spécialistes. Le médecin généraliste devrait jouer un rôle de coordination entre les diverses interventions de spécialistes sur le traitement du patient. Le recours au carnet de santé sous une forme papier ou électronique pourrait diminuer ces écueils liés à des prescripteurs multiples.

En dehors des facteurs liés à la prescription des médicaments, la polymédication peut aussi résulter de *l'automédication*, c'est-à-dire de l'utilisation de médicaments non prescrits. Généralement, il s'agit de médicaments présents au domicile du patient (restes de traitements antérieurement prescrits ou conseillés au patient ou à ses proches), ou encore de médicaments achetés en pharmacie qu'ils soient ou non conseillés par le pharmacien. Certains médicaments, en apparence anodins, peuvent se révéler problématiques chez les sujets polymédiqués, en raison des interactions médicamenteuses qu'ils peuvent induire.

LES MÉDICAMENTS PRESCRITS À DOSES EXCESSIVES

D'une façon générale, le vieillissement entraîne de nombreuses modifications de l'organisme qui changent le métabolisme des médicaments dans l'organisme (pharmacocinétique) et en particulier leur élimination. Ces modifications du métabolisme des médicaments sont complexes, car elles dépendent de nombreux facteurs : âge du patient et surtout importance des effets du vieillissement qui sont très variables d'un individu à l'autre; mode d'élimination du médicament; liaison du médicament aux protéines plasmatiques; mode de distribution du médicament dans l'organisme, en particulier son caractère hydrophile ou lipophile (encadré 18-1). Pour la plupart des médicaments, ces changements conduisent à observer, pour la même dose de médicament donnée, des concentrations plasmatiques et tissulaires plus élevées chez les sujets âgés que chez des sujets plus jeunes. Aussi, pour de nombreux médicaments, les doses conseillées aux sujets âgés doivent être plus faibles que celles prescrites aux adultes plus jeunes. Toutefois, cela n'est pas vrai pour tous les médicaments, car, pour certains, la dose utilisée doit être semblable à celle proposée chez l'adulte plus jeune. Par ailleurs, pour certains médicaments, on peut observer chez les sujets âgés une plus grande sensibilité de l'organisme aux effets du médicament, en général par augmentation de la sensibilité des récepteurs. C'est par exemple le cas des anticoagulants oraux de type antivitamine K.

ENCADRÉ 18-1

EFFETS DU VIEILLISSEMENT SUR LA PHARMACOCINÉTIQUE DES MÉDICAMENTS

L'absorption des médicaments reçus par voie orale est en général peu modifiée chez les sujets âgés, parfois simplement ralentie par rapport à des sujets plus jeunes.
Certains médicaments sont fortement métabolisés par le foie juste après leur passage à travers la muqueuse digestive (effet de premier passage hépatique). Pour ces médicaments, cette métabolisation est moins prononcée chez les sujets âgés, conduisant à une augmentation de la fraction de médicament gagnant la circulation systémique.
Certains médicaments sont fortement liés à l'albumine plasmatique. Chez les sujets âgés, le taux d'albumine plasmatique est diminué, si bien que la proportion de médicament lié à l'albumine diminue. Inversement, la fraction non liée à l'albumine augmente et c'est celle qui est biologiquement active, conduisant à un renforcement de l'effet du médicament.
Certains médicaments sont distribués préférentiellement dans la masse musculaire. Or, le grand âge entraîne une diminution de masse musculaire. Aussi, ces modifications tendent à augmenter les concentrations plasmatiques de médicaments et à renforcer leur effet.
De nombreux médicaments sont éliminés par le rein. Or, le vieillissement entraîne une altération de la fonction rénale, même en l'absence de maladie rénale, ce qui entraîne une diminution de la filtration et de l'élimination par les reins de ces médicaments.

Chaque fois que l'effet recherché du médicament ne doit pas être obtenu de façon urgente (c'est le cas habituel pour les traitements chroniques), il est conseillé de commencer le traitement à doses faibles, et à augmenter progressivement la posologie avec des paliers d'augmentation suffisamment espacés pour permettre de surveiller la tolérance du traitement. Cette stratégie appelée dans la littérature internationale *« start low, go slow »* est d'autant plus utile que les médicaments ont une marge thérapeutique étroite, c'est-à-dire qu'il peut exister des effets toxiques lorsque la dose est excessive.

Une autre façon d'éviter des effets secondaires par doses excessives consiste à effectuer des dosages plasmatiques des médicaments potentiellement toxiques lorsque ce type de dosage est disponible. C'est en particulier le cas pour la digoxine ou pour certains antibiotiques (aminosides) ou encore certains antiépileptiques.

LES ERREURS DANS LES PRISES MÉDICAMENTEUSES

Il peut y avoir des effets indésirables survenant du fait d'erreurs dans les prises médicamenteuses. Les troubles cognitifs et en particulier les démences et la confusion mentale peuvent exposer à ce risque. Le dépistage de ces troubles et l'encadrement de la distribution des médicaments par l'entourage familial ou professionnel permettent de limiter ce type de risques. L'utilisation de semainiers hebdomadaires permet une planification et une surveillance plus faciles des prises médicamenteuses. Par ailleurs, il faut veiller à éviter les prescriptions de gouttes qui peuvent, plus que les comprimés ou les gélules, donner lieu à des erreurs de doses. Enfin, chez les patients ayant des difficultés motrices manuelles ou des troubles cognitifs sévères, il faut veiller à déconditionner les médicaments immédiatement avant la prise. Le conditionnement des comprimés en institution est sous l'entière responsabilité de l'infirmière, qui contrôle ainsi l'ordonnance, la posologie, la date de péremption et administre dans l'instant la dose prescrite. Ainsi déconditionnement et administration se font dans le même instant.

LA SURVEILLANCE DE L'EFFICACITÉ ET DE LA TOLÉRANCE DES MÉDICAMENTS

La bonne connaissance des règles de prescription aux personnes âgées et la prévention peuvent permettre de diminuer la fréquence des effets indésirables, il persistera toujours une certaine fréquence d'accidents médicamenteux inévitables. Il est donc très important de bien connaître les principaux effets indésirables des médicaments utilisés (tableau 18-1), et de surveiller les traitements chez les personnes âgées, pour détecter précocement les effets indésirables lorsqu'ils se produisent. En effet, cela peut conduire à limiter leurs conséquences avant la survenue de complications plus graves. Par exemple, la détection précoce d'une hypotension orthostatique induite par un médicament asymptomatique ou entraînant de légers malaises peut le plus souvent conduire à sa correction sans conséquence grave, alors que méconnue, elle peut induire des chutes et parfois des traumatismes graves, comme une fracture du col fémoral, imposant l'hospitalisation et souvent source de complications… D'une façon générale, toute aggravation de l'état de santé ou la survenue de nouveaux symptômes chez un sujet âgé fragile doit faire rechercher un effet indésirable des médicaments reçus parmi toutes les autres causes possibles.

Tableau 18-1. Principaux effets indésirables observés et principaux médicaments responsables chez les personnes âgées

– Hypotension orthostatique.	– Vasodilatateurs, diurétiques, bêtabloquants, neuroleptiques, antidépresseurs tricycliques, antiémétiques, alpha bloquants, antispasmodiques, codéine, morphine, antiparkinsoniens.
– Hémorragie digestive.	– Aspirine, anti-inflammatoires non stéroïdiens, anticoagulants, corticoïdes.
– Déshydratation.	– Diurétiques.
– Confusion mentale.	– Neuroleptiques, antidépresseurs tricycliques, benzodiazépines, antiémétiques, diurétiques, antiparkinsoniens, antiépileptiques, lithium, corticoïdes, quinolones, théophylline, antihistaminiques, autres.
– Somnolence.	– Neuroleptiques, benzodiazépines et autres tranquillisants, myorelaxants, antiépileptiques, antihypertenseurs centraux.
– Syndrome extrapyramidal.	– Neuroleptiques, antidépresseurs sérotoninergiques.
– Diarrhée.	– Laxatifs, antisécrétoires gastriques, statines, antibiotiques, anti-inflammatoires non stéroïdiens, biguanides, inhibiteurs de l'acétylcholinestérase.
– Troubles du rythme cardiaque.	– Antiarythmiques quinidines et dérivés, bêtabloquant, amiodarone, vérapamil, diltiazem, digoxine, diurétiques hypokaliémiants, spironolactone, neuroleptiques.
– Anorexie.	– Neuroleptiques, antidépresseurs tricycliques et sérotoniergiques, antiémétique, métronidazole, diurétiques, inhibiteurs de l'acétylcholinestérase, digoxine, L-dopa, morphine, certains antibiotiques, antihypertenseurs centraux.

L'EXEMPLE DES PSYCHOTROPES ET DE LEUR MANIEMENT EN GÉRIATRIE

Les médicaments psychotropes forment une classe thérapeutique souvent employée chez les sujets âgés, car les troubles psychiatriques sont très fréquents dans le grand âge. Leur maniement est difficile chez ces malades, d'autant qu'ils présentent souvent des polypathologies. En effet, si les interactions médicamenteuses ne sont pas différentes chez les sujets âgés et les sujets jeunes, elles sont considérablement plus fréquentes en gériatrie en raison des prescriptions plurimédicamenteuses. Par ailleurs, du fait d'une vulnérabilité plus grande, les sujets âgés sont particulièrement sensibles aux effets des psychotropes et présentent un risque plus élevé d'effet indésirable neuropsychiatrique. Enfin, certains effets indésirables ont une gravité toute particulière chez les sujets âgés En particulier, les effets indésirables des benzodiazépines et des neuroleptiques classiques sont fréquents et graves et à l'origine d'hospitalisation, de perte d'autonomie fonctionnelle et plus généralement d'altération de qualité de vie.

LES MÉDICAMENTS ANTIDÉPRESSEURS CHEZ LES SUJETS ÂGÉS

La dépression est une maladie fréquente chez les sujets âgés, en particulier chez les malades âgés hospitalisés et ceux vivant en établissement gériatrique. Le diagnostic est parfois difficile lorsque la présentation clinique est atypique et/ou lorsqu'il existe des troubles cognitifs et/ou des difficultés de communication (*cf.* chapitre 15, *La dépression du sujet âgé*).

Le traitement doit donc être instauré dès que le diagnostic est posé et nécessite d'être suivi de façon rigoureuse pour obtenir une efficacité optimale. Aussi, l'éducation du patient et de son entourage proche a une grande importance. Un suivi est ensuite nécessaire pour évaluer l'effet et la tolérance aux traitements, et pour réajuster le traitement en cas d'efficacité incomplète. Tous les traitements antidépresseurs ont montré une efficacité équivalente. Par conséquent, le critère principal du médicament antidépresseur chez un malade âgé est son profil de tolérance.

On peut séparer les médicaments antidépresseurs en trois grands groupes.

– *Les Inhibiteurs de la recapture de la sérotonine (IRS)* (ex. : citalopram ou *Seropram*, fluoxétine ou *Prozac*, paroxétine ou *Deroxat*, sertraline ou *Zoloft*).

Leur bonne tolérance justifie leur prescription en première intention chez les sujets âgés souffrant de dépression. Leurs effets indésirables sont peu sévères (céphalées, troubles du sommeil, tremblements, sueurs, sécheresse buccale). Il faut signaler la survenue possible, mais rare d'une hyponatrémie en général réversible à l'arrêt du traitement.

– *Les antidépresseurs tricycliques* (ex. : amitriptyline ou *Laroxyl*, clomipramine ou *Anafranil*).

Ils sont moins bien tolérés chez les sujets âgés, et de ce fait ne sont pas prescrits de première intention dans la dépression du sujet âgé. En effet, leurs contre-indications sont nombreuses et leurs effets indésirables potentiels doses-dépendants sont favorisés par la comorbidité des malades âgés notamment au niveau cardio-vasculaire. Ils ont des effets anticholinergiques marqués, fréquemment responsables d'hypotension orthostatique, de confusion mentale, de troubles de la vigilance, de chutes, de sécheresse buccale, de rétention urinaire, de constipation. Leur maniement est très délicat et doit être réservé aux échecs des autres approches du traitement de la dépression.

– *Plusieurs autres types de médicaments anti-dépresseurs sont aussi disponibles* : la venlafaxine ou *Effexor*, ou encore le milnacipram ou *Ixel*, proches des IRS; la miansérine ou *Athymil*, dont l'intérêt réside dans ses propriétés anxiolytiques, utiles en cas d'anxiété associée.

Stratégie thérapeutique du traitement antidépresseur

Chez un sujet âgé souffrant de dépression, il est habituel de débuter le traitement par un IRS, sauf contre-indication ou cas particulier. Il faut utiliser les mêmes doses que chez l'adulte plus jeune. L'efficacité sur les symptômes dépressifs est en général bien apparente au bout de six semaines de traitement. Le traitement doit être continué pendant au moins un an si c'est une première dépression, ou au moins deux ans s'il s'agissait d'une récidive. Si, après six semaines, on ne note pas d'efficacité sur les symptômes dépressifs (environ 30 % des sujets âgés ne répondent pas au traitement), il faut changer de médicaments antidépresseurs en utilisant une autre classe médicamenteuse et évaluer son efficacité au bout de six semaines.

Dans certains cas particuliers l'électroconvulsivothérapie (anciennement nommée « électrochocs ») est le traitement de choix dans les dépressions graves mettant en jeu le pronostic vital, ou dans les états mélancoliques, ou encore en cas d'échec à plusieurs traitements faisant appel à des médicaments de classes pharmacologiques différentes. Le grand âge n'est pas une contre-indication à ce traitement qui a l'avantage d'agir plus rapidement que le traitement médicamenteux.

LES NEUROLEPTIQUES ET LEUR UTILISATION CHEZ LES SUJETS ÂGÉS

Les neuroleptiques ont principalement deux types d'actions possibles : effet sédatif, effet incisif (action sur les délires et les hallucinations). Les principales indications des neuroleptiques sont les états psychotiques et les hallucinations, et les états dépressifs mélancoliques en association au traitement antidépresseur.

Leur utilisation chez les malades âgés déments qui présentent une agitation ou une agressivité ou d'autres types de troubles du comportement est beaucoup plus controversée, car leur efficacité ne se manifeste qu'à fortes doses avec alors un risque élevé de somnolence de syndrome extrapyramidal et d'autres effets indésirables graves.

Les principaux neuroleptiques sédatifs sont les suivants : chlorpromazine ou *Largactil*, thioridazine ou *Melleril*, cyamémazine ou *Tercian*. Le principal neuroleptique incisif est l'halopéridol ou *Haldol*. L'amisulpride ou *Solian* et la loxapine ou *Loxapax* ont des effets mixtes, incisif et sédatif.

La principale limite à l'utilisation des neuroleptiques est leur mauvaise tolérance, et leurs effets secondaires qui sont fréquents et graves et qui majorent le risque de perte d'autonomie fonctionnelle et de chutes (tableau 18-2).

Des neuroleptiques atypiques encore appelés « antipsychotiques » de nouvelle génération comme la rispéridone ou *Risperdal* et l'olanzapine ou *Zyprexa* sont intéressants chez le sujet âgé. Ils présentent beaucoup moins d'effets anticholinergiques et extrapyramidaux que les neuroleptiques classiques.

Stratégies thérapeutiques d'utilisation des neuroleptiques

Il faut réserver l'utilisation des neuroleptiques aux troubles psychotiques et aux hallucinations, ce qui nécessite un diagnostic psychiatrique précis. Il faut

Tableau 18-2. Principaux effets indésirables des médicaments neuroleptiques chez les sujets âgés

– Syndrome parkinsonien : rigidité, amimie et troubles de la marche.
– Mouvements anormaux : dyskinésies, akathisie.
– Confusion mentale, agitation.
– Hypotension orthostatique.
– Rétention aiguë d'urine.
– Sécheresse buccale.
– Troubles de la vigilance.
– Aggravation d'un glaucome.
– Chutes.
– Indifférence, apathie, symptômes dépressifs.
– Prise de poids.
– Hyperthermie, syndrome malin.
– Allongement de l'espace QT, malaises, syncope, mort subite.

préférer chez les malades âgés les antipsychotiques atypiques de nouvelle génération, car leurs effets indésirables sont moins fréquents. Il faut débuter le traitement à faible dose et augmenter celle-ci progressivement en fonction de l'effet obtenu et de la tolérance. En effet, une dose de début comparable à celle préconisée chez les adultes plus jeunes peut induire une sédation excessive. La surveillance doit être soigneuse.

Il arrive que des neuroleptiques soient prescrits chez des malades âgés ayant une agitation ou une agressivité, survenant soit dans le cadre d'une démence soit d'une confusion mentale. Il est important dans ces cas de rechercher toutes les causes éventuelles de troubles du comportement et de les corriger si possible, et aussi de réévaluer l'intérêt du traitement après quelques jours. Souvent, il s'agissait d'un épisode critique et l'arrêt du neuroleptique est alors possible sans induire de nouvelles crises d'agitation.

L'UTILISATION DES ANXIOLYTIQUES ET DES HYPNOTIQUES CHEZ LES SUJETS ÂGÉS

Près d'un quart des sujets âgés consomment quotidiennement des anxiolytiques ou des hypnotiques. Ces médicaments doivent être prescrits en tenant compte de règles strictes de prescription, devant leurs effets secondaires et leurs nombreux effets indésirables rapportés.

Il faut systématiquement évaluer et réévaluer précisément l'indication de ces produits avant ou devant toute prescription. En gériatrie, ces médicaments sont le plus souvent prescrits pour des problèmes de troubles du sommeil, et d'anxiété. La principale classe thérapeutique est représentée par les benzodiazépines. Les autres molécules les plus utilisées sont le zolpidiem (*Stilnox*), le zopiclone (*Imovane*), les antihistaminiques H1, certains neuroleptiques et barbituriques, ainsi que le méprobamate (*Équanil*).

Les benzodiazépines : propriétés et effets secondaires

Ces médicaments ont des propriétés sédatives, myorelaxantes, et anticonvulsivantes. Ces effets sont variables selon le type et la posologie du produit utilisé. De plus, l'efficacité des benzodiazépines diminue après trois semaines. Toute cette classe de médicaments a en commun de nombreux effets indésirables (tableau 18-3).

Les différentes benzodiazépines ont des demi-vies d'élimination très variables, mais elles sont toutes plus longues chez le sujet âgé, en raison de la modification corporelle (augmentation de la fixation aux graisses). Par ailleurs, il semble que le grand âge entraîne une augmentation de la sensibilité des récepteurs à ces médicaments donc à un effet plus prononcé. Quelques produits parmi les plus connus à demi-vie intermédiaires (8 à 10 heures) sont : lorazépam ou *Temesta*, alprazolam ou *Xanax*, lormérazépam ou *Noctamide*, loprazolam ou *Havlane*, oxazépam ou *Séresta*.

Tableau 18-3. Principaux effets indésirables des benzodiazépines chez les sujets âgés

– Troubles de la vigilance.
– Troubles de la mémoire.
– Risque de confusion mentale.
– Aggravation d'un état démentiel.
– Risque de chutes et de fractures.
– Risque d'accidents de la route chez le sujet âgé.
– Potentialisation des troubles cognitifs si prescription concomitante d'un autre psychotrope.
– Agitation, anxiété, insomnie, onirisme.
– Dépendance physique et psychique quand le traitement est prolongé, avec sevrage difficile.
– Confusion et syndrome de sevrage en cas d'arrêt brutal.

Médicaments hypnotiques autres que les benzodiazépines

Les médicaments apparentés aux benzodiazépines par leur mécanisme d'action sont le zolpidem ou *Stilnox* et la zopiclone ou *Imovane*. Leur intérêt réside particulièrement dans leur délai et durée d'action rapide, si bien qu'ils sont efficaces dans l'insomnie d'endormissement et diminuent le risque de somnolence matinale.

Les autres médicaments hypnotiques ne doivent pas être utilisés en gériatrie du fait de leurs effets indésirables majeurs :

– l'hydroxizine ou *Atarax* (antihistaminique H1) qui entraîne une sédation importante et des effets anticholinergiques;

– le *Nopron*, *Théralène*, et *Donormyl* sont des neuroleptiques et entraînent des effets anticholinergiques et un syndrome extrapyramidal iatrogène;

– les barbituriques ne sont plus utilisés comme hypnotiques.

Médicaments anxiolytiques autres que les benzodiazépines

– Le méprobamate ou *Équanil* a un effet sédatif, myorelaxant et anxiolytique, mais la posologie efficace est variable d'un sujet à l'autre, et le surdosage expose à des accidents cardiaques et respiratoires, en plus des troubles de la vigilance.

– La buspirone ou *Buspar* est intéressante, car les effets sédatifs sont très limités, mais il existe un risque de syndrome extrapyramidal iatrogène, une contre-indication dans l'insuffisance rénale sévère, et une interaction avec les médicaments ayant un effet sédatif.

– L'*Atarax* ne devrait pas être utilisé chez le sujet âgé en raison de ses effets anticholinergiques.

– Le *Calcibronat* expose à un risque d'intoxication chronique par le brome et ne devrait pas être prescrit en gériatrie.

Indications et conduite du traitement hypnotique chez les sujets âgés

Avant d'envisager la prescription d'un médicament hypnotique, il faut étudier avec précision le trouble du sommeil, et rechercher des éléments comme la consommation de café, l'habitude de faire la sieste, l'utilisation de médicaments psychostimulants. De plus, il faut en premier lieu commencer par une approche non médicamenteuse du trouble du sommeil : respect des règles d'hygiène de veille et de sommeil en réduisant le temps passé au lit, en adoptant une heure fixe de lever, pratique de l'exercice physique dans la journée, pas de repas copieux le soir, exposition à la lumière du jour, ne se coucher que quand l'envie de dormir se fait sentir… Les soignants jouent un rôle important en décrivant ces mesures d'hygiène et en expliquant aussi que la durée de sommeil diminue de façon physiologique au cours du vieillissement.

Après toutes ces démarches, le traitement médicamenteux est entrepris si les troubles du sommeil ont un retentissement négatif sur la qualité de vie et pour une durée la plus limitée possible, après avoir vérifié que ces troubles du sommeil ne sont pas en fait les symptômes d'une dépression, ce qui nécessiterait un traitement particulier.

Chez les sujets âgés ayant des troubles du sommeil, quand la prescription d'hypnotique est vraiment nécessaire, il faut privilégier les médicaments à demi-vie courte comme le *Stilnox* ou l'*Imovane*. De plus, il faut d'emblée réduire les doses de moitié par rapport à celles préconisées chez l'adulte plus jeune, et limiter le plus possible la prescription dans le temps.

Le recours à des médicaments à demi-vie longue doit être formellement évité, car ils exposent à une baisse de la vigilance diurne, des risques de chutes ou d'accidents ou encore à une dépendance pharmacologique.

Utilisation des anxiolytiques chez le sujet âgé

Devant des manifestations anxieuses chez un sujet âgé, il faut d'abord pratiquer un bilan organique soigneux à la recherche d'une maladie somatique (par exemple, éliminer une origine coronarienne devant une douleur thoracique nocturne révélée par un trouble anxieux). Dans l'anxiété généralisée, le traitement de choix serait les IRS, en réservant les benzodiazépines aux épisodes aigus qui nécessitent un contrôle immédiat. Si l'utilisation de benzodiazépines est requise, il faut alors privilégier les benzodiazépines avec une demi-vie inférieure à 12 heures (voir ci-dessus).

Association de psychotropes

– Il ne faut pas associer plusieurs psychotropes de la même classe thérapeutique, car l'effet des médicaments est majoré comme le risque d'effets indésirables.
– Il faut éviter d'associer plusieurs psychotropes entre eux chez les sujets âgés, du fait du risque d'effets indésirables qui se majore.

Interruption des médicaments psychotropes

L'arrêt brutal de médicaments psychotropes quand ils ont été utilisés au long cours, peut parfois entraîner des troubles sévères. Le plus classique est le syndrome de sevrage aux benzodiazépines, dont l'arrêt provoque un rebond d'anxiété, des troubles du sommeil, ou même une confusion mentale, des sueurs, une déshydratation, une agitation, des tremblements ou un vertige. Aussi, l'interruption d'un traitement par une benzodiazépine doit être très progressif, par exemple en réduisant la dose quotidienne de moitié par paliers de plusieurs semaines jusqu'à arrêt définitif, et l'on doit obtenir l'adhésion du patient pour un meilleur résultat. L'interruption brutale d'autres médicaments psychotropes peut aussi induire des effets indésirables.

BIBLIOGRAPHIE

CAPET C., BENTOT C., « Utilisation des médicaments psychotropes chez les sujets âgés », *In* BELMIN J., CHASSAGNE P., GONTHIER R., JEANDEL C., PFITZENMYER P., eds, *Gérontologie pour le praticien*, Masson, Paris, 2003.

FRÉMONT P., « L'utilisation des psychotropes chez les sujet âgé : trop ou trop peu ? », *Presse Med*, n° 28, 1999, p. 1794-1799.

GINESTET D., « Le renouveau des neuroleptiques : les antipsychotiques » *Presse Med*, n° 27, 1998, p. 2164-2169.

MANIÈRE D., « Les psychotropes en gériatrie », *Revue de Gériatrie*, n° 23, 1998, p. 325-333.

WAINTRAUB L., « La dépression du sujet âgé : reconnaissance et traitement », *Presse Med*, n° 27, 1998, p. 2129-2144.

La contention physique chez les patients âgés ♦ 19

C. OASI

Historiquement, la contention physique dans le système de santé était surtout utilisée dans les services de psychiatrie. De nos jours, elle a été abandonnée dans ce secteur, mais elle concerne principalement les personnes âgées. En effet, cette pratique s'est développée de façon importante en gériatrie et ce presque insidieusement.

Or, il apparaît que la décision de recourir à une contention est souvent injustifiée, car plus fondée sur une impression de risque que sur une évaluation précise de ce risque, ceci résultant probablement du manque de formation des personnels de santé sur ce sujet.

À la demande de la Direction générale de la santé, l'Agence nationale d'accréditation et d'évaluation en santé (ANAES) a édité en octobre 2000 un guide d'évaluation des pratiques professionnelles en matière de contention physiquc de la personne âgée dans le but d'améliorer la sécurité de cette pratique et de réduire au maximum le recours à la contention physique chez les sujets âgés.

DÉFINITION DE LA CONTENTION PHYSIQUE

On distingue deux types de contentions physiques : celles à visée rééducative et celles dites « passives ».

Les contentions physiques à visée rééducative regroupent les contentions dites « posturales » qui contribuent à maintenir une attitude corrigée dans le cadre d'un traitement rééducatif, et les contentions dites « actives » qui sont le plus souvent mises en place par un kinésithérapeute (par exemple, pour permettre l'utilisation de tables de verticalisation).

Les contentions physiques passives correspondent, selon l'ANAES, à l'utilisation de tous moyens, méthodes, matériels ou vêtements qui empêchent ou limitent les capacités de mobilisation volontaire de tout ou d'une partie du corps dans le seul but d'obtenir de la sécurité pour une personne âgée qui présente un comportement estimé dangereux ou mal adapté.

Nous ne nous intéresserons dans ce chapitre qu'aux contentions physiques passives, les autres types de contention étant justifiés dans le cadre de traitements rééducatifs.

Les techniques de contention physique des personnes âgées sont nombreuses. Certaines font appel à des matériels spécifiques (gilets et sangles thoraciques, ceintures, attaches-poignets et chevilles, sièges avec adaptable fixé, ridelles), mais dans beaucoup de cas sont encore utilisés des matériels non spécifiques, c'est-à-dire tout matériel détourné de son usage (draps, vêtements, entraves par du mobilier, blocage de portes...)

ÉPIDÉMIOLOGIE DE LA CONTENTION PHYSIQUE

La prévalence des contentions dans les services hospitaliers de court séjour varie de 7 à 17 % tout âge confondu; en revanche, dans ces mêmes services, elle atteint des chiffres de 18 à 22 % chez les patients de plus de 65 ans. On estime qu'un sujet âgé présente trois fois plus de risque qu'un sujet jeune d'être attaché au cours d'une hospitalisation. En service de soins de longue durée, le taux de prévalence fluctue de 19 à 85 % en fonction des établissements. À domicile, la contention physique semble aussi très largement employée, mais a été relativement peu étudiée.

Quand on analyse la littérature, il apparaît que la *crainte de chutes*, en particulier de récidive de chute, représente le premier motif d'utilisation de la contention chez les personnes âgées hospitalisées ou institutionnalisées. En effet, beaucoup de soignants pensent que ne pas attacher les patients leur fait prendre des risques excessifs et les expose à la survenue de chutes. Pourtant, il n'existe pas de preuve scientifique de l'efficacité des contentions pour ce motif. Certaines études réalisées en maisons de retraite ont au contraire montré que les chutes simples survenaient plus fréquemment chez les sujets soumis à une contention et qu'il n'y avait pas de diminution du risque de chutes graves en présence d'une contention voire même, au contraire, une augmentation.

Les *troubles du comportement* tels que la déambulation ou l'agitation représentent le second motif le plus fréquent de recours à une contention. Pourtant, là encore, aucune preuve scientifique de l'efficacité des contentions pour ce motif n'a été apportée. Il a même été montré que les troubles comportementaux demeuraient avec une contention en se manifestant sous une autre forme, telle qu'une agressivité verbale ou gestuelle le plus souvent. L'attitude à adopter est, au contraire, d'autoriser et de canaliser les déambulations.

Les autres motifs invoqués de recours à une contention sont les *fugues*, la pression des familles alléguant la sécurité du patient lui-même ou des autres résidents, la crainte de poursuites engagées par les familles en cas de chutes, le respect de la tranquillité des autres résidents, le faible effectif des soignants, ainsi que la *non-coopération des patients* nécessitant des soins particuliers (perfusion, sonde naso-gastrique, absence d'appui autorisé dans les suites d'une chirurgie orthopédique...); ce dernier cas de figure représentant une des rares situations où la contention peut être justifiée.

Enfin, selon les études, les personnes soumises à une contention physique présentent pour principales caractéristiques un âge élevé, une désorientation, un risque de chutes ou une dépendance fonctionnelle.

CONSÉQUENCES DE LA CONTENTION

Les complications de la contention physique sont nombreuses (tableau 19-1). La contention physique a pour conséquences une augmentation de la fréquence des *chutes graves et des traumatismes*, une chute étant considérée comme grave lorsqu'elle est responsable d'une fracture, d'une blessure, ou qu'elle nécessite le recours à un médecin ou entraîne un repos au lit de plus de deux jours.
La contention physique est aussi responsable d'une accélération de *la perte d'autonomie* et d'une augmentation du risque *d'infections nosocomiales* chez les malades hospitalisés.
Elle favorise l'apparition ou l'aggravation d'une *confusion* ou d'une *agitation*.
Elle entraîne une augmentation de la durée d'hospitalisation et donc du coût des soins.
Enfin, la contention peut favoriser la survenue d'un *syndrome d'immobilisation* et de son cortège de complications : hypotension orthostatique, encombrement broncho-pulmonaire, maladie veineuse thromboembolique, troubles trophiques et escarres, anorexie et dénutrition, troubles digestifs (fécalome, incontinence fécale), troubles urinaires (incontinence urinaire, infection, rétention), conséquences ostéo-musculaires (sarcopénie, amyotrophie, rétractions tendino-musculaires, enraidissement articulaire), troubles de la marche et de l'équilibre, apparition ou majoration d'une ostéoporose.
Ainsi, un cercle vicieux peut rapidement s'installer : la contention réduisant l'activité physique et les forces d'appui, elle favorise la perte de masse osseuse et ainsi le risque de chute grave.

Tableau 19-1. Principales complications de la contention physique

– Chutes et traumatismes graves.
– Perte d'autonomie.
– Risques liés à l'immobilisation : hypotension orthostatique, maladie veineuse thromboembolique, escarres de décubitus, encombrement respiratoire, anorexie, dénutrition, troubles digestifs et urinaires, fonte musculaire, rétractions tendineuses, troubles de la marche et de l'équilibre.
– Augmentation des infections.
– Confusion mentale.
– Troubles du comportement (agitation, agressivité).
– Psychologique : peur, anxiété, sentiment d'isolement ou d'abandon, atteinte à la dignité, dépression, syndrome de régression psychomotrice.
– Décès.

La contention physique peut aussi entraîner des *complications sur le plan psychocomportemental*, et générer colère, stress, peur et anxiété, agressivité et opposition par réaction de défense ou refus de la contention. Un sentiment d'isolement et d'abandon, ou de dévalorisation, voire d'humiliation, peut être ressenti par le patient. La contention peut engendrer la décompensation d'états névrotiques antérieurs; elle peut également modifier la perception temporo-spatiale. Enfin, elle peut entraîner un *syndrome dépressif*, voire un *syndrome de régression psychomoteur.*

La contention physique est aussi associée à une *augmentation de mortalité*, non seulement par décès secondaires aux conséquences somatiques déjà citées (syndrome d'immobilisation, infections nosocomiales…), mais aussi par strangulation ou asphyxie due au matériel de contention. Entre 1993 et 1996, 74 cas mortels traumatiques dus aux ridelles ont été enregistrés aux États-Unis.

La contention physique serait ainsi responsable de 1/1 000 décès en institution pour personnes âgées, dont 58 % lors du maintien au fauteuil et 42 % lors de la contention au lit.

Enfin, celle-ci a aussi des conséquences sur les soignants dont la position est complexe et délicate; en effet, ceux-ci se retrouvent partagés entre le devoir de protéger et d'assurer la sécurité de leur patient d'une part, et le souhait de respecter la dignité de la personne âgée d'autre part.

Elle soulève d'ailleurs des questions d'ordre éthique dans le sens où elle peut être considérée comme un non-respect de la dignité de la personne âgée, une atteinte à ses libertés élémentaires et un non-respect du consentement aux soins. Certains spécialistes en éthique assimilent d'ailleurs la contention à un *acte de maltraitance*.

Même si cette position peut paraître extrême, il faut toutefois rappeler que la charte des droits et libertés de la personne âgée dépendante (FNG[1] 1997) précise que toute personne âgée dépendante doit conserver la liberté de communiquer, de se déplacer et de participer à la vie de la société, qu'elle doit garder la liberté de choisir son mode de vie, qu'elle doit profiter de l'autonomie permise par ses capacités physiques et mentales, même au prix d'un certain risque et que la famille et les soignants doivent respecter le plus possible son désir profond. Son confort moral et physique, sa qualité de vie doivent être l'objectif constant, quelle que soit la structure d'accueil.

Ainsi, le recours à la contention physique peut générer chez les soignants une impression de non-respect de l'autonomie et de la dignité des personnes âgées, avec pour conséquence un sentiment de culpabilité, ou de frustration et d'anxiété. Certains soignants ne ressentent d'ailleurs pas de sentiment de sécurité en présence d'une contention.

Enfin, sur un plan purement pratique, les patients soumis à une contention requièrent une charge en soins plus importante que les patients non contenus.

RECOMMANDATIONS DE L'ANAES

Des recommandations de pratiques pour la mise en place d'une contention ont été établies par l'ANAES, leur but étant de limiter les dangers et les conséquences de la contention, d'y avoir recours le moins possible, le mieux possible et le moins

1. La fondation nationale de gérontologie.

longtemps possible et de rechercher la méthode la moins restrictive afin de conserver ou d'améliorer l'état fonctionnel du sujet âgé.

Le recours à la contention physique d'une personne âgée ayant un comportement à risque implique la connaissance des risques liés à la contention, une évaluation régulière des besoins et des risques, un programme de soins et de surveillance individualisé et un travail en équipe multidisciplinaire.

Les recommandations de pratique de l'ANAES pour la mise en place d'une contention porte sur la décision de contention, l'information du sujet âgé et de ses proches, la prescription médicale et la mise en œuvre de la contention.

DÉCISION DE CONTENTION

En l'absence d'indications et de contre-indications absolues établies, la contention physique ne doit être utilisée qu'en cas d'échec des autres moyens possibles. La décision de contention doit être une décision médicale motivée et éclairée par l'avis des soignants. Pour chaque patient, une évaluation du rapport bénéfice/risque doit toujours être effectuée. Une fois la décision prise, un programme individualisé de surveillance et de prévention des risques doit être établi.

Systématiquement, les causes de chaque motif de contention doivent être recherchées et traitées afin de l'éviter, si possible. Ainsi, en présence de chutes, il faut éliminer un éventuel traitement médicamenteux responsable, une cause métabolique, une hypotension orthostatique, un déficit sensoriel, un chaussage ou des vêtements inappropriés; de même, en présence d'une agitation, un globe vésical, des douleurs, un fécalome… devront être recherchés et traités.

Enfin, avant de prendre la décision de contention, il faut rechercher les facteurs de vulnérabilité qui augmentent les dangers d'une contention et le risque d'évolution vers un état grabataire; ces facteurs de vulnérabilité sont : un âge avancé (> 75 ans), des antécédents de chutes, une incontinence urinaire et une nycturie, une autonomie et une mobilité réduites, une altération de l'état cognitif et du jugement, une faiblesse musculaire, une altération de l'état nutritionnel.

INFORMATION DU SUJET ÂGÉ ET DE SES PROCHES

Une fois la décision de contention prise, il est nécessaire d'en informer le sujet âgé et ses proches afin de recueillir leur consentement, de leur expliquer les raisons et buts de cette contention, les moyens ou matériels utilisés, sa durée prévisible, et la surveillance mise en place. Il est important de s'assurer de leur compréhension des raisons médicales et de réitérer les explications si nécessaire. Enfin, cette information est également l'occasion de solliciter la participation des proches, ce qui peut ainsi permettre de lever la contention en leur présence et donc d'en limiter les risques.

De la même façon, il est également important d'expliquer les raisons et buts à ne pas mettre une contention quand une famille le désire.

PRESCRIPTION MÉDICALE

Dans ces recommandations, l'ANAES précise que la contention physique ne peut être utilisée que sur *prescription médicale*. Celle-ci doit être motivée, écrite, horodatée, avec identification du prescripteur; elle doit préciser les motifs, la durée prévisible, les risques à prévenir, le programme de surveillance et le matériel utilisé. Toutefois, en cas d'urgence, elle peut être établie *a posteriori*. Enfin, sa validité doit être limitée à 24 heures, délai au bout duquel une réévaluation de l'état clinique du patient et de l'efficacité de la contention doit être réalisée, permettant ainsi de limiter les risques et de décider de la reconduction ou non de la prescription.

MISE EN ŒUVRE DE LA CONTENTION

Lors de la mise en œuvre de la contention, l'ANAES donne des recommandations sur le choix du matériel : les moyens spécifiques les moins restrictifs et les plus adaptés au patient au cas par cas, doivent être utilisés, en préservant une certaine liberté de mouvement; le matériel doit être en bon état, adapté à la taille du sujet, garantissant son confort et sa sécurité; les moyens non spécifiques doivent absolument être évités; en présence de troubles digestifs (nausées, vomissements, troubles de la déglutition), si un maintien en position allongée est nécessaire, la tête du lit doit être surélevée; les moyens de contention attachés à la tête du lit doivent être évités en raison d'un risque de compression axillaire.

Enfin, il paraît important de rappeler que les ridelles (barrières de lit) constituent un moyen de contention et nécessitent donc les mêmes impératifs et précautions d'usage que n'importe quel autre matériel. En effet, le risque de blessure grave suite à une chute du lit avec ridelles est plus élevé que sans; de plus, la présence de ridelles augmente la propension du sujet âgé à rester alité et donc le risque de chute au lever.

De la même façon, lors de la mise en place de la contention, la surveillance doit être écrite et programmée à intervalles réguliers; la fonction respiratoire, l'état cutané au niveau des points d'attache et des points d'appui, l'hydratation et la continence doivent être surveillés toutes les heures; le ressenti du patient doit également être évalué régulièrement.

Enfin, le patient doit être détaché aussi souvent que possible afin de maintenir son état fonctionnel, des activités en rapport avec la vie quotidienne doivent lui être proposées ainsi que des activités récréatives et des activités physiques adaptées afin d'éviter les conséquences physiques et psychologiques de l'immobilisation. Il est également essentiel que soit maintenu un contact relationnel de qualité par les soignants (encadré 19-1).

Quotidiennement, la nécessité de contention doit être réévaluée en fonction de l'évolution de l'état de santé du patient et des éventuelles conséquences physiques et psychologiques de cette contention. Enfin, de la même façon que pour la décision, les raisons de l'arrêt de la contention doivent être expliquées à la personne âgée et à ses proches (disparition du motif de contention, conséquences délétères de la contention…).

Un référentiel de pratique établi par le groupe de travail de l'ANAES résumant ces recommandations de mise en place d'une contention sous forme de dix critères de pratique est présenté dans le tableau 19-2.

Tableau 19-2. Référentiel de pratique pour la contention (ANAES, octobre 2000)

1 – La contention est réalisée sur prescription médicale. Elle est motivée dans le dossier du patient.
2 – La prescription est faite après l'appréciation du rapport bénéfice/risque pour le sujet âgé par l'équipe pluridisciplinaire.
3 – Une surveillance est programmée et retranscrite dans le dossier du patient. Elle prévient les risques liés à l'immobilisation et prévoit notamment les soins d'hygiène, la nutrition, l'hydratation et l'accompagnement psychologique.
4 – La personne âgée et ses proches sont informés des raisons et buts de la contention. Leur consentement et leur participation sont recherchés.
5 – Le matériel de contention sélectionné est approprié aux besoins du patient. Il présente des garanties de sécurité et de confort pour la personne âgée. Dans le cas de contention au lit, le matériel est fixé sur les parties fixes, au sommier ou au cadre du lit, jamais au matelas ni aux barrières. Dans le cas d'un lit réglable, les contentions sont fixées aux parties du lit qui bougent avec le patient. En cas de contention en position allongée, les risques liés aux régurgitations et aux escarres sont prévenus.
6 – L'installation de la personne âgée préserve son intimité et sa dignité.
7 – Selon son état de santé, la personne âgée est sollicitée pour effectuer des activités de la vie quotidienne et maintenir son état fonctionnel. La contention est levée aussi souvent que possible.
8 – Des activités, selon son état, lui sont proposées pour assurer son confort psychologique.
9 – Une évaluation de l'état de santé du sujet âgé et des conséquences de la contention est réalisée au moins toutes les 24 heures et retranscrite dans le dossier du patient.
10 – La contention est reconduite, si nécessaire et après réévaluation, par une prescription médicale motivée toutes les 24 heures.

PROGRAMMES DE RÉDUCTION DE LA CONTENTION PHYSIQUE

Des programmes de réduction de la contention physique sont progressivement entrepris dans différents établissements et ont fait la preuve de leur efficacité; les résultats montrent qu'il est possible de réduire le taux d'utilisation de la contention sans augmenter la fréquence des chutes graves ou la prescription de psychotropes.

Le principe de ces programmes est fondé sur l'information et la formation des équipes et sur une évaluation multidisciplinaire et multidimensionnelle de la personne âgée. Cette évaluation a pour but de définir la raison d'une éventuelle contention en identifiant les différentes causes possibles ou les facteurs favorisant le comportement à risque, dans le but d'établir des alternatives.

Les alternatives à la contention sont nombreuses, souvent empiriques, fondées sur le bon sens des équipes soignantes. Leur mise en œuvre nécessite une évaluation préalable soigneuse des besoins et de l'environnement du patient, car elles doivent être adaptées au cas par cas. Il paraît important d'encourager continuellement la recherche de nouvelles alternatives.

Pour chaque situation à risque, l'ANAES préconise d'abord de remédier aux causes médicales, ensuite de réaliser des aménagements de l'environnement et, enfin, de réfléchir sur les attitudes des professionnels à adopter en matière d'accompagnement de la personne âgée pour limiter le risque considéré (par exemple, installer un patient qui déambule excessivement près d'une fenêtre ou dans un lieu où son attention peut être captée).

CONCLUSION

Même si elle est en cours de diminution, la prévalence de la contention physique des personnes âgées reste encore élevée, et ce, malgré l'absence de preuve de son efficacité pour les motifs de recours les plus souvent invoqués. De plus, la contention physique peut entraîner des conséquences graves sur un plan somatique et psychocomportemental. Pour ces raisons, le recours à une contention doit reposer sur une décision médicale motivée, prise après évaluation de l'état de santé de la personne âgée et après concertation de l'équipe soignante, et prescrite. Cette décision doit donner lieu à l'établissement d'un programme de soins et de surveillance individualisé et impose d'en informer le sujet âgé concerné et sa famille. Des programmes de réduction de la contention, reposant avant tout sur l'information et la formation des équipes soignantes et sur le développement d'alternatives à la contention, ont fait la preuve de leur efficacité.

Rappelons que le maintien ou l'amélioration de l'état fonctionnel de la personne âgée doivent rester une préoccupation constante en gériatrie, et qu'il est essentiel de respecter les droits fondamentaux de la personne, notamment la liberté de se déplacer et le droit à la dignité. La contention physique doit donc rester ou plutôt devenir une exception

Rôle propre infirmier

- Connaître les risques liés à une contention physique.
- Évaluer le rapport bénéfice/risque pour le sujet âgé d'une contention physique.
- Prendre la décision de contention en équipe multidisciplinaire.
- Ne pas recourir à une contention physique sans prescription médicale (sauf urgence).
- Ne pas utiliser de matériel de contention non spécifique, c'est-à-dire tout matériel détourné de son usage.
- Informer le sujet âgé concerné et ses proches des raisons et buts de la contention.
- Prévenir les risques liés à l'immobilisation en surveillant la fonction respiratoire, l'état cutané, l'hydratation, la continence et le ressenti psychologique du patient.
- Maintenir un contact relationnel de qualité avec le patient.
- Proposer des activités récréatives et physiques, lever la contention aussi souvent que possible.
- Rechercher des alternatives à la contention.

ENCADRÉ 19-1

LORSQU'IL EST NÉCESSAIRE DE RECOURIR À UNE CONTENTION PHYSIQUE ET QU'ELLE A ÉTÉ PRESCRITE...

Le sentiment d'avoir à sangler un patient, d'entraver ses gestes, d'immobiliser ses poignets, de contraindre son torse ou son bassin au contact du fauteuil ou du lit, peut poser problème au soignant qui applique la décision prise par l'équipe et respecte la prescription médicale.

Quelques astuces d'installation peuvent permettre de rendre ce geste plus doux et plus supportable aussi bien aux yeux du patient et de son entourage qu'aux yeux du soignant :

– bascule du fauteuil en arrière pour éviter l'antépulsion;

– installation devant une fenêtre ou près d'un lieu de passage plutôt que devant un mur;

– plutôt que d'utiliser des ridelles, positionner le lit contre un mur pour limiter un sentiment d'emprisonnement;

– ne jamais utiliser des liens improvisés comme des draps ou des alèses, mais du matériel spécifique;

– au fauteuil préférer les ceintures pelviennes plutôt que les gilets thoraciques;

– baisser le lit le plus possible et au besoin retirer les roulettes;

– utiliser oreillers, traversins ou supports de mousse pour caler en douceur le corps, les bras dans une position confortable;

– communiquer avec le patient et lui expliquer ce que l'on fait et pourquoi;

– surveiller régulièrement la tolérance du patient, tant sur le plan physique que comportemental et psychologique et détacher périodiquement les liens;

– expliquer que la contention est transitoire et pourra être suspendue prochainement.

BIBLIOGRAPHIE

ANAES, *Évaluation des pratiques professionnelles dans les établissements de santé : limiter les risques de la contention physique de la personne âgée*, site internet : www.anaes.fr.

Fondation nationale de gérontologie. *Charte des droits et libertés des personnes âgées dépendantes*, http://www.inserm.fr/.

BERNARD M., LAROUTURE A., BOULE F., MALAQUIN-PAVAN E., « Contention : mesurer les risques », revue *Soins*, n° 656, juin 2001, p. 18-20; n° 657, juillet-août 2001, p. 21-23; n° 658, septembre 2001, p. 24-27.

CAPEZUTI E., EVANS L., STRUMPF N., *et al.*, « Physical restraint use and falls in nursing home residents », *J Am Geriatr Soc*, n° 44, 1996, p. 627-633.

EVANS L.-K., STRUMPF N.-E., « Tying down the elderly. A review of the literature on physical restraint », *J Am Geriatr Soc*, n° 37, 1989, p. 65-74.

MARKS W., « Physical restraints in the practice of medicine : current concepts » *Arch Intern Med*; n° 152, 1992, p. 2203-2206

MILES S.-H., IRVINE P., « Deaths caused by physical restraints », *Gerontologist*, n° 32, 1992, p. 762-766.

NEUFELD R.-R., LIBOW L.-S., FOLEY W.-J., *et al.*, « Can physically restrained nursing-home residents be untie safely ? Intervention and evaluation design », *J Am Geriatr Soc*, n° 43, 1995, p. 1264-1268.

NEUFELD R.-R., LIBOW L.-S., FOLEY W.-J., *et al.*, « Restraint reduction reduces serious injuries among nursing home residents », *J Am Geriatr Soc*, n° 47, 1999, p. 1202-1207.

SIBONY-PRAT J., BENHABEROU J., BELMIN J., « La contention physique en établissement gériatrique » *Neurologie-Psychiatrie-Gériatrie,* juillet-août 2002, p. 24-26.

TINETTI M.-E., WEN LIANG L., GINTER S.-F., « Mechanical restraint use and fall-related injuries among residents of skilled nursing facilities » *Ann Intern Med*, n° 116, 1992, p. 369-374.

TINETTI M.-E., WEN LIANG L., MAROTTOLI R.-A., *et al.*, « Mechanical restraint use among residents of skilled nursing facilities : prevalence, patterns and predictors » *JAMA*, n° 265, 1991, p. 468-471.

Soins aux personnes âgées en fin de vie ♦ 20

S. LEFEBVRE-CHAPIRO, C. TRIVALLE, R. SEBAG-LANOË

La formation des soignants dans le domaine des soins palliatifs gérontologiques et de l'accompagnement de fin de vie des personnes âgées est une nécessité de santé publique. En effet, actuellement 60 % des décès concernent des personnes de 75 ans et plus, et ce pourcentage devrait encore s'accroître dans les années à venir. Parmi les décès par cancer, 43 % concernent cette tranche d'âge. Aujourd'hui, la mort se produit le plus souvent en milieu institutionnel (70 % des décès des plus de 75 ans surviennent en établissements hospitaliers, cliniques privées, ou maisons de retraite), et il faut rappeler l'isolement des plus de 75 ans (en Île-de-France notamment une personne de plus de 75 ans sur deux vit seule à son domicile).

Au-delà de ces chiffres, c'est également une nécessité clinique ressentie par un nombre croissant de soignants de mieux prendre en charge la fin de la vie, avec son cortège fréquent de souffrances physiques et psychologiques. Ceci demande une capacité d'évaluation et de traitement des symptômes, une connaissance des différentes étapes psychologiques vécues habituellement par le mourant et son entourage, et des moyens de soutien possibles. Le soignant doit apprendre ici à contrôler sa propre appréhension de la mort pour ne pas la projeter sur le malade et/ou sa famille.

Tout cela s'acquiert par une formation spécifique et par une réflexion menée individuellement et en équipe dans la pratique quotidienne des soins.

ACCOMPAGNER

Tout comme la prise en compte de la douleur ne doit pas se limiter à la période de la fin de vie, l'accompagnement débute dès l'arrivée de la personne âgée à l'hôpital ou en institution ou dès le début de sa prise en charge en ville.

Quand l'état général de la personne commence à s'altérer, que la fin de la vie approche, les soins restent alors dans la continuité de ceux commencés bien avant cette période : il n'y a pas de transition brutale entre la prise en charge curative et palliative, mais plutôt une adaptation progressive des soins à l'évolution de la maladie et à l'état de la personne âgée, comme l'ont fort bien décrit les Anglo-Saxons (figure 20-1).

Cette adaptation se fait dans l'idéal grâce à une réflexion menée en équipe, lors de réunions regroupant l'ensemble des intervenants, ce qui permet un regard pluridisciplinaire et une plus grande objectivité.
Différents éléments sont alors pris en compte :

– la maladie principale de ce patient;
– son degré d'évolution,
– sa curabilité;
– les maladies intercurrentes surajoutées;
– la répétition éventuelle d'épisodes aigus;
– le désir du malade exprimé verbalement ou à travers son comportement corporel et sa coopération aux soins;
– la qualité de son confort actuel;
– l'avis de la famille;
– enfin, l'avis des soignants qui le côtoient le plus.

En pratique de ville, de telles réunions sont difficiles à mettre en place, mais avec un peu de concertation, l'infirmière et le médecin doivent pouvoir se retrouver régulièrement au chevet du malade. À défaut, le téléphone et un carnet de liaison sont des outils de communication qui peuvent améliorer considérablement la coordination des soins.
Chaque malade étant une entité unique et complexe, il n'existe pas de réponse toute faite à la question : « Quand doit-on modifier la stratégie thérapeutique ? » Ce n'est qu'en prenant le temps de réfléchir régulièrement à la prise en charge du malade que l'on peut adopter la conduite la plus adaptée, loin de tout acharnement thérapeutique ou d'un défaitisme injustifié.
Il est important d'adapter le traitement à la situation. Entre le « tout curatif » et la « tout palliatif », le soin peut comporter une part de chaque approche, dont l'importance respective peut varier au cours de l'évolution.

Fig. 20-1. « Stratégie évolutive » : adapter le traitement à la situation

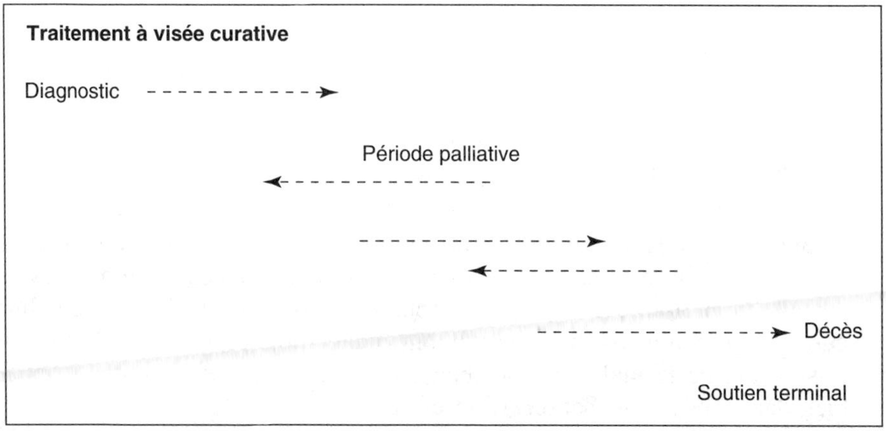

LE TRAITEMENT DE LA DOULEUR

Le traitement de la douleur est une composante majeure des soins aux malades en fin de vie. La recherche d'une douleur et sa prise en compte doivent être systématiques chez les malades en fin de vie, compte tenu de sa très grande fréquence, y compris chez les patients n'ayant pas de plainte douloureuse spontanée.
Les aspects concernant l'évaluation de la douleur et son traitement sont détaillés dans un autre chapitre (*cf.* chapitre 13, *La prise en charge de la douleur chez les personnes âgées*).

AUTRES SOINS EN SITUATION DE FIN DE VIE

SYMPTÔMES AUTRES QUE LA DOULEUR

L'*encombrement bronchique*, le râle agonique peuvent être contrôlés par de la scopolamine transcutanée (*Scopoderm* TTS) ou injectable en sous-cutanée quand la première est insuffisante. Il faut se méfier du risque de rétention aiguë d'urine pouvant être induit par ce traitement et favorisé chez l'homme, par l'existence d'un adénome de la prostate.
La *dyspnée*, souvent majorée par l'anxiété qu'elle induit, peut être améliorée par la morphine orale ou des benzodiazépines à faibles doses.
La *bouche sèche* est un phénomène fréquent à la fin de la vie. Elle est favorisée par plusieurs facteurs : la respiration bouche ouverte, les traitements anticholinergiques (comme la scopolamine), la déshydratation. Des *soins de bouche réguliers et fréquents* (au minimum toutes les deux heures) avec une solution rafraîchissante ou une préparation spécifique en cas de mycose associée luttent efficacement contre cette sécheresse. Graisser le palais, la langue et les lèvres avec de l'huile goménolée ou tout simplement de la vaseline officinale permet de maintenir un film protecteur entre deux soins (attention à ne pas utiliser de corps gras en cas d'oxygénothérapie, car il y a un risque de brûlures). On peut aussi encourager l'entourage à utiliser des pulvérisateurs d'eau minérale pour rafraîchir la bouche et le visage le plus souvent possible. Maintenir la bouche en bon état permet d'éviter toute sensation désagréable en rapport avec la déshydratation et donc le plus souvent d'éviter le recours aux ??? toute perfusion intraveineuse en fin de vie, source potentielle de souffrance pour le mourant et son entourage, notamment s'il faut retrouver régulièrement une voie d'abord veineuse ou s'il faut attacher le malade pour qu'il ne l'arrache.
Parfois, l'absence de perfusion est source de culpabilité pour la famille, les soignants, voire le médecin qui ont soudain peur de ne pas en faire assez. Dans ce cas, une perfusion par voie sous-cutanée (*cf.* chapitre 9, *La déshydratation du sujet âgé*) peut être un bon compromis, car elle provoque peu d'inconfort, est facilement mise en place et ne nécessite pas une surveillance infirmière continue, ce qui est particulièrement intéressant en ville.

L'ALIMENTATION EN FIN DE VIE

Si la bouche est maintenue fonctionnelle, les nausées et les douleurs contrôlées, la plupart des malades âgés en fin de vie peut manger et boire au moins en petites quantités jusqu'à sa mort. Les objectifs de l'*alimentation en fin de vie* ne sont plus les mêmes : il ne s'agit plus d'améliorer ou de maintenir le statut nutritionnel, mais seulement d'assurer le confort du malade. Ces objectifs doivent être expliqués à la famille qui parfois vit mal la réduction de la prise alimentaire (l'alimentation est symbole de vie, d'échange). Il faut leur expliquer qu'à ce stade leur parent ne va pas mourir de faim, mais de sa maladie. L'alimentation est parfois utilisée par la famille comme le vecteur principal de communication, notamment dans les cas de démence ; il faut alors encourager les modes de communication non verbale.

Il est préférable de fragmenter les apports dans la journée et de favoriser les aliments préférés du malade. Il faut veiller à adapter leur texture à ses possibilités de mastication, de salivation et de déglutition en essayant de garder un caractère appétissant même aux plats mixés (présentation). En cas de nausées, les aliments froids et peu épicés sont en général mieux tolérés.

Si la personne est hospitalisée, on peut encourager la famille à apporter des plats faits maison et à partager éventuellement le repas de leur parent…

LES SOINS DE BASE

Élément majeur du confort, la prévention d'escarre par des changements de position réguliers et des effleurages de peau doit être poursuivie jusqu'au bout. Elle est l'occasion de contacts, de communication avec la personne âgée en fin de vie. Que ce soit à l'hôpital ou en ville, l'infirmière ne dispose que d'un temps limité pour chaque malade. Il lui faut donc profiter des soins pour échanger des mots, des regards, tenir la main, toucher. Par une présence disponible et attentive, elle peut créer une atmosphère calme et encourager le mourant à s'exprimer s'il le souhaite.

Il faut faire attention à ne pas se réfugier derrière les actes purement techniques et à ne pas limiter les échanges avec le malade à leur seule réalisation alors qu'ils peuvent être utilisés au contraire comme vecteur relationnel.

SOUTIEN PSYCHOLOGIQUE DU MOURANT ET DE SA FAMILLE

La psychologie de la personne âgée à la fin de sa vie diffère un peu des classiques étapes du « mourir » décrites par la psychiatre Elisabeth Kübler-Ross. Souvent la personne âgée apparaît relativement sereine, acceptant la mort avec une certaine résignation.

Plus qu'un sujet jeune, le mourant âgé peut avoir le sentiment d'une vie bien remplie : il pourra alors plus facilement trouver un sens à sa vie en pensant à toutes les années passées.

Cette notion de « quête d'un sens » à donner à sa vie est essentielle dans la démarche d'acceptation de la mort. Nous pouvons donc aider le mourant en l'encourageant à évoquer sa vie. Parfois, la mémoire défaillante rapporte les événements en ordre dispersé ou en oublie certains. Il est alors intéressant

d'avoir pu retracer auparavant la biographie du malade avec lui ou sa famille, pour pouvoir l'aider dans sa quête de souvenirs le moment venu.
Certains soignants appréhendent de parler avec le malade. Ils craignent que celui-ci pose des questions qui les mettront mal à l'aise et auxquelles ils ne sauront pas comment répondre. Accompagner, c'est être là, disponible, à l'écoute. Si tout ce que dit le malade demande à être entendu, il ne nous est pas forcément demandé de réponses ni de commentaires. Une présence, un sourire, un regard, une caresse suffisent souvent à calmer et à apaiser.
Autre difficulté parfois ressentie par les soignants : le silence. Il est présent, attentif, mais le malade ne leur offre que son silence parfois vécu comme un rejet, une frustration, une angoisse. Il faut donc apprendre aussi à respecter ces silences, à communiquer sans les mots, par le toucher par exemple, et continuer d'être disponible pour le jour où le malade désirera s'exprimer… Chez le mourant dément ou aphasique, cette communication par le toucher et les massages devra être particulièrement développée (*cf.* chapitre 24).
Nous devons également être attentifs au langage du corps, que ce soit au repos ou lors des soins. Il peut non seulement exprimer une douleur physique, mais aussi une souffrance psychologique, une révolte, un refus…
Le *soutien de la famille* est indissociable de l'accompagnement de la personne âgée en fin de vie. Faciliter la communication, expliquer, réconforter, fait partie de notre rôle de soignant. Pendant la période de la fin de la vie, la famille est très souvent confrontée à sa propre angoisse de mort, due à l'identification plus ou moins inévitable qu'elle fait avec son parent âgé. Cette souffrance s'apparente à celle souvent ressentie à l'annonce d'un diagnostic de démence où soudain apparaît la peur de cette vieillesse pathologique de leur père ou de leur mère qui pourrait être également là leur dans quelques années…
Au domicile, les soins corporels comme ceux de l'incontinence, la toilette d'un corps amaigri, flétri, qui ne ressemble plus à l'image qu'ils ont gardé de leur parent, la modification voire l'inversion des rôles entre époux ou entre parents et enfants, sont également source de souffrance.
Parfois, la peur de mal faire, l'impression de ne plus arriver à communiquer peuvent les éloigner de leur parent. Certaines familles ont besoin d'être accompagnées par un soignant ou un bénévole dans la chambre de leur parent, car elles craignent notamment de le trouver mort ou d'assister, seules, à son décès.
Notre rôle est de les informer, de leur montrer les gestes qu'ils peuvent encore faire pour contribuer au confort de leur parent, de leur expliquer les différents moyens de communiquer et de les rassurer. Enfin, nous devons trouver notre juste place dans cette relation triangulaire malade\\famille\\soignant en gardant en mémoire que nous ne devons pas projeter notre propre conception de la « mort idéale », car nous intervenons dans une histoire personnelle et familiale qui évolue depuis de très nombreuses années…
Lorsque le décès se produit, l'intervention de l'équipe de soins n'est pas finie. Elle peut encore contribuer à aider la famille à travers une préparation soigneuse du corps et l'organisation de sa présentation à la famille dans les meilleures conditions possibles, l'aide pratique aux diverses démarches,

l'écoute et le témoignage de sympathie pour les proches, l'évocation du défunt lors, par exemple, de la remise de ses objets personnels...

L'ACCOMPAGNEMENT DE LA FIN DE VIE AU DOMICILE

Beaucoup souhaiteraient mourir chez eux dans le cadre intime de leur vie et pourtant la majorité décède à l'hôpital!

Un certain nombre de conditions sont en fait souvent nécessaires pour permettre à la personne âgée de mourir chez elle :

– la personne ne doit pas être totalement isolée, et l'entourage familial ou amical doit être coopérant et accepter l'idée d'une mort à domicile, et même de préférence adhérer à ce projet. Des revenus financiers suffisants peuvent pallier l'absence d'entourage en permettant la présence d'une garde-malade, si la personne âgée le souhaite;

– les soignants doivent constituer une équipe coordonnée travaillant en collaboration, et qui communique par l'intermédiaire de transmissions écrites ou orales. Il est préférable qu'ils soient motivés et formés aux soins et au soutien des malades en fin de vie et de leurs proches. Dans certaines situations difficiles, les soignants du domicile se sentent isolés, désemparés, et il est important qu'ils puissent également bénéficier d'un soutien de la part de collègues, sous la forme d'un relais momentané par exemple, et de la part du médecin traitant ou de l'équipe gérontologique hospitalière la plus proche qui peuvent leur donner des conseils de prise en charge. L'intervention d'une équipe mobile, à domicile ou en institution, peut également se révéler précieuse. Plus généralement, il serait souhaitable de voir se créer des réseaux de professionnels pouvant soutenir les équipes libérales pour la prise en charge de la douleur et de la fin de vie. Le médecin traitant doit collaborer activement en s'efforçant de soulager les symptômes dès leur mention par les soignants, car c'est souvent leur contrôle insuffisant qui motive la demande d'hospitalisation terminale;

– enfin, toutes les ressources disponibles de l'aide à domicile doivent être utilisées, sans attendre l'épuisement de l'entourage (lit médicalisé, soins infirmiers, aide ménagère, portages de repas, bénévolat, etc.).

DEUILS, RITES ET RITUELS AUTOUR DE LA MORT

Rites et rituels autour de la mort nécessitent une connaissance de la personne et en particulier de ses aspirations spirituelles confiées ou identifiées au décours de l'hospitalisation ou de l'hébergement. Les rites diffèrent selon les croyances, depuis l'agnosticisme (absence de religion ou de croyance en un être suprême), jusqu'aux croyances africaines. Du brassage des populations naît pour nous, soignants, la nécessité d'approfondir notre culture dans ce sens, pour ne pas compromettre ce passage de la vie à la mort, cette ultime étape de la croissance de l'être humain. D'une manière générale, au domicile comme en institution, les soignants tentent d'apporter des paroles de réconfort et des gestes de tendresse qui cherchent à aider tant le mourant que son entourage et les proches qui restent…

Le tableau qui suit est une synthèse qui vise à soutenir la pratique soignante dans ces instants uniques. Ces pratiques sont à réaliser, comme à favoriser, à découvrir ou à comprendre. Une « circulation » libre de la famille et de l'entourage au sein des unités de soin est autorisée tant qu'elle ne modifie que très modérément les organisations de travail et la vie des personnes hospitalisées (hébergées).

Tableau 20-1. Deuils, rites et rituels autour de la mort

Religion	*Instant ultime et respect des croyances*	*La présentation du corps gisant*
Catholicisme	Selon les vœux du mourant : – contacter un représentant du culte ou un laïque qui apportera le réconfort de la communion (hostie consacrée), – imposer les mains sur le front, – réciter le « Notre Père ».	– Respecter le silence et la méditation. – Faire un signe de croix sur le corps. – Garder un cierge allumé. – Le corps est lavé et habillé de propre. – Il est veillé. – Le cercueil ne sera pas fermé avant les prières d'adieu et le geste d'aspersion qui rappelle le baptême.
Judaïsme	– Rester auprès du mourant et lire des psaumes. – Prendre soin de réajuster très souvent les oreillers.	– Ne jamais retirer les oreillers, ne pas rabattre le drap sur le visage. – Laisser un proche, le fils de préférence, fermer les yeux du défunt et rabattre le drap. Plus personne ne verra désormais le visage du défunt. Ce serait jugé indécent. – Confier le corps du défunt à des juifs – Demander pardon au défunt après chaque manipulation (retrait de matériel médical par exemple).
Orthodoxie	– Contacter un représentant du culte pour « l'office des saintes huiles ». – Orienter le patient visage vers l'est. – Placer dans ses mains une icône du Christ ou une croix. – Allumer une bougie. – Ne pas manifester de chagrin pour ne pas perturber l'âme qui s'en va.	– Le corps est lavé et habillé de propre. – Le corps est veillé pour dédramatiser. – Lecture du psautier. – Demander au prêtre de célébrer une messe de requiem jusqu'à la mise en terre du corps. – Le front du défunt est ceint d'un bandeau de papier représentant des icônes. – Le cercueil est aspergé d'eau bénite puis il est recouvert d'un drap d'or symbole de la protection divine.

Tableau 20-1. Deuils, rites et rituels autour de la mort*(suite)*

Protestantisme	– Un accompagnement sobre car d'après Calvin « les sacrements ne nous sont donnés que pour remédier à l'imbécillité (*entendre en ce terme : la fragilité*) de notre Foi… ». – Lire un psaume ou le « Notre Père ». – Ne pas faire de signe de croix (sauf si patient luthérien).	– Le corps est lavé et habillé de propre pour le rendre présentable aux yeux des vivants. – Il ne fait l'objet d'aucune prière ni benédiction. – Seuls les proches peuvent dire simplement un « au revoir ». – La cérémonie est dépouillée de tout décorum. – Nul ne cherche à le retenir car il est déjà auprès de Dieu « La mort est une réalité qui n'atteint pas la relation avec Dieu ». – C'est aux vivants que s'adresse ce rituel.
Islam	– « Les femmes se chargent du bien-être physique, les hommes soutiennent le plan moral et spirituel ». – Favoriser un entourage même nombreux sans perturber les organisations dans les unités de soin. – Laisser le malade et sa famille dans l'intimité (seuls). – Diriger le visage du mourant vers la Mecque (en France vers le sud-est). – Aux derniers instants tenir le doigt du malade et prononcer la « chahada » « il n'est de Dieu que Dieu… ». – Ne pas cacher au mourant son état.	– Laisser un musulman procéder à la toilette. – Ne plus toucher le corps après la toilette rituelle; les proches salueront le défunt sans le toucher. – Laisser le visage du défunt tourné vers la Mecque (sud-est en France). – Prévoir un linceul blanc. – En cas de rapatriement, laisser le visage visible. – Théoriquement on ne peut attendre plus de 24 heures pour l'ensevelissement.
Bouddhisme	– La préparation à la mort commence dès le début de la vie. – Récits, prières, méditations selon les « écoles, les maîtres » par des moines . ils peuvent être chuchotés à l'oreille du mourant. – Parfois un petit bout de papier sur lequel sont inscrites des syllabes sont placées dans la bouche du mourant car ce sont les mots qui en sortiront dans son dernier souffle… – Il est souhaitable que le mourant garde sa lucidité jusqu'au bout pour réaliser sa « dernière pensée sereine » ce qui s'oppose aux traitements anti-douleur… – Les bouddhistes considèrent que l'esprit se sépare du corps par le sommet du crâne, il sera donc impératif de le dégager. – Ne pas témoigner d'affliction, a aucun moment, quel que soit l'état de conscience du patient.	– Le corps est réduit aux 5 éléments qui le composent : l'eau, l'air, le feu, la terre, l'éther. Il est voué à la destruction. – Allumer une lampe ou une bougie derrière la tête du défunt. – La toilette mortuaire est cependant soignée, effectuée par le fils aîné ou le chef de famille. – Ne pas toiletter si le défunt est une femme. – Le corps reste exposé de 8 à 24 heures pour qu'on vienne le pleurer, le toucher, l'embrasser avant son départ pour le crématorium (hindouisme). – Chez les tibétains au contraire, le corps ne sera pas touché durant 3 jours et demi.

Tableau 20-1. Deuils, rites et rituels autour de la mort*(suite)*

Afrique	– Croyance qui s'appuie sur le groupe, la lignée, la malédiction ou la bénédiction, les génies ou les esprits, voire les ancêtres. – La présence des femmes, sauf si elles sont enceintes, est très importante dans les soins et le réconfort. – Proches et moins proches se succèdent au lit du mourant et parlent de la vie qui continue en même temps qu'ils demandent pardon pour les querelles qu'ils ont rencontrées avec lui. – « Mourir en exil, de surcroît seul, est une terrible malédiction ». – Encourager les proches et les moins proches à visiter le mourant.	– Le défunt est « interrogé » par l'entourage. – Une longue période avant l'inhumation. – Prières, chants et danses de l'entourage. – Manifestations de chagrin et de douleur pour la famille. – Parfois réalisation de sacrifices... – Le corps est inhumé avec des « provisions de route ». – Après l'inhumation du défunt, sa maison est détruite, jugée dangereuse pour les vivants...
Agnosticisme	– Respecter la personne et ce qu'elle attend. – Rester le porte-parole du malade quelles que soient les aspiration des proches.	

L'objectif des réseaux de soins palliatifs est d'organiser un accès plus rationnel aux structures de soins de proximité, une meilleure orientation des malades, une coordination entre les structures de soins, une prise en compte individualisée assurant un meilleur suivi et la formation de leurs membres. Le travail en réseau permet des réhospitalisations plus rapides, mais plus rares et des retours au domicile mieux préparés. De plus, ils évitent des réhospitalisations par le service d'urgence extrêmement dommageables pour le patient (attente, ambiance de panique, risque de mauvaise orientation du patient, risque d'investigations inutiles...) Enfin, le réseau s'efforce de répondre aux questionnements de tous les acteurs, 24 heures sur 24.
Ces réseaux sont constitués de médecins traitants et de soignants libéraux, d'unités de soins palliatifs, d'équipes mobiles de soins palliatifs intra-hospitalières et/ou à domicile, de consultations externes de soins palliatifs, et d'associations de bénévoles, de psychologues et d'assistantes sociales. Tous sont volontaires pour cette prise en charge transversale et non hiérarchisée. Un médecin coordonnateur a la responsabilité du bon fonctionnement du réseau dans l'esprit des soins palliatifs. Le véritable défi est d'assurer la transmission des informations sans rupture à chaque changement d'intervenant.

Une nécessité : créer des liens entre les acteurs

Le rôle du réseau est de soutenir les équipes libérales en place par différents moyens : sollicitations téléphoniques, réunions pluridisciplinaires, groupe de paroles pendant et après une prise en charge, binôme lors de soins, disponibilité au travers de la permanence téléphonique. Les infirmières et les assistantes sociales disposent de nombreux outils qui leur permettent de collaborer; les fiches de liaisons infirmières, les résumés d'hospitalisation, les dossiers de demande d'admission en USP... Soulignons ici l'importance des transmissions écrites et ciblées sur les problèmes relevant de la compétence infirmière.

Le cas spécifique du retour au domicile

Il est essentiel de répondre au désir du malade de retourner chez lui tout en maintenant le suivi du patient par l'équipe hospitalière qui l'a soigné (grâce aux consultations). Cela est plus facile si les équipes soignantes ville/hôpital sont formées aux soins palliatifs et qu'elles ont des relations de collaboration. Ce retour au domicile, temporaire ou non, est possible s'il est préparé minutieusement, notamment avec l'assistante sociale et les proches, qui doivent être informés et guidés dans leurs démarches. En outre, l'accompagnement à domicile est possible si les symptômes sont contrôlés et si les différents soignants qui assistent le patient ont une réelle volonté de travailler ensemble. Quelle que soit l'organisation mise en place au domicile, c'est la famille qui doit assumer la plus lourde charge de l'accompagnement (matériel et affectif). Très vite, les proches s'épuisent si, livrés à eux-mêmes, chacun d'eux ne se préserve pas un espace de récupération; aussi une vraie solidarité doit être organisée autour du malade :
– coordination entre les professionnels libéraux et hospitaliers;
– continuité dans la prise en charge;
– formation des professionnels libéraux à la pratique des soins palliatifs;
– soutien de ces mêmes libéraux par une psychologue;
– soutien des familles sur les plans matériel, psychologique et social;
– intervention de bénévoles d'accompagnement.

CONCLUSION

Prendre en charge une personne âgée, c'est bien souvent l'accompagner jusqu'au bout de sa vie.

À l'hôpital comme au domicile, c'est un travail d'équipe multidisciplinaire qui permet de considérer la personne dans sa globalité en lui reconnaissant sa spécificité médicale, psychologique et sociale.

L'infirmière, par la relation intime avec le malade que lui confèrent les soins du corps et le temps consacré, est souvent l'interlocuteur privilégié du mourant et de sa famille. Elle doit savoir entendre leurs besoins, leurs angoisses et y répondre par un soutien adapté.

Elle est aussi l'observateur principal des symptômes du malade et des effets des thérapeutiques qu'elle doit pouvoir évaluer et rapporter au médecin. Son rôle est absolument fondamental dans une *prise en charge de qualité*.

Rôle propre infirmier

– L'infirmière, par la relation intime avec le malade que lui confèrent les soins du corps et le temps qu'elle y consacre, a un rôle essentiel pour le malade, pour sa famille et pour l'équipe médicale. Elle doit :
• savoir repérer les signes de douleur, notamment chez les malades avec qui la communication orale est difficile. L'évaluation du malade à plusieurs reprises au cours de la journée, et notamment lors de la mobilisation et de la toilette est importante;
• reprendre cette approche d'observation au cours du traitement afin d'évaluer l'efficacité du traitement et pour permettre à l'équipe médicale d'ajuster les doses d'antalgiques;
• porter une attention particulière aux symptômes autres que la douleur, comme l'encombrement et la gêne respiratoire, la sécheresse de la bouche, les nausées et la constipation. Ces symptômes, comme la douleur, peuvent et doivent être contrôlés par l'équipe de soins;
• écouter, aider et soutenir la famille, mais aussi savoir repérer les situations problématiques pouvant conduire à proposer une aide spécifique.
– Il est important de communiquer avec les autres intervenants autour du malade, afin que l'action de l'équipe soit bien coordonnée.
– La position de l'infirmière face à une situation de fin de vie n'est pas facile. Toute infirmière travaillant en gériatrie devrait pouvoir bénéficier d'une formation préalable et spécifique à ces soins. Même bien préparé, tout soignant rencontrant ces situations peut un jour ou l'autre éprouver de graves difficultés. Il ne faut pas hésiter à recourir à l'aide d'autres membres de l'équipe ou, si cela n'est pas possible, à d'autres professionnels.

BIBLIOGRAPHIE

ABIVEN M., *Pour une mort plus humaine. Expérience d'une unité hospitalière de soins palliatifs*, InterEditions, Masson, 2e édition, 1997.

CADART B., *En fin de vie*, Éditions le Centurion, Paris, 1988.

DE BROCA A., *Douleurs, soins palliatifs, deuils*, Masson, Paris, 2002.

FAGHERAZZI-PAGEL H., *Mourir en long séjour*, Presses Universitaires de Nancy, 1993.

GUETNY J-P « La mort, ses gestes, ses rites », Actualité des religions, Guide hors série n°1, Paris, 2001.

HANUS M., *Les deuils dans la vie*, Maloine, Paris, 1994.

KÜBLER-ROSS E., *Les derniers instants de la vie*, Labor et Fides, Genève, 1975.

RAPIN C.-H., « Des années à savourer », *Nutrition et qualité de vie de la personne âgée*, Payot, Lausanne, 1993.

SAUNDERS C., BAINES M., *La vie aidant la mort*, Medsi, 1995.

SEBAG-LANOË R., *Soigner le grand âge*, Desclée de Brouwer, 1992.

SEBAG-LANOË R., *Mourir accompagné*, Desclée de Brouwer, 1986, 7e édition, revue et augmentée, 2001.

SEBAG-LANOË R., WARY B., MISCHLICH D., *La douleur des femmes et des hommes âgés*, Masson, Paris, 2002.

SFAP, collège soins infirmiers, *L'infirmier(e) et les soins palliatifs*, Masson, Paris, 2002.

TAVERNIER M., *Les soins palliatifs*, PUF, Que sais-je?, 1991.

TRIVALLE C., SEBAG-LANOË R., « Éthique et soins palliatifs : qui, quand, comment? », *Soins Gérontologiques*, n° 44, 2003, p. 36-38.

III

La réadaptation des personnes âgées

Chutes et troubles de la marche chez les personnes âgées : démarche diagnostique et prise en charge de rééducation ♦ 21

C. LE CORRE, P. VASSEL

Quel que soit son mode d'exercice, le personnel soignant est régulièrement confronté aux chutes et aux difficultés de marche de la personne âgée. Ces troubles sont graves, car ils réduisent leur autonomie avec le risque de grabatisation et sont responsables de chutes traumatisantes, responsables de complications en cascade.

Il apparaît nécessaire de dépister les troubles de la marche et de déterminer les différents facteurs intervenant dans l'apparition de chutes. Cette démarche essentiellement clinique est difficile. Il ne faut pas méconnaître une pathologie éminemment curable, ni multiplier des examens complémentaires inutiles à la mise en route d'un traitement.

Celui-ci comprend généralement des mesures de rééducation, complétées par une meilleure adaptation de l'environnement.

ÉPIDÉMIOLOGIE

La fréquence des chutes augmente de façon importante avec l'âge. On estime qu'un tiers des personnes âgées de plus de 65 ans font au moins une chute dans l'année. Seulement 5 % seraient portées à la connaissance du médecin traitant. Les deux tiers d'entre elles sont responsables d'un traumatisme le plus souvent léger. Mais ces chutes s'accompagnent régulièrement de perte d'autonomie à court terme, d'institutionnalisation et d'un risque de décès accru. Cette majoration de la dépendance est liée pour de nombreux auteurs à la crainte qui s'en suit, de sortir, de mener ses activités quotidiennes, créant une pathologie supplémentaire liée à l'inactivité.

Les troubles de la marche vont retentir sur les capacités de déplacement. Leur fréquence augmente aussi avec l'âge. L'étude pratiquée par l'Observatoire régional de santé d'Île-de-France concluait que 5,2 % des personnes âgées étaient confinées au domicile et que 17,4 % ne sortaient pas de leur quartier.

PHYSIOPATHOLOGIE

LES CHUTES

La stabilité se définit comme un équilibre stable, mobile, soumis à une régulation constante. Elle nécessite une bonne perception et une bonne intégration des informations provenant du système vestibulaire, proprioceptif et oculaire.
On distingue :

– l'équilibre statique (pour de petites variations de notre axe corporel) : c'est l'ajustement postural sous la dépendance d'un contrôle continu, automatique et inconscient;
– l'équilibre dynamique qui fait apparaître des réactions de balancement, de déplacement ou de pas.

L'exploration est clinique, à l'aide de tests simples :

– manœuvre de Romberg : étude de la stabilité, en position anatomique de référence, yeux ouverts puis fermés;
– maintien de la position unipodale, yeux ouverts puis fermés;
– épreuve du « *Get up and go* » : apprécie successivement la capacité de se lever d'une chaise, de marcher quelques mètres, de faire un demi-tour, de revenir vers la chaise et de s'asseoir : à chacun de ces temps, il est important d'évaluer la stabilité du patient.

L'étiologie de la chute est en règle polyfactorielle. La difficulté est de pondérer chacun des facteurs afin d'apporter la solution thérapeutique adaptée. Pour l'Organisation mondiale de la santé, on doit distinguer :

– les facteurs endogènes;
– les facteurs exogènes.

Les facteurs endogènes

Les facteurs pathologiques

– Cardio-vasculaires (hypotension, syncope).
– Neurologiques.
– Neurosensoriels.
– Iatrogènes.

Les facteurs liés au vieillissement

– Déficit sensorial.
– Troubles neurologiques.
– Détérioration mentale.
– Troubles psychiques.
– Faiblesse musculaire.
– Incapacité d'origine rhumatologique et podologique.

Les facteurs exogènes

Ils sont :

– liés à l'habitat et l'environnement;

– iatrogéniques : tolérance des médicaments.

LES TROUBLES DE LA MARCHE

La marche est le mode de déplacement physiologique de l'homme, lui permettant d'aller d'un lieu à un autre, en position verticale sur ses deux jambes, sans dépense excessive d'énergie ni artifice.

On décrit deux phases successives à la marche :

– la phase d'appui : qui débute par le talon, suivie du déroulement du pied jusqu'à la pointe;

– la phase de balancement qui propulse le membre inférieur et le corps vers l'avant.

Cette activité motrice complexe repose sur l'intégrité des différents systèmes :

– le système locomoteur;

– le système sensoriel, ce système permet le contrôle de notre posture et de notre environnement (vision, proprioception, vestibules);

– le système de motricité.

Il s'agit d'une action finalisée, où la motivation doit être examinée avec le même sérieux que la statique. Le trouble est en règle générale polyfactoriel et l'examen clinique est le fil conducteur du diagnostic. Il permet d'individualiser les grands syndromes.

La marche normale du sujet âgé

Comparée à celle d'un sujet plus jeune, la marche du sujet âgé est plus lente, avec une diminution du pas et des amplitudes articulaires, une attitude fléchie du tronc et de la tête, un allongement de la phase d'appui, et un élargissement du polygone de sustentation, ce qui conduit le sujet à écarter les pieds pour être plus stable. Les réactions d'évitement face à un obstacle sont diminuées.

La marche à petits pas

C'est la démarche parkinsonienne avec un patient figé, le buste penché en avant, les coudes au corps avec une perte du ballant, un raccourcissement extrême du pas tandis que les pieds frottent. Le demi-tour s'effectue en plusieurs temps et est instable. On observe des phénomènes de blocage aux franchissements de seuil. Le démarrage est laborieux, s'accompagnant d'un piétinement (*freezing*) auquel peut faire suite la festination : le sujet est alors emporté vers l'avant par son centre de gravité, ce qui l'oblige à accélérer le pas pour éviter la chute.

Il peut s'agir d'un syndrome parkinsonien, dont la cause peut être une maladie de Parkinson, la prise de neuroleptiques, ou de maladies plus rares.

Mais, il faut également évoquer :

– une hydrocéphalie à pression normale : aux troubles de la marche s'associent une rétropulsion, des troubles mictionnels et des troubles intellectuels ;
– un état lacunaire, un hématome sous-dural chronique.

L'enquête clinique doit être complétée au besoin par un scanner encéphalique.

L'astasie-abasie

On l'observe lorsque le patient se lève de son siège. Il ne tient pas debout (astasie), avec une chute en arrière (rétropulsion), et ne peut avancer (abasie). Elle accompagne fréquemment la marche à petits pas et reconnaît les mêmes étiologies. Mais il faut aussi penser à une lésion cérébelleuse ou frontale, ainsi qu'à une phobie de la marche.

Les ataxies

Il s'agit d'une instabilité avec élargissement du polygone de sustentation. Elles ont plusieurs causes :

– l'atteinte de la *proprioception* : la démarche talonnante se fait avec des embardées. L'examen de la sensibilité profonde confirme l'origine. Il peut s'agir d'une neuropathie, d'une myélopathie ou d'une lésion thalamique ;
– l'atteinte *cérébelleuse* : le patient présente des oscillations du tronc en tout sens avec une danse des tendons. La démarche est typiquement ébrieuse et l'examen retrouve une incoordination motrice ;
– l'atteinte *vestibulaire* : elle s'associe à un vertige, c'est-à-dire une sensation erronée de déplacement. La constatation d'un nystagmus (mouvements rotatoires des globes oculaires) a une grande valeur.

Les démarches liées à un déficit moteur

– La marche *dandinante* est liée à un déficit moteur proximal. Le patient se lève difficilement de sa chaise. Il s'agit le plus souvent d'un déficit musculaire, parfois induit par une corticothérapie.
– La marche *spastique* de l'hémiplégique : la paralysie de l'hémicorps s'accompagne d'une hypertonie en extension du membre inférieur. Il marche jambe tendue, en fauchant et en surélevant l'hémibassin. Le pied frotte.
– Le *steppage*, où la pointe des pieds butte, obligeant le patient à lever anormalement haut les genoux, correspond à une polynévrite.

Les claudications

Elles se caractérisent par un trouble apparaissant au cours de l'effort de marche et disparaissant avec le repos. Il peut s'agir :

– d'une claudication *médullaire* : elle est indolore. Le patient signale l'apparition à l'effort d'une fatigabilité et d'une raideur des membres inférieurs. L'examen retrouve un syndrome pyramidal majoré à l'effort. Il faut rechercher une compression médullaire ;
– d'une claudication intermittente de la *queue de cheval* : le patient se plaint de l'apparition à l'effort de douleurs à type de sciatalgie ou cruralgie,

s'accompagnant de paresthésies (sensation de froid, de chaud, de fourmillements...) puis d'une fatigabilité l'obligeant à s'arrêter. L'ensemble évolue dans un contexte de lombalgies et correspond à une pathologie disco-arthrosique du rachis lombaire avec rétrécissement du canal rachidien;
– d'une claudication *artérielle* : des douleurs à type de crampes musculaires apparaissent le plus souvent dans les mollets lors de l'effort. On retrouve des troubles trophiques artériels, avec une abolition des pouls.

Les boiteries liées à une pathologie rhumatologique ou orthopédique

Le premier symptôme est la douleur, souvent nocturne et se renforçant avec l'effort. L'examen clinique de l'articulation reproduit cette douleur et met en évidence l'ankylose. Les radiographies confirment l'atteinte articulaire, dominée par l'arthrose. Il faut être systématique dans son examen en partant du pied jusqu'au rachis cervical.
On y rattachera les rétractions musculotendineuses qui participent à l'ankylose articulaire.

Les atteintes cardio-vasculaires et respiratoires

Toute insuffisance cardio-respiratoire va se traduire par une limitation des performances. Cet élément doit être pris en compte avant tout geste thérapeutique qu'il s'agisse de rééducation ou de chirurgie.

Les atteintes liées à une affection psychiatrique

La *phobie* de la marche se caractérise par une peur immotivée, excessive et non raisonnable. L'astasie-abasie est en règle générale sévère, clouant le patient au fauteuil.
La *dépression* ou la simple démotivation peut contribuer à ces troubles. La marche normale est une activité finalisée.
La difficulté au terme du bilan est de préciser chaque facteur et la limite qu'il impose afin de proposer un traitement cohérent. Il ne faut pas méconnaître les possibilités chirurgicales ou médicales et il est indispensable de savoir les proposer à un patient menacé par sa restriction d'autonomie. La rééducation motrice et les mesures d'accompagnement doivent être prescrites avec la même rigueur.

PRINCIPES DE LA RÉÉDUCATION

La prise en charge kinésithérapique d'une personne âgée présentant des troubles de la marche et de l'équilibre, ou ayant été victime d'une ou plusieurs chutes, doit se faire en respectant l'individu dans sa globalité, comme dans tout soin en gériatrie.
La rééducation sera donc tridimensionnelle :
– *physique* : de la rééducation statique et dynamique des troubles à la recherche de réponses le plus rapidement fonctionnelles, d'une autonomie maximale possible;

– *psychique* : relation thérapeutique de qualité pour arriver à une plus grande efficacité de la réadaptation, patience, remise en confiance de la personne âgée dans ses déplacements, valorisation permanente de celle-ci, objectifs quotidiens pour la marche : il faut insister sur l'intérêt à court, moyen et long termes que peut avoir une reprise de la marche :

- d'abord l'autonomie pour aller aux toilettes,
- ensuite la possibilité de sortir de la chambre pour reprendre une « vie sociale »; la rééducation sera poursuivie dans les différents lieux de rencontre de l'institution et au domicile;

– *sociale* : il faut agir sur la qualité de l'environnement, le mode de vie, l'habillement et la mise des chaussures en particulier.

Il est à remarquer que ces trois aspects sont intimement liés au cours de tous les actes de la vie quotidienne et qu'il en sera donc également ainsi tout au cours de la rééducation.

Le *vieillissement physiologique* entraîne une diminution de la mobilité générale et par conséquent une méconnaissance progressive du schéma corporel et une sidération de certains automatismes, comme les réflexes de protection (réactions parachutes), à l'origine d'une sensation d'instabilité.

Il faudra donc lutter contre la *raideur naturelle* qui peut conduire à des comportements mal adaptés à une bonne compensation.

De même, le *vieillissement de l'appareil locomoteur* s'accompagne d'une perte d'efficience des muscles antigravidiques, d'une diminution globale de la force musculaire, de troubles orthopédiques et podologiques entraînant des déséquilibres mécaniques chez des personnes dont l'adaptabilité est fortement réduite.

Il faudra donc entretenir la *trophicité musculaire*, corriger ou compenser les troubles orthopédiques, rechercher l'activité physique, réveiller les automatismes.

Enfin, l'*amenuisement des fonctions supérieures* entraîne une baisse de la vigilance et une augmentation du temps de réaction, responsables de la médiocrité des réflexes d'anticipation à un déséquilibre.

Il faudra *potentialiser les informations visuelles*, proprioceptives et vestibulaires pour aider à renforcer le schéma d'équilibration.

IMPORTANCE D'UN TRAVAIL D'ÉQUIPE

Face à une recherche d'autonomie, la prise en charge d'une personne âgée n'est pas un processus passif de surveillance et de maintenance, mais une action dynamique favorisante.

La participation de chacun (infirmier, aide-soignant, entourage familial) joue un rôle essentiel. Toutes les attitudes doivent être cohérentes et le même procédé doit toujours être répété (importance de la ritualisation).

Chaque intervenant doit valoriser la réussite de la personne âgée : il ne faut ni trop lui demander à la fois, ni exiger plus qu'elle ne peut faire, mais à l'inverse, il ne faut pas non plus la materner.

Il est important de solliciter les capacités restantes de l'individu et de l'inciter à faire ce qu'il est capable de faire plutôt que de tout faire à sa place.

Cette aide systématique et excessive qui permet au soignant de « gagner du temps » entraîne une double dépendance, qu'il s'agisse des transferts, de la toilette, des déplacements, lors des repas, au domicile ou en institution. Conséquences :

– pour la personne âgée : passivité, perte d'anticipation, augmentation de la dépendance ;

– pour le soignant : augmentation de la charge de travail, à moyen terme, obligation d'aller toujours plus loin dans la substitution.

Pour échapper à ces comportements d'aide systématique et excessive, il faut procéder à une évaluation précise des capacités de la personne âgée, définir les objectifs et les moyens d'y parvenir.

C'est là que le travail en équipe pluridisciplinaire prend toute son importance : l'utilisation de grilles d'autonomie, du dossier de soins ou de tout autre support d'évaluation et de suivi, les réunions pluridisciplinaires, permettent une plus grande précision dans les buts recherchés et une meilleure efficacité et cohérence dans les actions mises en place par l'équipe.

Le rôle du kinésithérapeute, mais aussi des autres rééducateurs (ergothérapeutes, psychomotriciens) en plus de celui du thérapeute appliquant, sur prescription médicale, des techniques qu'il doit adapter aux impératifs de l'âge, est également de former les autres membres de l'équipe à la pratique des bons gestes : il doit prendre en charge l'éducation primitive des mouvements de la personne âgée pour déléguer, aussitôt que possible, la technique adéquate au reste de l'équipe.

Il est important de redonner du sens à la rééducation de la marche en exploitant au cours des activités les possibilités retrouvées.

Il ne sert à rien d'avoir acquis la certitude que la personne âgée peut faire tel ou tel autre geste en salle de rééducation, si, par défaut d'information ou de communication avec le reste de l'équipe, ce mouvement n'est pas sollicité chaque fois que l'occasion se présente au cours de la journée.

Le kinésithérapeute, par sa formation initiale spécifique, doit se comporter comme un « référent » en matière de prévention des troubles orthopédiques, de maintien de l'activité gestuelle ou de l'utilisation des potentialités retrouvées.

RÉÉDUCATION DE L'ÉQUILIBRE STATIQUE ET DYNAMIQUE

TECHNIQUES

En position assise

Il faut commencer par apprendre au patient à acquérir une *posture correcte* en position assise.

Puis dans un fauteuil : assis bien au fond, pieds à plat sur le sol, jambes légèrement écartées, dos droit, bras sur les accoudoirs. Il faut sentir les appuis :

– au niveau des pieds, réveiller la sensibilité proprioceptive par différentes techniques :
  • massage de la plante des pieds,
  • sensation de contact du pied sur des sols de natures différentes : tapis brosse, sable, pierre, tissu, mousse, etc.,
  • faire rouler un bâton ou une balle sous la plante du pied, etc. ;
– au niveau des ischions :
  • passer le poids du corps d'une fesse sur l'autre,
  • demander au sujet d'écraser la main du thérapeute placée sous sa fesse ;
– au niveau du dos :
  • faire des exercices d'autograndissement,
  • pousser sur la main du kinésithérapeute placée sur la tête du sujet en maintenant le cou en rectitude.

En position debout

Il faut avant tout *vaincre la peur* de la personne âgée.

Il convient donc, pour ce faire, de la placer en position de sécurité, par exemple entre les barres parallèles, debout devant un siège, kinésithérapeute placé devant elle, et bien lui montrer que, quoi qu'il arrive, elle ne peut pas tomber.

Puis, il faut *corriger la position debout.*

Le but n'est évidemment pas d'arriver à une position parfaite, mais au mieux de ce qu'est capable de réaliser la personne âgée, compte tenu de ses déficiences acquises au cours des années ou consécutives à une ou plusieurs pathologies.

Bien vérifier que le sujet n'est pas en chute postérieure, agrippé aux appuis, en traction sur ses bras ; si c'est le cas, commencer par un travail de « corps à corps » entre patient et kinésithérapeute : ce n'est pas le thérapeute qui corrige passivement la mauvaise position en tirant sur les bras, ce qui ne ferait qu'augmenter la rétropulsion et l'hypertonie réactionnelle, mais au contraire, il faut demander au sujet de venir tout contre la poitrine du kinésithérapeute, et renforcer confiance et sécurité en rapprochant personne âgée et thérapeute : « N'ayez pas peur, poussez sur moi avec votre tête pour bien venir vers l'avant, etc. »

Il faut ensuite, à partir des pieds, vérifier :

– que la cheville est suffisamment libre et mobile, capable d'assurer une dorsiflexion permettant de s'adapter à un déséquilibre antérieur ;
– que les genoux soient tendus au maximum ;
– que les hanches soient en rectitude ;
– que le dos est droit, les épaules basses ;
– la liberté de la tête et du cou ;
– l'horizontalité du regard.

Ceci permet d'effectuer un exercice d'autograndissement.

À partir de là, travail d'équilibre en *appui bipodal* avec aide des membres supérieurs diminuant progressivement : demander au sujet de placer ses mains sur les épaules ou les hanches du kinésithérapeute permet de juger en permanence des besoins d'aide au cours des différents exercices.

Dans cette position, apprendre à passer le poids du corps d'un pied sur l'autre : le contact étroit entre masseur-kinésithérapeute et patient facilite le travail : il faut réapprendre « à danser ». Le masseur-kinésithérapeute impulse le mouvement, le rythme et amène le sujet à passer, sans qu'il s'en rende compte, en appui unipodal alterné.

Ces exercices peuvent se faire en variant l'écartement des pieds.

RÉÉDUCATION DE LA MARCHE

Elle doit commencer par l'apprentissage de passages de la position assise à debout et inversement.

ASSIS-DEBOUT ET INVERSEMENT

À partir d'une position assise correcte, comme nous avons vu précédemment, apprendre au sujet à :

– replier les genoux pour amener les pieds vers l'arrière;

– se pencher en avant pour amener la tête à l'aplomb des genoux.

À partir de là, pousser les fesses vers le haut, et non pas vers l'avant, tendre les genoux et s'aider des bras par poussée sur les accoudoirs plutôt que par traction sur un point d'appui pas toujours stable.

Ensuite seulement, redresser le buste.

Le mouvement doit être facilité par le thérapeute; c'est-à-dire qu'il faut :

– annoncer au patient ce que l'on attend de lui;

– montrer le mouvement qui va être réalisé;

– ordonner, grâce à des ordres simples et clairs, la succession de gestes à effectuer;

– rythmer les différents temps de l'action;

– inciter la personne âgée à le réaliser, l'encourager et la valoriser tout au long de l'exercice, lui prouver qu'elle est capable de le faire.

Pour s'asseoir, le travail est inverse; lorsque le siège est senti au niveau de la face postérieure des genoux :

– se pencher en avant;

– attraper les accoudoirs;

– freiner la descente.

Nombre de chutes seraient évitées si toutes ces précautions de sécurité étaient respectées.

LA RÉÉDUCATION DE LA MARCHE

La progression classique dans la rééducation de la marche se fait :
- entre les barres parallèles ;
- avec un déambulateur ;
- avec aide humaine ;
- avec une ou deux cannes ;
- sans aide ;
- en terrain varié.

Mais, le passage par ces différentes étapes ne se fait pas de manière rigide : il faut savoir s'adapter à la personne âgée, à ses besoins, à son environnement, et garder à l'esprit que c'est avant tout la sécurité qui prime, car une chute risquerait d'obliger à reprendre le travail au point de départ.

Il faut aussi savoir évaluer le potentiel de la personne âgée pour l'amener à une autonomie maximale : attention au confort d'une marche au déambulateur par exemple, dont le sujet devient « dépendant » par facilité et ne veut plus progresser dans les étapes suivantes.

Il est donc important de fixer des objectifs avec le patient, d'évaluer régulièrement les progrès avec lui et de l'inciter à exploiter ses possibilités au maximum.

La marche entre les barres parallèles

Les barres parallèles sont stables et sécurisantes. Elles permettent de redémarrer la marche, mais aussi de travailler la qualité du pas en toute sécurité ; la marche latérale, la marche sur la pointe des pieds ou sur les talons, la marche arrière.

La marche avec déambulateur

Le patient ne doit plus être en chute postérieure. Il faut lui apprendre à ne pas trop engager les membres inférieurs à l'intérieur du cadre de marche pour maintenir une bonne stabilité. À l'inverse, il faut veiller à ce que le patient ne soit pas non plus trop penché en avant.

L'intérêt du déambulateur est d'être le premier palier de l'autonomie.

Le choix du déambulateur (à roulettes ou fixe) est du ressort du kinésithérapeute après évaluation des troubles de l'équilibre et de la marche.

Dès que la personne âgée est capable de se déplacer seule pour aller aux toilettes ou à la salle à manger, d'utiliser les progrès acquis en salle de rééducation pour les actes de la vie courante, une motivation supplémentaire revient et une nouvelle qualité de vie se construit.

Il faut bien évidemment continuer la rééducation en vue de progresser encore, le déambulateur n'étant pas forcément une fin en soi.

La marche avec canne(s)

Le nombre et le type de canne à utiliser sont fonction de l'indication :
- pour une décharge d'appui nette ou pour un défaut d'appui unipodal (par douleur ou par insuffisance musculaire), deux cannes anglaises sont utiles ;

– pour une meilleure stabilité chez un hémiplégique par exemple, la canne tripode peut être employée;
– pour une sensation d'instabilité, une canne simple suffit souvent à élargir le polygone de sustentation et à rassurer le patient.

D'une manière générale, on laissera la personne âgée prendre la canne du côté où elle se sent le plus à l'aise, soit parce qu'elle avait déjà l'habitude de marcher avec une canne, soit parce que la latéralité au niveau du membre supérieur la lui fait prendre préférentiellement d'un côté.
Le réglage en hauteur de la canne est indispensable à son efficacité, la canne doit être réglée par le kinésithérapeute.

La marche avec aide(s) humaine(s)

La marche entre deux personnes est souvent une étape de base indispensable pour les patients atteints de troubles extrapyramidaux avec akinésie et rigidité, qui sont « bloqués » dans tous leurs mouvements. Il faut alors imprimer le mouvement, l'accompagner et le rythmer.
La marche avec une aide est souvent un cap de remise en confiance : au début, le patient se crispe au bras du kinésithérapeute; il faut progressivement l'amener à ne plus tenir le rééducateur, mais au contraire à se laisser tenir par lui. Il pourra alors relâcher peu à peu les prises pour arriver à lâcher totalement la personne; la distance de 1,5 m à 2 m est souvent un cap difficile à franchir.
Il est parfois impossible de rompre complètement le contact du fait de l'appréhension du sujet : il s'agit de ces personnes qui ne peuvent pas faire un pas sans s'appuyer à un meuble, au besoin en se penchant d'une manière dangereuse pour leur équilibre.
La rééducation doit alors faire place à la réadaptation et à un aménagement judicieux de leur espace de vie de façon à ce que le patient ait toujours un appui stable à portée de main au cours de ses déplacements. Le recours à un ergothérapeute est souvent utile.

La marche sans aide

Ce n'est pas parce qu'une personne marche seule que la rééducation doit pour autant cesser. Il faut encore travailler sur la qualité du pas et la sécurité au cours de la marche. Les conseils et l'observation du kinésithérapeute peuvent utilement conseiller les soignants pour assurer la continuité des soins et en particulier de la réadaptation :

– apprendre à lever les pieds pour éviter toute chute à la moindre inégalité du sol;
– apprendre à enjamber des obstacles de hauteurs différentes;
– travailler la longueur du pas en matérialisant les appuis au sol;
– travailler l'attaque du talon pour ne pas esquiver le pas antérieur;
– travailler la poussée des orteils dans le pas postérieur;
– faire des exercices d'arrêt, démarrage, demi-tour, en apprenant à tourner à petits pas et non pas d'un bloc, le tronc entraînant un pivot des pieds, facteur de déséquilibre;

– marcher en effectuant des changements de direction;
– apprendre à éviter, à contourner des obstacles;
– apprendre à contrôler visuellement le chemin à parcourir en alternant les regards « au loin » pour la direction générale du parcours, à « mi-distance » pour les obstacles pouvant survenir de part et d'autre, et les regards « proches des pieds » pour contrôler la qualité du sol où l'on va poser le pied.

La marche en terrain varié

La montée et la descente d'escaliers, parfois obligatoires pour un retour à domicile, seront intégrées aux séances de rééducation.
L'utilisation de la marche en extérieur permet de poursuivre la restauration de l'autonomie au-delà du milieu protégé que constituent les couloirs de l'institution :
– marche en terrain montant ou descendant;
– marche sur sol inégal (sable, cailloux, pavés, etc.);
– franchissement d'un trottoir.

RÉÉDUCATION ET PRÉVENTION DES CHUTES

Par ses conséquences psychologiques et physiques, la chute est souvent le point de départ de la dépendance.
La crainte de nouvelles chutes associées au trouble de l'équilibre et de la posture peut à terme entraîner un oubli ou une sidération des automatismes, et une inhibition.
Une conséquence fréquente est une désadaptation sévère de la marche conduisant à une restriction de l'activité.
Si ce mécanisme n'est pas interrompu, la chute entraîne de nouveau la chute, il faudra donc :
– tout d'abord lever la crainte et l'inhibition;
– ensuite rééduquer et réadapter le patient chuteur;
– enfin lutter contre les risques de rechute.

REMETTRE LA PERSONNE ÂGÉE EN CONFIANCE

Il faut dédramatiser la chute : ne jamais dire à une personne qui a chuté qu'elle « s'est laissée tomber », qu'elle « l'a fait exprès ». Il faut lutter contre les conséquences psychologiques de la chute : image négative que porte le sujet sur lui-même, risque de repli sur soi, passivité, dépression, sentiment de dévalorisation résultant du besoin permanent d'autrui.
Il faut donc reprendre très rapidement l'activité physique, d'abord par des déplacements aidés, en toute sécurité, adaptés aux possibilités du sujet, de façon à ce qu'il ne soit jamais mis en échec, le féliciter, le valoriser en permanence pour qu'il reprenne peu à peu confiance en lui.

Réadapter au quotidien

Il faut lutter contre la restriction d'activité : comme nous l'avons vu, il faut travailler l'équilibre, la marche, réveiller les automatismes et les réactions de protection.

Il faut également, quand l'état du sujet le permet, lui apprendre à tomber et à se relever, car la durée pendant laquelle la personne âgée est immobilisée au sol, incapable de se relever, conditionne la gravité du pronostic.

Dans une pièce aménagée avec des tapis de sol, en tenue adaptée (vêtements larges et confortables), le kinésithérapeute aide le patient à descendre au sol, assis puis allongé.

À partir d'une position de décubitus (ou assise au sol), réapprendre au sujet à passer en latéro-cubitus, puis en position à quatre pattes.

De là, marcher à quatre pattes vers un point d'appui stable et solide (une chaise par exemple). Le sujet prend appui avec une, puis deux mains, ce qui permet le redressement du tronc; puis position du « chevalier servant ».

La position finale en station debout est obtenue par appui sur le membre inférieur placé en avant et traction sur les membres supérieurs.

Cette séquence de redressement n'a qu'une valeur indicative, elle devra être adaptée aux possibilités physiques du patient : il faut se laisser guider par sa gestualité spontanée et adapter les mouvements, aides et conseils en fonction de celle-ci.

L'ACTION PRÉVENTIVE SUR LES FACTEURS DE RISQUE DE CHUTE

Il faut agir sur tous les facteurs extérieurs responsables d'une chute : les déplacements d'une personne âgée ne doivent pas ressembler à un « parcours du combattant ». Les conseils de l'ergothérapeute pour sécuriser l'environnement hospitalier, et plus encore le logement en cas de retour à domicile, sont essentiels.

Dans la chambre

Adapter la hauteur du lit de manière à ce que le sujet, lorsqu'il est assis au bord du lit, puisse poser ses pieds à plat sur le sol, genoux fléchis à 90° et éviter ainsi de glisser en se levant.

Pour les patients qui se lèvent la nuit, vérifier que les ridelles ne soient pas mises des deux côtés (on a vu des patients chuter en voulant enjamber les ridelles).

Apprendre au sujet à ne pas s'appuyer sur les meubles à roulettes : fauteuils roulants non bloqués, tables adaptables, ou sur des portes non fermées.

Dans les salles de bains et toilettes

Elles doivent être équipées de barres d'appui permettant des relèvements plus aisés; les WC doivent être stables. Laisser en permanence une chaise dans la salle de bains, car faire sa toilette devant un lavabo en position debout demande un très grand équilibre (mouvements permanents des bras déstabilisants).

Dans les couloirs et lieux de vie

Attention aux sols glissants ! Apprendre au patient à attendre que le sol soit bien sec par exemple avant de se lever.

À la maison, supprimer les tapis et carpettes, escamoter les fils de téléphone et autres fils électriques.

Dans les salons et salles à manger, s'assurer que l'accès à une table ou à un fauteuil soit toujours dégagé et permette le passage d'un déambulateur. Il faut parfois « slalomer » entre tables, fauteuils, chaises et déambulateurs pour accéder à la place restante au fond de la pièce ou pour accéder à la porte des W.-C. et les risques de chute sont grands.

Enfin, vérifier que les lieux soient bien éclairés, y compris la nuit pour les personnes qui se relèvent, car avec une vue souvent diminuée, les obstacles doivent être parfaitement identifiés.

Il faut également agir sur l'habillement :

– conseiller des vêtements amples, souples ;
– éviter les vêtements trop longs (chemises de nuit et robes de chambre dans lesquelles la personne âgée se prend les pieds, surtout dans les escaliers) ;
– se procurer des chaussures ou des chaussons adaptés aux pieds souvent déformés, et à la marche :
  • semelle assez épaisse pour amortir les aspérités du sol,
  • talon large pour assurer une bonne assise,
  • tige montante ou basse, mais maintenant solidement l'arrière-pied,
  • ouverture large,
  • réglage possible en fonction de l'augmentation de volume du pied à la chaleur, en fin de journée, à cause d'un pansement…,
  • matériau souple autorisant tous les mouvements du pied ;
– Il faut conseiller des chaussons fermés sur le dessus du pied par système d'attache rapide auto-agrippante et à ouverture large ;
– pour les personnes incontinentes, vérifier que les couches ou protections soient bien maintenues, car, mal positionnées, elles entravent une bonne marche, soit par crainte de la personne âgée de « perdre sa couche », soit effectivement par glissement de la protection qui se retrouve au niveau des genoux.

CONCLUSION

La prise en charge kinésithérapique des personnes présentant des troubles de l'équilibre, de la marche ou ayant chuté doit donc s'orienter vers :

– un travail de remise en confiance de la personne âgée à chaque étape de la rééducation ;
– un travail de lutte contre la diminution de l'activité physique ;

– un travail de réveil et de maintien des automatismes et réactions de protection ;
– un travail de développement des compensations ;
– un travail d'adaptation de l'environnement et du mode de vie de la personne âgée.

Rôle propre infirmier

– Mettre le patient en confiance, le rassurer.
– Mettre à disposition les aides techniques requises.
– Aider la marche en veillant à la sécurité du malade en fonction des conseils du kinésithérapeute.
– Exploiter les acquisitions dans les activités de vie quotidienne, donner du sens à la rééducation : on ne marche pas parce qu'il faut marcher, mais parce que l'on a besoin d'aller d'un point à un autre. C'est parce que le personnel infirmier est présent 24 h/24 h qu'il est le plus à même de redonner du sens à ces réacquisitions.
– Prévention des chutes : veiller à supprimer les obstacles, à maintenir un éclairage suffisant, à l'adéquation des chaussures et des vêtements.

BIBLIOGRAPHIE

ALBAREDE J.-L., VELLAS P., « Les chutes, les accidents des personnes âgées et l'organisation mondiale de la santé », *L'année gérontologique*, Maloine, 1989.
BILLÉ J., BILLÉ-TURC F., *Neurogériatrie*, Solal, 1992.
MARKO, DOTTE, ABRIC, « L'activation des personnes âgées », *Cah. Kinésith.*, n° 5-6, 1990.
MOUREY, PFITZENMEYER, TAVERNIER, GAUDET, « Les chutes au-delà de 70 ans », *Cah. Kinésith.*, n° 1, 1991.
RABOURDIN J.-P., RIBEYRE J.-P., HERISSON C. SIMON L., *Rééducation en gériatrie*, Masson, Paris, 1989.
TAVERNIER-VIDAL, MOUREY, *Réadaptation et perte d'autonomie physique chez le sujet âgé*, Frison-Roche, Paris, 1991.
THEVENON A., POLLEZ B., *Rééducation gériatrique*, Paris, 1992.

22 ♦ L'incontinence urinaire du sujet âgé

A.-M. BÉGUIN

GÉNÉRALITÉS

L'incontinence urinaire est un problème de *santé publique*. Elle est définie par « une perte involontaire des urines ».

La mise en évidence d'un trouble urinaire, et en particulier d'une incontinence urinaire chez le sujet âgé, suscite encore beaucoup d'embarras au sein des équipes de soins. Cette situation est en effet très fréquente chez la personne âgée. Elle est responsable d'une altération de la qualité de vie des malades, d'entrées en établissements gériatriques et de coûts considérables pour le patient et les collectivités. Compte tenu de l'évolution de la démographie, ce problème ne fera que croître dans les années à venir. Paradoxalement, la formation initiale, comme la formation continue des soignants et des médecins dans ce domaine est encore largement insuffisante. Il en résulte que beaucoup trop de soignants se trouvent démunis face à la personne âgée incontinente.

Pourtant, face à cette situation, quelques équipes spécialisées ont proposé une *démarche standardisée*, qui, si elle diffère d'un établissement à un autre, n'en a pas moins la même essence : une démarche qui vise la qualité des soins et des prestations dans ce domaine spécifique (figure 22-1).

Cette démarche présente deux intérêts : diagnostique et thérapeutique. Elle constitue le plus souvent une véritable démarche scientifique qui s'appuie sur une observation et un recueil cliniques, une analyse des données, la rédaction d'un diagnostic infirmier ainsi que la contribution à un diagnostic médical et la recherche des différentes options de soins qui s'y rapportent.

Il est avant tout indispensable de considérer l'individu dans sa globalité. Un individu est habituellement considéré sain et en bonne santé, lorsqu'il réalise seul et sans aide ses 14 besoins fondamentaux (selon le concept de V. Henderson). L'élimination est un de ces 14 besoins fondamentaux. Une altération fonctionnelle concernant un de ces besoins peut progressivement perturber les autres besoins fondamentaux par une sorte de réaction en chaîne, ce qui est souvent observé pour l'incontinence.

▶ *Exemple*

Considérons que la fonction « hydratation » est altérée par une perturbation du besoin de « boire et manger » chez un individu. Ce dernier est alors exposé

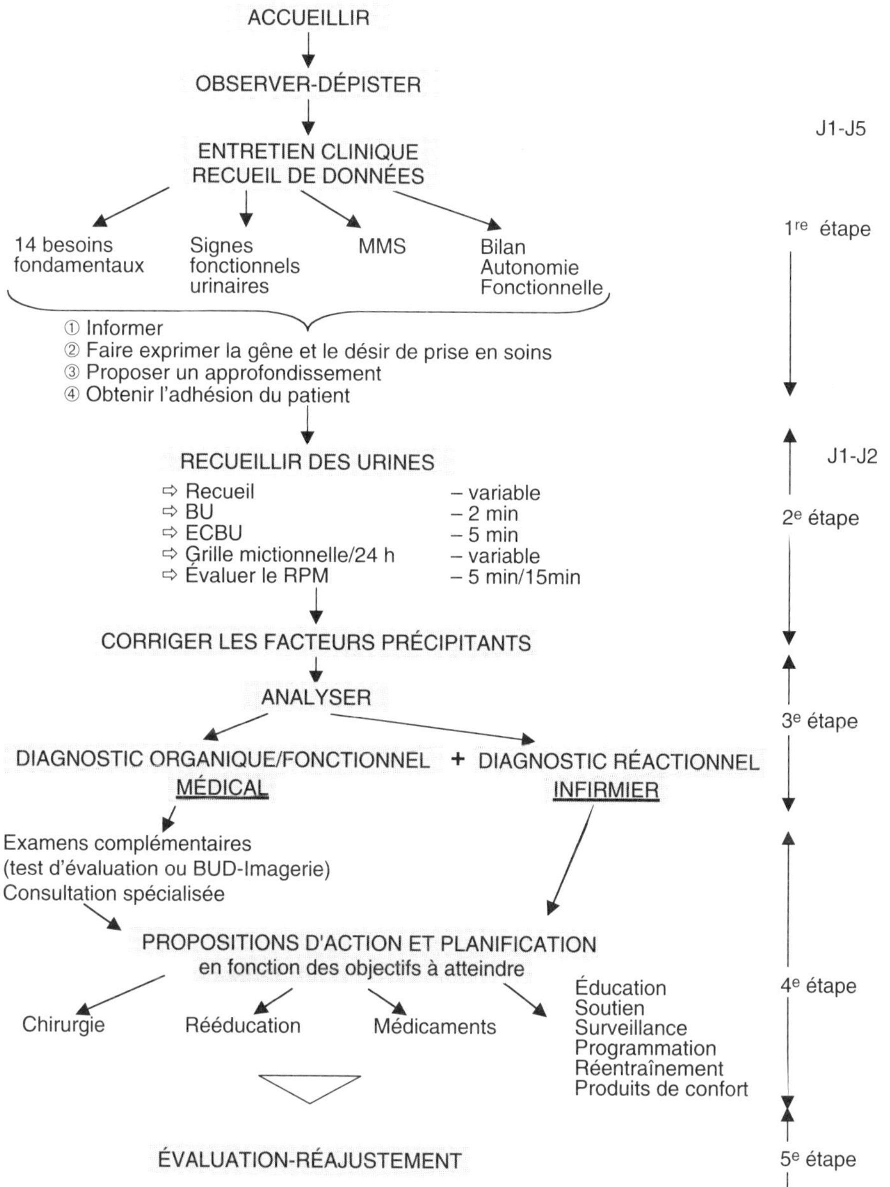

BU = bandelette urinaire
MMS = mini mental status
ECBU = examen cyto-bactériologique des urines
RPM = résidu post-mictionnel
BUD = bilan uro-dynamique

Figure 22-1. Démarche clinique infirmière

au risque de se déshydrater, de favoriser la constitution d'un fécalome, de se désorienter, de générer une infection urinaire, l'ensemble de ces éléments constituant des facteurs favorisant l'apparition et l'entretien d'un trouble urinaire accompagné ou non d'une incontinence urinaire (*cf.* chapitre 9, *La déshydratation du sujet âgé*).
C'est sur la base d'une observation minutieuse, déclinant les besoins fondamentaux, que les soignants vont parcourir pas à pas toutes les étapes nécessaires à la compréhension du mécanisme de l'incontinence et à sa prise en charge le plus souvent pluridisciplinaire.
Les attitudes soignantes « facilitantes » visent un soin de qualité. L'infirmière, devant la difficulté de recueillir des données aussi personnelles (intimes), travaillera avec application les notions de respect de l'intimité tout en en favorisant la confidence. Dans ce « pas à pas », elle développera des soins éducatifs, techniques et relationnels, préventifs, curatifs ou palliatifs, guidés par une démarche qui s'appuiera sur des théories et des concepts très soutenant et profondément humains (*cf.* chapitre 23, *Approche corporelle des personnes âgées dépendantes*).

UNE DÉMARCHE DIAGNOSTIQUE : LE RECUEIL CLINIQUE

L'incontinence urinaire est plus souvent « découverte » que « plainte ».
C'est de la qualité de l'observation, de l'entretien, de la communication que dépend une approche réussie de ce problème bien délicat à aborder.
Un relevé des habitudes mictionnelles du patient cherchera surtout à éliminer toute incontinence « induite », « iatrogène », ou « fausse incontinence ».
L'attention se portera en particulier sur : un environnement mal adapté, la réduction de la mobilité, un trouble de la communication ou du comportement… ces éléments pouvant induire des troubles mictionnels. L'attention se porte naturellement sur l'environnement du patient, sa capacité de se déplacer, le bilan de ses fonctions supérieures, son mode de communication. Ici, autant qu'ailleurs dans le domaine de la gérontologie, il s'agit de mettre en évidence et de soutenir toutes les capacités de la personne de faire face à son problème de santé.

L'environnement du patient

Il faut chercher à lever les obstacles à la réalisation d'une miction volontaire, confortable et efficace :
- défaut de verbalisation du besoin;
- réticence du patient à demander de l'aide pour réaliser une miction;
- toilettes trop éloignées, mal ou non indiquées, non fléchées;
- lit trop élevé, interdisant un lever sans danger;
- ridelles au lit;

– sonnette éloignée du périmètre du patient;
– étroitesse des toilettes (inaccessibles en fauteuil roulant ou en déambulateur);
– obstacles sur le parcours des toilettes (tabourets, chaises, portes difficiles à ouvrir...);
– manque de confort des toilettes (siège trop bas, absence de barre d'appui, mauvais éclairage, manque d'intimité...);
– vêtements inadaptés, port de protections injustifiées, trop enveloppantes... ;
– défaut de rapidité d'intervention des soignants à l'appel.

Chacune de ces situations appelle une réponse adaptée appelée « correction d'un facteur *favorisant* » :
– mise en confiance du patient;
– respect de l'intimité du résident dans la réalisation de son besoin;
– chaise percée, urinal, bassin à proximité du patient;
– intervention rapide et aimable du personnel à chaque appel;
– dégagement de l'accès aux toilettes;
– mise à disposition de la sonnette à proximité du patient;
– aménagement ergonomique des toilettes et sécurisation des espaces de déplacement;
– retrait des changes complets enveloppants le jour, à la faveur de protections dites « anatomiques » deux pièces (protection + slip filet) et des alèses de soin;
– port de vêtements adaptés (fermetures à glissière avec un gros anneau ou système type *Velcro* pour en faciliter la manipulation par le patient lui-même).

La capacité physique du patient de se déplacer

Les équipes de soins disposent, pour évaluer le besoin de « se mouvoir », de grilles ou échelles d'*autonomie fonctionnelle* étudiant les transferts et les déplacements. Il en existe de toutes sortes qui évaluent en particulier les aptitudes suivantes :
– soulever les fesses (pour placer un bassin);
– s'asseoir dans le lit, puis au bord du lit;
– se lever et s'asseoir dans un fauteuil;
– se lever et faire les quelques pas qui rapprochent des toilettes;
– et enfin, aller et venir tout à fait librement.

Une autonomie peut être correcte même avec une aide technique (canne, canne tripode, déambulateur et fauteuil roulant) à condition que cette aide soit totalement maîtrisée.

Lorsque l'autonomie fonctionnelle n'est pas satisfaisante, on peut voir apparaître une incontinence urinaire « induite ». Si le patient se déplaçait correctement, il aurait la possibilité d'atteindre les toilettes à temps ou ne serait pas tributaire de la présence d'un soignant pour satisfaire son besoin d'éliminer.

La rééducation, *réadaptation fonctionnelle* à la marche du patient est alors envisagée et n'est pas seulement l'affaire du kinésithérapeute, mais bien de toute l'équipe : entretenir la marche du sujet âgé, c'est en quelque sorte préserver son indépendance, non seulement par rapport à sa continence, mais aussi à tous ses autres besoins (*cf.* chapitre 21, *Chutes et troubles de la marche chez les personnes âgées : démarche diagnostique et prise en charge de rééducation*).

Le bilan des fonctions supérieures

Pour permettre aux soignants d'ajuster la prise en charge, on peut utiliser le *Mini Mental Status* ou test de Folstein (MMS). Ce test, même s'il présente quelques limites en gériatrie (il faut voir, entendre, être allé à l'école, savoir parler et écrire français), a l'avantage d'être simple et rapide (pas plus de dix minutes). Il est fréquemment utilisé et peut être réalisé par l'infirmière ou le médecin. Dix-huit questions ou items cotés au total sur 30 points testent les fonctions cognitives, l'orientation dans le temps et dans l'espace, les capacités du sujet à mémoriser, la compréhension de directives orales ou écrites.

Un score inférieur à 24 sur 30 fait suspecter une détérioration intellectuelle, la probabilité étant d'autant plus importante que ce score est abaissé. Il permet également d'apprécier la coopération du sujet, et de situer la nature des actions de soin à entreprendre : actions éducatives simples, stimulation, accompagnement ou substitution.

Pour un sujet dont le score MMS est peu altéré, on propose des conseils adaptés :

– répartition des boissons (plus abondantes dans la première partie de la journée, choix des boissons…);
– effort de retenue volontaire (« stop-pipi »);
– mictions programmées toutes les deux à quatre heures;
– poussées abdominales en fin de miction;
– relaxation du périnée;
– retrait de la protection en dehors des activités.

Pour un sujet présentant des troubles cognitifs plus marqués, on propose :

– de flécher le parcours des toilettes;
– de le conduire aux toilettes toutes les deux heures;
– de faire sonner un réveil, signal pour lui de l'heure d'uriner…

Facteurs architecturaux, fonctionnels et psycho-intellectuels, ne doivent pas occulter d'autres facteurs iatrogéniques, parfaitement légitimes le plus souvent, mais capables de révéler ou d'induire une incontinence urinaire ou un trouble urinaire : somnifères, inhibiteurs calciques, diurétiques, alpha-bloquants, antalgiques, etc.

Ces différentes molécules sont bien souvent au rendez-vous de l'ordonnance de nos aînés et constituent parfois des cocktails explosifs et délétères pour le bon fonctionnement de la vessie (*cf.* chapitre 18).

Diverses pathologies neurologiques (hémiplégies), urogynécologiques, (infection urinaire, prostate, prolapsus génitaux et ménopause), traumatiques (fracture du col fémoral) et autres (fécalome à évacuer, escarres à traiter), sont responsables, elles aussi, de très nombreux dysfonctionnements vésico-sphinctériens.

À ce stade de la prise en charge, une fois les facteurs favorisants mis en évidence et corrigés, on se trouve devant deux situations :
– soit l'incontinence a disparu ou s'est nettement améliorée, grâce à la correction d'un facteur favorisant (évacuation d'un fécalome, traitement d'une infection urinaire symptomatique…);
– soit l'incontinence urinaire persiste et d'autres outils peuvent permettre à l'équipe soignante de poursuivre la prise en charge, de quantifier le trouble urinaire et d'en approcher le ou les mécanismes afin de mettre en place des traitements plus spécifiques.

ÉLIMINER UNE INFECTION URINAIRE RESTE UNE PRIORITÉ

La lecture visuelle rapide d'une « bandelette réactive » trempée dans des urines fraîchement émises ou son analyse par un lecteur électronique est indispensable à la prise en charge de signes fonctionnels multiples tels : une pollakiurie récente, des douleurs lombaires, une fatigue importante, le constat d'urines à l'odeur « forte », la présence d'une hyperthermie ou d'une incontinence urinaire. L'infirmière est habilitée à décider et à pratiquer ce dépistage. L'analyseur a pour avantage de donner des réponses fiables sur la présence de nitrites, de protéines et sur une approche quantitative des leucocytes. On lui accorde surtout une valeur prédictive négative importante, c'est-à-dire que, en cas de test négatif, on peut prédire dans 97 % des cas, l'absence d'infection urinaire.
Une bandelette douteuse ou positive doit faire l'objet d'une transmission au médecin qui procède alors en fonction des données cliniques à la prescription d'un examen cytobactériologique des urines avec une demande d'antibiogramme afin de proposer un traitement adapté selon les résultats bactériologiques.
L'infection urinaire peut révéler ou aggraver une incontinence urinaire. Elle est plus rarement seule facteur déclenchant chez la personne âgée. Quoi qu'il en soit, devant une infection urinaire isolée sans signes fonctionnels autres, il faut chercher toujours la clarification/stérilisation des urines par d'autres moyens que l'antibiothérapie pour ne pas induire de résistances à ce traitement radical (règles d'hygiène périnéale, hydratation, acidification ou alcalinisation des urines selon le cas…).

DRESSER UN CALENDRIER MICTIONNEL

Le calendrier mictionnel diagnostique, encore appelé « grille ou catalogue mictionnel », est un support de données écrit qui aide à mieux objectiver et quantifier l'importance des troubles urinaires (tableau 22-1). Il permet d'analyser le fonctionnement *vésico-sphinctérien* à travers un recueil d'informations réalisé par le patient lui-même ou par les soignants :

– la perception du besoin d'uriner;

– la fréquence des mictions et leur volume (ce qui renseigne sur la capacité vésicale fonctionnelle);

– l'efficacité des mictions (contrôlée par un résidu postmictionnel (RPM), jugé significatif s'il est supérieur à 20 % de la miction, ou compris entre 50 et 100 mL en valeur absolue);

– la présence de fuites et leurs circonstances de survenue;

– le volume des boissons.

Liste du matériel nécessaire pour réaliser un recueil mictionnel :

– bassine de recueil d'urines sur WC, chaise percée, urinal, bassin, étui pénien, alèse;

– horloge, montre, réveil;

– balance de précision (culinaire);

– récipient gradué de 500 mL.

Au terme de 24 heures de relevé, on obtient un « cliché dynamique et physiologique » du comportement de la vessie.

Tableau 22-1. Exemple de grille mictionnelle

Heure	*Besoin d'uriner*	*Miction*	*Volume de la miction*	*Fuites d'urine*	*Boisson*

Rappelons que physiologiquement un individu urine 4 à 6 fois par jour et 0 à 1 fois la nuit (jusqu'à 3 fois par nuit à partir de 70 ans). Bien entendu, ces valeurs sont à interpréter en fonction des apports hydriques quotidiens et de leur répartition dans la journée. Le volume vésical varie entre 250 mL et 500 mL au moment de la miction. Enfin, la vessie se vide en totalité et il n'existe pas de fuites entre deux mictions. C'est par le biais d'un contrôle du résidu postmictionnel (RPM) que l'on peut contrôler l'efficacité de la vidange vésicale (*cf.* paragraphe *Rechercher un résidu postmictionnel*).

Par ailleurs, le calendrier mictionnel, sous sa forme programmée, devient un outil thérapeutique dans les cas suivants :

– incontinence urinaire par réduction du temps d'alerte : on demande au sujet de programmer ses mictions à des horaires précis, puis d'espacer progressivement l'intervalle entre ses mictions jusqu'à obtenir un intervalle mictionnel compatible avec une vie sociale normale (à peu près toutes les deux heures, le jour);

– rétention d'urine : on demande au patient de se présenter régulièrement aux toilettes, de rechercher une relaxation périnéale capable d'induire une miction dont l'efficacité est mesurée par la pratique d'un RPM. Lorsque la miction n'a pas été obtenue, on effectue un sondage intermittent sur prescription médicale;

– en cas d'ablation de sonde à demeure, ou de mise en route d'un traitement médicamenteux, où ce calendrier devient un outil de surveillance précieux (*cf.* paragraphe *Retirer une sonde à demeure*, p. 281).

Au total, diagnostique ou thérapeutique, le calendrier mictionnel aide le patient à prendre conscience de son trouble. Parallèlement, il réunit les efforts de l'équipe soignante autour d'un support de données qui lui permet de comprendre le mécanisme de l'incontinence urinaire, de formuler les objectifs de soins à atteindre et d'entreprendre les actions qui s'y rapportent.

LA RECHERCHE D'UN RÉSIDU POSTMICTIONNEL (RPM)

La recherche d'un RPM est aujourd'hui facilitée par l'utilisation d'un mini-échographe préparamétré portable (blader scan) dont l'infirmière peut se servir à son initiative, moyennant un très court apprentissage. Son utilisation par une infirmière s'inscrit dans l'article 5 du décret de compétences relatif aux actes professionnels infirmiers révisé le 11 février 2002 : recueil de données biologiques obtenues par des techniques de lecture instantanées. Cet appareil détermine le volume des urines contenues dans la vessie par valeurs approchées. L'appareil se présente sous la forme d'une sonde d'échographie reliée à un boîtier.

La sonde est programmée pour effectuer des balayages automatiques de la surface de l'abdomen (× 12) au niveau anatomique présumé de la vessie (2-3 cm au-dessus de la symphyse pubienne, en dedans). Au terme du balayage (4 secondes), une image s'affiche sur le cadran du boîtier. Cette image est comparée à un fichier d'images contenues dans le boîtier et le microprocesseur émet alors une « image-volume » qui s'approche le plus possible du balayage effectué sur le patient. Les valeurs obtenues sont fiables sous couvert des gestes techniques corrects.

Retenons que, pour évaluer correctement un RPM, il faut impérativement respecter les étapes suivantes :

– obtenir une miction spontanée sur les WC ou une chaise percée, en position physiologique (assis ou debout, mais pas allongé, ni sur un bassin);

– recueillir, mesurer et noter le volume uriné;

– procéder à la recherche du RPM soit par microsondage (aller-retour), soit par mini-échographie, soit encore par imagerie (échographie – imagerie médicale) dans les 15 minutes qui suivent la miction (au-delà, la diurèse naturelle peut fausser le résultat). Noter le résultat.

Le rapport volume uriné/volume résiduel détermine le caractère pathologique ou non du résidu (pathologique si > 20 % du volume uriné ou > 100 mL chez la personne âgée).

LE BILAN URODYNAMIQUE

C'est un examen complémentaire qui s'effectue dans un laboratoire d'explorations fonctionnelles. Il consiste à introduire une fine sonde spéciale (CH 9 à 2 ou 3 voies de perfusion), à remplir la vessie avec de l'eau stérile et à mesurer l'évolution des pressions intravésicales et sphinctériennes durant ce remplissage, puis durant la miction. Ce bilan permet à un médecin spécialement formé (rééducateur, urogynécologue, neurologue, gériatre) de poser un diagnostique physiopathologique et d'entreprendre un traitement adapté. La totalité de l'examen dure au moins 45 minutes, nécessite une préparation minime (ECBU impérativement stérile trois jours avant l'examen, l'explication du déroulement de l'examen au patient, vessie non vide à l'heure du rendez-vous).

RÉALISER UN TEST DE CONTINENCE À L'EFFORT

Dans certains cas, lorsque l'on se trouve devant une incontinence urinaire survenant uniquement à l'effort, il peut être utile de quantifier les fuites par la réalisation d'un test complémentaire appelé « test de continence à l'effort ».
Il consiste pour le patient à effectuer un certain nombre d'exercices définis, sur une période d'une heure, le sujet ayant bu 500 mL d'eau 30 minutes avant le début de l'épreuve.
Les pertes d'urines sont mesurées par la différence de poids d'une protection pesée avant le test et après le test.
La conduite thérapeutique dépend de l'importance des fuites objectivées et de la gêne éprouvée par le patient.
D'autres examens complémentaires (échographie, urographie, cystoscopie, scanner...) peuvent être demandés par le médecin en fonction du contexte.

LA PRISE EN CHARGE DE L'INCONTINENCE URINAIRE

Le mécanisme de l'incontinence identifié au terme d'un travail multidisciplinaire, c'est en connaissance de ce qui lui est nécessaire que l'équipe peut mettre en place des actions de soins individualisées :
– correction des facteurs favorisant l'incontinence urinaire du sujet âgé;

– mise en route d'une rééducation comportementale surveillée par calendrier mictionnel, associée ou non à un traitement;
– mictions programmées accompagnées de sondages intermittents en cas de rétention;
– surveillance étroite et de qualité de l'ablation d'une sonde à demeure ou de la mise en route d'un traitement adapté;
– rééducation périnéale en cas d'insuffisance sphinctérienne, associé à un traitement local par œstrogène par exemple;
– choix du produit de confort le plus adapté, protection, change complet, alèse de soin, étui pénien...
– prescription d'un médicament adapté en fonction du mécanisme de l'incontinence.

LES SOINS SATELLITES

La toilette périnéale et les soins satellites

Indépendamment du statut du patient vis-à-vis de la continence, la toilette périnéale doit être effectuée de façon quotidienne ou biquotidienne en fonction des habitudes du patient. La présence ou non d'une sonde urinaire ne modifie en rien les recommandations suivantes.

La personne âgée est invitée à uriner avant ce geste, qu'elle soit continente ou non (utiliser le bassin en position assise, une chaise percée, les WC, ou bien encore la protection qui est à changer). Cette programmation a pour avantage de prolonger le confort des patients pollakiuriques ou incontinents. La toilette périnéale est effectuée à l'aide d'un savon doux et d'un gant de toilette à usage unique. À domicile, on conseille de changer de gant chaque jour, de ne pas laisser le savon fondre dans un récipient sans égouttoir...

On respecte le sens de la toilette en procédant comme suit :

– arrosage périnéal à l'eau tiède;
– savonnage du pubis et du haut des cuisses;
– *chez la femme*, savonnage de l'entrejambe, de la vulve, des grandes lèvres, des petites lèvres et nettoyage soigneux de l'entrée du vagin et de l'orifice méatique, puis savonnage postérieur anal et fesses. On rince abondamment. On ne reviendra jamais vers l'avant;
– *chez l'homme*, on procédera dans le même sens en savonnant l'entrejambe, les testicules, la verge et le gland décalotté. On progressera ainsi jusqu'aux fesses. Après un soigneux rinçage on recalottera;
– on terminera par un essuyage/tamponnage minutieux;
– l'application d'une crème protectrice hydrophobe peut être utile chez les patients présentant un risque cutané important (fragilité, immobilisation, excoriations, incontinence urinaire ou fécale...);
– la mise en place d'un produit de confort absorbant (protection anatomique ou change complet) ou d'un produit drainant (étui pénien) doit être ajustée à la morphologie, à l'autonomie fonctionnelle et adaptée à la nature du trouble urinaire et/ou intestinal.

On note que la toilette périnéale au savon n'est utile qu'une seule fois par jour sauf en présence d'une incontinence fécale permanente. En cas de souillure par urines seulement, un rinçage simple à l'eau ou l'utilisation de lingettes préimprégnées de solutions lavantes/adoucissantes est suffisant. L'espacement des savonnages contribue à préserver la flore microbienne naturelle locale et à maintenir l'intégrité et la souplesse des tissus périnéaux.

La mise en place d'une sonde à demeure

Elle est justifiée en cas de :
- rétention aiguë des urines (absence totale de miction et de vidange vésicale);
- rétention chronique des urines symptomatique (vidange vésicale incomplète);
- nécessité de surveillance de la diurèse lors d'un épisode aigu;
- site opératoire chirurgical urogynécologique;
- postchirurgie générale;
- protection d'un site opératoire ou sensible (fracture du col fémoral ou escarres);
- confort de fin de vie (mobilisations, sources de douleurs ajoutées ou rétention iatrogène).

En dehors de ces situations, et dès leur résolution, l'équipe soignante doit toujours procéder à une réflexion clinique afin d'envisager le plus précocement possible le retrait de la sonde à demeure, source d'infection urinaire.

La pose d'une sonde à demeure, lorsqu'elle est envisagée, répond à des critères de qualité incontournables tels que définis par des comités d'experts :
- un lavage rigoureux des mains du soignant;
- une toilette périnéale à l'eau et au savon;
- une toilette périnéale stérile;
- la mise en connection avant la réalisation du sondage, de la sonde et de son système de recueil d'urine, vidangeable, stérile (système clos);
- l'arrimage efficace du dispositif (abdominal chez l'homme, périnéal chez la femme);
- la préservation de l'autonomie en optant pour des systèmes de poche avec « jambières » qu'on peut aisément dissimuler sous les vêtements;
- la garantie d'une bonne déclivité du dispositif pour réaliser un drainage continu efficace;
- la vidange aseptique régulière du collecteur pour limiter les risques infectieux (notamment avant tout déplacement ou activité);
- une hydratation optimale de 1,5 L à 2 L/24 h;
- en cas de prescription d'analyse d'urine, on prélèvera au niveau du site spécial implanté en haut de la tubulure du système de recueil;
- tout dispositif déconnecté accidentellement doit faire l'objet d'un retrait de la sonde et de la mise en place d'un nouveau système clos (pas de bricolage).

Le changement d'une sonde à demeure

Il doit être programmé toutes les trois à quatre semaines par l'infirmière, sans qu'une prescription médicale soit indispensable. Le changement de la sonde à demeure fait partie du rôle propre infirmier. Mais, chaque fois, ce changement doit faire l'objet d'une réflexion soignante quant à la légitimité de poursuivre le drainage urinaire.

Le retrait d'une sonde à demeure

Une telle décision tient compte de l'indication initiale de la mise en place d'une sonde à demeure, de l'évolution de l'état de santé de la personne âgée et de la mesure des risques de récidive d'une rétention. Lorsque la décision est sérieusement envisagée, une autre réflexion s'impose : « existe-t-il des éléments favorisant la rétention : pathologie neurologique, urologique, médicament, alitement ? »
L'ablation d'une sonde urinaire s'effectue sur prescription médicale comme suit :

– J1 : effectuer une diurèse fractionnée de 6 h à 20 h et de 20 h à 6 h. Cette diurèse permet d'envisager des périodes critiques de risque de rétention dans la journée (ex. : une diurèse importante entre 20 h et 6 h invitera les soignants à être très attentifs, en particulier la nuit);
– J2 : à 6 h du matin, retirer la sonde urinaire;
– À 9 h, 12 h, 15 h, 18 h, programmer les mictions sur les WC en position physiologique, avec ou sans besoin exprimé par la personne. Si le patient ressent le besoin d'uriner entre deux horaires, répondre à sa demande. Mesurer et noter les volumes d'urines émis et réaliser un RPM comme décrit précédemment après chaque tentative de miction (par microsondage ou mini-échographie). Maintenir une hydratation suffisante. Encourager et soutenir le patient.

L'évaluation continue de la procédure débouche sur plusieurs situations :

1) Les mictions ne reprennent pas : évacuer le volume vésical après chaque tentative et poser une sonde à demeure nocturne à 20 h. Reprendre la procédure dès le lendemain comme à J2 et la poursuivre au moins 15 jours. Envisager parallèlement un approfondissement physiopathologique spécialisé.
2) Les mictions reprennent partiellement avec des RPM supérieurs à 100 mL. Poursuivre la procédure comme précédemment décrite aussi longtemps que les résidus seront pathologiques et envisager également un approfondissement.
3) Les mictions reprennent et les RPM sont inférieurs à 100 mL. Poursuivre la programmation mictionnelle toutes les 3 à 4 heures (sauf la nuit pour respecter le sommeil). Accroître la surveillance nocturne en raison de l'inversion de la diurèse bien connue chez le sujet âgé et ce pendant 5 jours. Espacer progressivement la surveillance sur 15 jours.
4) Lorsque toute tentative de prise en charge a échoué, il reste à envisager :

– des autosondages (rares mais possibles);
– des hétérosondages (avec apprentissage de l'aidant naturel à domicile);
– des sondages intermittents réalisés toutes les 4 heures par une infirmière.

5) Ultime recours, certaines interventions, appelées « incontinentation », visent à rendre définitivement incontinent le patient pour qui la rétention est insupportable ou dangereuse, source d'inconfort et de douleur.

On notera qu'une procédure de réentraînement vésical à la vidange ne se met jamais en place en fin de semaine pour garantir une plus grande efficacité de la surveillance, en institution comme au domicile.

La mise en place d'un étui pénien

L'étui pénien est un matériel drainant urinaire externe masculin. Il est trop souvent « mal aimé » des soignants et des patients. Son utilisation en gériatrie reste peu fréquente peut-être en lien avec :

– la méconnaissance et les réticences des soignants;
– le refus du concept par la personne âgée (intimité, sexualité);
– l'altération des opérations de la pensée des personnes âgées démentes;
– l'inconfort manifesté par l'homme âgé (à devoir porter un « préservatif troué »);
– des particularités anatomiques masculines de l'homme âgé (en particulier la rétraction pénienne) qui limitent l'efficacité du produit.

Ce dispositif anatomique présente pourtant de nombreux intérêts. Outre qu'il préserve la dignité de l'homme et son image sociale, il permet :

– d'évaluer une diurèse chez une personne incontinente;
– de préserver un site d'intervention chirurgical;
– de pallier une incontinence urinaire isolée;
– d'apporter le confort d'une peau sèche;
– de préserver l'intégrité des tissus;
– de contribuer à un traitement cutané local.

Il présente certes quelques contre-indications telles :

– une peau irritée;
– une intolérance (rarissime) aux composants du produit;
– une verge sévèrement rétractée;
– une atteinte cutanée périnéale nécessitant l'application d'onguents.

Mais, au bout du compte, lorsque le soignant en maîtrise les règles d'utilisation et la pose, ce dispositif est performant; il respecte l'image corporelle de l'homme et contribue à maintenir et à soutenir une vie sociale active.
Les règles de la pose demandent simplement du bon sens :

– une toilette périnéale soigneuse et un rasage de la base de la verge;
– le choix d'un dispositif de bon diamètre, ni trop petit (risque de striction), ni trop grand (risque de fuite par non adhérence). Il existe des réglettes permettant de mesurer au mieux le diamètre de la verge;
– lorsque le site est préparé, propre et sec, saisir le dispositif par son extrémité et l'appliquer sur le bout de la verge, sans décalotter. Dérouler le dispositif le long de la verge étirée et terminer par une pression circulaire soutenue à la base de la verge (la plupart des dispositifs sont auto-adhésifs);
– en cas de verge rétractée, choisir un dispositif spécifique;
– pour terminer, raccorder le système au collecteur d'urine vidangeable qu'on choisira avec attache de jambe pour préserver l'autonomie de la personne âgée. On vidangera la poche de recueil le plus souvent possible pour éviter l'accumulation et le poids des urines;
– le dispositif est en place pour 24 heures.

L'EFFICACITÉ DE LA DÉMARCHE INFIRMIÈRE PAR RAPPORT À L'INCONTINENCE URINAIRE

Dans un service de moyen séjour à Limoges, tous les patients incontinents urinaires à l'entrée ont été pris en charge par la technique de reprogrammation mictionnelle, et ce sur une durée d'un an. Il s'agissait de 80 patients (55 femmes et 25 hommes) âgés en moyenne de 82 ans.

Globalement, chez 33 sujets (41 %), l'incontinence urinaire a disparu et pour 25 sujets (31 %), cette incontinence s'est sensiblement améliorée, si bien que cette approche s'est révélée intéressante dans plus de 70 % des cas. Les 22 sujets pour lesquels il n'y a pas eu d'amélioration sont ceux qui étaient les plus dépendants ou qui présentaient des pathologies neuropsychiatriques (démences, syndrome confusionnels…).

Il est intéressant aussi de noter dans cette série que 64 % des patients ayant été guéris ou dont l'état s'est amélioré ont pu retourner soit à leur domicile, soit dans une maison de retraite contre seulement 27 % des patients dont l'état ne s'est pas amélioré.

Ces résultats sont comparables à ceux de l'équipe de Grosshans de Mulhouse qui a appliqué cette même technique à 75 patients et qui a obtenu 73 % de guérison ou amélioration.

Enfin, dans une autre étude, Dudognon a appliqué une reprogrammation mictionnelle chez 117 patients d'un service de long séjour (98 femmes et 18 hommes, d'âge moyen 83 ans), associée lorsque cela était nécessaire à un traitement médicamenteux.

Il note que lorsqu'un traitement médicamenteux seul est proposé, une amélioration complète ou partielle est obtenue dans 33 % des cas. Ces traitements associés à une programmation mictionnelle portent le taux d'amélioration à 58 %.

CONCLUSION

Les résultats que nous venons de citer montrent qu'il est possible d'améliorer, voire de guérir, l'incontinence urinaire des personnes âgées vivant en moyen et long séjour gériatrique par des méthodes simples incluant des actions de soins mises en œuvre par les soignants.

Après avoir opté pour des actions de soins, une évaluation objective de la continence est bien sûr indispensable au cours de l'évolution pour permettre un réajustement de la conduite soignante, soit dans la suite logique de la démarche, soit pour mettre en évidence les causes de l'échec de la prise en charge afin de réorienter les objectifs de soins et de définir de nouvelles actions.

On cherchera toujours à obtenir la continence « sociale », c'est-à-dire la continence de jour, qui permet au sujet âgé de vivre dignement avec les autres, et de pratiquer les multiples activités dont l'incontinence urinaire l'a souvent privé (promenades, activités de groupe, voyages, cinéma, restaurant, visites chez les enfants…).

Si, malgré cette démarche, des résultats en terme de continence ne sont pas obtenus, on peut alors adresser les patients en consultation spécialisée (urodynamique), munis de tous les supports de données réalisés dans les unités de soins. Ces supports, souvent appréciés du spécialiste, lui permettent un gain de temps considérable dans son cheminement diagnostique et apportent ainsi un élément qualitatif important au soin dispensé.

Grâce à cette démarche, et à l'existence de ces outils éprouvés et fiables, l'équipe soignante peut aborder une nouvelle façon de soigner, avec la satisfaction d'être utile, efficace et gagnante.

Rôle propre infirmier

– Devant tout signe d'incontinence urinaire :

- rechercher les facteurs liés à l'environnement et/ou au patient qui ont pu favoriser la survenue d'une incontinence;
- effectuer un calendrier mictionnel en notant l'horaire des mictions et leur volume ainsi que les épisodes d'incontinence;
- mettre en œuvre un plan de soins concerté et programmé et réajuster ce plan en fonction des résultats obtenus.

– Ne pas mettre de protection à un malade dont on ignore ses capacités mictionnelles ou n'ayant présenté qu'un seul épisode d'incontinence.

– Ne pas considérer tout épisode d'incontinence urinaire, survenant notamment lors d'une maladie aiguë, comme traduisant une incontinence définitive.

– L'incontinence urinaire n'est pas l'indication à la pose d'une sonde urinaire à demeure…

– L'incontinence urinaire n'est pas une fatalité.

BIBLIOGRAPHIE

AMARENCO G., « Troubles vésico-sphinctériens de l'adulte », *Revue du Praticien*, 1995, p. 279-345.

BÉGUIN A.-M., MALAQUIN-PAVAN E., « L'incontinence, un handicap intime », revue *Soins*, n° 58, septembre 2001, Masson, Paris.

BERGER L., MAILLOUX POIRIER D., *Personnes âgées, une approche globale*, Maloine, Paris, 1994.

BIZIEN A., COMBES A., LUTZER P., *et al.*, « Incontinence urinaire chez les personnes âgées », *Soins*, n° 558, 1993, p. 6-47.

COULOMB R., ROMAN F., ABRAHAMIK J. PIERA J.-B., « Enlever une sonde urinaire à demeure » *Revue de Gériatrie*, n° 17, 1992, p. 455-459.

PIERA J.-B., ROMAN F., « Rééducation de l'incontinence urinaire des personnes âgées », *Encyclopédie médico-chirurgicale*, décembre 1998, section 26 590 A20, p. 1-12.

WATSON J., traduction de JOSIANE BONNET, *Le Caring*, éditions Seli-Arslan, 1998.

Approche corporelle des personnes âgées dépendantes : soins, hygiène, intimité et sexualité ♦ 23

F. AMALBERTI, A.-M. BÉGUIN, E. MALAQUIN-PAVAN

L'autonomie acquise par l'homme tout au long de sa vie lui permet de s'occuper de son corps.
Aux problèmes inhérents à l'âge, s'ajoutent ceux occasionnés par des maladies invalidantes (telles que les séquelles d'hémiplégie, les fractures…) qui limitent la personne âgée dans ses mouvements.
La dépendance se définit comme une incapacité totale ou partielle, temporaire ou définitive, à effectuer les actes essentiels de la vie courante dont les soins corporels font partie (*cf.* chapitre 3).
Tous les moyens de prévention de la dépendance doivent être mis en œuvre pour retarder la perte d'autonomie dans les gestes de la vie quotidienne.
La prise en charge de la dépendance peut passer par une aide extérieure apportée par la famille, les amis, les voisins, ou les réseaux multiples de professionnels qui sont alors sollicités. Dans ce contexte, l'infirmière, par ses compétences propres, assistée de l'équipe multidisciplinaire, peut et doit intervenir pour assurer les soins « liés aux fonctions d'entretien et de continuité de la vie et visant à compenser partiellement ou totalement un manque ou une diminution d'autonomie d'une personne. » (voir le décret n° 2002-194 du 11 février 2002 relatif aux actes professionnels et à l'exercice de la profession d'infirmier, repris dans la loi 2004-806 du 9 août 2004 relative à la politique de santé publique).
Les principaux objectifs soignants veillent donc à maintenir la communication, à identifier les potentiels restants et à les utiliser pour favoriser la réhabilitation, à accompagner le malade dans la réalisation et la satisfaction de ses besoins.

RÉFLEXIONS SUR LES SOINS ET LES PROBLÈMES POSÉS

LES SOINS CORPORELS

Les soins d'hygiène corporelle sont des actes complexes dans lesquels de nombreux éléments interviennent : orientation spatiale, schéma corporel,

capacités cognitives de la personne âgée, coordination des gestes. Les objectifs en sont :
– maintenir les capacités à réaliser tout ou partie des soins d'hygiène (auto-soins);
– procurer au malade âgé le meilleur état possible de bien-être en cas d'incapacité à réaliser les auto-soins;
– aider la personne à conserver une image valorisante de son corps.

Il est vrai que notre civilisation occidentale est hédoniste : seul le corps jeune est digne d'intérêt et fait l'objet d'un culte. Dans les contes et légendes les personnages laids physiquement sont souvent des personnes âgées (la vieille sorcière, le vieux croquemitaine, le bossu…). Le corps âgé nous atteint au plus profond de nous-même; il interpelle notre narcissisme, l'amour que nous portons à notre image, et qui se matérialise à travers les soins apportés à notre corps (soins esthétiques, régimes minceur, tenues vestimentaires…). Cet amour de notre propre corps est un des moteurs de notre vie, qui nous fait agir, construire, mener des projets et à terme nous permet de lutter contre la mort. Le corps vieux est souvent décrit comme différent, laid, rejeté, nié, caché, voire considéré comme « dégoûtant » et reste tabou. Il demeure pourtant un système complexe d'investissement, un vecteur de communication où demeure à jamais gravée l'histoire vécue. Conserver une « bonne » apparence renvoie à l'image corporelle du sujet telle qu'elle est inscrite pour toujours dans sa mémoire.

Utiliser les potentiels restants et préserver l'autonomie *sont des axes essentiels :*

– laisser le malade faire;
– l'inviter à faire davantage;
– l'aider à faire avant de faire à sa place.

Le maternage excessif induit des comportements de dépendance qui sont très vite irréductibles, et contraires aux projets de la rééducation et de la réadaptation.

LE RESPECT DE LA PUDEUR, L'INTIMITÉ

Le respect de la pudeur et de la dignité, fondamental, doit faire l'objet de beaucoup d'attention durant les soins corporels. Quasiment toujours, le soignant est plus jeune que le soigné. Il se crée alors une relation de type corps âgé/corps parental lourde de signification affective, qui nous renvoie inconsciemment à la sexualité de nos parents, et réactive le complexe d'Œdipe.

Pour respecter la pudeur et la dignité et éviter toute ambiguïté, il faut veiller à :

– privilégier la réalisation de la toilette en tête à tête dès que possible;
– protéger l'intimité physique et psychologique du patient lors de la toilette, en particulier dans le contexte d'une chambre à plusieurs lits, ou quand un soignant encadre un stagiaire pour effectuer ce soin;
– fermer porte et fenêtre de la salle de bains, mettre la présence lumineuse;
– préparer un peignoir et des serviettes (chaudes si possible);
– assurer la sécurité du malade en évitant de le laisser seul.

Au travers du soin… l'intimité, la sexualité sont des dimensions qui touchent la valeur du respect.

L'intimité est impliquée dans la plupart des soins dispensés auprès du sujet âgé, pour tout soin nécessitant de « rentrer » dans un orifice naturel, notamment lors des soins d'hygiène corporelle, de bouche et de la sphère génito-urinaire en particulier :

– soins d'hygiène périnéale répétés 2 à 5 fois par jour pour un patient incontinent;
– application de crème protectrice ou thérapeutique pour excoriation cutanée ou atteinte des muqueuses;
– recueil d'urines difficile pour la réalisation d'une bandelette urinaire ou d'un ECBU;
– prélèvement de sécrétions;
– sondages urinaires à visée diagnostique ou curative;
– administration de suppositoires, d'ovules gynécologiques, de lavements évacuateurs;
– extraction de fécalome;
– pose de produits de confort absorbants ou drainants (type étui pénien).

Toutes ces actions de soin, issues du rôle propre infirmier ou sur prescription médicale, sont autant de façons d'envahir l'intimité de l'autre pourtant partenaire à part entière du soin, du moins le croit-on. D'après le dictionnaire, l'intimité représente « le caractère intime, intérieur et profond, ce qui est secret ». L'intime qualifiant « ce qui est tout à fait privé et qu'on cache généralement aux autres ». Dans notre relation de corps à corps avec la personne qui se confie à nous, nous entrons de fait au cœur d'une double intimité : non seulement celle du patient, mais aussi la nôtre. Nous sommes alors deux partenaires impliqués dans cette distance intime qui est celle du soin si bien décrite par Édouard Hall. Elle correspond à cette bulle située entre 45 cm et le contact direct de peau à peau. Dans la proximité corporelle du geste de soin, l'implication sensorielle est omniprésente. Toutes les composantes de la communication (verbale et non verbale) sont ici en interaction : le toucher, le regard, l'ouïe, l'odorat, le ton de voix, la chaleur de la peau... Ce sont autant d'éléments qui enrichissent les informations transmises par la parole. Nous nous sentons alors d'emblée en confiance ou en insécurité, en résonance avec la façon dont on s'est approché de nous, dont on se laisse approcher.

Cette distance intime nous renvoie alors à trois registres réactionnels :

– la violence et l'agressivité (lorsqu'on fait trop vite, lorsqu'on a peur...);
– la sensorialité, l'érotisation, la sexualité;
– la tendresse, les gestes de réconfort et de protection, registre de notre intentionnalité soignante.

AU-DELÀ DU SOIN

Quoi que nous voulions bien en dire ouvertement, nous avons tous été confrontés dans nos expériences de soin à une réaction épidermique naturelle, à ressentir gêne et pudeur, répulsion ou projection, lors de soins d'intimité au corps. C'est, par exemple, la perception d'être une femme face à un homme à soigner ou inversement, parfois majorée par un âge commun, qui a pu dominer les échanges de cette relation sexuée. C'est seulement dans un deuxième temps, par l'identification de cet inconfort que nous avons pu progresser. Cette démarche personnelle ne va pas de soi. Elle présuppose non seulement d'accepter d'approfondir le sujet et d'augmenter nos propres connaissances en la matière mais aussi nos habiletés relationnelles, notre capacité à oser nommer, à ressentir avant de nous aventurer à en parler avec l'autre. Poser les mots les plus justes, les plus simples n'est pas inné. L'attitude, la gestuelle doivent aussi faire l'objet d'un approfondissement afin que le tout soit profondément authentique et respectueux.

ENCADRÉ 23-1

EXEMPLE

C'est M. Antoine, 91 ans, « vieux garçon » selon son entourage, qui ne peut nous renseigner, car enfermé dans une démence déjà avancée. Il serre les jambes à chaque fois que nous approchons de son ventre, le regard affolé, la main repoussant violemment le bras du soignant, retenant à toutes forces son pantalon souillé. Comment entrer en contact? Qu'est-ce que nous ne comprenons pas? Est-ce une peur liée à un traumatisme antérieur? Est-ce parce qu'il a toujours fait sa toilette à l'abri d'un regard? Vit-il ce soin comme une intolérable intrusion? Et nous, comment tenir dans la répétition de ce soin à reconstruire jour après jour, heure après heure, puisqu'il nous fait la grâce de dépiauter avec ténacité chaque protection posée?

L'EXPRESSION D'UN BESOIN DE SEXUALITÉ

ENCADRÉ 23-2

EXEMPLES

C'est monsieur Jacques, 86 ans, porteur d'un cathéter sus-pubien. Durant le soin, il prend soudain ses organes génitaux externes dans ses deux mains et nous dit avec un triste sourire lors de sa toilette périnéale : « Ça ne sert vraiment plus à rien maintenant. »

C'est monsieur Manuel, qui après de nombreuses années de labeur espérait enfin pouvoir vivre une vie harmonieuse avec son épouse Louise qu'il venait de retrouver à l'heure de la retraite. Il avait bien « mal au dos » disait-il depuis quelques temps, jusqu'à ce qu'un diagnostic de volumineuse tumeur sacrée vienne lui donner raison. Aujourd'hui, paraplégique, il a osé parler de ses difficultés érectiles et de son incapacité à pouvoir « honorer Madame ». Il est allé jusqu'à consulter un spécialiste qui lui a proposé un traitement. Mais son épouse a entendu dire que c'était dangereux, et que ça n'était pas là « le problème ». Alors monsieur Manuel nous confie, un peu triste, qu'il se range à l'opinion de son épouse.

Besoin d'exister, besoin de se réaliser, besoin d'être aimé et d'aimer. « La sexualité est l'ensemble des comportements qui caractérisent l'instinct sexuel et sa satisfaction. » (Dictionnaire Hachette). C'est à l'aspect psychologique que les soignants ont le plus souvent à faire dans les institutions. Les messages à connotation sexuelle sont le plus souvent codés, points d'appels, clés, métaphores dans une kyrielle de mots étouffés, détournés et de phrases inachevées.
Que faire en tant que professionnel devant de telles situations ? Oser nommer, entendre, se faire l'écho des propos ? Accueillir la confidence et soutenir le patient à hauteur de ce que l'on peut s'autoriser en fonction de sa propre croissance ? Certes, mais surtout ne jamais perdre de vue l'intentionnalité de nos soins, cette fameuse juste distance, ce que l'on nomme aussi empathie. Que faire de ce geste au décours d'un soin, de cette main qui frôle un sein, qui s'accroche à nos hanches ou à nos rondeurs ? Quel est ce message non verbal ? Besoin de réconfort, de réassurance à l'approche d'un soin douloureux ou quête de plaisir ? Tenter de lui donner un sens ou l'ignorer ? Saisir l'instant en échangeant quelques mots plaisants ou remettre plus vivement à sa place comme on le dit communément ? Chacun en réalité l'interprétera en fonction de son propre épanouissement professionnel et de l'espace de confort qu'il saura créer ou qu'il s'autorisera dans cette situation...claire pour certains...et bien équivoque pour d'autres, selon notre propre tolérance au poids du regard de l'autre (patient, collègue) témoin de l'interaction.
Autrefois dans les institutions, les femmes étaient séparées des hommes. Aujourd'hui ce n'est plus le cas.
La cohabitation est parfois salutaire, source d'énergie et de séduction mutuelle. D'autres fois, elle est préjudiciable et la médiation soignante devient alors indispensable, préventive, éducative ou curative. Des unions se célèbrent, on rapproche les chambres et les lits. Des séparations sont prononcées, on institutionnalise les personnes dans des secteurs de soins différents. Des agressions ont parfois lieu et des thérapies inhibantes sont mises en place.
Ce peut être enfin le témoignage de cette femme contrainte au veuvage forcé, par anticipation. Elle décrit combien son lit est grand et froid depuis que son époux est institutionnalisé en raison d'une démence avancée.
Soins, intimité et sexualité sont bien une réalité de chaque instant en gériatrie. Reconnaître la dimension sexuelle parmi les besoins fondamentaux de l'être humain est la première étape nécessaire à son respect.
Ce respect guide la pratique infirmière et nous fait grandir chaque jour un peu plus dans l'authenticité et dans notre capacité à accueillir ce qu'il y a de plus intime, de plus secret au fond de chacun d'entre nous.

LES SOINS ESTHÉTIQUES

Chaque individu exprime, par son apparence, son appartenance à un groupe socioculturel. Les soins esthétiques encouragent donc la personne âgée à conserver et à maintenir son identité, sa personnalité, son estime de soi. L'attention portée au corps douloureux, abîmé, permet à la personne âgée de se réconcilier avec elle-même et avec son entourage social et familial. Ainsi derrière une femme âgée vivant en institution on retrouvera la grand-mère, la mère, l'épouse, la femme.

Cette mise en beauté modifie l'attitude de l'entourage comme celle des soignants, et la personne âgée se voit autrement dans les yeux de l'autre et s'en trouve valorisée. À ce moment-là, le corps prend une toute autre dimension; il peut être réinvesti en tant qu'objet de plaisir et de désir. On peut entendre : « à mon âge je n'ai plus à plaire », mais ceci n'est qu'un prétexte « de petite fille pudique » car pour une majorité d'entre elles, cette coquetterie cachée est le signe d'une féminité qui n'ose plus s'affirmer. Ce désir de séduction et d'amour reste toujours présent. La socio-esthétique a pour objectifs non seulement d'embellir, mais aussi d'apporter un réconfort moral par la détente et l'amélioration de l'estime de soi. Elle peut s'avérer un appoint très utile dans différentes pathologies : état dépressif, handicaps physiques, syndrome démentiel, situation de fin de vie. Les soins esthétiques peuvent contribuer à améliorer la qualité de vie de la personne soignée (voir encadré 23-3). C'est pourquoi, de nombreux centres hospitaliers de gériatrie ou maisons de retraite proposent des soins esthétiques aux personnes soignées. La socio-esthétique connaît de nos jours un développement important

qui s'étend largement au-delà de la gérontologie (cancérologie, psychiatrie, traitement de la douleur...)

LE CHOIX DE VÊTEMENTS ADAPTÉS

L'habillage conditionne souvent la journée du malade âgé, car il peut être un repère pour un événement, une fête, une sortie, le jour, la nuit.

Dans la mesure du possible, il faut faire participer le patient au choix de ses vêtements, en l'aidant si nécessaire. Là encore le soin doit être personnalisé, adapté aux habitudes vestimentaires du malade. Une culotte peut tout à fait être portée sur un change complet dans le cas d'un patient incontinent, et n'est point incompatible avec ce type de protection voire même, elle permet d'éviter un frottement bruyant du polyéthylène contre la combinaison ou la robe chez la vieille dame coquette qui déambule encore dans les couloirs ou se promène dans la rue. Une nouvelle génération de « change complet culotte », sans polyéthylène, est disponible sur le marché et répond au confort, à la sécurité autant qu'à la discrétion.

Il faut veiller à tous les détails : manque de boutons laissant les robes s'ouvrir de façon indécente, ou encore absence de fermeture des braguettes de pantalon. Un malade âgé élégamment vêtu et soigné est plus enclin à communiquer avec son entourage familier et soignant. L'équipe doit veiller à pouvoir disposer d'une garde-robe suffisante, variée pour s'adapter *à toutes les saisons.*

ASPECTS PRATIQUES ET COMMUNICATION

AMÉNAGER L'ESPACE TOILETTE

Les accès aux douches, salles de bains, WC, doivent être dégagés, pour éviter aux malades de véritables « parcours du combattant », semés d'embûches qui provoquent des chutes (penser à enlever les tapis, notamment au domicile).

ENCADRÉ 23-3

UNE EXPÉRIENCE DE SOINS ESTHÉTIQUES EN HÔPITAL GÉRIATRIQUE

Ils sont réalisés dans un local accueillant, bien chauffé et éclairé, le salon, situé dans l'hôpital mais hors des unités de soins. La qualité du soin passe par le confort et l'ambiance créés dans ce salon. Toutefois, les soins esthétiques peuvent aussi être donnés dans la chambre du résident, notamment lorsque qu'il ne peut la quitter facilement ou en situation de fin de vie.

Différents types des soins esthétiques sont proposés. La manucure nous permet un premier contact et aide à la mise en confiance avant tout. Les mains se trouvent directement sous le regard de la personne âgée. L'épilation du visage vise à corriger l'hyperpilosité qui est un problème chez la femme âgée. Il ne faut pas recourir au rasage, geste typiquement masculin, pouvant avoir des conséquences psychologiques négatives. Les soignants doivent avant tout connaître les habitudes de chacune : se rasent-elles ? Utilisent-elles des crèmes dépilatoires ou une pince à épiler ? Les réponses aident à cerner l'intervention d'une socio-esthéticienne et à la réaliser de façon personnalisée. Pour les hommes, le rasage ainsi que le retrait de poils disgracieux procurent un aspect soigné. Avec les soins du visage, la relation avec la personne âgée est déjà plus intense. Avec l'âge, la peau se fragilise; elle devient plus fine, perd sa tonicité. Il faut donc offrir des soins spécialisés, utiliser des produits doux, adaptés à la peau de la personne âgée, conseiller aux soignants d'éviter l'utilisation de savon, trop agressif. L'utilisation du miroir a une dimension psychologique évidente… La détente et le bien-être peuvent être procurés par le modelage facial relaxant qui conduit la personne âgée à libérer ses tensions intérieures (voir aussi chapitre 24). Le maquillage est fonction du désir du résident. Il doit être léger et surtout ne pas tomber dans l'excès, sous peine d'aller à contresens des objectifs socio-esthétiques.

La démarche qui consiste à restaurer une image positive de soi malgré la maladie contribue largement au projet global de soin et à redonner le plus d'autonomie possible au malade âgé soigné.

En milieu hospitalier, la largeur des portes doit être calculée pour faciliter le passage des fauteuils roulants, des déambulateurs, des chariots douches et des appareils de manutention (lève malades, verticalisateurs, chaises multifonctions…).

Un effort sur la signalétique est nécessaire pour identifier clairement ces espaces : recherche dans les jeux de couleurs, pictogrammes compréhensibles par les malades âgés, écrits lisibles (contraste et hauteur des lettres, emplacement des plaques par rapport au champs de vision de la personne âgée écritures ou pictogrammes adaptés).

Dans les conceptions architecturales nouvelles, l'accès aux espaces toilettes a été repensé de manière à créer des accès directs, sans obstacle de seuil, avec une dénivellation modeste, mais suffisante pour permettre l'écoulement de l'eau au travers d'un siphon d'évacuation inséré sur un sol antidérapant. Les baignoires à hauteur variable doivent être prévues pour l'utilisation de chariots ou de chaises de transfert, et permettre ainsi leur accès aux patients les plus dépendants. Certains fabricants proposent des modèles intégrant des systèmes de bains bouillonnants, fort appréciés par les malades pour leur vertu apaisante ou réparatrice cutanée.

Les chariots-douches sont largement conseillés pour les patients grabataires, difficiles à mobiliser et souffrant de rétractions. Ils ont l'avantage de permettre aux infirmières de coupler la toilette avec un autre soin (pansement d'escarre par exemple).

La sécurité est un élément très important de cet espace. Les douches doivent être équipées systématiquement de barres d'appui (deux au moins), et de sièges (type chaises de transfert ou chaises rabattables).

Les lavabos sont fixés de façon à permettre le passage des fauteuils roulants, et munis de robinets à palettes (ce type de robinet « mitigeur » facilite leur maniement par des malades handicapés, aux mains déformées rhumatisantes).

Chaque patient *doit* pouvoir *bénéficier* d'une armoire de toilette personnelle.

Les miroirs installés au-dessus du lavabo doivent être inclinables et suffisamment grands pour permettre leur utilisation par des malades en fauteuil roulant.

Prévoir des lieux de toilette accueillants, lumineux, aérés, propres et fonctionnels, éclairés par la lumière naturelle si possible, offre de nombreux avantages : une meilleure ventilation de l'espace, un meilleur éclairage (celui-ci a une importance capitale dans la prévention des chutes), un espace gai, un repère pour le malade dans les différentes heures de la journée. De telles conditions agrémentent et facilitent cet instant de soin indispensable au bien-être de la personne âgée.

FAIRE DE LA TOILETTE UN TEMPS DE COMMUNICATION

La toilette est un moment privilégié d'échanges qui fait appel à tous les modes de communication, qu'ils soient verbaux ou non verbaux. (voir aussi le chapitre 25, *Communiquer avec la personne âgée*).

Le langage et la voix

Préparer psychologiquement la personne âgée à la toilette, lui expliquer ce qu'on va lui faire, permet d'obtenir de ce soin tous les bénéfices attendus. C'est en particulier le cas pour les douches parfois mal tolérées, peu habituelles pour certaines personnes de ces générations. L'utilisation du chariot-douche en milieu hospitalier peut être vécue comme un acte agressif, déclenchant des réactions de peur qui se traduisent par des comportements oppositionnels (énervement, agressivité). L'utilisation de l'eau, son écoulement sur la peau, sa température, l'endroit du corps sur lequel on la fait

s'écouler et la progression lente de ce geste peut devenir un geste pensé, réfléchi pour servir la détente et le bien-être du bénéficiaire du soin. L'eau devient alors un outil qui sert ce soin.
La toilette est donc un acte de soin qui doit être personnalisé, ritualisé, programmé en fonction du rythme de vie du patient.
Il est important de parler au malade durant la toilette comme durant tout autre soin. La démence n'est pas un obstacle à la communication verbale. Le malade dément reste une personne à part entière avec ses potentialités qu'il faut *valoriser* durant le soin, et son langage auquel il est nécessaire de rester attentif pour maintenir une relation. Incohérent ou jargonnant, il exprime toujours une vie intérieure car il libère souvent des conflits profonds et des moments de tension intense. La communication est un besoin que la toilette peut aider à satisfaire au fil des jours quand un climat de confiance s'est instauré entre le soigné et le soignant. Même si le patient ne comprend pas les mots, le ton et la « musique » de la voix du soignant sont signifiants pour le malade et contribuent à le détendre, à le rassurer si leur sonorité est bienveillante.

Le toucher

La peau, organe du toucher, est la première à se développer chez l'embryon humain. Elle définit l'individu dans ce qu'il a d'unique, c'est-à-dire son identité, à travers ses empreintes digitales, ses cicatrices, ses lignes de la main, sa couleur, ses caractéristiques d'origine (taches, grains de beauté…). La peau évolue avec l'âge, se craquelle, se ride, se plisse, et crée autant d'obstacles aux caresses. Elle demeure pourtant un lieu privilégié d'échanges et de communication qu'il faut *préserver et entretenir* lors de la toilette. Lorsque la communication verbale connaît certaines limites, ce mode de communication demeure toujours un canal de communication possible.
Pour utiliser au mieux le toucher dans les soins corporels, il est préférable de procéder à mains nues lorsque le patient n'est pas souillé. (*Respecter aussi les consignes du CLIN*).

La peau

Il est important de la préserver en utilisant un savon doux non allergisant (type savon de *Marseille*) qui lave sans agresser la peau. Il est souhaitable, à condition de bien rincer et sécher la peau de terminer le soin par l'application d'une crème hydratante (lait corporel) qui procure une sensation de fraîcheur et de souplesse, geste qui s'avère être dans le même temps vecteur d'un toucher relaxant ou stimulant selon l'effet recherché. Bien sécher les plis cutanés prévient l'irritation cutanée et l'apparition de mycoses. La sphère périnéale est particulièrement sensible à cet égard chez ces patients souvent incontinents urinaires et/ou fécaux « dénudés » et savonnés trois à quatre fois par jour sinon plus, par nécessité ou par habitude. On comprend donc l'importance du choix des produits d'hygiène (savons, gants, serviettes, produits de confort absorbants, crèmes…) et du soin que l'on porte aux gestes soignants répétitifs. Il faut aussi repenser l'organisation des soins pour en respecter cette fragilité (ex. ne pas savonner abusivement un patient qui n'a pas eu de selles et pas plus d'une fois par 24 heures dans ce cas).

Les cheveux

Le shampooing est un soin d'hygiène et de détente. Ce fameux capiluve, reste encore délicat de réalisation, surtout lorsque le patient ne peut pas être déplacé jusqu'à la douche. Quelques fabricants se sont penchés sur nos difficultés professionnelles à cet égard et ont proposé des bacs de lit thermo-formés, plus confortables que nos difficiles montages maison. Il n'en reste pas moins que la douche est le moment idéal pour réaliser ce soin, sans craindre de transformer le lit en pataugeoire. Au-delà, le capiluve peut également être associé à un massage du cuir chevelu en douceur (toucher, palper, presser, mobiliser), lequel bien mené procure une sensation de bien-être et de confort, de détente et d'abandon confiant.

Parallèlement, il faut encourager les malades à faire appel à un coiffeur régulièrement. Cette démarche reste un acte social que l'on doit préserver et favoriser. La dépendance n'est pas un obstacle à cela. Certains établissements gériatriques proposent des salons de coiffure qui fonctionnent à temps partiel. Il est facile d'obtenir une coupe à domicile, de nombreux coiffeurs acceptent maintenant ce type de prestation sans limite d'âge. Sur simple appel téléphonique et prise de rendez-vous, c'est le salon de coiffure qui se déplace à la maison. La nouvelle coupe doit ensuite être préservée et entretenue par les soignants (brossage, gel, bonnet de douche). La coiffure doit être adaptée à la culture et au goût du malade.

Les phanères

Le rasage chez les hommes doit s'effectuer tous les jours, si possible avec une mousse à raser pour peau sensible et barbe dure ou avec un rasoir électrique personnel. La taille de poils disgracieux (narines, conduits auditifs, sourcils parfois) peut donner au malade qui se mire dans une glace un aspect agréable et soigné.

L'utilisation de crèmes dépilatoires chez les femmes est préconisée pour effacer en douceur la pilosité au niveau du visage (avant la première utilisation, il est prudent de tester sur une petite zone de peau la sensibilité du malade au produit pour dépister une éventuelle allergie).

Les mains

Le brossage des ongles et leur taille régulière contribuent à renforcer cette image soignée. Certaines femmes apprécient beaucoup les soins de manucure. Quand cela est possible, il faut faire appel à une esthéticienne, qui complétera agréablement et en finesse le travail des soignants. Les chariots de soins d'hygiène dans les établissements doivent être équipés de coupe-ongles, limes, ciseaux, vernis, dissolvant et crème de soin pour les mains et… les pieds.

Les pieds

Les pieds doivent faire l'objet d'une attention particulière. Ils sont souvent le siège de déformations, de cors, de durillons, de crevasses de sécheresse ou de callosités, qui peuvent être source de douleurs, limiter les déplacements ou gêner le chaussage. Les ongles des pieds doivent être soignés régulièrement, notamment chez les patients qui présentent des particularités anatomiques ou pathologiques (ongles épais, mycose, griffes). Le recours au *pédicure* est souvent nécessaire chez les malades dont les soins ont été négligés à ce niveau (griffes) ou chez des sujets à risque (souffrant de diabète, de neuropathie ou de maladies vasculaires). Il faut penser à proposer des pédiluves, à sécher consciencieusement les espaces interdigitaux (afin d'éviter les mycoses), à couper régulièrement les ongles, et ne pas hésiter à faire intervenir régulièrement le pédicure.

Le choix des chaussures est très important : éviter les talons trop hauts (supérieurs à 3 cm), orienter le choix des chaussures vers des modèles larges (souci du confort), montants, emboîtant et stables. C'est ainsi faciliter le soutien du pied lors de la marche, favoriser l'équilibre statique et dynamique et diminuer les facteurs de risque de chute de la personne âgée.

L'hygiène bucco-dentaire

Les soins de bouche ont une grande importance dans le déroulement de la toilette, et ne doivent pas être négligés. Ils procurent à la personne âgée une sensation de bien-être. Ils sont essentiels dans la prévention des infections bucco-dentaires. Ces affections peuvent altérer un équilibre nutritionnel souvent précaire chez le malade âgé dépendant, et entraîner des douleurs lors de l'alimentation. Il faut faire brosser les dents aux patients qui le peuvent encore (*cf.* encadré 7-2 chapitre 7, *Alimentation, anorexie et malnutrition de la personne âgée*).

Tous les jours, les prothèses dentaires doivent être nettoyées à l'aide de produits spécifiques. Le port d'une prothèse dentaire favorise la survenue de gingivite et la colonisation buccale par le *Candida albicans*. Il faut aussi penser à identifier et à ranger les prothèses dans des boîtes individuelles (il est facile d'obtenir des boîtes à dentier auprès des pharmaciens) et à les changer régulièrement. Par ailleurs il est conseillé de porter les prothèses la nuit.

Chez les patients qui conservent des dents, il faut procéder à un brossage des dents après chaque repas avec un dentifrice. Il faut encourager les patients qui le peuvent à suivre ces règles d'hygiène et aider ceux qui ne peuvent pas y arriver seuls.

En fin de vie, les soins de bouche sont des actes de *confort essentiels*. Ils doivent être effectués plusieurs fois par jour, associés à une humidification de la sphère rhino-pharyngée (par diffuseur ou par bombe aérosol). Penser également à protéger les lèvres par un stick hydratant, de la vaseline ou du beurre de cacao. En cas de bouche *sèche* ou douloureuse, la consommation de quelques morceaux d'ananas, contribue au nettoyage et au confort.

Autres soins

Tous les petits coins et recoins, souvent négligés lors de la toilette, peuvent être une source d'inconfort si leur hygiène n'est pas maintenue.

– Les yeux : plus en détail, plus délicat, chez les malades dépendants ne pouvant faire ces actes seuls, il faut penser à nettoyer les culs-de-sac lacrymaux (coins des paupières) chaque matin et plus si nécessaire avec un coin de gant humidifié à l'eau claire, une compresse douce imprégnée de sérum physiologique ou encore une solution adaptée au lavage oculaire.

– Un peu plus haut et de part et d'autre, un lavage périodique du sillon postérieur des oreilles, des méandres de leurs pavillons, et de la partie visible du conduit auditif externe (sans l'écouvillonner) sont également les bienvenus. Enfin, il faut aussi régulièrement procéder au nettoyage des lunettes et des embouts des prothèses auditives.

Rôle propre infirmier

– Évaluer le degré d'autonomie de la personne âgée soignée et la faire participer à la toilette en tenant compte de ses possibilités. Établir avec elle une entente contractuelle quand les possibilités de communication le permettent.
– Respecter la dignité et l'intimité de la personne soignée quelles que soient les maladies dont elle souffre.
– Exploiter le moment du soin pour communiquer avec elle.
– Penser aux gestes qui signent la qualité d'un soin : hygiène bucco-dentaire, soins des mains et des pieds, hydratation de la peau, voire parfum, harmonisation des vêtements…
– Pour éviter les oublis, le rythme des soins corporels doit être planifié, notamment pour les soins qui ne sont pas quotidiens, et leur exécution mentionnée dans le dossier de soins.
– Enfin, ne jamais perdre de vue que la qualité des soins corporels donnés a une grande importance pour la qualité de l'ensemble des soins.
– Veiller à soigner la présentation des malades âgés :
• tenue vestimentaire ;
• coiffure ;
• soins du visage, maquillage léger ;
• soins réguliers des ongles et des mains ;
• rasage et épilation ;
• hygiène générale.
– Conseiller aux malades et à leur famille de faire appel à un professionnel (manucure, esthéticien, coiffeur).

CONCLUSION

Effectuer des soins corporels aux personnes âgées dépendantes nécessite de prendre en compte dans la démarche soignante la personne âgée dans son unicité, non seulement à travers le reflet de sa vie, mais aussi dans son état actuel, avec ses pathologies, ses handicaps et l'acceptation d'une sexualité persistante malgré l'avancée en âge. C'est faire d'un acte de soin, qui pourrait être banal, un moment privilégié de relation et d'émotions partagées. C'est permettre au sujet âgé de restaurer le maximum de son autonomie grâce à une stimulation et à un maintien de ses aptitudes, par une approche pluridisciplinaire et multidimensionnelle.

BIBLIOGRAPHIE

AMYOT J.-J., *Travailler auprès des personnes âgées*, Privat, 1994.

ANZIEU D., *Le moi-peau*, Dunod, Paris, 1985.

BÉGUIN A.-M., MALAQUIN-PAVAN E., « Le soignant face à la sexualité du sujet âgé », revue *Soins* n° 62, février 2001, Masson, Paris.

BÉGUIN A.-M- MALAQUIN-PAVAN E., « L'incontinence, un handicap intime », revue *Soins*, n° 58, septembre 2001, Masson, Paris.

CHAIX L., LECOINTE H., SABATIER M.-C. *et al.*, *L'Aide Soignante,* n° 5, 1994.

DOLTO F., *L'image inconsciente du corps*, Le Seuil, 1984.

GINESTE Y., MARESCOTTI R., « La toilette du malade en institution : un acte de santé », *L'Aide soignante*, n° 9, 1996.

HALL E.-T., *La dimension cachée*, Point Seuil, 1966.

MALAQUIN-PAVAN E., « Pourquoi les soins de base sont-ils aussi essentiels en soins palliatifs gériatriques qu'ailleurs? », *Revue de gérontologie*, n° 123, 2002-3, p. 29-33.

MÉMIN C., *Projet de vie avec les personnes âgées et dépendantes en institution*, Bayard, 1992.

MERDY-TAFFOREAU A., « Une fiche de toilette personnalisée », *L'Aide Soignante*, n ° 2, 1994.

REGOUBY Y., « La personne âgée en institution », *Gestions hospitalières* n° 306, 1991.

VERCAUTEREN R., BARRANGER A., VERCAUTEREN M.-C., « Animer une maison de retraite », *Pratiques du champ social*, 1995.

24 ♦ Toucher et toucher-massage au service du soin gériatrique

E. MALAQUIN-PAVAN

Si tout être humain utilise le toucher dans son rapport au monde et à son propre corps, tout soignant doit apprendre à poser ses mains pour toucher le corps de l'autre à la recherche de la personnalisation du soin à la personne soignée qui se confie entre « de bonnes mains ».
Oser utiliser le toucher-massage dans la pratique soignante repose sur la volonté et la maturité du professionnel, parce qu'il en a compris l'intérêt, les limites et qu'il s'est organisé pour approfondir ses gestes (par compagnonnage et/ou formation complémentaire) ; il sait alors argumenter cette pratique au sein de l'équipe où il exerce. Et si une réserve est de bon aloi pour éviter toute dérive sectaire, toute pratique aléatoire ou illégale (parce qu'appartenant au champ de compétences d'autres professionnels notamment des kinésithérapeutes), la pratique du toucher-massage a toute sa légitimité dans les soins infirmiers. Quelle que soit la personne âgée rencontrée, la pratique peut se laisser guider par les éléments de réflexions ci-après.

RECONNAÎTRE TOUT D'ABORD LA PLACE DU TOUCHER

Comme toutes les autres professions approchant le corps de l'autre, les infirmières et les aides-soignantes ne peuvent pas faire l'économie de s'arrêter sur le toucher, à la fois comme sens tactile (récepteur cutané) mais aussi comme émetteur de corps à corps, de peau à peau. Mieux comprendre l'engagement réciproque dans la relation d'intimité entre patient et soignant aide à se modéliser progressivement en tant qu'individu et en tant que professionnel, à s'ajuster sans cesse dans une recherche éthique de juste distance des gestes de soins.
On estime que 85 % des soins infirmiers courants nécessitent le recours au toucher pour pouvoir être effectués… Ainsi, réfléchir sur la place du toucher au cœur des soins quotidiens est essentiel. Pourtant, les acteurs des soins infirmiers en parlent encore trop souvent à mots couverts, de peur d'être hors champ de compétences, dans une confusion de rôle ou de pratique entre les mots *« toucher »*, *« toucher-massage »*, *« massage »*. Au quotidien, de nombreux soignants ont l'intuition que certains gestes peuvent calmer. Mais

peu d'entre eux les posent comme de « vrais » gestes professionnels, source de plaisir et de réconfort à l'autre ; par-delà l'envie ou la technique, c'est un peu comme si le professionnel n'arrivait pas à saisir ce qui le pousse à sentir cela ou être arrivé à un résultat sans avoir eu le temps d'en comprendre le mécanisme pour en tirer un réel enseignement professionnel en matière de savoir-faire, de savoir être et de reproductibilité.

Un grand nombre de publications[1] et de formations font état d'analyse de cette pratique consciente du toucher au cœur des soins. Outre ce que les acteurs des soins infirmiers produisent, cette pratique s'enrichit par le partage interdisciplinaire où se mutualisent les approches du toucher et du toucher-massage, qu'ils soient issus du cadre familial et/ou appropriés par les psychomotriciens, les psychologues, les kinésithérapeutes, les animateurs et bien d'autres acteurs du soin. C'est cette réflexion partagée qui conduit vers un enrichissement des pratiques individuelles et collectives, ouvrant le questionnement soignant sur les attitudes, les peurs, les blocages, voire les répulsions à toucher l'autre mais aussi ce que les acquis des uns peuvent apporter aux autres.

RÉCIPROCITÉ DU CORPS À CORPS

Dans une rencontre de corps à corps, le toucher met en relation deux êtres. Comme l'a démontré Hall dans ses travaux sur la proxémie, les gestes de soins se situent la plupart du temps directement dans la zone intime (inférieure à 45 cm jusqu'au contact physique), au cœur de cette bulle dans laquelle l'être humain se sent d'emblée en confiance ou en insécurité, en résonance avec la manière dont l'autre s'est approché de lui. Cette distance intime, où les canaux sensoriels qui priment sont l'odorat et le toucher, où l'engagement corporel et le contact physique dominent la conscience des partenaires en interaction, renvoie à trois registres :

– celui de la violence et de l'agressivité (parce que le geste est trop brusque, trop soudain, mal anticipé, effectué au mauvais moment ou réveillant une expérience antérieure négative) ;

– celui de l'érotisation, la sensualité et la sexualité (registre écarté par le cadre posé dans un contexte de soins) ;

– celui de la tendresse, des comportements de protection et de réconfort (où l'intentionnalité des gestes de soins peut trouver tout son sens).

Le corps de l'autre, de celui que l'on soigne, est avant tout un lieu, un territoire, un monde, son monde.

Si c'est un lieu de souffrance bien souvent, c'est aussi un fabuleux espace de vie. Ce corps âgé renferme des potentialités non stimulées parfois depuis de nombreuses années ; il est le siège de toute une histoire tissée au fil du temps, nourrie d'expériences accumulées depuis la petite enfance, au travers d'un vécu de plaisir et de déplaisir des différents contacts tactiles reçus et donnés.

1. Se reporter notamment à la revue de la littérature effectuée pour le travail de recherche d'E. MALAQUIN-PAVAN cité en bibliographie (*Bénéfices du toucher-massage dans les soins aux personnes âgées démentes*).

UN LANGAGE EN SIX SYMBOLES

Parmi les multiples formes d'expression non verbale, le toucher constitue un moyen de communication très significatif. Les remarquables travaux de Weiss (1979) ont permis de mieux saisir qu'au même titre qu'un langage écrit ou oral, c'est un langage à lui seul. Weiss le décrit sous forme de six symboles permettant à la fois de comprendre sa nature et ce qui peut aider le soignant à produire le geste tactile adéquat :

– *la durée du toucher* entraîne un niveau d'intégration augmentant la perception cognitive et affective du corps;

– *les parties du corps touchées*, grandement influencées par les valeurs socioculturelles et sexuelles attribuées au toucher, offrent des perceptions différentes, en fonction du seuil de sensibilité ou au degré d'innervation des différents régions corporelles, du nombre de régions corporelles touchées (plus ce nombre est grand, plus les sentiments de rapprochement avec autrui et les influences positives d'une personne par rapport à elle-même augmentent), de la notion de force centripète (degré auquel le centre du corps est touché par rapport aux extrémités);

– *la progression des mouvements* entraîne des réactions opposées : trop brusque, elle peut causer une résistance musculaire plus progressive ou graduelle, elle encourage une discrimination plus fine parmi toutes les représentations neurologiques du toucher;

– *l'intensité du toucher*, forte ou modérée, est dépendante du degré de pression exercé sur la peau, provoquant, selon le niveau d'intensité, diverses réactions d'hyperexcitabilité des cellules corticales : une variation entre une intensité forte et faible procure une meilleure perception;

– *la fréquence ou la somme des touchers* qu'un individu exprime tous les jours influence son développement : une fréquence élevée procure une estime positive de soi, une conscience de son corps, un sentiment de rapprochement avec autrui, un développement biologique plus sain, une augmentation de l'habileté cognitive et affective ainsi qu'une identité sexuelle plus marquée;

– *les perceptions du toucher* donnent une impression immédiate de sensation de confort ou d'inconfort : lorsque le contact tactile est plaisant et agréable, l'individu perçoit les parties de son corps comme valables et significatives.

UNE NATURE À DOUBLE FACETTE

Tel que décrit par Van der Bruggen H. (1977), le contact physique peut être « *gnostique* » ou « *pathique* ».

La palpation du professionnel qui veut savoir est de caractère *gnostique* : les doigts sur la peau du malade cherchent une vérité cachée qu'ils doivent découvrir. Ainsi, dans une visée diagnostique, la main du médecin ou du paramédical sait ce qu'elle cherche : elle scrute les secrets du corps malade pour évaluer de quoi il en retourne. C'est une main qui brise les barrières cognitives et affectives dans le sens où la pudeur n'existe plus du fait de l'intrusion effractive (même si les précautions d'usage sont respectées).

À l'inverse, le contact tactile qui cherche à communiquer une intentionnalité ou une attention soignante est de caractère *pathique* : les doigts qui effleurent une partie du corps ne veulent pas savoir, ne veulent pas scruter, mais visent justement à garder au corps son secret personnel. La main qui caresse, enveloppe l'être soigné, sans briser les barrières affectives ou cognitives; elle crée une frontière gardée par la pudeur, puisqu'elle ne vise pas le corps comme tel, mais établit un contact de personne à personne.

SPÉCIFICITÉ AUPRÈS DE PERSONNES ÂGÉES

Les pathologies liées au vieillissement aboutissent souvent à une modification de la communication interpersonnelle, demandant de rechercher d'autres canaux de communication lorsque la relation verbale est appauvrie. En effet, les déficits sensoriels, les détériorations cognitives, la perte d'autonomie sont autant de signes rappelant le besoin vital, indispensable de contact physique, raison de plus si la personne finit ses jours en institution. Chaque personne a besoin d'un minimum de contact physique pour survivre; ce besoin est encore augmenté en cas de maladie, de stress. En soi, la vie institutionnelle, rarement choisie – avec toutes les ruptures qu'elle entraîne avec la vie antérieure –, augmente ce besoin. Comme l'a souligné Prayez, l'approche par le toucher devient une alternative intéressante pour faciliter l'instauration d'un climat de confiance et la coopération aux soins.

Le toucher comporte cinq éléments qui sont : le contact, la pression, la chaleur, le froid, la douleur. Même s'il y a des altérations liées au processus de vieillissement, les aspects *pression* et *contact* sont très souvent préservés chez la personne dépendante, au niveau des bras, des jambes et du dos de la main. Fondés sur les travaux de Mailloux-Poirier et Berger et sur ceux de Matteson *et al.*, les tableaux 24-1 et 24-2 schématisent les principales manifestations du vieillissement ou de la maladie sur le sens du toucher.

CONTEXTES DE SOINS INFIRMIERS OÙ LE TOUCHER EST LANGAGE

S'approprier cette approche de toucher conscient influence les différents contextes de soins infirmiers où se produisent les soins au corps âgé dépendant souffrant.

Les *soins d'hygiène*, inscrits au cœur de l'intimité de la personne soignée, rentrent dans un contact de grande proximité : ainsi, au-delà de l'enseignement reçu de la technique de la toilette au lit, le soignant peut redécouvrir et oser des gestes de tendresse... ou encore, accompagner de mouvements enveloppants, doux, le transfert lit–fauteuil, le retournement lors du change ou l'entrée en bouche.

Lors des *soins techniques*, il s'agit pour le soignant de garder présent à l'esprit le sens même du soin : ainsi, au-delà de l'exécution justifiée et légalisée d'une prescription médicale, le soignant peut ainsi accueillir les craintes et les résistances de la personne âgée dans un meilleur confort réciproque; le contact, inévitable avec le corps de l'autre, ouvre un autre espace de rencontre

Tableau 24-1. Principales manifestations du vieillissement sur le sens du toucher

Manifestations du vieillissement	*Conséquences*
– Diminution ou modification des sensations tactiles.	– Perte des habiletés de discrimination fines (pieds et mains) : non-reconnaissance des petits objets (monnaie, boutons...). – Présence de paresthésie, d'anesthésie locale ou d'hyperesthésie.
– Diminution des sensations liées à la pression et à la température et baisse de la vitesse de réaction aux stimuli sensoriels.	– Danger accru de blessures (souliers et vêtements serrés, aiguilles à coudre ou à tricoter, etc.), de brûlures et d'engelures.
– Difficultés à percevoir et à localiser les douleurs profondes.	– Danger d'aggravation de maladie grave (pneumonie, appendicite, infarctus), car absence de perception de la douleur.
– Perte de la sensibilité vibratoire.	– Risque de chutes et difficultés à conserver son équilibre.
– Problèmes liés au goût et à l'odorat : prothèses dentaires, maladie mentale, tumeur cérébrale, médicament, etc.	– Distorsion du goût, perception d'odeurs nauséabondes, etc.
– Problèmes pouvant altérer le sens du toucher : sclérose en plaques, arthrite, rhumatisme et certains troubles comme la paresthésie ou la paralysie.	– Sensations anormales (fourmillement, picotement, sensations de brûlure, etc.).

Tableau 24-2. Principales manifestations des maladies sur le sens du toucher

Maladies provoquant des altérations sensori-perceptuelles	*Impact sensoriel*
– Diabète. – Accident vasculaire cérébral (AVC). – Insuffisance artérielle. – Atteinte des récepteurs tactiles périphérique.	– Névropathie périphérique empêchant les sensations, même légères, aux extrémités : sensations paresthésiques occasionnelles. – Blocage des influx sensoriels vers le système nerveux central. – Ischémie périphérique et destruction des terminaisons nerveuses empêchant la captation des sensations tactiles reliées au toucher. – Incapacité de percevoir les sensations tactiles.
– Atteinte vestibulaire (oreille) par AVC, syndrome de Ménière ou autres causes.	– Problèmes au niveau de l'équilibre, des réflexes liés à la station debout, des propriocepteurs et des fonctions visuelles.

si l'attention soignante se porte sur tout ce qui entoure l'exécution adéquate de l'acte tels que :

– des gestes enveloppant et caressant une partie du corps agressé par tel acte technique peut rappeler qu'au-delà du corps objet, c'est à un être humain qu'il s'adresse ;
– une main posée sur une poitrine qui invite, avant l'acte craint, à pousser de gros soupirs, facilite le relâchement des tensions ;
– un toucher enveloppant ou un toucher-massage de détente, au cours d'un soin douloureux, peut aider à mieux le supporter.

Dans la *démarche éducative*, la communication non verbale – et plus particulièrement le toucher – a un impact conséquent : en effet, si le geste est porté par une parole, il est aussi à l'origine de l'ancrage profond de ce qui se dit, de ce qui se vit. Dans la présence qu'implique le *soin éducatif*, le toucher est au service du processus d'apprentissage. Le soignant qui l'utilise peut aider la personne âgée à se réconcilier en partie avec son corps, à réapprendre à l'aimer, à l'accepter tel qu'il est. Cela peut être aussi apprendre à la famille à recourir à ce mode particulier de communication pour faciliter la conservation des liens avec le proche et se réapproprier une place dans le soin de l'être aimé.
Enfin, c'est un outil de choix dans les *soins relationnels* ; tout contact corporel devient un lieu privilégié de rencontre lorsque le langage verbal de la personne âgée devient difficile, voire impossible. Il ne s'agit pas ici de chercher à quantifier, contrôler et expliquer tous les actes ou résultats attendus : c'est accepter d'accueillir ce qui vient, accompagnant la personne âgée bien au-delà de ce qu'en tant que soignant, on peut en comprendre. Et si les professions du soin amènent à ce contact de grande proximité avec le corps de l'autre, celui-ci se situe dans le cadre précis du soin : toute relation est justifiée par cette situation de soins et ne se vit donc qu'à travers elle.

RECONNAÎTRE LA PLACE DU TOUCHER-MASSAGE

Les soins infirmiers aux personnes âgées visent à offrir des réponses en terme d'adaptation, de développement, de réalisation, de croissance : donner un toucher-massage de détente est une des interventions de choix en la matière, tant comme soin à part entière que comme vecteur de détente, de bien-être et de prévention de la douleur induite par les activités ou les soins. C'est un acte privilégié qui permet de communiquer de la chaleur humaine, d'apaiser, et qui est non invasif, dans un contrat de soin qui autorise une proximité sans ambiguïté.

CE QU'EST UN TOUCHER-MASSAGE EN SOINS INFIRMIERS

Outil d'enrichissement des soins, le toucher-massage est à la fois un processus et un moyen d'intervention. Action de toucher volontaire, il représente :

– une manière pour le soignant qui le donne de transmettre son désir d'être présent, d'être en relation autrement, de soulager et d'entrer en contact sur le plan physique avec une personne qui souffre, de l'aider à se détendre et à prendre soin d'elle;
– une reconnaissance de la personne âgée dans ce qu'elle est, au-delà de ce corps témoin de la maladie, de la vieillesse;
– une recherche soignante d'un moyen de détente et de réconciliation avec le corps, même altéré, permettant à la personne âgée de mieux appréhender un traitement, une intervention, à redécouvrir du plaisir, une meilleure conscience de son schéma corporel;
– une réponse au déficit de stimulation de la personne âgée isolée ou qui est devenue totalement dépendante de son environnement pour les actes de la vie quotidienne.

En référence aux modes de réactions humaines de Gordon guidant le jugement clinique infirmier, c'est une intervention pertinente pour appréhender une personne soignée dont le ou les diagnostics infirmiers identifiés sont :

– l'anxiété (sensations/sentiments);
– l'isolement (relations);
– la perte d'espoir (perceptions);
– le sentiment d'impuissance (perceptions);
– la perturbation de l'image corporelle (perceptions);
– la douleur (sensations/sentiments);
– la perturbation des habitudes de sommeil (mouvement);
– la difficulté à se maintenir en bonne santé (mouvement);
– l'altération des perceptions sensori-perceptuelles (perceptions);
– l'altération de la communication (communication);
– l'altération des opérations de la pensée (connaissances);
– le manque de connaissances (connaissances).

CE QUE N'EST PAS UN TOUCHER-MASSAGE EN SOINS INFIRMIERS

Il ne s'agit pas d'un massage kinésithérapeutique, ni d'un massage mettant en jeu une rééducation neuromusculaire ou comportant une mobilisation méthodique, mécanique ou réflexe des tissus. Si l'intérêt de travailler en étroite collaboration avec les kinésithérapeutes est élémentaire quand on travaille en gériatrie, les techniques de massages qu'ils utilisent sont clairement réglementées dans leur décret de compétences. Les différentes formes de toucher-massage abordées dans ce chapitre ne sont l'apanage d'aucun soignant. Bien qu'elles nécessitent une formation complémentaire, elles symbolisent simplement la profonde volonté soignante d'humanisme pour entourer autrement la réalisation des soins techniques et spécifiques à chacune des professions d'aide et de suppléance, à la recherche de toujours plus de confort pour la personne âgée dans son dernier chemin de vie. Mieux connaître les limites des compétences de chacun permet au quotidien de dialoguer et d'œuvrer ensemble pour le bien-être et l'équilibre du patient ou de sa famille, en étroit partenariat avec les autres professionnels de la santé.

EN PRATIQUE

Le toucher s'utilise au décours de la plupart des soins infirmiers. Une attention particulière est préconisée dans les soins au corps (toilette, mobilisation, installation, pansement, soin de bouche…), lors de la prise alimentaire, lors de l'aide au sommeil, notamment du fait de l'importance de cette mobilisation douce passive nécessaire pour diminuer l'ankylose si fréquente chez la personne âgée dépendante. Ici, l'étroite collaboration avec les kinésithérapeutes est un gage de qualité des soins, à condition de savoir recourir au binôme ou de programmer les soins au corps après la séance de kinésithérapie palliative.

UNE INTENTIONNALITÉ GESTUELLE

Ce toucher intentionnel, volontiers instinctif ou réflexe, est basé sur :

– une prise de contact (verbale, visuelle, tactile);

– une position des mains (bien à plat, la totalité de la paume et des doigts en contact sur la peau);

– un enchaînement progressif, conduit, des gestes (enveloppant, parcourant toute la surface de la partie touchée ou du corps, comme un balayage effleurant, pressant délicatement, modelant la peau);

– une mobilisation douce passive;

– une séparation progressive (retrait des mains après un petit temps d'appui immobile par exemple).

Ce toucher se fait à main nue, sans produit ou avec une crème, une huile, une lotion en fonction du contexte, du soin.

QUAND ET POUR QUELLE NATURE DE SOIN?

Deux formes de « *massages* » se dispensent en soins infirmiers : le massage de prévention des escarres (technique d'effleurage, de pétrissage en dehors de toute rougeur) (*cf.* chapitre 24 et le toucher-massage de détente). Ce dernier se dispense :

– au décours d'un soin, notamment en prévention de la douleur induite et/ou lors d'un binôme pour faciliter la réalisation d'un soin technique ou d'un soin appréhendé par la personne âgée (ex. : toucher-massage du dos ou de la main durant la réfection du pansement, toucher enveloppant du dos dans une répétition rythmée de caresses aux pressions douces alternées favorisant la sécrétion d'endomorphines);

– en tant qu'activité de soin directe, sur le moment, pour faire face à une situation de crise, de stress ou d'isolement mal vécue, pour faciliter l'endormissement, pour aider la personne âgée à retrouver une image corporelle ou du plaisir dans son corps malmené par la maladie, le handicap ou le processus naturel de vieillissement;

– en tant qu'activité sociothérapeutique individuelle programmée, en particulier pour les personnes démentes qui ne peuvent pas participer à des activités de groupe ou dont le comportement dysfonctionnel (cris, déambulation majorée…) demande un isolement momentané du reste des patients;

– en tant que vecteur transmis à la famille pour l'aider à maintenir une communication, un lien avec la personne âgée, à prendre le relais, à se sentir utile pour ce proche confié à d'autres mains…

SOUS QUELLE FORME ET SUR QUELLES PARTIES DU CORPS?

Ce toucher-massage revêt ainsi plusieurs formes selon le but poursuivi :

– dans un but de communication non verbale ou de renforcement du lien, l'intentionnalité, la manière d'oser poser les mains priment sur la technique;

– dans un but thérapeutique précis, celui-ci nécessite une formation approfondie d'une technique choisie pour ses indications spécifiques et une connaissance plus importante de l'anatomie.

Il s'effectue sur les mains, le dos, le visage, les jambes, les pieds. Parmi les principes de base à respecter, il est essentiel de rappeler que :

– l'accord initial de la personne âgée qui le reçoit doit être donné (soit de manière verbale, soit de manière plus informelle en ne se dérobant pas aux gestes produits notamment dans le cadre de troubles cognitifs qui empêchent la personne de s'exprimer verbalement);

– le soignant doit lui aussi avoir envie de le donner et de se laisser guider par ce soin particulier;

– le choix de la partie du corps massée dépend à la fois de la sensibilité de la personne âgée et de ce que le soignant cherche à obtenir. Par exemple, le toucher-massage des pieds peut être choisi parce que les pieds sont souvent des parties du corps peu accessibles à la personne âgée, parce qu'il s'effectue en face-à-face, ouvrant ainsi un autre espace de parole ou de sécurité à la personne âgée; à l'inverse, le toucher-massage du visage ou du dos, où la personne âgée ne voit pas le soignant, offre d'autres perspectives de lâcher prise;

– l'installation de la personne massée est à privilégier, de préférence au calme, allongée ou demi-assise (au lit, au fauteuil ou le buste reposant sur un coussin recouvrant la table adaptable), les bras le long du corps. De la même manière, le soignant doit veiller à sa propre installation pour éviter toute tension durant le soin, savoir utiliser un pouf, un coussin ou un oreiller pour faire reposer les membres inférieurs ou supérieurs massés;

– l'adaptation des gestes se fait en fonction du recueil de données initial, du vécu antérieur éventuel de la personne âgée en la matière et de l'évolution de son état de santé;
– du fait de la baisse naturelle de la température corporelle durant cette détente (un peu comme pour la période d'endormissement), il est nécessaire d'avoir à portée de main de quoi couvrir la personne massée;
– comme pour l'entrée en contact qui est à soigner, il en va de même pour le retrait des mains en fin de toucher-massage (dire que c'est fini et marquer un petit temps d'arrêt, une pression légère puis une séparation progressive).

Dans cet objectif de détente, il vaut mieux éviter de toucher une partie du corps blessée pour ne pas éveiller une résistance par crainte de la douleur. De même, selon l'approche choisie, masser à distance d'un repas est recommandé, ceci afin d'éviter de perturber la digestion.
En moyenne, une séance de toucher-massage dure 15 minutes; sa fréquence varie en fonction du désir de la personne et de la disponibilité de celui qui produit ce soin.

POUR UNE PRATIQUE EFFICIENTE

Le toucher est encore trop tabou, les mots pour en parler (caresses, effleurement…) enfermant parfois dans une crainte du regard de l'autre. Le toucher-massage de détente reste encore un acte isolé, un soin informel. Il peut être dans l'extrême soit nié, soit considéré comme un luxe, soit clairement reconnu et formalisé dans un contrat de soins prenant en compte les besoins perturbés de la personne âgée ou risquant de l'être. Pour leur offrir la place qu'ils méritent, l'apprentissage soignant peut être facilité en :

– osant s'approprier le toucher comme un acte de soin, une capacité soignante aussi incontournable que le respect, la propreté, la dextérité technique;
– se formant au toucher-massage et/ou en recherchant autour de soi des collègues qui le pratiquent afin de créer un groupe-ressource;
– massant et en se faisant masser entre collègues motivées pour approfondir la dextérité, la fluidité des gestes, le ressenti de la variation des pressions…;
– débutant auprès d'un patient avec lequel le soignant se sent à l'aise, éventuellement à quatre mains – en binôme avec un collègue plus expérimenté – pour gagner soi-même en confiance;
– planifiant l'intervention comme les autres soins;
– mesurant les résultats et en sachant sensibiliser l'équipe au regard de ceux-ci.

Échanger sur ces pratiques et se former à différentes techniques de toucher-massage aident à prendre le nécessaire recul qui permet d'analyser l'intuition, de sortir de la spontanéité pour passer à un véritable acte de soin personnalisé, source de présence et de disponibilité à soi-même et à l'autre. C'est rejoindre et accueillir autrement la personne âgée là où elle est, ouvrant d'autres possibles, d'autres envies de se sentir en vie.

BIBLIOGRAPHIE

BERGER L., MAILLOUX-POIRIER D., *Soins Gériatriques - Problèmes complexes d'interventions autonomes*, Maloine, Paris, 1989.

DOBBS-ZELLER B., PARATTE D., POLETTI R., *Réflexologie pour les professionnels de Santé,* Éditions Sophia, Genève, 1984.

GORDON in DOENGES M.E., MOORHOUSE M.-M., *Diagnostics infirmiers et interventions, guide pratique*, 2e édition, InterEditions, Paris, 1994.

HALL E.-T., *La dimension cachée*, Le Seuil, Paris, 1966.

HALL E.-T., *Le Langage silencieux,* Le Seuil, Paris, 1984.

MALAQUIN-PAVAN E., « Bénéfice thérapeutique du toucher-massage auprès des personnes souffrant de démence de type Alzheimer », revue de l'*ARSI*, n° 49, juin 1997.

MALAQUIN-PAVAN E., « Communiquer : un défi simplement humain », revue *Santé Mentale*, n° 23, décembre 1997, p. 31 à 33.

MATTESON M.-A., Mc CONNEL E.-S. *et al.*, *Gerontologic Nursing : concepts and practice*, Philadelphie 1988, p. 390.

NECTOUX-LANNEBERE M., « Le toucher au coeur des soins », revue *Laënnec*, n° 2, décembre 1994.

PERSONNE M., *Le corps du malade âgé*, Privat, Toulouse, 1994.

PRAYEZ P., SAVATOSKY J., *Le Toucher apprivoisé*, Lamarre, Paris, 1989.

SAVATOFSKI J., *Le Toucher-massage*, collection « Pratiquer », Lamarre, Paris, 1998.

SFAP, *L'infirmière et les soins palliatifs, éthique et pratique du prendre soin*, collectif d'auteurs sous la direction de JOUTEAU-NEVES C., MALAQUIN-PAVAN E., NECTOUX-LANNEBERE M., Masson, Paris, 2002.

VAN DER BRUGGEN H., *Ce malade qui existe,* collection « Infirmières d'aujourd'hui », Le Centurion, Paris, 1977.

Communiquer avec la personne âgée ♦ 25

E. MALAQUIN-PAVAN, C. JOUTEAU-NEVES

« Communiquer : […] transmettre. Donner connaissance, faire partager à quelqu'un. […] – Être en communication, être relié par un passage, une ouverture […]. – Être en relation, en rapport, en correspondance avec quelqu'un. […]. » (Définition du Petit Larousse.)

Communiquer nécessite donc la présence de deux interlocuteurs, puisque deux fois *Le Larousse* fait référence à ce « quelqu'un ».
L'école de Paolo Alto postule qu'il est impossible de ne pas communiquer, car il est impossible de ne pas avoir de comportements. « Au-delà des aspects de la communication tels que la syntaxe et la sémantique, la pragmatique s'occupe du fait que la communication affecte le comportement. Elle prend en compte les faits expressifs qui peuvent avoir une valeur de communication comme les gestes, les postures, les mimiques et plus généralement, les comportements non verbaux et corporels. » Nous retiendrons que 80 % de la communication, dont nous sommes à la fois émetteur et récepteur, est non verbale.
La communication humaine s'enrichit par le biais des différents canaux sensoriels et perceptifs (vocaux, acoustiques, visuels, olfactifs, tactiles et thermiques). Ces canaux permettent de dépasser les informations transmises par la parole. Mieux apprendre et comprendre la richesse de la communication verbale et non verbale est à la base de la démarche relationnelle avec la personne âgée et ce d'autant plus si elle souffre d'une altération intellectuelle telle que la maladie d'Alzheimer ou toute autre pathologie entraînant une altération du mode de la communication. Notre comportement peut donc influer sur la qualité de la communication (la faciliter ou au contraire l'altérer).
Soigner, c'est prendre soin de la personne humaine en rupture de santé ou en situation de maladie, dans une dynamique préventive, curative et/ou palliative de soins globaux. Notre démarche relationnelle guide en permanence la dispensation des soins infirmiers de base, techniques et éducatifs, au plus près des besoins du patient et de son entourage.

PARTICULARITÉS DE LA COMMUNICATION AVEC LA PERSONNE ÂGÉE

L'âge lui-même peut diminuer la communication verbale et amener à utiliser des modes non verbaux.

Mais là encore, il est préférable de ne pas prendre un raccourci trop simple. Disons donc plutôt que le vieillissement entraîne un certain nombre de pathologies susceptibles de provoquer des troubles :
- déficits sensoriels;
- aphasie;
- démence.

Ces altérations obligent alors à développer des modes de communication non verbale pour soutenir le soin et en particulier :
- percevoir l'expression corporelle d'une angoisse;
- repérer et tenter d'évaluer une douleur, une souffrance;
- maintenir un lien relationnel pour atténuer un sentiment de solitude;
- aider l'entourage à repérer d'autres manières de communiquer avec leur proche.

S'interroger sur la communication en gériatrie s'inscrit dans le cadre d'une réflexion globale sur la prise en soin des personnes âgées.

La qualité de la communication permet à la personne âgée de garder une image et une estime d'elle-même positive, de maintenir son intégration dans son cadre de vie habituel ou de la favoriser dans un nouvel environnement lors de son institutionnalisation. Elle soutient sa capacité d'adaptation, l'inévitable travail de deuil qu'elle doit accomplir face aux pertes multiples auxquelles elle est confrontée et à l'approche de la mort. Mais surtout et d'abord, la communication sert son autonomie et son indépendance.

Quand l'état mental se dégrade, il s'agit, au-delà des cris et des comportements dysfonctionnels, de décoder les émotions et les problèmes exprimés : anxiété, peur, douleur, mal-être…

La communication avec la personne âgée implique un entourage significatif : la famille, les proches, les autres résidents ainsi que d'autres soignants.

Si nous voulons être attentifs à d'autres éléments, c'est le plaisir que chacun peut trouver dans ce partage de la communication, du souvenir, de l'expérience, des réflexions. De dominant/dominé, la relation soignant/soigné devient d'égal à égal. Tout alors devient riche d'enseignement pour les deux protagonistes dans une vraie relation (selon H. Peplau). En même temps, la communication avec la personne âgée ne peut être abordée que de manière systémique, considérant cette dernière dans son histoire, dans son milieu de vie, en interaction constante avec un environnement léger.

Le temps est également un élément à prendre en compte : temps de « l'apprivoisement », temps de la prise de contact, temps de la rencontre et du partage, temps de « l'au revoir » et de la prise de congé.

Exprimer non seulement sa colère, ses peurs, ses interrogations, mais aussi ses désirs profonds, ses espoirs, ses projets, ne peut s'inscrire qu'au sein d'une relation fondée sur la confiance, la reconnaissance mutuelle, le respect, l'authenticité et la chaleur humaine (au propre comme au figuré).

La personne âgée a besoin de repères humains, matériels, de cohérence et de suivi dans les soins prodigués. Elle doit savoir à qui s'adresser (notion de référent) au sein d'une relation privilégiée dans laquelle elle se sent digne d'intérêt et où elle sent qu'elle existe pour elle-même.

Aujourd'hui, le peu de personnel dédié aux unités de soins gériatriques et le déficit de formation affectent la qualité de cette communication. Malgré la gentillesse des propos, il reste difficile de contrebalancer les carences : on écoute peu, mal, ou pas du tout, souvent dans l'urgence, dans l'encadrement d'une porte à peine entrouverte et prioritairement avec ceux qui nécessitent des soins techniques (injections, pansements…) ou une suppléance dans les autosoins (toilette, repas, marche…).
Ceux qui sont indépendants, qui se taisent, qui vont « bien », qui se replient sur eux-mêmes et qui manifestent peu leur présence, ceux-là n'ont droit qu'à quelques « miettes » de paroles.
Dans ces conditions, comment ne pas s'interroger sur certains comportements : celui qui frotte sans cesse son pansement d'ulcère l'empêchant de cicatriser, celle qui se plaint de multiples douleurs et geint à longueur de journée… n'est-ce pas là un moyen d'attirer l'attention, d'avoir pour soi tout seul un moment d'intimité et de partage avec le soignant qui court vers un autre ?

ÉVALUER LES CAPACITÉS À COMMUNIQUER

La démarche de l'infirmière et de l'équipe interdisciplinaire consiste d'abord à évaluer les possibilités de communication de la personne âgée. Des connaissances précises en physiopathologie de la vieillesse sont nécessaires. À l'altération naturelle des sens s'ajoutent des pathologies invalidantes.

L'OUÏE

– La presbyacousie : la personne entend mieux de loin que de près et perçoit mieux les voix douces ou chuchotantes.
– La surdité psychique ou fonctionnelle.
– La régression phonémique (confusion entre les mots).
– Le bouchon de cérumen.
– Les pathologies qui affectent potentiellement l'ouie (otite, diabète, atteinte neurologique).
– Les acouphènes.

La personne qui présente des déficits auditifs a des difficultés à suivre les conversations. Elle n'ose pas faire répéter par honte ou peur des moqueries. Elle finit par se replier sur elle-même avec parfois des mouvements d'humeur.
Des questions restent à se poser : la personne a-t-elle conscience de son déficit ? Souhaite-t-elle le corriger ? Sait-elle que des corrections sont possibles ? A-t-elle une expérience antérieure ? En cas d'échec, peut-elle pointer les raisons de l'abandon de son projet d'appareillage (Manque de dextérité, perturbation de l'image corporelle, de l'estime de soi…) ? Quelles sont ses possibilités financières d'un bilan, d'une rééducation, d'un appareillage ?

LA VUE

Le vieillissement entraîne :
- une diminution de l'adaptation à l'obscurité et à un éclairage faible;
- une diminution de l'acuité visuelle;
- une presbytie;
- une diminution de la vision périphérique et latérale;
- une sensibilité accrue aux sources lumineuses vives;
- une perception modifiée des couleurs.

Certaines pathologies aggravent ces déficits (cataracte, glaucome, AVC, dégénérescence maculaire liée à l'âge...).

LE TOUCHER

Mailloux-Poirier précise que : « Le toucher joue un rôle important au niveau de la communication, même s'il y a des altérations reliées au processus de vieillissement, les aspects de pression et contact sont très souvent conservés au niveau des bras, des jambes et du dos de la main. » Ces données sont essentielles au développement de la communication non verbale, notamment chez la personne âgée qui présente des déficits cognitifs pour qui ce mode de communication est à privilégier (*cf* chapitre 24, p. 298).

LE GOÛT ET L'ODORAT

Ces sens participent aux échanges entre les êtres humains de manière indirecte. Le goût est souvent modifié, d'autant plus que le patient est porteur de prothèses. L'odorat lui aussi est émoussé.

AUTRES CAPACITÉS À PRENDRE EN COMPTE

Certaines pathologies peuvent entraîner des perturbations complexes qui peuvent altérer la communication. En particulier les capacités mnésiques, notamment la mémoire immédiate, peuvent être déficitaire; il peut exister des difficultés d'abstraction, une perturbation du jugement et des troubles de l'humeur et/ou du comportement.
D'une façon générale, la collaboration avec d'autres professionnels de santé s'avère utile pour établir un bilan le plus riche, le plus précis et le plus rigoureux possible de la situation. Cette évaluation permet non seulement de mettre en évidence le potentiel, les ressources de la personne âgée, mais aussi ses limites (sensorielles, cognitives, émotionnelles, comportementales) et de dépister les troubles afin de les corriger ou d'y pallier.

LES DIFFÉRENTS NIVEAUX DE LA RELATION

Ils trouvent chacun leur place auprès de la personne âgée.

LA RELATION DE CIVILITÉ

Elle confirme la personne dans son rôle social à travers une relation basée sur la confiance et le respect.
– « Bonjour Madame… bonjour Monsieur…, comment allez-vous ce matin ? »
L'échange informel, convivial, peut paraître futile, mais parler du temps, de l'actualité, des évènements du jour, de sa famille, témoigne de la vie qui est là.

LA RELATION FONCTIONNELLE

Cet échange-là est plus structuré, formalisé. L'entretien d'accueil est un bon exemple de ce type de relation. Il permet de connaître et de mieux comprendre la personne, ses besoins, ses habitudes, ses préoccupations, ses problèmes de santé. C'est un échange qui peut également concerner un apprentissage. C'est une relation à visée informative et pédagogique.

LA RELATION DE COMPRÉHENSION ET DE SOUTIEN

La personne âgée est à la fois sujet et partenaire du soin. Réceptivité, écoute et partage, développés par l'infirmière, cherchent à encourager la personne à exprimer ses sentiments et/ou ses besoins. La réassurance et le conseil seront les réponses soignantes.

LA RELATION D'AIDE THÉRAPEUTIQUE

Le besoin d'aide peut être clairement exprimé par la personne âgée ou détecté par l'infirmière. Cette relation doit faciliter, selon L. Lamontagne, « La découverte de soi-même, émotions, ressources, choix, dans l'ici et maintenant ».
Pour la personne âgée et son entourage, la perte d'autonomie, les autres pertes parfois nombreuses, l'entrée en institution, constituent une période de crise. En ces instants, la relation d'aide semble un outil de choix pour soutenir les stratégies du « faire face » de l'ensemble des acteurs. Cette relation d'aide est possible avec la personne âgée aussi longtemps que l'état cognitif le permet.

ET LORSQU'IL EXISTE DES DÉFICITS SENSORIELS ET/OU COGNITIFS ?

Il reste alors la communication non verbale, celle qui permet de rester en contact différemment avec la personne âgée et de la rejoindre, même sans comprendre totalement ce qu'elle exprime. Pour le soignant, cela s'inscrit dans chaque instant, chaque geste de la vie quotidienne : respect, dignité, attention à la pudeur, à l'image de l'autre, prise de position dans les choix ou les négociations lorsque la situation mentale dégradée ne permet plus de cohérence dans les décisions. La tendresse et la compassion ont ici toute leur place. Rester quelqu'un et ne pas devenir « objet », c'est vivre; éprouver du plaisir ou tout autre sentiment, c'est exister, c'est communiquer. C'est être cet adulte âgé qui a un passé, une histoire. Le soignant doit accueillir cette réalité, celle de cette personne devenue aujourd'hui malade. Certes, accompagner ces personnes représente un véritable défi, face aux soins de suppléance de plus en plus lourds, sans répit, répétés, face à l'incompréhension de certains comportements toujours plus dysfonctionnels et au sentiment d'impuissance qu'ils entraînent chez nombre de soignants naturels ou professionnels. Il nous reste alors à nous appuyer sur :

– la complémentarité d'une équipe interdisciplinaire dans le recueil de données initial et continu et l'éventail des modalités d'intervention propre à chaque profession à domicile comme en institution;

– la connaissance de l'entourage socioculturel et familial, réelle valeur sur laquelle s'appuyer pour affiner la découverte de l'identité unique de l'être humain qui nous fait face;

– des connaissances actualisées sur les conséquences naturelles du vieillissement et sur les démences, leurs caractéristiques et leurs répercussions potentielles sur la vie, le comportement et le mode de communication de celui qui en est atteint.

Nous avons aussi à notre disposition, dans le meilleur des cas, des moyens qui soutiennent et renforcent le professionnalisme nécessaire à la prise en charge de ces patients déments : réunions cliniques interdisciplinaires, binômes infirmière/aide-soignante, consensus d'équipe, formation continue, analyse des pratiques infirmières individuelles ou en groupe, groupes de paroles, lectures professionnelles, congrès…

Nous avons encore simplement la liberté de choisir comment optimiser chaque instant…

CONCLUSION

En résumé, communiquer avec la personne âgée nécessite d'affiner notre jugement clinique, fondé sur des connaissances spécifiques, et de développer nos habiletés relationnelles en centrant notre observation sur les réactions verbales et non verbales des sujets en interaction : le soignant et le soigné.

Lorsque le langage verbal est difficile, voire impossible, tout contact corporel devient un lieu privilégié de rencontre. Le soignant entre alors dans une relation de corps à corps où il cherche simplement à accueillir ce qui vient, à accompagner l'autre au-delà de ce qu'il peut en comprendre. Toute la relation est justifiée par la situation de soin et ne se vit qu'à travers elle, de façon unique chaque fois.

Cette dynamique implique, sans aucun doute, le renoncement à nos *a priori*, et, lorsque nous sommes confrontés à la démence, l'acceptation d'autres logiques d'existence.
Confiance et conscience guident alors cette rencontre humaine, défi simplement ancré dans une proximité réciproque librement consentie.

BIBLIOGRAPHIE

Décret du 11 février 2002 relatifs aux actes professionnel et à l'exercice de la profession d'infirmier.

CARPENITO L.-J., *Manuel de diagnostics infirmiers*, InterÉditions, Paris, 1995.

HALL E.-T., *La Dimension cachée*, Éditions du Seuil, Paris, 1971.

MALAQUIN-PAVAN E., « Le toucher au cœur des soins », revue *Ouvertures,* n° 81, 1995, Paris.

MALAQUIN-PAVAN E., « Communiquer : un défi simplement humain », revue *Santé mentale,* n°23, décembre 1997, p. 31-33.

MAILLOUX-POIRIER D., *Soins gériatriques, problèmes complexes et interventions autonomes*, Maloine, Paris, 1991.

PICARD D., EDMOND M., *L'école de Paolo Alto*, Retz, Paris, 1984.

26 ♦ Animation, loisirs et activités artistiques thérapeutiques en gériatrie

F. AMALBERTI

L'animation dans les établissements gérontologiques est un élément essentiel du projet de vie. Elle est synonyme de plaisir, de joie, de détente et se décline à travers toutes les activités occupationnelles et ludiques offertes par l'institution. L'animation est aussi porteuse d'actions à visée plus thérapeutiques, qui contribuent à la réhabilitation et au maintien des fonctions cognitives, et permettent aux personnes âgées de conserver une vie sociale et relationnelle. Nous aborderons l'animation sous trois angles : « animation-loisir », « animation-soin » et « animation-thérapie », afin de mieux cerner le sens donné aux actions soignantes proposées dans ce cadre de référence.

ANIMATION-LOISIR

La charte des droits et libertés de la personne âgée dépendante précise que la vieillesse est une étape de la vie pendant laquelle chaque individu doit pouvoir poursuivre son *épanouissement*.

L'établissement gérontologique à travers son projet de vie a pour mission de permettre aux résidents de satisfaire leurs besoins pour atteindre une certaine plénitude. Maslow décrit plusieurs niveaux dans l'organisation pyramidale des besoins, qui sont hiérarchisés selon des priorités à satisfaire ; la non-satisfaction d'un niveau de besoins, ne permet pas la satisfaction des besoins sous-jacents. Les besoins de niveau supérieur, estime de soi et réalisation, même comblés, persistent toujours, et restent donc toujours à assouvir.

« L'animation-loisir » permet d'entretenir et d'aider à l'accomplissement de ces besoins, en suscitant le désir chez les personnes âgées, par le biais d'activités individualisées.

Il est essentiel, en effet, de conserver chez le vieillard ces notions de désir et de motivation, qui sont des éléments forts dans la prévention contre le repli sur soi. L'absence de projet, de but, et d'occupation conduit rapidement à des attitudes régressives et d'introversion qui sont les berceaux de syndromes de glissement et au-delà la constitution de graves dépressions (*cf.* chapitre 15, *La dépression du sujet âgé*). Le malade âgé perd son appétit de vivre et se

sent attiré vers la mort. Les attitudes de repli sur soi, de régression ou parfois de suicide en sont de tristes illustrations. Proust écrivait : « La vieillesse nous rend incapable d'entreprendre, mais non de désirer. » Le rôle des soignants est d'accompagner le malade âgé dans la cristallisation de ce désir et dans son expression à travers l'animation.
Les actions d'animation, si elles se veulent *plaisir*, se doivent avant tout d'être *désir*, et donc laissées au libre choix des personnes. Le degré de participation aux diverses activités occupationnelles est d'autant plus élevé que ces activités sont vécues comme de réels moments de détente ou de plaisir, dans des espaces agréables et conviviaux. Pour les malades désorientés ou déments, les repères spatiaux ont toute leur importance. Il est conseillé de leur proposer des activités dans leur cadre habituel, afin d'éviter des réactions d'agitation, qui sont simplement l'expression d'une peur face à un environnement peu familier.
Nous ne pourrons citer ici tous les types d'activités et de distractions qui existent, l'éventail de choix étant très étendu. De plus, il paraît fondamental de laisser les équipes soignantes exprimer leur *créativité* dans ce domaine, tout en leur offrant un certain nombre de réflexions résultant de quelques expériences de terrain.

LES SPECTACLES

Troupes de théâtre, spectacles de danses, de variétés, de magie… par exemple, qui peuvent être conçus par les soignants, sont particulièrement intéressants. L'approche dans la relation entre les résidents et le personnel se modifie. Les personnels rompent avec leur rôle de professionnels de santé dispensant des soins, pour évoluer dans un monde beaucoup plus artistique et imaginaire. Leur métamorphose en mimes, comédiens, tragédiens, ou chanteurs est une source de joie partagée.
Il est judicieux de faire participer les résidents à l'élaboration d'un spectacle, en créant des ateliers de décoration et de couture pour les costumes. Certains résidents eux-mêmes sont capables de participer à des spectacles : troupe de théâtre, orchestre ou chorale, qui sont des activités d'aide à l'expression et au langage.

LES FÊTES

Les festivités sont aussi fort appréciées : thés dansants, goûters d'anniversaires, fêtes du calendrier… Elles signent un événement marquant, et renvoient aux souvenirs.
Autrefois, les personnes des anciennes générations se privaient longtemps avant la fête pour assurer financièrement cet instant. Le champagne est un symbole qui garde encore toute sa signification. Cependant, il n'est pas forcément la boisson préférée de toutes les personnes âgées ! Leur origine sociogéographique explique souvent leur préférence, et parfois un bon vin, un kir ou plus simplement du cidre répondent mieux à leurs attentes. Penser, quand cela est possible, à offrir des gâteaux confectionnés traditionnellement

« comme à la maison », réalisés avec les résidents, au sein de l'institution. Sentir la bonne odeur du gâteau qui cuit au four est un moyen très efficace pour stimuler l'appétit.
Il faut bien sûr conserver les traditions, et ritualiser la fête, en pensant notamment au décorum qui entoure l'événement : préparation des salles, des tables. Les personnes âgées doivent être au maximum associées à tous ces préparatifs (ateliers de découpage, de peinture, de modelage, d'art floral, etc.). Leur participation active contribue largement à la réussite de la fête.
Ces festivités sont des occasions pour faire participer les familles et les bénévoles à la vie de l'établissement. Ce sont des moments privilégiés d'échange avec l'extérieur. Il est essentiel d'intégrer les familles à la vie de l'institution pour en faire de véritables partenaires de soins, et pour les aider à soulager leur souffrance lors du placement de leur parent. L'intérêt de créer des associations de bénévoles n'est plus à démontrer, mais plutôt à développer au sein des établissements gérontologiques. L'aide des familles est précieuse non seulement pour organiser des sorties et des séjours conjoints avec les résidents et le personnel, mais aussi pour apporter leur contribution lors d'organisation de manifestations diverses, comme des kermesses, des jeux olympiques du troisième âge…
Ces moments de plaisir favorisent les rencontres entre générations, et sont fortement bénéfiques aux personnes âgées. Le contact avec les jeunes est à développer. On peut proposer par exemple la présentation d'un spectacle réalisé par des enfants, suivi d'un goûter commun réunissant résidents et enfants. Des expériences de ce type, mais plus élaborées, sont à étendre, et des projets à structurer par la recherche d'un partenariat avec des écoles, des centres aérés, des crèches ou des conservatoires.
Quand le handicap n'est pas trop important, la danse est un excellent moyen pour exprimer sa joie. Ce sont des moments intenses de communication entre les personnes âgée, qui peuvent être des « réponses sociales aux réponses charnelles qui se sont estompées avec le temps ». Les morceaux de musiques choisis doivent être en rapport avec l'époque de la jeunesse des résidents : valses, tangos…
L'accordéon ravive toujours les souvenirs de jeunesse, et fait vivre la fête…

LES REPAS DE FÊTE

Les repas peuvent aussi être une fête ! Le repas est un temps fort de la vie qui rythme les journées dans l'établissement. Il est un acte social majeur qui doit faire l'objet de beaucoup d'attention, et ce d'autant plus qu'il marque une fête. Les aliments sont à sélectionner en fonction des goûts des résidents et de leurs habitudes alimentaires, souvent marquées par l'époque. Les plats souhaités sont souvent simples : pot-au-feu, potée, lentilles au lard…, mais rappellent tellement le « chez-soi » ! Se replier derrière les contraintes collectives pour ne pas satisfaire les demandes est une fausse raison. Dans le cadre de repas par petits groupes de personnes âgées, les soignants peuvent tout à fait réaliser certaines recettes de cuisine à l'ancienne. Les personnes âgées, si elles le souhaitent, sont associées à la préparation et à l'élaboration des repas, que tout le monde partage ensuite. Ce type d'activité culinaire, qui est proposé dans le cadre de la démarche des CANTOU (Centre d'activités naturelles tirées d'occupations utiles), est tout à fait transposable dans d'autres établissements.

JEUX ET TRAVAUX DIVERS

Le nombre et la variété des distractions ludiques sont infinis, et chaque établissement dispose d'activités particulières. Les jeux de société : lotos, belotes... peuvent faire l'objet de tournois parfois même entre établissements et être une occasion de plus pour s'ouvrir vers l'extérieur en créant un véritable réseau d'animation. Dans le même esprit, il est possible d'organiser des concours de pétanque ou de croquet.

Des ateliers plus traditionnels sont également à présenter aux personnes âgées : tricot, crochet, couture, tapisserie, broderie, peinture sur soie, poterie, vannerie, plâtre, pâte à sel, jardinage, confection de tableaux de fleurs séchées, etc.

La plus grande difficulté réside toujours dans la pertinence du choix des animations pour les malades déments. Comment les conduire à participer à une activité sans la leur imposer? Seuls les soignants qui connaissent bien leurs malades sont capables d'y répondre. L'observation des comportements et l'étude des réactions dans un atelier-test sont des éléments que l'on doit retrouver dans les dossiers de soins sous forme de transmissions écrites. Ils aident les soignants à juger de l'adaptabilité, ou de la non adaptabilité d'une activité à un malade, et dans ce cas permettent sa réorientation vers d'autres formes d'occupations. Souvent, il faut vaincre ses propres préjugés et essayer de mettre des patients jugés comme difficiles ou problématiques en situation. On peut alors être très surpris de constater que certains patients non seulement s'adaptent bien, mais aussi prennent un réel plaisir à participer. On observe par exemple que certains patients atteints de maladie d'Alzheimer ressentent un fort besoin de marcher. Leur offrir des lieux protégés de promenade, des jardins aménagés, avec parfois la présence d'animaux comme des chèvres et des espaces de liberté où ils peuvent déambuler sans danger leur procure beaucoup de joie.

SORTIR

Il faut bien sûr favoriser les sorties, en développant, comme nous l'avons vu, le partenariat avec les familles et les bénévoles : théâtre, cinéma, musées, mini-croisières, séjours vacances, etc. sont aussi des grands moments qui doivent « se préparer ». L'accent est mis sur la tenue vestimentaire, le coiffeur, l'esthéticienne... Le projet de sortie est aussi important que la sortie elle-même. Il traduit l'élan vital qui va aider la personne âgée à se réaliser.

IMAGINER ET CRÉER

À la frontière entre « animation-loisir » et « animation-thérapie », nous pouvons situer les différents types de réunions d'écoute et d'expression des personnes

âgées, animés par des professionnels : groupes de presse, lecture à haute voix de contes, poésies, romans… Ces rencontres facilitent la communication et l'échange. Elles permettent une stimulation et une accélération de la vie psychique en offrant l'accès à un monde imaginaire et fantasmatique. Freud préconisait de recourir à la fiction pour lutter contre le vieillissement et l'angoisse de la mort!
La créativité n'a pas de limite dans les établissements gérontologiques et bien d'autres expériences très audacieuses sont tentées par les soignants, comme la conception d'un journal des résidents. C'est « un lien entre toutes les activités culturelles et sociales de l'établissement… Il est une réelle mémoire collective et une source de recherche et de découverte pour les soignants comme pour les résidents ».
La créativité passe aussi par la conservation d'un droit d'accès à la culture et à l'expression artistique à travers la création d'espaces musicaux où la libre expression de chacun (résidents et personnel) est de mise. Certains établissements de gérontologie tentent de véritables expériences en dédiant des locaux à la musique. Un état d'esprit et une véritable culture musicale y règnent. Ces espaces peuvent être ouverts vers l'extérieur et devenir de véritables lieux de rencontres entre générations : enfants, adolescents, conservatoires… Au-delà de l'utilisation des instruments de musique mis à leur disposition les résidents peuvent être amenés à créer des mini-comédies musicales, de petites opérettes… Il faut noter que l'utilisation d'instruments à percussion est toujours très appréciée par des personnes démentes qui retrouvent dans ce type d'activités un réel plaisir d'implications rythmiques corporelles. La musique induit des gestes, des expressions et des mimiques, souvent de l'émotion et des larmes, en faisant renaître des sensations oubliées et des souvenirs. C'est un excellent moyen d'expression pour ces personnes qui peuvent retrouver, l'instant d'une écoute musicale, le langage verbal.
D'autres idées sont à évoquer dans ce domaine avec la création d'espaces d'expression par la peinture et la sculpture. De véritables ateliers sont à développer au sein des institutions. Les œuvres produites feront l'objet d'expositions ouvertes au public en présence des « artistes », toujours très fiers de présenter leurs créations. Des prix peuvent être discernés et faire l'objet d'une manifestation festive. Dans le cadre de projets intergénérationnels, ces espaces seront ouverts aux enfants et permettront des réalisations communes : création de fresques pour décorer les murs de l'école ou de l'institution, réalisation d'œuvres partagées entre enfants et résidents dans lesquelles s'affirmera toujours une réelle complicité faisant fi de l'âge des participants.
Des réseaux de bénévoles sont à associer à ce volet culturel institutionnel. L'éducation nationale propose des personnes qui orientent leur activité de bénévolat autour du livre. Ainsi, des programmes peuvent être élaborés : création et tenue d'une bibliothèque fixe et mobile, lecture à haute voix pour les non-voyants, aide à l'écriture, conférences thématiques… Il est recommandé de relier entre elles les activités culturelles de la structure : par exemple, l'histoire des œuvres d'un peintre donné et la production de l'espace peinture, qui reprendra les thèmes de prédilection de ce peintre. Ces liens sont l'occasion de recréer au sein de l'institution un véritable monde artistique dans lequel chacun trouvera peu à peu ses repères et sa place.

ANIMATION-SOIN, ANIMATION-THÉRAPIE

L'ANIMATION-SOIN

L'infirmière intervient dans toutes les actions de soins qui concourent au « mieux-être » du résident âgé, et à son épanouissement. Elle est « animatrice » de soins à part entière. Elle évalue les besoins du résident dans son champ de compétence, et notamment au regard de l'animation, domaine dans lequel le soin relationnel est prépondérant. L'écoute et la relation d'aide concourent à préserver l'autonomie des patients, permettent de le reconnaître dans son individualité, et servent de socle à l'élaboration d'un projet de soin personnalisé qui intègre l'animation au quotidien. La complémentarité des membres de l'équipe multidisciplinaire contribue à la richesse du soin gériatrique dans toutes ses composantes.

L'ANIMATION-THÉRAPIE

Ces activités font appel au personnel spécialisé, notamment ergothérapeute, psychomotricienne, orthophoniste, kinésithérapeute, psychologue, musicothérapeute, et parfois même médecins..., qui exercent dans différents groupes qualifiés trop hâtivement et sans discernement d'ateliers d'animation. On peut citer ici par exemple :

– des activités de type gymnastique douce ou balnéothérapie conduites par les kinésithérapeutes ;

– des ateliers mémoire coanimés par une psychologue, une infirmière, et quelquefois un médecin. L'objectif thérapeutique est de stimuler les mécanismes de base qui sous-tendent le fonctionnement mnésique par des méthodes contrôlées et rigoureuses. La mise en route de tels ateliers au sein des établissements repose nécessairement sur un savoir-faire soignant, acquis dans des formations spécifiques ;

– des ateliers de musicothérapie, d'ergothérapie dans lesquels seul un professionnalisme reconnu garantit des résultats fiables.

Des séances de prise en charge à visées thérapeutiques de pathologies comme les aphasies (suite à une hémiplégie), certains troubles psychomoteurs ou psychologiques, peuvent être prescrites par les médecins. On constate de réelles améliorations du comportement des déments, que l'on arrive à calmer, après plusieurs séances de massages en musique, possibles aussi à réaliser lors d'un bain.

L'utilisation de la musique tient également sa place dans les soins d'accompagnement de fin de vie. Les ambiances sonores, même douces, dans ces moments peuvent parfois choquer l'entourage du mourant. Aussi est-il impératif de leur en parler et le leur expliquer le bien-fondé de cette approche.

Toutes ces actions s'inscrivent davantage dans une démarche thérapeutique que dans celle du loisir. Ces groupes ont un objectif de soin dans la mesure où ils sont organisés par des professionnels qui, à travers l'atelier, recherchent une amélioration d'un état initial (bilan de départ) au travers d'un parcours particulier (démarche thérapeutique).

Toutefois, ils peuvent se rapprocher d'une action d'animation dans la mesure où la dimension de plaisir est cultivée et où la démarche thérapeutique se fait discrète pour les patients. Ainsi, ce type de prise en charge peut rendre l'atelier plus attractif pour les malades et susciter leur motivation et adhésion au projet de soins plus facilement que dans un cadre thérapeutique classique.

RÉUSSIR LE PROJET DE VIE DANS UN ÉTABLISSEMENT GÉRONTOLOGIQUE

L'activité d'animation doit être valorisée. Il est important que l'institution reconnaisse et affirme l'importance de l'animation dans l'établissement et qu'elle insiste sur le rôle que doivent jouer les soignants, en tant que professionnels, pour la mettre en œuvre. En effet, certains soignants peuvent limiter leur action en matière d'animation par crainte d'être dévalorisés ou d'être critiqués, si celle-ci est considérée à tort comme hors de leur champ professionnel. En fait, réussir une activité d'animation qui améliore la qualité de vie des résidents et qui se maintienne dans le temps est certainement beaucoup plus difficile que la réalisation d'un soin technique si difficile soit-il. Par ailleurs, l'animation représente une source de satisfaction pour le personnel dans la mesure où elle apporte un espace de vie et de temps agréable en plus du soin. En cela, l'animation contribue à améliorer le champ professionnel du soignant en gérontologie et à lutter contre la démotivation qui peut naître en raison des difficultés auxquelles il est souvent confronté dans ce contexte. Certains établissements choisissent d'avoir un animateur professionnel, ce qui peut permettre de mieux organiser et de mieux structurer les activités d'animation et le projet de vie. Toutefois, dans cette éventualité, il est fondamental que les soignants restent engagés dans les actions d'animation et que le professionnel d'animation exerce une coordination et une stimulation de tous les acteurs institutionnels.

CONCLUSION

Les médias éclairent enfin ces acteurs de l'ombre qui exercent en gériatrie. Travailler en gériatrie peut être une source de plaisir qui parfois s'accompagne d'une véritable passion. Actes de soins et actes de vie s'associent pour aider le résident âgé à rompre son isolement. C'est à cette frontière virtuelle entre le soin et la vie que l'animation se situe et prend tout son sens. Les soignants, à travers la relation d'aide, mettent en œuvre de véritables programmes d'animation qui servent de fondations aux projets de vie des établissements gérontologiques.

Rôle propre infirmier

– L'animation est un élément important de la vie dans un établissement gérontologique. En raison des durées de séjour très longues, les séances d'animation représentent des espaces de liberté dans un univers de soins qui peut apparaître assez contraignant. L'animation concoure à une meilleure qualité de vie et favorise les interactions sociales et la communication. Par ailleurs, l'animation stimule l'utilisation des fonctions restantes et contribue à la réhabilitation des malades dépendants.
– L'animation fait partie du registre professionnel des soignants.
– Réussir un projet d'animation, c'est :
• diversifier les activités occupationnelles;
• faire participer les résidents en sachant choisir des activités proches de leurs pôles d'intérêt;
• savoir individualiser les actions d'animation;
• stimuler les résidents et savoir les motiver, sans les contraindre à participer.

BIBLIOGRAPHIE

Fondation de France « Les Cantou en question : synthèse de la journée de réflexion du 28 avril 1988 », France Éditions, Paris, 1988.

Fondation nationale de gérontologie, *Charte des droits et libertés de la personne âgée dépendante* (1987), Secrétariat d'État chargé de la Sécurité sociale, ministère des Affaires sociales et de l'Emploi.

DENIKER P., *La dépression, la fin du tunnel*, Plon, Paris, 1987.

MALAQUIN-PAVAN E., « Les résidents à la Une », *Objectifs soins*, n° 9, 1993.

PROUST M., *À la recherche du temps perdu*, La Pléiade, Gallimard et Flammarion, Paris, 1987.

WAALTER B., *Soigner en gériatrie : un art, une passion*, Lamarre, Paris, 1994.

27 ♦ Rôles du psychologue en établissement gériatrique

C. MÉMIN[1]

PSYCHOLOGIE ET GÉRONTOLOGIE : UN PEU D'HISTOIRE

En annonçant la naissance du Syndicat national de gérontologie clinique dans la *Revue de Gériatrie*, tome 8, n° 10, décembre 1983, Yves Mémin présentait ainsi cette nouvelle science : « La gérontologie clinique est vraiment *spécifique*. Nous l'exerçons les uns les autres à l'hôpital, en institution, dans des structures d'aide et de soins, en ville, en cabinet. Elle exige de ses pratiquants un savoir et aussi une certaine manière d'être et d'entreprendre, le savoir est multiple. Il est d'abord médical à entretenir et développer dans ses aspects modernes et parfois de ses patients dont nous constatons chaque jour qu'ils deviennent "plus lourds" et plus dépendants. Il est aussi celui de *disciplines proches* permettant d'appréhender l'être souffrant, vieillissant et handicapé comme une personne unique, ayant droit à la même qualité de soins que toutes les autres. Les "sciences humaines" apportent aussi un enrichissement intellectuel et, dans la vie quotidienne, cette nécessaire distance par rapport à l'efficacité de nos actions, nous apprendrons aussi à "faire avec" et à persévérer. »

La psychologie a fait partie très tôt des disciplines complémentaires citées cidessus. Dès le début du XXe siècle, elle a opéré une véritable mutation pour s'adapter au monde moderne. Enrichie de la psychométrie et de la psychanalyse, après avoir été science du psychisme, elle est devenue et reste la science des communications interpersonnelles. Très tôt, il y eut des psychologues dans l'industrie, l'armée, l'école et l'hôpital général. Ils furent aussi rapidement réclamés dans les hôpitaux gériatriques (à partir de 1970 alors qu'ils s'appelaient encore « hôpitaux de désencombrement ») par des médecins qui connaissaient leur travail spécifique et/ou voyaient dans les tests un complément d'informations à la manière d'un examen de laboratoire, une radio voire une enquête sociale. Ils étaient demandés et vivement souhaités par le personnel dérouté, déstabilisé par ces malades âgés dont le séjour se prolongeait pour la plupart jusqu'à la mort et qui ne ressemblaient pas à ceux de l'hôpital général. Il fallait accepter les deux aspects du soin en gériatrie, en

1. Institut Universitaire de Gérontologie, Yves Mémin.

prenant en compte l'imbrication du psychisme, du corps et de l'environnement, qui sont :

– un aspect médical nécessitant compétence, rapidité du diagnostic et du geste;
– un aspect de lutte et/ou de prévention contre la détérioration psychique et la perte d'autonomie en introduisant des activités diverses rappelant le chez-soi.

Faut-il rappeler que les personnes entrant dans les structures gérontologiques (y compris les services de soutien à domicile) sont âgées de 65 ans et plus (*JO* du 4 juillet 1985) ? Elles sont dénommées « personnes âgées » dans le langage administratif et par les professionnels. C'est aussi l'âge approximatif où les conséquences du vieillissement sont ou commencent à être apparentes : déficits sensoriels nécessitant les premières prothèses, troubles de la mémoire, ralentissement du mouvement, et enfin, beaucoup moins signalée : réduction de l'adaptabilité aux situations nouvelles alors que tout change très vite, autour de soi et dans tous les domaines.

Chacun sait qu'entrer dans cette période, c'est entrer dans la vieillesse dont l'issue, si excellents soient les soins, sera la mort. Ainsi, par leur simple présence dans le monde, les personnes âgées nous rappellent la « mort destin » ou la « mort nécessité » comme disait Freud. Chacun va vers sa mort : avancer en âge, c'est changer. Demain je serai moi autre ou je serai morte, donc, vieillir c'est triompher de la mort. « Soyons gais mais ne soyons pas dupes », disait Ionesco.

LE PASSAGE À LA RETRAITE ET SON RETENTISSEMENT PSYCHOLOGIQUE

Lors de la mise à la retraite, telle qu'elle est imposée à une date précise, avec la rupture, la vacuité, la perte des relations sociales correspondant parfois à une réorganisation familiale tel « le nid vide » cher aux Anglais, certaines attitudes peuvent apparaître laissant croire à un changement radical, étonnant l'entourage. En fait elles ne sont que la réémergence d'anciennes tendances que la vie active avait dissimulées, refoulées voire sublimées. En parler, y réfléchir, s'organiser une autre vie n'en fait qu'un passage difficile.

LES SUJETS ÂGÉS : UNE POPULATION TRÈS HÉTÉROGÈNE

Concernant les personnes âgées, il faut éviter toute globalisation.

De qui parlons nous ? D'où vient cette personne âgée ? Où habitait-elle ? Dans quelles conditions matérielles, affectives ? A-t-elle eu jusque-là un vieillissement normal ? Est-elle en institution ? Laquelle ? Où ?

Les structures se sont beaucoup diversifiées, les hôpitaux gériatriques sont devenus les centres de gériatrie, beaucoup d'établissements se sont modernisés, mais ce serait une hypocrisie que de dire qu'ils sont tous des « lieux de vie ». Oui, on peut encore mourir de faim ou de froid (au sens figuré bien sûr) dans des établissements hygiénisés, aseptisés (surtout émotionnellement) et informatisés si la compétence technique, c'est-à-dire le professionnalisme des soignants (indispensable), ne baigne pas dans un climat stimulant toutes les potentialités restantes (et il y en a toujours), dynamisant et chaleureux, reconnaissant les besoins affectifs, donnant envie de vivre.

Cette exigence peut-elle être satisfaite par un personnel toujours insuffisant[1] mal préparé aux soins relationnels ? Voyez[2] honnêtement le nombre d'heures consacrées à ce sujet, toutes professions confondues, du médecin à l'agent hospitalier.

Et pourtant, dans leur grande majorité, ils souhaitent faire coïncider leur pratique et leur « savoir-être » avec l'objectif de la gérontologie contemporaine, à savoir : que sans nier les pertes, les manques, et les dysharmonies du comportement dus au vieillissement, on l'accepte tel qu'il est, ni « comme si » il était un enfant ou un adulte, ni « comme si » il était toujours malade, objet plus ou moins passif de soins ou de recherche, ni « comme si » tous ces vieux et vieilles formaient une troupe homogène.

Alors que le vieillissement est universel, irréversible, il est aussi différentiel.

Chacun vieillit à son rythme, à sa manière, ce qui explique la diversité des comportements à un âge identique. « La vie derrière soi », héritier d'une identité génétique et d'une histoire familiale, tour à tour spectateur, partenaire ou tributaire, ainsi la personne se forge une personnalité dont la charpente persistera-t-elle… Aussi, en fin de route, l'hétérogénéité de cette tranche de population est grande, car chacun est porteur d'une histoire unique, irremplaçable, mais aussi inscrite dans une histoire collective que les dates de naissance peuvent nous suggérer, marquée par les mentalités de chaque époque. Il est bien difficile de s'adapter à celle d'aujourd'hui et pourtant on parle de « personnes âgées » qu'on soit né en 1908, 1918, 1928 ou 1938 ! On parle d'elles, en leur nom, sans tenir compte de ce qui vit en elles et qu'elles pourraient apprendre aux « professionnels de la vieillesse ». Mises en confiance, c'est ce que m'ont appris quelques-unes de ces personnes : « Les médecins, les familles et d'autres savent beaucoup de choses avec l'intelligence de leur cerveau et quelquefois l'intelligence de leur cœur. Mais nous, la vieillesse, on la vit du dedans, on la sent, et sentir, c'est beaucoup plus que savoir. » J'ai reçu cette phrase comme une incomparable leçon de gérontologie.

EFFETS DU VIEILLISSEMENT SUR LE PSYCHISME DES INDIVIDUS

Un psychologue ne peut pas faire l'impasse sur la notion de globalité qu'Hippocrate, le plus grand médecin de l'Antiquité (460-377 av. J.-C.), avait déjà annoncée, suivi par Maimonide (1133-1204), médecin et philosophe juif. L'approche de tout être humain devait se faire sous les trois aspects le constituant : somatique, psychique et social (on dit environnemental) faisant intervenir la famille, les voisins, les amis et bien sûr la religion et la culture.

1. Il était déjà insuffisant en 1976 !
2. « La maltraitance » *Revue Gérontologie et Société,* n° 92.

Ces trois instances agissent les unes sur les autres à tous les âges de la vie. Avec l'avance en âge, l'imbrication entre ces trois aspects est si forte qu'il n'est pas facile de discerner celui qui prévaut sur les deux autres; ce sont les « coups de vieux » d'origines diverses bien identifiées par l'entourage, véritables accélérateurs du vieillissement, qui se caractérisent par des comportements souvent agressifs, mais surtout dépressifs ou régressifs qu'il faut apprendre à décoder pour éviter leur installation durable.

Cependant il serait aussi illusoire que dangereux de ne pas reconnaître que trois facteurs portent atteinte à la psychologie de la personne âgée : les conséquences durables de certains états physiques, les modifications de l'environnement affectif et surtout la perspective de l'approche de la mort.

– *Les états durables* d'un mauvais état physique souvent dus au vieillissement physiologique : un alitement prolongé, des fractures fréquentes du col du fémur, du poignet, rendent vulnérables et laissent un sentiment d'insécurité; le corps n'obéit plus, il commande. Il devient indispensable de faire attention à ce qui se faisait autrefois automatiquement. « Je ne me reconnais plus » répètent certaines personnes âgées. En particulier le décentrement de l'attention n'expliquerait-il pas certains troubles de mémoire?

– *Les modifications de l'environnement.* Avec l'avance en âge, les êtres chers disparaissent. Mort d'un enfant, d'un conjoint... La douleur n'a pas de nom, au sens strict. Le veuvage a des répercussions douloureuses, certes, suivant le sexe, mais qui nécessitent toujours une réorganisation du mode de vie; la perte des amis du même âge crée un grand vide d'autant plus grand qu'il devient difficile de se faire de « vieux » amis. On parle moins de la disparition d'un membre de la fratrie, d'autant plus difficile à supporter qu'il était unique. Son absence rend l'autre « seul », comme déraciné, plus personne pour évoquer l'enfance, à un moment où on en a tant besoin. Il semblerait que les modifications actuelles de la structure familiale soient, elles aussi, une des causes reconnues des « coups de vieux ».

« On va chercher des cailloux sur la lune, on les montre aux petits enfants et moi les miens ne viennent plus me voir. Vous appelez ça le progrès? » m'a répété inlassablement une femme de 90 ans.

Et cette autre : « Les mœurs ont bien changé... Moi j'ai gardé ma belle-mère infirme jusqu'à 93 ans... Pourtant c'était une ordure... Il le fallait, c'était mon devoir... ça ne se discutait pas, c'est pareil. Vous ne discutez pas que le jour vient après la nuit, c'est une roue qui tourne. »

Et que dire de l'entrée en institution pas suffisamment réfléchie et mal préparée qui ajoute au désarroi de quitter son « chez soi ». Je n'oublie pas la phrase lancinante de cette femme de 85 ans : « De toute façon, mon intérieur est ailleurs. Si je pars de chez moi, je perds ma boussole. » Deux semaines ont suffi pour qu'elle perde non seulement sa boussole mais aussi la vie.

Enfin, « on ne sert plus à rien ni à personne »; se sentir inutile, c'est perdre l'estime de soi, autre besoin de tout être humain, d'où l'importance d'un animal domestique.

– *Le facteur de modification psychologique qui apparaît comme le plus important est l'angoisse de la mort.* Chacun sait que tout homme est mortel mais le savoir, le dire, même l'enseigner est une chose; sentir soi-même la mort se rapprocher inexorablement en est une autre. Cette sensation que le temps qui reste à vivre se rétrécit ne se fait pas au même âge pour chacun et s'exprime différemment. Elle reste inconsciente et parfois ne peut pas s'expliquer. Outre le classique repli sur soi, une forme de désinvestissement du monde extérieur, comme une économie des forces déclinantes, peut être un passage obligé dans la vieillesse, à ne pas confondre avec une vraie dépression. Une observation très fine de la personne âgée, mais aussi du ressenti du psychologue s'impose. D'autres comportements sont plus significatifs et plus « rationalisés » par l'entourage : ce sont les rapports à l'argent : thésaurisation, cadeaux sans lien avec le service reçu, biens accumulés pour la descendance, testaments à codicilles sans cesse modifiés, ne sont-ils pas prolongement de soi ? De même, comment expliquer l'apparente indifférence de certaines vieilles personnes devant la mort des autres qui si souvent étonne, choque l'entourage et parfois blesse ? Ne faudrait-il pas interpréter cette indifférence comme acceptation de l'inévitable à moins qu'elle ne soit la victoire d'avoir triomphé soi-même de la mort, d'avoir gagné du temps sur elle ? Ainsi pourrait-on expliquer certains suicides chez les personnes âgées ?

Enfin, l'angoisse de la mort ne favoriserait-elle pas l'entrée dans un monde atemporel où passé et présent se télescopent, où le futur n'existe pas du tout ? Et si « perdre la tête », suivant l'expression courante, était tout simplement perdre le contact avec la réalité trop angoissante à supporter, la seule certitude étant la mort ? Malgré les progrès de la science déjà réalisés et l'espoir qu'ils suscitent, le fonctionnement du cerveau est encore bien obscur. Pourtant il y a bien autre chose dans « une âme » que sa lucidité. « La lampe s'éteint dans la chambre mais l'or et les pierres précieuses demeurent dans les coffres » (Marie Noël).

Sans nier le côté organiciste, attitude aussi stupide que rétrograde, certains états dits « démentiels » ne seraient-ils pas un refuge contre l'angoisse de la mort qui n'a pas pu être nommée ou que l'entourage n'a pas pu ou pas su entendre ? L'expérience et l'observation méthodique ont montré que la stabilisation ou l'aggravation de certains de ces états peut être d'origine environnementale. Toutes les formes de stimulation de communication authentique sont à tenter même si le vieillard ne semble pas comprendre, même si son langage n'obéit plus aux normes linguistiques habituelles. Ce vieillard reste un vivant accessible encore pendant longtemps à d'autres formes de relation. « Certaines rêveries poétiques, certaines peintures surréalistes surnaturelles », disait Chagall ne sont-elles pas, elles aussi, au-delà des normes ? Pourtant, un sens leur est accordé, qu'il faut patiemment, jour après jour, rechercher.

PLACE DU PSYCHOLOGUE DANS LES STRUCTURES DE SOINS ET D'HÉBERGEMENT GÉRIATRIQUES

Aujourd'hui, à l'hôpital comme ailleurs, la psychologie imbibe toute notre culture si ce n'est toute notre vie quotidienne. Le psychologue, avec ou sans test, avec un statut maintenant bien défini, est attendu, dans toutes les structures

gérontologiques : on veut son « psy »… Il est réclamé par le personnel, les soignants et même quelques fois par les familles. Son travail est d'autant plus lourd que l'hétérogénéité des personnes âgées y est très grande, par leurs déficits et leur raison d'être là, « placées », suivant la sordide expression en usage, dans un lieu où elles sont condamnées à vivre uniquement avec des vieux. Ainsi peut-on entendre : « Est-ce que je suis aussi laide que ma voisine » et jusque dans une maison de retraite, très moderne, dans un petit bourg : « Qui m'aurait dit que je finirai mes jours avec une garce pareille » (il s'agissait de sa voisine dans son village). Elles se retrouvent condamnées à vivre ensemble à la fois isolées et regroupées alors que peu de femmes de ces générations ont vécu en collectivité. Oui, il est difficile dans ces conditions de choisir la vie jusqu'au bout pour tous. Comme l'a fait Socrate qui, se sachant condamné à mort, apprenait cependant à jouer de la lyre, répondait à celui qui lui demandait pourquoi : « Tout simplement pour savoir jouer de la lyre avant de mourir. » Ce qui signifie pour le psychologue : sans illusion, ni trompeuse espérance, en toute humilité et confiance dans la vie. Il faut aider les uns à consentir – je dis bien consentir et non accepter (trop restreint) – à leur vieillesse tout en continuant à s'aimer, les autres quelles que soient leurs compétences, leurs responsabilités, leur place dans la hiérarchie, à travailler ensemble pour que chaque personne âgée soit reconnue comme un individu quelque soit son état. Le gériatre, cité au début, allait jusqu'à dire que ne pas travailler ensemble en gérontologie était une faute professionnelle. Ça veut dire quoi ? D'abord une fixité des équipes ce qui suppose un personnel suffisamment nombreux 24 heures sur 24 et des absences limitées afin que ce personnel « ne court pas toujours après le temps » afin de pouvoir s'accorder régulièrement un temps de réflexion sur le lieu même du travail, pour mettre en commun son propre questionnement à travers ses responsabilités et sa personnalité et se sentir reconnu dans sa globalité. Cela signifie aussi se sentir solidaire des autres, mais également soutenu par les autres.
Chacun, alors confronté à ses collègues ayant des statuts différents, est amené à bien se situer, à connaître ses limites.

QUELQUES PRÉALABLES NÉCESSAIRES AU PSYCHOLOGUE

Il introduit non seulement un savoir acquis mais également sa personnalité. Or, les structures gériatriques, avec le type de résidents qu'elles recouvrent, interpellent en profondeur sur les problèmes fondamentaux essentiels (la vie, le temps, la mort). Il est indispensable qu'il ait lui-même trouvé sa réponse aux questions essentielles, non pas intellectuelles mais senties, intégrées à sa conduite. Il est préférable, sauf dans des cas de personnes particulièrement lucides ou ayant suivi une « formation personnelle » en même temps que leurs études, que le psychologue ne soit pas affecté directement à un établissement gériatrique, à sa sortie de la faculté.
En outre, le psychologue ne doit pas oublier une composante essentielle de chaque résident : sa sexualité. Toute manifestation d'ordre sexuel se doit d'être respectée tant qu'elle n'est pas reconnue comme « perte de convenance » ou « déviance » par un médecin psychiatre. Longtemps les vieux ont été considérés comme asexués : des progrès ont enfin été réalisés, notamment la reconnaissance

de la chambre comme domaine privé, le rajout dans la Charte droits et libertés – article IV : « La vie affective existe toujours et la vie sexuelle se maintient au grand âge. Il faut les respecter. » Mais il existe encore bien du travail à accomplir pour que l'affectivité, corollaire de la génitalité dans la sexualité soit reconnue. Oser l'évoquer c'est oser dire le plaisir sexuel et surtout parler à quelqu'un de ses divers plaisirs, ses joies intimes, ses douleurs secrètes... Comme me l'ont si souvent répétée des personnes âgées : « On ne meurt pas de ne pas faire l'amour mais on peut mourir de ne pas se sentir aimé. »
Le vieillissement peut être décrit comme les effets physiologiques du temps sur l'organisme survenant après la phase de maturité, correspondant à l'adulte jeune (20-30 ans) (tableau 1-1). Bien sûr, cette définition exclut les effets des maladies sur l'organisme. Le vieillissement est un processus lent et progressif qui conduit à l'état de vieillesse ou sénescence. Les effets du vieillissement sur l'organisme sont complexes et varient en fonction de l'organe ou de la
Si les personnes âgées en institution se sentent « isolées, rejetées, abandonnées, oubliées », comme elles le disent, exclues, par la société bâtie sur des valeurs autres que les leurs, le personnel éprouve lui aussi ce sentiment d'exclusion. Le personnel a toujours été insuffisant. Aujourd'hui, c'est la baisse d'intérêt, d'attrait pour la gériatrie qui est en cause.
Le psychologue peut-il faire face à cette double souffrance – il existe bien évidemment des zones de lumière - sachant qu'il n'est pas embauché pour escamoter les problèmes ni supprimer tous les conflits ? Il peut, grâce à sa formation, d'abord les révéler au grand jour et faire prendre conscience à chacun de ce qu'il peut faire et surtout de ce qu'il peut être en le confrontant au mystère complexe et angoissant de sa réalité. Il devient alors le révélateur de vérités individuelles, n'ayant aucun rôle d'autorité, et il peut analyser les situations lors de réunions de personnel et amener chacun à une réflexion sur le système relationnel lui-même. Ces réunions sont l'occasion de décloisonner, de s'habituer à accepter l'autre sans pour autant approuver les blocages, les raideurs, les crispations qui ne sont souvent que des réactions de défense qui se libèrent par la parole. Certes, lors de ces réunions, le psychologue sera poussé dans ses limites à supporter la frustration, mais cet apprentissage sera un enrichissement et pourra lui servir dans d'autres situations. Je persiste à penser que travailler sur deux sites est la meilleure situation. En effet, amener un enfant à l'autonomie et freiner la perte d'autonomie d'un vieillard relève du même travail du psychologue sur lui-même.

RÔLES DU PSYCHOLOGUE DANS LES STRUCTURES DE SOINS OU D'HÉBERGEMENT GÉRIATRIQUES

Avant tout, savoir donner la parole, inciter chacun à la prendre sachant qu'elle ne sera pas jugée, et savoir écouter pour entreprendre ce qui vise au plus profond de tout être : les peurs, les non-dits, les piéges qui créent les limites à toute communication.

LES ENTRETIENS, LES RÉUNIONS

Avec l'équipe soignante, des réunions régulières sont indispensables. Elles favorisent la cohérence de l'équipe en affirmant le rôle de chacun et en réduisant les craintes. Il y a aussi nécessité de valoriser ceux qui font des actions répétitives qui deviennent sans intérêt et décourageantes : ils se sentent mal aimés. Le psychologue doit être un lien entre les uns et les autres. Mais il y a aussi les difficultés dues à l'institution, à son désir de bien faire et de tout faire qui, finalement, censure, interdit le parler vrai, privilégie le personnel plutôt que les personnes âgées (ainsi tient-on assez compte des notions de chronobiologie : on sait qu'il existe, beaucoup plus marqués que chez l'adulte, des temps moins propices que d'autres à certaines activités et d'autres plus générateurs d'anxiété voire même d'angoisse ou d'agitation. Il serait bon que l'organisation du temps dans les institutions en tienne compte, hélas, c'est souvent le moment où le personnel est le moins nombreux. Pourquoi les psychologues n'en tiendraient-ils pas compte eux aussi?

LES ENTRETIENS INDIVIDUELS AVEC LES PERSONNES ÂGÉES

En individuel, le psychologue s'appuie sur des moyens thérapeutiques divers. les deux principaux étant :
– l'approche systématique qui permet de parler au sujet en interaction avec les membres de sa famille et de mettre à jour des conflits entre l'institution et la famille,
– l'écoute psychanalytique.
Chaque psychologue a « ses » psychothérapies. Il reste aussi des entretiens informels. Il est fréquent que le personnel signale qu'une personne âgée a besoin de voir le psychologue. Ce dernier doit toujours répondre à la demande, la prendre au sérieux et ne pas la recevoir à la va-vite entre deux portes. C'est souvent la personne âgée qui demande à parler directement au psychologue : « À vous, on peut tout dire. Mais n'en parlez à personne, ça pourrait me retomber dessus. » Il peut s'agir d'un désir qu'on n'ose pas formuler à d'autres, d'une plainte, souvent justifiée, d'une envie qui casserait l'anonymat de la collectivité, quelquefois exprimé en un langage métaphorique très fréquent chez les personnes âgés. Les réponses permettent un réajustement constant et nécessaire chez certains de l'économie psychique face à la réalité quelquefois dure à vivre. Il arrive aussi, à condition que certains entretiens se prolongent, qu'on assiste à une véritable transformation. « Qu'est-ce que vous pensez de la vie, vous ? », demandent-elles suivant que vous supportez la question et que vous acceptez d'y mettre de vous-même. Elles disent alors : « Voilà ce que j'en ai pensé et ce que j'en pense aujourd'hui. » Il n'y a plus donc de personnes âgées et de psychologue, mais deux êtres qui s'interrogent et se font part de leurs négociations avec l'inquiétude qui tient à notre condition humaine. En effet, s'il est recommandé dans les entretiens avec les adultes de ne pas parler de sa vie personnelle; la règle est moins stricte avec les personnes âgées. L'essentiel est que le psychologue puisse entendre sans crainte ce qui fait peur à son interlocuteur, et que chacun

énonce sa vérité. On peut alors assister à une véritable transformation de comportement de la personne âgée par rapport à elle-même. Elle passe du statut de soigné à celui de se soignant, situation privilégiée, certes, marquant d'autant plus nos limites dans d'autres situations moins gratifiantes.

LE DIALOGUE AVEC LES FAMILLES

À part les rencontres citées plus haut, nécessaires pour l'équilibre de la personne âgée, il est indispensable qu'un lien s'établisse entre le psychologue et les familles, sans prendre la place du médecin ni des soignants, soulageant ainsi quelquefois les aides-soignants à qui les familles parlent plus aisément. Il s'agit souvent de déculpabiliser les proches, vivant mal l'entrée en institution, qu'ils ont eux-mêmes provoquée ou acceptée sous la pression de quelque force étrangère. Peut-être la rareté de certaines visites, vécue comme un abandon par les personnes âgées, trouverait-elle là son explication ? Il est nécessaire de favoriser les rencontres en les institutionnalisant par des invitations à des déjeuners avec leurs parents, des journées événements, des sorties, en les sollicitant pour une action bénévole de temps en temps et surtout en instaurant des réunions de famille régulières, à un moment propice pour elles où le droit à la parole de chacun sera respecté et le rôle des uns et des autres bien défini.

D'AUTRES SITUATIONS

Elles peuvent aussi entrer dans les préoccupations du psychologue pour participer à une ouverture sur l'extérieur et faire ainsi connaître la vie dans l'institution : la publication d'un journal peut être un excellent moyen qui a fait ses preuves mais il y en a d'autres. Il s'agit, là aussi, d'établir une collaboration avec l'animateur et de travailler ensemble.

Les groupes de conversation représentent également un moyen d'ouverture qui a continué de faire ses preuves. Les participants occasionnels sont souvent étonnés de la richesse des souvenirs évoqués par leurs parents : « Je ne pensais pas qu'il (elle) en était capable. »

Enfin, dernière situation qui tient à la fois de la gérontologie et de la psychologie et qui peut décider de la qualité de l'admission dans l'institution : il s'agit de faire admettre aux soignants, quelquefois aux familles, l'importance symbolique d'un objet, apparaissant comme parfaitement inutile et bien souvent source de conflits difficiles à résoudre (ainsi, il a fallu plusieurs mois pour faire accepter par des soignants un miroir brisé d'une personne non démente). Certains de ces objets sans valeur ni fonctionnelle, ni artistique, ni même marchande sont le support de l'identité et d'un passé restant; l'assise de personnalités chancelantes encore debout. N'est-ce pas là, une occasion d'établir une passerelle entre les générations, si réclamée en ce moment, par l'intermédiaire des « choses de la vie ».

BIBLIOGRAPHIE

MÉMIN C., *Comprendre la personne âgée*, Bayard, Paris, 2001.

IV

Droits et protection de la personne âgée

Droits de la personne âgée en institution et éthique du soin ♦ 28

S. MEAUME, C. GEOFFRE, R. MOULIAS

La personne âgée en institution est en situation précaire : le plus souvent, elle est entrée en institution pour une altération de ses capacités physiques et/ou surtout de ses capacités psychiques. Les personnes, de plus en plus rares, qui ont choisi l'institution pour pallier une insuffisance de ressources, ou un isolement social jugé intolérable, sont elles aussi mises dans une situation de précarité et dépendent des autres pour vivre. Dans tous les cas, il s'agit là de personnes fragiles qui se trouvent, par les déficiences de la maladie, ou par celles d'une personnalité démissionnaire, placées au sein d'un système collectif. De plus en plus, il s'agit de personnes malades et dépendantes qui doivent pouvoir recevoir les soins nécessaires.

Ce système est tout-puissant, quels que soient les freins mis par les contrats, règlements, chartes. Il lui est facile d'écraser ces personnes dans le carcan du collectivisme et de la normalisation si l'on n'y prend garde.

Plutôt que de stigmatiser l'institution, il faut au contraire s'étonner qu'une grande majorité d'institutions s'évertuent à respecter la personnalité et la dignité de leurs résidents, et si possible leur liberté. Parfois, les efforts des institutions pour refuser le style caserne ou pensionnat aboutissent, dans une atmosphère de bonne volonté incompétente, à l'infantilisation des résidents, par le maternage des soignants, par le paternalisme des médecins, et tombent, dans l'excès inverse.

Il faut constater que, le plus souvent, la personne âgée dépendante sera mieux respectée, écoutée, considérée comme une personne citoyenne dans une institution que chez elle ou surtout à l'hôpital général.

Hélas, cela n'est pas toujours le cas. Il est des institutions où la violence morale est quotidienne. Il en est d'autres, trop nombreux, où la meilleure volonté a ses limites, où la communication est appauvrie faute de temps, de formation, de moyens, d'effectifs.

Alors la situation peut devenir dramatique. On a insisté sur les catastrophes médicales engendrées par ces situations : glissement, régression, suicide passif, plus souvent bouderie, hypocondrie et hospitalisme. C'est la plus fréquente des iatropathologies : on ne laisse pas d'autres choix à la victime. C'est inacceptable, et on peut l'éviter. Formation, réflexion et critique des idées reçues le permettent, mais pas la seule bonne volonté.

Nous évoquerons de façon pratique quelques-unes des difficultés de la personne âgée lors de la vie et des soins en institution.

LA PERSONNE ÂGÉE ENTRE EN INSTITUTION

LA VOIE D'ENTRÉE CLASSIQUE RESTE CELLE DU DÉSENCOMBREMENT OU DU REJET

Les proches ont gardé au domicile une personne âgée dépendante, de plus en plus dépendante. Ils ont enfermé celle-ci dans un maternage culpabilisé. Il n'y a pas eu de demande d'avis gériatrique en temps utile, c'est-à-dire quand la situation pouvait être réversible et quand la crise pouvait être évitée par une simple prévoyance de celle-ci.

Le placement est demandé par rejet, dans une situation devenue intolérable aux proches, en pleine crise aiguë. La personne n'est pas informée et donc non consentante. Même démente, elle comprend fort bien ce rejet. On est sûr de la souffrance et de l'aggravation du malade. Cela peut aboutir à la mort, le plus souvent à l'échec de l'entrée en institution pour la personne, à la culpabilisation et à l'agressivité de la famille. On est sûr dans tous les cas du pire résultat, pour un surcoût maximum, d'autant que l'urgence ressentie a fait entrer la personne malade dans le circuit *Urgences/Service Porte/Court séjour non gériatrique.* Le but des soins devient le désencombrement, la recherche de la première place venue quelle qu'elle soit, et qui permette surtout de se débarrasser de ce cas « social ».

Ce système, encore trop présent, est intolérable.

LA VOIE MODERNE D'ENTRÉE EN INSTITUTION

C'est celle de l'évaluation gériatrique, solution qui joint au bon sens, l'éthique et la maîtrise des dépenses. Elle se réalise si possible en ambulatoire.

Adressée par son généraliste, accompagnée d'un proche, la personne est l'objet d'une évaluation diagnostique précise et complète, qui fixe les priorités, recherche une prévention médicale de la perte d'autonomie et médicosociale de la situation de crise, propose une stratégie diagnostique et thérapeutique si possible préventive. Si l'on ne peut prévenir, on peut prévoir et orienter la personne dépendante (parce que malade) vers un établissement choisi en commun avec le malade et ses proches, comme la meilleure solution pour le cas particulier de cette personne.

L'avis de la « personne de confiance » désignée par la personne malade peut être une aide précieuse à la décision, sans être décisionnel.

L'expérience pratique d'une telle évaluation chez des malades ayant les mêmes diagnostics que des malades de « soins de suite gériatriques » montre que 87 % des malades évalués peuvent rester, aidés, à leur domicile. Les 13 % « placés » le sont de façon consentie et éclairée, préparée. Il n'y a pas de

« régression » et ces malades s'amélioreront lors de leur entrée dans une institution choisie avec eux, perçue comme un choix et non comme un rejet.

Quant aux soins de suite gériatriques et de réadaptation, c'est une préparation au retour au domicile, ce n'est pas une attente de placement. Ce peut être une préparation à l'institution pour des malades devenus dépendants, avec les mêmes préoccupations de choix de la meilleure solution consentie par le malade informé ou par les siens s'il ne peut consentir.

Il faut ajouter que toute entrée en institution doit rejeter la dualité client (secteur privé)/usager (secteur public). Dans tous les cas, les rapports entre résidents et résidence devraient être précisés dans un contrat équilibré, tout en sachant que « l'esprit » de qualité, le professionnalisme et la motivation sont plus importants que le contrat. Celui-ci est cependant indispensable.

LA PERSONNE MALADE S'ADAPTE À L'INSTITUTION OU L'INSTITUTION S'ADAPTE AU MALADE

Toute vie collective implique des contraintes et des rigidités. Le nier serait ridicule. Ces contraintes ne sont tolérables que si elles sont simples : une dérogation permet toujours d'humaniser la réponse à un cas particulier. Chaque malade est un citoyen différent, un cas particulier, qui va exacerber sa singularité lors de ses difficultés d'adaptation.

Bien souvent les demandes spécifiques de chacun sont modestes, encore faut-il les comprendre, les deviner. De plus en plus d'entrées en institution sont liées aux démences. Le dément a des troubles de la communication : il ne sait s'exprimer, mais il comprend souvent bien davantage. Par ailleurs, du fait de troubles de mémoire, il oublie ce qui lui a été expliqué. Expliquer, réexpliquer, démontrer que l'agressivité traduit l'incompréhension du dément, le désarroi du déprimé, le refus de celui qui trouve sa dignité altérée, permet de former et d'informer la totalité du personnel du cas individuel de chacun des résidents. Comprendre, se faire comprendre malgré la barrière de l'incommunicabilité verbale est la base de la vie institutionnelle.

Cette démarche préserve la dignité de la personne et permet à l'institution de s'adapter à son cas particulier, de lui rendre sa nouvelle vie tolérable. Cela lui permet de refaire des projets, d'attendre le lendemain avec plaisir, même handicapé, même dément. Cela crée une vie sociale d'institution. Cela valorise le personnel qui se ressent « soignant » et non « domestique ». Les ateliers de créativité ont montré que cette personne âgée dépendante, même handicapée psychique, a une vie intérieure, est capable de souffrance, mais aussi de joie. L'institution est un accompagnement de la vie, c'est d'abord un lieu de vie où l'on peut et doit soigner.

Dans cette adaptation des personnels à chaque malade individuel et à la collectivité des malades de chaque salle, unité, ou service, la formation de tous est la meilleure façon de mettre en valeur le rôle propre de chacun.

Chaque métier a un rôle « noble », indispensable au sein de l'équipe, adapté à des malades dont les plus attachants sont parfois les plus handicapés…

Il faut pour autant éviter de verser dans les mauvaises pratiques de soins où le malade devient un objet passif, ce qui aboutit à une infantilisation, forme maximale d'un hospitalisme condamnable.

Pour cela, il ne faut pas que de la bonne volonté. Il faut d'abord cette formation solide au soin gériatrique, qui permet d'immenses progrès. La motivation n'est possible que si on sait ce qu'on a à faire.

LA PERSONNE ÂGÉE PEUT EXERCER EN INSTITUTION LES LIBERTÉS CONSTITUTIONNELLES

Cela n'est parfois pas possible dans les cas de démences avancées. Mais cela est possible dans tous les autres cas, en évitant les contraintes inutiles ou illégales. Il faut toujours se poser certaines questions et se replacer dans l'état de stress de celui qui se sent enfermé et entouré d'obligations démesurées et rigides. Ceci se présente trop souvent. On ne peut citer toutes les situations, mais on peut donner quelques exemples :

– la personne garde-t-elle un contact avec l'argent, avec son argent, avec l'usage de l'argent, avec la notion d'achat, de possession ? Son argent disponible est-il déposé dans un compte public inaccessible, est-il partagé entre les siens, ou est-il vraiment laissé à sa disposition (quitte à contrôler la pertinence de son usage) ?

– les résidents peuvent-ils circuler, les déments ont-ils la place de déambuler (sécurité antifugue), les « confinés au fauteuil » ont-ils une raison médicale expliquant la perte de la marche, ou une raison psychologique de type phobie de la marche ?

– la personne est-elle incitée à garder une activité ludique ou utile, ou intellectuelle si elle le peut, ou manuelle, ou artistique si elle le désire ? Il n'y a pas de projet de vie sans activité. Condamner une personne âgée malade, même intellectuellement diminuée, à n'avoir d'autre activité que de suivre le déroulement des heures favorise les désafférentations, le ralentissement intellectuel, la régression, les dépressions, une insoutenable souffrance morale. Soigner n'est pas que donner des soins médicaux et des soins de vie, c'est permettre un projet de vie : la vie. Il faut casser l'ennui.

– une certaine liberté d'horaire (c'est le plus difficile) peut-elle être conservée, en particulier lorsque les enfants viennent de très loin ? Par exemple, y a-t-il des lieux de réunion, d'intimité pour une vie familiale, une salle à manger particulière pour les fêtes de famille ? La famille est-elle incitée à s'engager dans la vie du service, de l'établissement, de façon à continuer à participer à la vie de son malade ? La participation, c'est la meilleure façon d'éviter l'agressivité et le harcèlement des familles !

– l'établissement a-t-il une vie sociale : fêtes, lieux de rencontre non collectifs, variété d'activités qui permettent au résident de se trouver en un « village », où les contacts humains et sociaux sont possibles et variés? Combien de malades déments conversent avec joie dans ce qui nous paraît un dialogue de sourds ou de fous ?
– enfin, le résident a-t-il des espaces de refus, où il garde le vrai pouvoir de dire « non », cette dernière liberté, sans que cela soit pris pour une provocation ?

L'institution accueille de plus en plus de déments, au fur et à mesure qu'on soigne mieux le reste des pathologies. Mais dans quelques années, les « déments » traités seront, peut-être, à leur tour moins nombreux. En attendant ce jour lointain, où beaucoup d'institutions deviendront inutiles, il faut soigner ces déments. Il faut identifier la cause de leur état, les « fausses » démences sont repérées à l'évaluation d'orientation ou à l'entrée. Il faut les traiter si possible. Il faut surtout interpréter à chaque instant le comportement de ce malade, dément, instable, qui ne se souvient pas, ne comprend pas, répond, mais qui doit être libre, qui doit être protégé, mais qui peut être agressif. Si on lui parle, si on interprète son jargon, on améliore le comportement de ce malade. Si on l'attache, l'enferme, le drogue pour permettre le calme pour les soignants, on provoque l'aggravation de ses troubles. L'état crépusculaire et l'enfermement anxiogène sont les meilleurs pourvoyeurs de la violence du malade. On peut rendre les déments heureux dans des activités où ils se sentent plus libres (ateliers, groupes de paroles). Ainsi, c'est souvent en institution, dans les bonnes institutions, que les déments sont le plus heureux.

LE RÉSIDENT A DES PROCHES

Les proches peuvent devenir les meilleurs auxiliaires des soins. Il faut leur éviter la souffrance de la culpabilisation. On l'a évitée quand l'institution a été un choix fait en confiance. Il faut éviter, autres versants de la culpabilisation, l'exigence agressive, la fuite et l'abandon, la surprotection abêtissante et régressive. La multiplicité des rencontres, la responsabilisation des familles, le fait de reconnaître leur rôle, leur offrir de participer à la vie de l'unité. Tout cela fait des familles et des proches, non plus des obstacles, mais un des éléments majeurs de vie et de sécurité du service.

LE RÉSIDENT A SOUVENT BESOIN D'ÊTRE SOUS PROTECTION JURIDIQUE

Cette protection doit concerner le résident incapable de gérer ses propres affaires, seulement quand la relation de la famille avec le résident, et/ou les relations à l'intérieur de la famille paraissent conflictuelles. Il est plus prudent de le faire aussi quand les biens sont importants (*cf.* chapitre 29, *La protection juridique des personnes âgées incapables*).

La sauvegarde de justice permet une protection immédiate, mais de faible durée. Le besoin de protection étant le plus souvent définitif, il faut préférer, chaque fois que possible, la curatelle qui oblige à tenir « l'incapable » informé des opérations à la tutelle qui exclut le malade de tout regard sur ses biens, sur son courrier, sur ce qu'il a été : cause supplémentaire d'exclusion, s'il a le moindre reste de lucidité. Or, les déments comprennent le plus souvent beaucoup mieux qu'ils ne peuvent s'exprimer.

Le tuteur doit être choisi si possible dans la famille ou dans une association tutélaire; toujours en dehors de l'institution ou du tuteur public qui ont tendance à appliquer les règles ingérables de la comptabilité publique aux personnes, qui se trouvent ainsi dépourvues de tout. Par exemple, ils ne peuvent pas apporter leur petit écot à une fête : toute dépense doit être strictement personnelle.

Il doit rester à l'esprit de tous que le tuteur n'a aucun pouvoir légal sur la personne, en tout cas aucun pouvoir de décider des soins, de l'orientation médicale, etc. La loi des droits du patient précise que le tuteur ne peut s'opposer à une décision de soin jugée nécessaire par le médecin. À la rigueur le conseil de famille, jamais réuni d'ailleurs, pourrait décider. En fait, il y a un vide juridique et c'est beaucoup mieux ainsi, car les décisions sont prises en consensus entre l'équipe et les proches. Cela évite de mettre une décision médicale dans les mains d'une personne unique, culpabilisée par cette décision, ingérable pour elle. La personne de confiance choisie par le malade peut informer sur ces bases le malade, le conseiller; son avis n'est que consultatif.

Lorsqu'il y a des mandataires familiaux avec des mandats précis, la situation est souvent beaucoup plus claire.

LE RÉSIDENT PEUT ÊTRE MALADE

Le résident a le droit absolu à l'accès aux soins compétents nécessaires. Ces soins sont à différencier de l'acharnement thérapeutique abusif et inutile, et des traitements superflus et routiniers faits sans objectif thérapeutique, ne visant ni à guérir, ni à prévenir! Ces traitements futiles et dangereux sont encore plus condamnables que les acharnements.

Le renoncement abusif est source d'états grabataires, de rétractions, d'escarres, de syndromes de glissement désespérés, de souffrance physique ou morale. L'abandon thérapeutique alourdit la charge en soins.

La routine n'est pas admissible en institution, ni la défaillance des hommes, ni les accrocs à la déontologie : consultation téléphonique, ou passages « éclairs » du médecin pressé, addition de placebos, refus de demander un autre avis quand on ne sait pas.

Le résident doit avoir accès aux soins, aux soins compétents. Un avis gériatrique en temps utile doit être demandé chaque fois que cela est nécessaire, voire un transfert.

Le malade doit pouvoir ensuite revenir dans sa chambre, qu'il soit guéri, amélioré ou aggravé. Trop souvent, la prise en charge de la maladie intervient trop tard, à un stade irréversible.

Les traitements psychotropes doivent être réalisés au bénéfice du malade et non pour le calme des équipes. Il n'y a jamais d'indication des neuroleptiques sur une longue durée (hors psychiatres).

L'alimentation et sa qualité gustative, la propreté, font partie des soins, au même titre que les soins médicaux. Mais surtout le soin relationnel, parler, faire parler, faire rire, faire revivre les résidents malades fait partie de l'éthique la plus élémentaire du soin : celle du respect de la dignité de la personne soignée; ce n'est pas un objet, on ne peut l'ignorer et s'en désintéresser.

Le consentement au soin courant doit être respecté. Le soin courant doit être regardé avec modestie. Il offre moins de garantie que le soin sous protocole, voire que l'essai thérapeutique contrôlé. En effet, le traitement des octogénaires est fait par extrapolation des traitements efficaces chez l'adulte. En fait, rien n'est prouvé. Or, comment soigner sans connaître? La gériatrie manque terriblement de recherche clinique, bioclinique et fondamentale. La recherche clinique se fera plus sous forme d'épidémiologie interventionnelle, de soin sous protocole de recherche de stratégie thérapeutique que d'essais contrôlés si complexes en gériatrie. Il y a là un besoin essentiel.

Le malade âgé a le droit de bénéficier des progrès de la recherche, de ne pas rester un exclu du progrès.

LE RÉSIDENT PEUT MOURIR

La mort peut être subite et imprévue. Le personnel aura alors du mal à faire le deuil de certaines personnes attractives, chaleureuses, ou touchantes. D'autres fois, une maladie aiguë aura nécessité un transfert pour donner une chance de guérir. Dans d'autres cas, la mort est prévue, inéluctable. L'accompagnement terminal doit être fait sur place. Il n'est pas un renoncement, mais un soin lourd, attentif, chaleureux, qui vise non seulement à assurer le confort, l'absence de douleur physique, mais aussi, et il ne faut pas l'oublier, à traiter la douleur morale tellement plus intolérable pour le malade.

La seule demande d'euthanasie active (en fait « suicide assisté ») provient de malades déprimés. Notre devoir est de traiter cette douleur morale, qui est en soi une maladie. Il est plus difficile d'écouter, de parler, de faire parler en toute compassion et fraternité avec le malade souffrant, que de pérorer et de proposer la mort médicale comme traitement de la peur de la mort naturelle. Cette facilité n'a rien à voir avec l'éthique, seulement avec l'incroyable fatuité d'un certain pouvoir médical.

La mort de la personne âgée malade est moins fréquente en institution qu'à l'hôpital. L'institution est d'abord un lieu de vie, mais la mort y a le plus de chance d'y être accompagnée, de façon à être digne et sereine.

CONCLUSION

La personne âgée en institution est aujourd'hui essentiellement une personne malade et handicapée, et par ailleurs âgée. Atteinte d'une maladie incurable et invalidante, l'éthique et la déontologie exigent le maintien de ses droits de citoyen (tableau 28-1) :

– droit au respect de sa dignité de personne humaine quels que soient ses handicaps ;

– droit à l'accès à un soin compétent d'où la nécessité d'une formation théorique et pratique de tous les intervenants : aides-soignantes, infirmières, médecins, directeurs, personnel d'aide et de service…

Tableau 28-1. Charte des droits et libertés de la personne âgée dépendante (version abrégée)

Article	*Résumé*
I. CHOIX DE VIE	– Toute personne âgée dépendante garde la liberté de choisir son mode de vie.
II. DOMICILE ET ENVIRONNEMENT	– Le lieu de vie de la personne âgée dépendante, domicile personnel ou établissement, doit être choisi par elle et adapté à ses besoins.
III. VIE SOCIALE MALGRÉ LES HANDICAPS	– Toute personne âgée dépendante doit conserver la liberté de communiquer, de se déplacer et de participer à la vie de la société.
IV. PRÉSENCE ET RÔLE DES PROCHES	– Le maintien des relations familiales et des réseaux amicaux est indispensable aux personnes âgées dépendantes.
V. PATRIMOINE ET REVENUS	– Toute personne âgée dépendante doit pouvoir garder la maîtrise de son patrimoine et de ses revenus disponibles.
VI. VALORISATION DE L'ACTIVITÉ	– Toute personne âgée dépendante doit être encouragée à conserver des activités.
VII. LIBERTÉ DE CONSCIENCE ET PRATIQUE RELIGIEUSE	– Toute personne âgée dépendante doit pouvoir participer aux activités religieuses ou philosophiques de son choix.
VIII. PRÉSERVER L'AUTONOMIE ET PRÉVENIR	– La prévention de la dépendance est une nécessité pour l'individu qui vieillit.

Tableau 28-1. Charte des droits et libertés de la personne âgée dépendante (version abrégée) *(suite)*

IX. DROIT AUX SOINS	– Toute personne âgée dépendante doit avoir, comme toute autre, accès aux soins qui lui sont utiles.
X. QUALIFICATION DES INTERVENANTS	– Les soins que requiert une personne âgée dépendante doivent être dispensés par des intervenants formés, en nombre suffisant.
XI. RESPECT DE LA FIN DE VIE	– Soins et assistance doivent être procurés à la personne âgée en fin de vie et à sa famille.
XII. LA RECHERCHE, UNE PRIORITÉ ET UN DEVOIR	– La recherche multidisciplinaire sur le vieillissement et la dépendance est une priorité.
XIII. EXERCICE DES DROITS ET PROTECTION JURIDIQUE DE LA PERSONNE	– Toute personne en situation de dépendance doit voir protégés non seulement ses biens mais aussi sa personne.
XIV. L'INFORMATION, MEILLEUR MOYEN DE LUTTE CONTRE L'EXCLUSION	– L'ensemble de la population doit être informé des difficultés qu'éprouvent les personnes âgées dépendantes.

Cette charte a été réalisée par la commission Droits et Libertés de la Fondation nationale de gérontologie (FNG). Cette commission multidisciplinaire réunit des médecins – en gériatrie, en psychiatrie et en santé publique –, des spécialistes du droit, des responsables d'institutions sanitaires et sociales, des cadres infirmiers, des formateurs, des philosophes... La Commission a élaboré en 1987 une « Charte des droits et libertés de la personne âgée dépendante », actualisée en 1997. Cette charte a pour objet de rappeler que, quel que soit le degré ou la forme de sa dépendance, la personne âgée a droit au respect absolu de ses libertés de citoyen et de sa dignité. La version complète est disponible sur le site Internet de la FNG (www.fng.fr). Cette charte est aussi disponible en anglais, en allemand, en espagnol, en italien et en portugais.

L'objet de ces soins est le maintien d'une qualité de vie malgré le handicap. La prise de conscience du rôle des soignants qui évitent à ces personnes malades une exclusion totale de la société doit être souligné. Dans nulle autre spécialité, la mission de l'équipe soignante n'est aussi essentielle.

Rôle propre infirmier

– Les infirmières ont un rôle important à jouer pour que les soins respectent la dignité de chaque patient quel que soit son état physique ou mental.
– Les soignants doivent aider la vie à entrer en établissement gériatrique, aussi bien sur un plan collectif qu'individuel. Ainsi, chaque patient doit pouvoir avoir son projet de vie personnel et le réaliser, malgré l'entrée en établissement.
– La mise sous protection juridique n'interdit pas de laisser au patient un peu d'argent, ne doit pas le priver de sa liberté d'expression et de son consentement au soin.

BIBLIOGRAPHIE

Circulaire du 6 mai 1995 relative aux droits des patients hospitalisés.

Circulaire du 26 août 1986 relative à l'organisation des soins, à l'accompagnement des malades en phase terminale.

Décret du 16 février 1993 relatif aux règles professionnelles des infirmiers et infirmières.

Fondation nationale de gérontologie, *Charte des droits et libertés de la personne âgée dépendante*. site internet : www.fng.fr.

PACAUD M., « Le droit du résident à l'information », *Gestions hospitalières*, n° 342, janvier 1995.

ENCADRÉ 28-1

RESPECTER LES DROITS DE TOUT CITOYEN

Le résident en institution doit donc conserver tous les droits de sa citoyenneté qui ne sont en rien altérés par sa présence en institution. Le fait que certains soient sous tutelle, et d'autres non, ne modifie que la disposition des biens. Il doit donc être clair que la personne âgée en institution a les mêmes droits que toute autre personne, avec les seules réserves qu'impliquent toute vie collective, celle du respect de ses voisins, et celle du respect du personnel : le vieillard acariâtre existe.

Quelques points sont cependant plus régulièrement l'objet d'entorses graves : l'entrée en institution souvent non expliquée, non consentie, non nécessaire, objet de mensonge volontaire, l'accès à l'argent rendu impossible, le règlement intérieur régalien, l'accès aux soins nécessaires en temps utile impossible, l'absence de soin relationnel, de vie au sein de l'institution.

Dans une institution, avoir de beaux murs et un sol propre est nécessaire, mais c'est le plus facile. Qu'il y ait une joie de vivre, des projets de vie pour les malades, un personnel formé, suffisamment nombreux et motivé, prodiguant les soins nécessaires sont des enjeux essentiels dans une institution de qualité.

La protection juridique des personnes âgées incapables ♦ 29

S. POTTIEZ[1]

« Hélas! Quelle part de vie reste-t-il aux vieillards? »
Maximanius ou Pseudo-Gallus

« Il faut montrer ce qu'il y a de bon et de net dans le fond du pot. »
(Montaigne, Essais I, 19)

Voici une situation banale décrite par un médecin généraliste traitant :
« Mme F. est une charmante vieille dame (79 ans), veuve sans enfants, apparemment d'esprit vif, peu ingambe, qui vit seule dans son pavillon; elle bénéficie d'une aide ménagère et se fait livrer ce dont elle a besoin. Ce médecin traitant assure qu'elle est bien consciente et lucide. Elle confond les francs et les euros, donne un billet de 20 euros en pourboire, est incapable de vérifier les notes qu'on lui présente… aussi se trouve-t-elle démunie bien avant l'arrivée de sa pension de vieillesse. Au surplus elle n'arrive pas à récupérer régulièrement le loyer d'une maison dont elle est propriétaire, se laisse persuader de prendre à sa charge des frais d'entretien qui ne lui incombent pas, etc. Pourtant elle sait ce qu'elle voudrait faire, mais elle n'est pas capable de se retrouver dans ses comptes financiers et dans les démarches administratives, même simples. »
Que pourraient faire (car cela fait partie de la manière dont on traite et considère la personne) le médecin et l'infirmier qui ont pris en charge cette vieille dame?
Au préalable, il s'agit de voir ce que le législateur a prévu pour pallier ces incapacités; car, sans la loi, nul ne peut parler et agir à la place de cette personne.

1. Avec la participation de MM. Rodat et Clément pour la personne de confiance (p. 300) et la loi du 4 mars 2002 (p. 301 et 302).

QUI PEUT ÊTRE PROTÉGÉ?

Il s'agit de protéger la personne majeure, dans le domaine civil, lorsque celle-ci subit une altération de ses *facultés personnelles* qui la met dans l'incapacité de gérer seule ses intérêts. Cette altération peut résulter d'une atteinte des facultés mentales par une maladie (ex. : psychose, comme le délire de préjudice), une infirmité (ex. : débilité de cause génétique) ou par un affaiblissement dû à l'âge (de la détérioration à l'affaiblissement ou à la démence). Il peut encore se faire que la personne ne puisse exprimer sa volonté du fait d'une atteinte corporelle (ex. : aphasie totale, coma prolongé). Le législateur a tenu à préciser que la reconnaissance de l'altération des facultés (mentales ou corporelles) est du seul ressort du médecin.

RESPONSABILITÉ CIVILE

Il nous faut veiller à ne pas confondre capacité civile (ex. : gestion des capitaux, contrats) et responsabilité civile. Chacun est responsable du dommage qu'il peut causer à autrui et doit le réparer, même sous l'empire d'un trouble mental. Incapable civilement, on reste civilement responsable.

RÉGIME DE PROTECTION ET TRAITEMENT

On peut être chez soi et sous tutelle, ou en institution (soins de longue durée, maison de retraite) et conserver sa pleine capacité civile.
Il n'y a pas de liaison automatique. Le régime de protection et la modalité du traitement médical (soins à domicile ou hospitalisation, même contre le gré du sujet, ou maison de retraite) sont totalement indépendants l'un de l'autre.
Quels sont ces différents régimes? Il y en trois : la sauvegarde de justice, la tutelle, la curatelle.

La sauvegarde de justice

C'est une mesure simple, rapide, légère, gratuite.

Pour qui?

Elle s'adresse au majeur qui, du fait d'une atteinte de ses facultés personnelles, a besoin d'être protégé dans les actes de la vie civile.
Cela sous-entend une altération soit provisoire (ex. : bouffée délirante aiguë), soit de faible importance (ex. : une personne âgée à l'état mental un peu détérioré).
C'est une mesure prise très fréquemment en l'attente d'une tutelle ou d'une curatelle.
L'infirmière à domicile (libérale ou de service public), qui est proche de ce malade, car elle le voit souvent tous les jours, est en première ligne et est le plus à même d'attirer l'attention du médecin sur les anomalies (comportement, réactions, jugement, etc.) qu'elle constate.

Par qui?

– Le juge des tutelles, juge du tribunal d'instance (du domicile du sujet), peut placer sous la sauvegarde de justice le majeur qui fait l'objet, de sa part, d'une procédure de tutelle (ou curatelle), ce pour la durée de l'instance, par une décision provisoire qui est transmise au procureur de la République et notifiée à l'intéressé.
– Le médecin traitant peut également déclarer (nous préconisons l'usage d'une lettre recommandée avec accusé de réception, cette dernière date fixera le point de départ de la mesure) au procureur de la République du lieu de traitement que son patient a besoin d'être protégé dans les actes de la vie civile :

- s'il est médecin à l'hôpital, sa seule signature suffit;
- s'il est praticien de ville, il faut que sa signature soit accompagnée de l'avis conforme d'un psychiatre.

Cette déclaration a alors pour effet de placer le sujet sous la sauvegarde de justice.

Pour combien de temps?

La levée de la mesure se fait :

– par une nouvelle déclaration attestant que la situation antérieure a cessé (rarement faite en pratique);
– ou par péremption (très fréquemment) : en effet la première déclaration médicale est valable deux mois, chaque renouvellement six mois;
– ou par décision du procureur de la République;
– ou par l'ouverture d'un régime de protection plus structuré : une tutelle ou une curatelle.

Pour quoi?

Le majeur conserve l'exercice entier de ses droits civils (on parle souvent d'incapacité virtuelle); toutefois la sauvegarde de justice permet au juge d'intervenir, notamment pour réduire les actes ou les engagements du sujet en cas d'excès, voire les annuler.
Le majeur conserve bien évidemment la possibilité de constituer un mandataire ou de le révoquer (sauf si le mandat a été donné en considération de la période de sauvegarde où l'autorisation du juge est nécessaire).
Néanmoins l'existence de la sauvegarde permet au juge, en cas de besoin, de désigner un *mandataire spécial* qui sera autorisé à faire un certain nombre d'actes énumérés par le mandat.
En l'absence de mandat, on suit les règles de la *gestion d'affaires*.
Cependant, l'obligation de faire des *actes conservatoires* (ex. : fermer à clé le logement, mais ce peut être plus complexe) nécessités par la gestion du patrimoine incombe :

– à ceux qui peuvent présenter une requête en ouverture d'une tutelle ou d'une curatelle (*cf. infra*);
– au directeur de l'établissement de traitement;
– éventuellement à celui qui héberge à son domicile le sujet.

Sous conditions qu'ils aient connaissance tant de la sauvegarde que de l'urgence des mesures à prendre. Cette obligation donne bien sûr le pouvoir correspondant.

La tutelle

C'est une mesure complexe, longue, lourde, onéreuse.

Pour qui?

La tutelle s'adresse au majeur qui, du fait de l'atteinte de ses facultés mentales ou corporelles empêchant l'expression de la volonté, a besoin d'être remplacé tout le temps, représenté (on fait à sa place) dans les actes de la vie civile.
Les sujets qui peuvent ainsi être protégés sont des malades très atteints et d'une façon chronique avec peu d'espoir d'amélioration spectaculaire à court terme (ex. : maladie d'Alzheimer).
En effet, la procédure prend plusieurs mois.

Par qui et comment?

– L'ouverture de la procédure est faite, auprès du juge des tutelles du domicile du sujet, par simple requête (avocat non obligatoire) :

- de la personne à protéger (grande importance théorique);
- du conjoint (à moins que la communauté de vie n'ait cessé entre eux), ou de ses ascendants, de ses descendants, de sa fratrie;
- de son curateur (de droit civil);
- du procureur de la République;

Le juge des tutelles peut aussi se saisir d'office; particulièrement lorsqu'il a été prévenu par un avis d'un autre parent, d'un allié (ex. : belle-famille), du concubin ou d'un ami (donc également concubin, partenaire d'un PACS, personne de confiance), du médecin traitant, du directeur de l'établissement de traitement.

– Le juge des tutelles :

- après que l'altération des facultés a été constatée par un médecin spécialiste choisi sur une liste dressée par le procureur de la République, soit désigné par le juge, soit consulté par le demandeur;
- après avoir recueilli l'avis du médecin traitant;
- après l'audition du sujet, sauf si elle se révélait préjudiciable à sa santé.

Le juge prononce par jugement l'ouverture de la tutelle, en audience non publique (en Chambre du conseil), avec une publicité du jugement réduite à l'inscription au répertoire civil.

– La fin de la tutelle est prononcée par jugement (dit de mainlevée) précédé des mêmes formalités que pour l'ouverture.

Pourquoi? Organisation, fonctionnement

– La tutelle complète.

Elle comporte trois organes : le tuteur, le subrogé-tuteur, le conseil de famille.
Le tuteur est désigné par le juge. De droit c'est le conjoint, sauf si la communauté de vie a cessé entre eux ou si le juge estime qu'une autre cause l'interdit

(ex. : conflit d'intérêt ou s'il est lui-même sous tutelle). Tout autre tuteur est datif (c'est-à-dire désigné par le juge, conseil de famille), ce peut être une personne morale ou l'État.

Le tuteur représente l'incapable (le majeur sous tutelle ne peut ester en justice, le domicile du sujet est celui du tuteur); il peut faire seul les actes d'administration du patrimoine, mais non les actes de disposition (comme la vente d'une maison) sauf s'il a l'autorisation du juge et du conseil de famille; il rend compte de sa gestion tous les ans au juge. Enfin, il doit prendre soin de la personne de l'incapable (par exemple donner l'autorisation d'opérer).

Tous les actes passés par le majeur protégé sont nuls de droit, ainsi le testament fait après l'ouverture de la tutelle. Toutefois, sur l'avis du médecin traitant et par jugement, le juge peut autoriser la personne à faire certains actes, soit seule soit avec l'assistance du tuteur.

Au surplus, l'existence de la tutelle peut permettre au tribunal d'annuler des actes antérieurs à son ouverture si la cause qui en a déterminé l'ouverture existait notoirement à l'époque des actes.

Puisque l'époux est tuteur de droit, il est logique que le mariage du majeur en tutelle réclame protection; il y a donc conditions :

- les père et mère doivent donner leur consentement;
- à défaut un conseil de famille doit être spécialement convoqué pour en délibérer;
- dans tous les cas, l'avis du médecin traitant est requis.

– L'administration légale est un régime simplifié, sans subrogé-tuteur ni conseil de famille; les fonctions de tuteur sont tenues par un *administrateur légal*, qui est soit le conjoint, soit un membre de la fratrie, un ascendant ou descendant.

– La tutelle en gérance : lorsque les biens sont peu importants, une tutelle complète peut être inutile. Alors le juge peut désigner un gérant de la tutelle, sans subrogé-tuteur ni conseil de famille. Ces fonctions seront tenues soit par un *préposé* appartenant au personnel administratif de l'établissement de traitement, soit par un *administrateur spécial*.

Le rôle du gérant de la tutelle est :

- de percevoir les revenus;
- de les utiliser à l'entretien et au traitement de la personne;
- d'acquitter, s'il y a lieu, les obligations alimentaires;
- de déposer l'excédent sur un compte ouvert chez un dépositaire agréé.

Si d'autres actes sont nécessaires, le juge pourra les autoriser ou ouvrir une tutelle complète. Chaque année, le gérant rend compte de sa gestion directement au juge des tutelles. Les fonctions de gérant de la tutelle sont rémunérées par un pourcentage sur les sommes maniées.

– Dispositions diverses : le sujet n'est ni éligible ni électeur, pas plus juré, curateur, subrogé-tuteur ou tuteur, membre du conseil de famille. Il ne peut obtenir un permis de chasser sauf autorisation du juge des tutelles (ce qui paraît peu probable).

La curatelle

C'est une mesure complexe, longue, onéreuse, plus souple que la tutelle.

Pour qui?

La curatelle s'adresse au majeur qui, du fait de l'atteinte de ses facultés mentales ou corporelles empêchant l'expression de la volonté, a besoin d'être conseillé ou contrôlé dans les actes de la vie civile.

Les sujets qui peuvent bénéficier de cette mesure sont des malades chroniques ou des personnes âgées, capables certes de se débrouiller à peu près dans la vie de tous les jours, mais parfois dépassés lors du maniement de sommes d'argent importantes (capitaux), susceptibles d'être escroqués, influencés par des gens mal intentionnés, voire de rester perplexes et paralysés devant des formalités administratives ou judiciaires. Les juristes parlent de faiblesse d'esprit, d'une incapacité partielle.

Par qui et comment?

La procédure et les formalités sont identiques à celles requises pour la tutelle. Le juge du domicile du sujet, saisi d'une requête en ouverture de tutelle, peut prononcer une curatelle et inversement.

Pourquoi? Organisation, fonctionnement

– Le curateur : seul organe de ce régime, il est désigné par le juge. De droit, c'est le conjoint, sauf si la communauté de vie a cessé entre eux ou si le juge estime qu'une autre cause l'interdit. Tout autre curateur est choisi par le juge.

– La capacité du majeur :

- le majeur conserve l'initiative des actes et personne ne peut l'obliger à faire un acte qu'il refuse. Très simplement, disons que le sujet peut faire seul les actes d'administration du patrimoine, il doit être assisté de son curateur pour les actes de disposition du patrimoine (vente d'immeuble, mais aussi pour recevoir des capitaux ou emprunter);
- si le curateur ne veut pas donner son accord, le sujet peut demander une autorisation au juge pour y suppléer;
- si le sujet fait seul un acte qui nécessitait l'assistance de son curateur, tous deux peuvent en demander l'annulation; toutefois le curateur peut approuver cet acte *a posteriori*;
- lorsque le sujet est autorisé à faire seul un acte, il reste protégé comme s'il était sous la sauvegarde de justice;
- le sujet peut intervenir en justice; toutefois toute signification (formalité pour faire connaître, normalement par huissier, un acte de procédure) doit être faite aussi au curateur;
- la souplesse du régime permet au juge, sur avis du médecin traitant, d'augmenter ou de diminuer la capacité du majeur en curatelle (ex. : ne faire que des retraits en numéraire au guichet de la banque).

– La curatelle de l'article 512 du Code civil : c'est une curatelle souvent dite « aggravée » ou « renforcée »; en effet, le juge peut décider que le curateur :

- percevra seul les revenus;

• réglera les dépenses;
• versera l'excédent éventuel chez un dépositaire agréé;
• rendra compte de sa gestion tous les ans au juge des tutelles.

– Autres dispositions :

• le majeur en curatelle peut faire une donation avec l'assistance de son curateur; il peut librement faire un testament (sous le risque qu'il soit attaqué pour insanité d'esprit);

• le conjoint étant curateur de droit, le législateur a prévu que le mariage du majeur en curatelle nécessite l'accord de son curateur ou, à défaut, celui du juge des tutelles;

• le sujet ne peut être tuteur ou curateur, subrogé-tuteur, membre du conseil de famille;

• il reste électeur, mais il est inéligible; il ne peut être juré; ne peut exploiter un débit de boissons. Il existe encore des limitations (permis de chasser, activité commerciale…).

DISPOSITIONS COMMUNES

PROTECTION DU MOBILIER ET DU LOGEMENT

Outre les personnes qui ont l'obligation de faire des actes conservatoires pour un sujet sous la sauvegarde de justice et, *a fortiori*, le tuteur ou le curateur, le procureur de la République a le même devoir de protection du mobilier, du logement, des biens en général.

Dans l'espoir d'un retour à une vie normale, il est logique que logement et mobilier soient gardés à la disposition du sujet autant qu'il est possible; les conventions qui en disposent ne doivent être que précaires. Cependant, la réalité est qu'il existe des cas où l'intéressé ne pourra jamais retourner chez lui, alors il est bon que, dans son intérêt et après avis du médecin traitant (en pratique, la question est souvent posée au médecin expert), on puisse disposer du mobilier et du logement – toutefois les objets personnels, les souvenirs, devront être conservés.

PROTECTION ET SURVEILLANCE JUDICIAIRES DES INCAPABLES

La mesure de protection établie (sauvegarde, tutelle ou curatelle), les comptes étant vérifiés régulièrement le cas échéant, le sujet n'est pas abandonné pour autant. En effet, le procureur de la République (du lieu de traitement) et le juge des tutelles peuvent visiter le sujet où qu'il se trouve ou, à leur gré, le faire visiter par une assistante sociale, par exemple, qui fera un rapport ou, encore, le faire examiner par un médecin. Voilà donc une importante disposition protégeant la liberté individuelle.

INTERDICTIONS FAITES À CERTAINES PERSONNES

Depuis bien longtemps un principe déontologique figure dans le Code civil; en effet, il est interdit aux médecins, pharmaciens (la jurisprudence y ajoute : charlatans, empiriques et autres magnétiseurs qui exercent illégalement la médecine) qui ont soigné une personne durant la dernière maladie dont elle est morte, de profiter des dispositions entre vifs ou testamentaires, qu'elle aurait faite en leur faveur au cours de cette maladie — sauf rémunération (honoraires fixés avec tact et mesure selon le Code de Déontologie médicale, ou, sous conditions, s'il s'agit d'un parent). Ces règles s'appliquent au ministre du culte.

Une prescription, de portée très générale, fait interdiction à quiconque exerce, par fonction (administrative ou médicale) ou emploi temporaire ou permanent, dans un établissement où sont hébergés des vieillards (ex. : maison de retraite, hospice, hôpital, etc.) ou des malades mentaux (même en hospitalisation libre), que ceux-ci soient ou non sous un régime de protection :

– de se rendre acquéreur d'un bien ou cessionnaire d'un droit (à titre onéreux ou gratuit);

– de prendre à bail le logement du sujet, sauf sur autorisation du tribunal de grande instance.

Il en est de même pour le conjoint, les ascendants ou descendants de la personne soumise à ces interdictions.

En outre, il est interdit aux propriétaires, administrateurs ou employés des établissements hébergeant (à titre gratuit ou onéreux) des mineurs, des personnes âgées, des infirmes, des indigents ou des personnes en réadaptation sociale, de profiter des dispositions entre vifs ou testamentaires dont ceux-ci pourraient les faire bénéficier, en dehors de celles permises par le Code civil.

LE RÔLE DU SOIGNANT

Il faut bien avoir à l'esprit que nul ne peut parler ou agir (même pour son bien) à la place du sujet âgé, sauf dans les limites et les protections prévues par la loi. Dès lors que la question se pose, le soignant a un rôle indispensable à remplir. Il lui faut se préparer, préparer le sujet, informer les partenaires, favoriser l'adaptation de la personne à la mesure prise dans son intérêt et celle de la mesure à la personne.

PRÉPARATION DU SOIGNANT

Il est souvent difficile pour un soignant, fût-il médecin, de rester totalement objectif envers son malade. En effet est-il possible de prendre en charge correctement une personne âgée si on ne ressent pas de la sympathie envers elle (dimension affective)? Mais on ne doit pas s'aveugler, refuser de voir, se leurrer. Sachons regarder le patient comme un sujet, tel que notre état de soignant (avec

ses connaissances et ses techniques) nous le dicte, non pas comme nous désirerions qu'il fût ou comme il voudrait paraître; mais tel qu'il est, avec ses insuffisances, sa maladie et ce qui reste de bon. C'est respecter la personne du sujet âgé que d'admettre l'affaiblissement de ses facultés personnelles y compris intellectuelles – même chez le dément, la nature humaine perdure.
Un autre obstacle, duquel nous devons nous défier, résulte de la sémantique que recouvre le mot que nous utilisons. Par exemple, le sens du mot conscience varie (comme le regard que nous portons sur l'autre) suivant les personnes qui en usent et leur niveau de compétence; nous sommes assurés qu'il recouvre des réalités différentes pour le psychiatre expert, le médecin généraliste (même gériatre), l'infirmière ou le juriste.
En psychiatrie, on parle généralement de « l'état, dans un instant donné, de la somme d'informations qu'embrasse le psychisme et de la structure selon laquelle l'esprit les ordonne ou les laisse s'ordonner » (Porot); ce qui n'est pas très éloigné de ce que nous appelons, dans nos rapports, l'article 493-1 du Code civil, « la conscience de soi et du monde et des rapports qui s'établissent ». Cela inclut un champ plus ou moins étendu et des niveaux de structuration allant de la pleine conscience jusqu'à la dissolution (comme les variétés de confusion mentale) ou la dévalorisation (comme la démence, au sens médical non juridique). On peut y voir aussi l'être lucide (*cf.* TLF) qui a une vue claire et exacte des choses, qui fait preuve de perspicacité, de pénétration d'esprit (en parlant d'une personne gravement malade ou très âgée qui a conservé toute sa raison, considérée comme consciente); d'où la notion médico-légale d'intervalle lucide, période durant laquelle un malade mental et aussi une personne intellectuellement diminuée par la maladie ou l'âge recouvrent sa raison. C'est encore un synonyme de vigile qui signifie éveillé, ainsi peut-on parler de *coma vigile*.
Nous pouvons alors mieux comprendre les différences d'appréciation des divers intervenants, les réactions parfois agressives des soignants face aux constatations de l'expert et de la décision judiciaire.
Pour le soignant, savoir faire un signalement (sauvegarde de justice, avis de tutelle ou curatelle), c'est non seulement remplir un rôle social (la société doit protection à chacun de ses membres) mais encore servir (soigner) le malade, même si celui-ci peut lui en vouloir (dimension rationnelle). Souvent un petit mal prélude à un grand bien (qui admet de bon cœur de souffrir un traitement douloureux sauf si la raison le prescrit ?).
En pratique, le soignant doit donc se préparer à assumer le mauvais rôle, prendre le risque d'être (provisoirement le plus souvent) un mauvais objet pour la personne. Nous sommes soignants non seulement pour notre propre satisfaction, mais aussi pour le bien du sujet qui fait appel à nous, a besoin de nous, de nos soins; aussi, nous devons faire ce que doit (par exemple dénonciation de maltraitance).

PRÉPARATION DU SUJET

C'est une tâche très difficile, particulièrement à l'égard d'une personne âgée dont l'état s'est déjà bien détérioré ou même affaiblie, non encore démente.

Le soignant pourra tenter de faire prendre conscience à son malade que, peut-être, les tracas qui l'assaillent (formalités, percevoir sa pension, discussion avec le bureau d'aide sociale, etc.) seraient moindres si quelqu'un l'aidait...

INFORMER

Renseigner le juge, comme nous l'avons vu, est explicitement prévu par la loi, bien que ce soit généralement mal fait, souvent du fait d'une mauvaise compréhension de la notion de secret professionnel. Ces renseignements n'ont rien de médical. Ce sont des indications sur l'opportunité de la mesure envisagée, les circonstances de la vie quotidienne et ordinaire du sujet, ses problèmes, ses amis de confiance ou non, ses relations familiales – en somme tout ce qui peut permettre une bonne adéquation de la protection éventuelle au cas particulier, faciliter le choix du tuteur ou de la personne qui en tient lieu.

Le législateur, récemment, a pu permettre de renseigner le médecin examinateur. L'irruption du tuteur ou de la personne de confiance dans le consentement aux soins, admet une interface entre les professionnels de santé et la personne incapable juridiquement. Seule la mesure de tutelle est expressément mentionnée. Sous autre régime de représentation ou de protection, le sujet âgé conserve la possibilité de désigner une personne de confiance qui sera soit un proche soit un parent soit le médecin traitant (art. L. 1 111-6 du Code de la santé publique). Celle-ci peut l'accompagner dans ses démarches et assister aux entretiens médicaux afin de l'aider dans ses décisions. Il est vrai que nous mélangeons dans le cas présent le sanitaire et le social, mais les professionnels de la gériatrie sont parfaitement conscients que l'un ne va pas sans l'autre. Avant la décision juridique, la personne âgée reste maîtresse des informations la concernant puisque ce n'est qu'avec son accord (« dûment avertie ») que le secret médical peut s'échanger entre deux ou plusieurs professionnels, afin, comme le stipule la loi (art. L. 1 110-4 du Code de la santé publique), « d'assurer la continuité des soins ou de déterminer la meilleur prise en charge sanitaire ». Ce médecin pourra obtenir les informations indispensables à la réalisation de sa mission autant dans une structure, un service de santé, qu'auprès d'un médecin installé.

La mission confiée par le juge représente ce que celui-ci veut savoir sur le plan juridique et ce à quoi doit répondre l'expert commis dans les conclusions de son rapport; mais il est loisible à ce dernier d'aborder, dans sa discussion, des points importants (éventuellement signalés à son attention par les soignants ou la personne de confiance) pour la compréhension de la situation par le magistrat.

Une telle prise de langue entre soignants voire personne de confiance, et examinateur permet à ceux-là d'expliquer à un confrère comment ils voient leur malade et à celui-ci de leur faire percevoir son rôle plus objectif de constat et de prospective. Peut-être alors les réactions passionnelles et d'incompréhension envers l'avis de l'expert et la décision judiciaire pourraient disparaître – le but étant de permettre de comprendre la différence de critères.

APRÈS LA MESURE

Les soignants doivent prendre en compte la mesure de protection, ses conséquences pratiques, ses effets psychologiques sur le malade. Il leur faut agir selon deux axes : le deuil éventuel et l'étayage.
Le sujet peut ressentir une perte (ce n'est plus lui qui touche sa pension, il ne peut plus voter, etc.) et avoir une réaction de deuil; il s'agit donc de l'accompagner dans ce travail, l'aider à réparer cette brèche.
On peut alors mettre en évidence l'aide, le soutien, le soulagement des tracas, qu'apporte cette personne appelée « tuteur » (curateur); montrer à la fois le degré de liberté d'action restant (toujours négociable avec le tuteur et le juge) et la liberté recouvrée de vivre sans problèmes financiers ou administratifs, manger, être chauffé, éclairé... sans souci du lendemain.
L'infirmière ou tout autre soignant peut permettre une meilleure adaptation de la mesure de protection, au fur et à mesure de l'évolution de l'état du sujet, par les échanges avec le tuteur et, surtout, avec le médecin traitant qui, lui-même, pourra informer et conseiller le juge des tutelles.

DE QUELQUES PROBLÈMES

LE SECRET PROFESSIONNEL

À nul endroit de la loi du 3 janvier 1968 la notion de secret professionnel n'est évoquée. Bien entendu, il n'y a aucun problème quant à la communication au sein de l'équipe médico-sociale. En outre, avons-nous dit, le médecin traitant (les autres soignants et assistants sociaux), s'il veut adapter la mesure de protection au sujet et répondre à l'esprit de la loi, ne doit pas hésiter à renseigner le juge des tutelles par ses avis, nous y avons ajouté le médecin examinateur. Il y a pourtant divulgation de ce qui a été nécessairement connu à raison de la profession, de ce qui est couvert par le secret professionnel (art. 226-13 du Nouveau Code pénal utilise « [...] information à caractère secret [...] »). Sauf à paralyser la loi, il faut donc admettre qu'existe une dérogation explicite depuis que le législateur du 4 mars 2002 a introduit la notion de secret partagé.
Pour le médecin commis par le juge, la question peut être résolue en l'assimilant à un auxiliaire de justice; toutefois, lorsqu'il examine le sujet à la demande de la famille (éventuellement la personne de confiance ?), c'est beaucoup moins net. En outre, il ne s'agit pas d'une expertise judiciaire stricto sensu; alors il n'y aurait pas incompatibilité entre le rôle de médecin traitant et celui d'examinateur – nous sommes résolument opposés à cette confusion des deux fonctions prévues par la lettre et l'esprit de la loi.

AUTORISATION D'OPÉRER

Nous avons eu l'occasion d'effleurer la nécessité d'obtenir une autorisation du tuteur pour certains actes médicaux.

Sauf à se rendre coupable du délit d'abstention fautive, l'urgence (état de nécessité, danger de mort) emporte tout pouvoir et ne soulève pas de doute : il faut agir même en l'absence d'autorisation du tuteur, voire contre son opposition (quitte à en répondre devant la justice). Ces difficultés sont grandement résolues par la loi du 4 mars 2002. L'article L. 1 111-4 du Code de la santé publique mentionne que le représentant peut voir son autorité bafouée « dans le cas où le refus d'un traitement par [...] le tuteur risque d'entraîner des conséquences graves pour la santé [...] du majeur sous tutelle, le médecin délivre les soins indispensables ». L'urgence peut représenter une situation classique du soin, car la personne agée sous tutelle conserve la faculté de consentir. Ainsi, la loi oblige les soignants à informer et « le consentement [...] du majeur sous tutelle doit être systématiquement recherché s'il est apte à exprimer sa volonté et à participer à la décision ». L'appréciation de son consentement est pondérée à son degré de discernement. Le tuteur peut se voir désavouer pour sa représentation sanitaire car l'article L. 1 111-6 du Code de la santé publique stipule que « [...] toutefois, le juge des tutelles peut, [...] soit confirmer la mission de la personne de confiance antérieurement désignée, soit révoquer la désignation de celle-ci ». Dans ce cadre, les urgences médicales sans risque vital, comme des urgences fonctionnelles (ainsi en est-il dans le cas d'une section accidentelle des tendons de la paume de la main ou d'une fracture du col du fémur) sont résolues dans les mêmes termes. De même lorsqu'une intervention serait très utile, sans être urgente (comme une opération de la cataracte), mais où le tuteur s'oppose arguant de l'inutilité pour cause de démence du sujet, les soignants conservent la possibilité juridique de contrecarrer cette opposition.

En effet, le soignant doit protection à son malade, et, dans l'éventualité de tuteur inaccessible ou opposé, une solution logique est d'informer le juge des tutelles compétent; mais ce n'est pas toujours évident (samedi, dimanche, etc.). Alors il nous semble possible d'avoir recours au Parquet (permanence nycthémérale), défenseur du faible – s'il y a refus du tuteur, peut-être pourrait-on invoquer la notion pénale de privation à une personne qui n'est pas en mesure de se protéger?

Toutefois, nous insistons sur ce point, il ne faut pas imaginer que l'autorisation du tuteur permette de faire n'importe quoi; le principe étant qu'on ne peut imposer à quelqu'un ce à quoi il n'aurait pas consenti dans son état normal. Défions-nous soignant et tuteur, du fantasme de toute-puissance, de tout décider à la place du sujet âgé. La démence n'est pas une mort sanitaire et sociale.

AUTORISATION DE RECHERCHES BIOMÉDICALES ET PRÉLÈVEMENTS D'ORGANES

Le législateur permet des « recherches biomédicales » sur des majeurs sous tutelle en posant le bon principe qu'ils doivent en attendre un bénéfice direct pour leur santé; toutefois il autorise au surplus des « recherches sans finalité thérapeutique directe » sous conditions. Le tuteur donne seul son autorisation dans le cas où les recherches sont « à finalité thérapeutique directe ne présentant pas un risque prévisible sérieux », dans les autres cas il devra y être autorisé par le conseil de famille ou le juge des tutelles. Ce nonobstant, on devra rechercher le consentement du sujet s'il est susceptible de manifester une volonté. Tout prélèvement d'organe (tissus, cellules produits) en vue d'un don est interdit sur un majeur protégé. Un prélèvement d'organe sur cadavre d'un majeur protégé nécessite le consentement écrit du représentant légal.

Bien d'autres problèmes peuvent se présenter, tout conflit étant possible entre le devoir moral (médical ou paramédical) et la lettre de la loi, entre soignant et famille ou tuteur. En définitive nous estimons, quant à nous, que le bien du malade prime dans certains cas sur les considérations légales ou déontologiques : il faut agir selon notre conscience.

LA TUTELLE AUX PRESTATIONS SOCIALES DES ADULTES

Cette mesure figure dans le Code de la Sécurité sociale.

Pour qui?

Elle s'adresse au majeur :

– dont les prestations sociales ne sont pas utilisées dans son intérêt;

– ou qui, pour des motifs physiques ou mentaux, vit dans des conditions insatisfaisantes (hygiène, alimentation, logement).

Par qui et comment?

Le juge des tutelles n'apprécie que le mésusage des prestations, non l'état physique ou mental du sujet – aucun avis médical n'est requis.

Le juge peut se saisir d'office.

Peuvent en demander l'ouverture :

– le bénéficiaire des prestations;

– le conjoint, sauf si la communauté de vie a cessé entre eux;

– le préfet;

– les organismes payeurs des prestations sociales;

– le directeur régional (DRASS), le directeur départemental (DDASS) des affaires sanitaires et sociales;

– le chef de l'inspection du travail;

– le procureur de la République (défenseur naturel du faible).

Pourquoi? Organisation, fonctionnement

La loi énumère, limitativement, les prestations concernées :

– allocation d'aide sociale;

– allocation sociale de logement;

– allocation du Fonds national de sécurité;

– avantages vieillesse, attribués sous conditions de ressources, versés au titre d'un régime légal ou réglementaire de Sécurité sociale;

– aide sociale aux personnes âgées;

– allocation compensatrice;

– allocation aux adultes handicapés.

Le juge peut limiter le nombre de prestations visées, s'il ne le fait pas toutes sont couvertes par la tutelle. Il peut ajouter, en le précisant expressément, le Revenu minimal d'insertion (RMI). Le juge ne peut en ajouter d'autres. Le sujet a la libre disposition de tous ses autres revenus.
Le tuteur, désigné par le juge, est soit une personne agréée par le préfet (après avis d'une commission départementale), soit une personne morale.
Il a deux fonctions :

1) il perçoit les prestations déterminées, les utilise pour les besoins du sujet (nourriture, etc.);
2) il a un rôle éducatif, qui vise à ce que son intervention ne soit plus nécessaire.

Le tuteur rend ses comptes de gestion tous les trimestres au directeur départemental des affaires sanitaires et sociales; tous les semestres, il remet, au directeur départemental des affaires sanitaires et sociales et au juge des tutelles, un rapport sur les résultats de son action et de l'évolution du sujet.
Les fonctions de tuteur sont rémunérées sur les fonds publics; le montant est fixé par la commission départementale de la tutelle.
La tutelle aux prestations sociales des adultes est cumulable avec une protection de droit civil (tutelle ou curatelle de l'article 512 du Code civil). En ce cas, soit il s'agit de deux personnes distinctes, soit de la même personne, si elle a l'agrément préfectoral. Le juge peut aussi supprimer la tutelle aux prestations sociales des adultes et ne garder que la mesure de protection civile.

CONCLUSION

Nous avons déjà eu l'occasion de dire que le médecin contemporain, tout soignant en vérité, devait se faire un peu juriste. En effet, il est nécessaire que le soignant apprenne à se servir correctement de la loi, à en éviter les pièges, à ne pas se laisser entraîner hors de son art (même dans une conception moderne et plus « socialisée » du mot). De même qu'il apprend une langue étrangère, il faut qu'il se familiarise avec la langue du droit afin de répondre aux demandes légitimes de renseignements du juge des tutelles. Réciproquement, il ne serait pas mauvais que les magistrats essaient de comprendre les impératifs de l'art médical. Apprenons à communiquer.
Pour être bonne, il faut que cette loi de protection des incapables majeurs, particulièrement des personnes âgées, reste souple, adaptable à la variabilité des situations humaines, sans automaticité; pour cette personne, il faut que la protection soit un étayage, non un carcan, dans la recherche de l'équilibre le plus juste entre restriction et extension de la capacité civile, les soignants y ont leur rôle.
Qu'on ne cherche pas à restreindre cette loi, à la changer en mécanique, on la transformerait en loi d'atteinte à la liberté individuelle; car on trouvera toujours le soignant au côté de son malade, c'est bien notre confrère Rabelais qui l'affirmait : « Science sans conscience n'est que ruine de l'âme. » (Panta-

gruel, 8). Ici le médecin, tout soignant ou assistant social, se doit d'être la conscience de la loi.

Qu'aurait-on pu faire dans le cas de notre exemple liminaire? De ce qu'on nous dit, la patiente sait ce qu'elle veut, mais nous constatons qu'elle a du mal à manipuler l'argent et à faire des comptes, à récupérer des revenus (loyers), elle se perd dans le maquis des réglementations. Une mesure de curatelle paraîtrait indiquée et, pour protéger les revenus, il semblerait logique de prévoir une curatelle de l'article 512 du Code civil. Le travail du médecin expert sera de vérifier si ce « elle sait ce qu'elle veut » correspond à une capacité d'initiative raisonnée et, si oui, quel est l'état de cette raison. En l'occurrence, l'examen de l'expert a mis en évidence une attention labile, une concentration faible, des erreurs dans l'addition et la soustraction (disparition du principe des autres opérations), une lecture de la valeur faciale des pièces de monnaie avec confusion entre francs et euros; elle peut encore lire un texte (sans pouvoir en extraire le contenu, faire un résumé) et présente des troubles importants du jugement et de la mémoire de fixation (non apparents à l'infirmier et au médecin traitant parce que cette dame a un bon niveau verbal et sait masquer ses manques). Une tutelle sera donc nécessaire; il restera à mettre en évidence ce qui reste de bon et de net. Au juge d'adapter, avec les avis du médecin traitant (lui-même informé par l'infirmier et autres soignants), la mesure pour aider au mieux la personne.

Rôle propre infirmier

– L'infirmière a un rôle préventif essentiel dans la protection des personnes âgées hospitalisées ou vivant au domicile ou en maison de retraite.
– Il est de son devoir professionnel de renseigner le médecin sur l'observation de conduites inadaptées ou de troubles du comportement d'un patient âgé.
– Penser à toujours noter dans le dossier de soins le type de régime de protection juridique engagé.
– Ne jamais oublier que le tuteur désigné pour protéger le malade doit être prévenu de toute circonstance grave survenant pour ce patient : fugue, décès...

BIBLIOGRAPHIE

CNRS, *Trésor de la langue française,* Gallimard, Paris, 1985. T. 11, p. 35 sens B (lucide).

GEFFROY C., *La condition civile du malade mental et de l'inadapté*, Librairie technique, Paris, 1974.

GUILLIEN R., VINCENT J., *Lexique des termes juridiques*, 3e édition, Dalloz, Paris, 1974.

MASSIP J., *La réforme du droit des incapables majeurs,* 2e édition, Rép. Notariat Defrenois, Paris, 1971.

MASSIP J., « La protection civile des malades mentaux, la loi du 3 janvier 1968 », *Encyclopédie Médico-Chirurgicale*, *Psychiatrie*, vol. 6, 37 901 A 10.

POROT A., *Manuel alphabétique de psychiatrie*, PUF, Paris, 1969.

POTTIEZ S., *Comment aider l'incapable ? De quelques incertitudes des médecins à propos de la loi du 3 janvier 1968*, Mémoire pour le CES de psychiatrie, faculté de médecine du Kremlin-Bicêtre, Université Paris sud, 1977, Clermont, CHSI de Clermont de l'Oise, 1977.

POTTIEZ S., « L'éthique confrontée aux besoins de la personne âgée », *Revue de Gériatrie*, n° 19, 1994.

POTTIEZ S., « L'évolution de la question médico-légale à travers l'expertise psychiatrique », POSTEL A., QUETEL C., *Nouvelle histoire de la psychiatrie*, Toulouse, Privat, 1983.

RAISON A., *Le statut des mineurs et des majeurs protégés*, 3e édition, Éditions JNL notaires et avocats, Paris, 1978.

Loi n° 2002-303 du 4 mars 2002 relative aux droits des malades et à la qualité du système de santé (TITRE II Démocratie sanitaire).

Maltraitances, violences et négligences ♦ 30

R. HUGONOT

Un soignant observateur peut, de nos jours, apporter sa contribution à la recherche. En 1977, Kate Walsh-Brennan écrit, et c'est la première infirmière à le faire, dans le *Nurse Mirror* sur la « grand-mère battue ou rossée » (*granny bashing*).
Ce n'est donc pas un hasard si des signalements de maltraitances proviennent d'infirmières travaillant à domicile ou en institution.

LE SECRET PROFESSIONNEL DANS LE CODE PÉNAL

Jusqu'en 1994, la dénonciation d'une « violence » contre une personne âgée était couverte par le secret professionnel, en application des articles 434-3 et 434-11 rappelés dans l'article 226-13 du code pénal : « La révélation d'une information à caractère secret par une personne qui en est dépositaire soit par état ou par profession, soit en raison d'une fonction ou d'une mission temporaire, est punie d'un an d'emprisonnement et de 15 000 euros d'amende. » Mais une disposition déliait les observateurs du secret professionnel dans le cas de « sévices ou privations » infligés à un mineur de quinze ans. Désormais, l'article 226-14 du code étend cette disposition aux gens âgés : « L'article 226-13 n'est pas applicable à celui qui informe les autorités judiciaires, médicales ou administratives de sévices ou privations dont il a eu connaissance et qui ont été infligés à un mineur de quinze ans ou à une personne qui n'est pas en mesure de se protéger en raison de son âge ou de son état physique ou psychique. »
La loi est très claire : la personne soumise au secret professionnel en est déliée dans certains cas, ce qui ne veut pas dire qu'elle soit tenue à dénonciation immédiate, car nous verrons que cela peut être délicat voire contraire à l'intérêt de la victime.
Au contraire, pour ceux qui n'entrent pas dans ces catégories professionnelles, « le fait d'avoir eu connaissance de mauvais traitements ou privations infligés à un mineur de moins de quinze ans ou à une personne qui n'est pas en mesure de se protéger en raison de son âge, d'une maladie, d'une infirmité, d'une déficience physique ou psychique ou d'un état de grossesse, de ne pas informer les autorités judiciaires ou administratives est puni de trois ans d'emprisonnement et de 45 000 euros d'amende (article 434-3) ».
La formule « en raison de son âge » utilisée par le législateur ne doit pas hérisser le poil des gérontologues en raison de son caractère vague, car elle permet à la justice d'utiliser l'âge apparent plus que celui de l'état civil.

LA DÉFINITION DE LA VIOLENCE

Quoiqu'il en soit, la prise en compte de cet « âge » par le législateur fut une avancée importante. Il faut aussi souligner que les termes de « sévices ou privations » ont été utilisés, ce qui nous rapproche de la définition proposée par le Conseil de l'Europe. En effet, un groupe d'études sur la violence contre les personnes âgées au sein de la famille, s'est réuni au Conseil de l'Europe en novembre 1987 et a publié en 1992 un rapport où se trouve la définition suivante :

« La violence se caractérise par tout acte ou omission portant atteinte à la vie, à l'intégrité corporelle ou psychique ou à la liberté, ou compromet gravement le développement de la personnalité et/ou nuit à sa sécurité financière. » Ce qui veut dire que la violence, telle qu'elle est maintenant envisagée, déborde largement la seule violence physique pour inclure aussi des *maltraitances passives*. Le mot « négligence » est aussi utilisé. Il en résulte une classification internationale en six points, présentés dans le tableau 30-1.

Tableau 30-1. Classification internationale de la maltraitance

Type de violence	*Exemples*
– Physiques	– Coups, sévices corporels, violences sexuelles, mauvais traitements physiques, entrave à la liberté de mouvement et ligotage, coups et blessures volontaires entraînant la mort.
– Psychologiques	– Violences verbales et injures, menaces de violence et isolement, abandon ou menace de placement dans une maison de retraite, chantage, efforts prolongés et méthodiques pour déshumaniser et dépersonnaliser une personne âgée, comportements propres à inspirer un sentiment d'insécurité et de désespoir et à amener une personne à se laisser aller, cruauté mentale, violence morale, sévices psychiques.
– Exploitation, abus matériels	– Exploitation financière, rétention de revenu ou pension, vol ou détournement d'argent, d'objets de valeur ou d'autres biens, vol ou usage d'une procuration au préjudice de la personne.
– Violation des droits	– Violation des droits garantis à tous les citoyens par la législation nationale.
– Abandon, négligence active	– Indifférence, abandon d'une personne vulnérable, diminuée physiquement ou mentalement, incapable de prendre soin d'elle-même, manquement à une obligation ou rupture d'un contrat causant un préjudice.
– Négligence passive	– Négligence sans intention de nuire se traduisant néanmoins par un préjudice matériel ou moral.

Cette classification, apparue après plusieurs autres, est un compromis entre celles qui sont proposées par des pays où cette question ne s'est pas encore posée (ne reconnaissant par exemple que les violences physiques à traduction extérieure visible) et d'autres où des recherches importantes se sont poursuivies depuis cinq ou six ans (États-Unis, Canada, Norvège, Suède, Grande-Bretagne, France). Cette classification appelle quelques commentaires.

VIOLENCES « SEXUELLES »

Cela peut sembler choquant. Il ne faut cependant pas oublier que les femmes âgées sont toujours des femmes et le viol a souvent précédé le crime ; lorsqu'il n'y a pas eu meurtre, la transmission de maladies vénériennes (sida compris) a été signalée.

VIOLENCES « PHYSIQUES »

Elles ne représentent qu'une minorité de l'ensemble (jusqu'à 5 à 15 %) mais ce sont celles qui se voient, dont nous allons dans l'exercice des soins observer les conséquences et rechercher l'origine.

VIOLENCES « VERBALES ET PSYCHOLOGIQUES »

Il ne faut jamais oublier, comme cela fut démontré dans l'étude ENVEFF (Enquête nationale sur les violences envers les femmes en France – 1999), que « les violences verbales et psychologiques répétées peuvent être aussi destructrices que des violences physiques ». Leur répétition peut en effet entraîner un syndrome dépressif grave, anorexie, syndrome de glissement, avec la mort comme conséquence.

VIOLENCES « MÉDICAMENTEUSES »

Si elles ne figurent plus dans cette classification « européenne », elles sont présentes dans plusieurs autres : l'utilisation des neuroleptiques ou des hypnotiques « pour assurer la tranquillité des maisons de retraite » est cependant un classique du genre souvent dénoncé, utilisé aussi à domicile dans le même but. Des soignants ont parfois découvert à l'inverse la privation des médicaments régulièrement prescrits.

VIOLENCES « CIVIQUES »

Cette catégorie a été parfois ajoutée aux précédentes : personne privée de ses « papiers », carte d'identité, passeport, choix de vote dévié par le mandataire qui en a reçu procuration, etc. Il faut cependant reconnaître que le maquis administratif, souvent dénoncé, n'est pas seulement obscur pour les personnes âgées qui s'y embourbent ! Ne serait-il pas alors une violence de l'administration ?

NÉGLIGENCE « ACTIVE »

Entre négligence active et violence, la frontière est ténue. Plusieurs articles américains ont attiré notre attention sur le *self-neglect*, l'autonégligence, mais c'est alors la négligence des tiers (famille ou professionnels) qui ne veillent pas aux soins d'hygiène qui viendrait s'y substituer à défaut de la pallier.

NÉGLIGENCE « PASSIVE »

C'est l'oubli. L'oubli qu'il y a un vieillard dans la maison ou dans une maison proche. Oubli de lui rendre visite, de lui apporter à manger, de le convier au repas familial, etc.
L'ambiguïté du mot « négligence » a conduit ALMA à organiser au printemps 2003 à Bordeaux une Journée d'études sur le thème « Les négligences sont-elles une violence ? », mais une fois que l'on a dit qu'il fallait désormais derrière ce mot rechercher s'il y eut ou non « intention de nuire »... nous souhaitons bien du plaisir à l'appareil judiciaire pour tenter de déceler cette intention derrière les commérages, souvent contradictoires.

L'ABSENCE D'APPRÉCIATION QUANTITATIVE

Dans ces classifications, l'absence d'appréciation quantitative est manifeste. Il faut une classification internationale pour permettre les comparaisons entre les recherches de plusieurs pays et apprécier les incidences de leurs programmes de prévention, mais cette classification est sans nuances. Elle ne tient, par exemple, pas compte du caractère épisodique ou répétitif de la violence : une gifle qui part un seul jour, une seule fois sera étiquetée « sévice physique » comme celle qui est devenue fréquente voire habituelle ; le meurtre, qui est évidemment la conséquence de sévices majeurs, est un mot dans cette classification, sur le même plan que les autres « coups et blessures » ; la privation de tous les biens est sur le même niveau qu'un détournement isolé d'une somme d'argent, etc.

LA LOI DU SILENCE SUR LES VIOLENCES « NATURELLES »

En réalité, ce que nous constatons, ce qui vient à notre connaissance, n'est que la partie visible de l'iceberg. Dans la très grande majorité des cas, la victime ne se plaint pas, par peur de l'exclusion du milieu familial ou de l'institution. Le plus souvent l'existence de sévices est soupçonnée par des tiers, membres de la famille, amis, ou personnels soignants ou hôteliers. Et puis, ce que nous apprécions comme « violence ou maltraitance » peut fort bien ne pas être jugé comme tel par la victime elle-même.
Plusieurs enquêtes ont montré que la famille est le creuset de toutes les violences. Cette violence serait un mode de vie habituel dans 20 % des familles, contre les enfants, les femmes, les handicapés et les vieillards. Les agresseurs sont le plus souvent des hommes sous l'emprise de la boisson et/ou de la drogue. Les victimes sont le plus souvent des vieilles femmes. Les hommes sont plus rarement battus par leur conjointe, voire encore plus rarement par leur fille. Ces violences sont ainsi des violences de proximité, voire d'intimité. Les deux tiers des meurtres de femmes, tous âges confondus, sont familiaux.

On ne peut pas facilement déterminer qui est l'agresseur, qui est l'agressé. Il existe en effet dans certaines familles une véritable contagion de la violence : les enfants battus pouvant devenir à leur tour des parents qui battent leurs enfants et leurs parents. La violence contre un vieillard peut provenir des rancœurs et des sentiments de vengeance accumulés par l'histoire familiale et apparaît alors lorsque l'aïeul est affaibli « par son âge » (comme dirait le législateur !).
Un certain nombre de situations d'affaiblissement physique et/ou intellectuel, peuvent aussi émousser la tolérance des proches (ou des personnels qui les remplacent). La violence apparaît alors comme une expression de l'intolérance. Les deux principales raisons de cette diminution de la tolérance sont chez la victime l'incontinence et la démence. Lors d'enquêtes effectuées auprès des familles de sujets atteints de maladie d'Alzheimer, 17 % de ces aidants familiaux ont admis avoir exercé des « sévices physiques » sur leur proche.

LES SIGNES EXTÉRIEURS DE LA VIOLENCE

Les violences physiques laissent le plus souvent des traces. Nous savons tous la fragilité de la peau du vieillard : mince, parcheminée, déshydratée, elle se déchire facilement, ce qui se traduit par des ecchymoses (à distinguer des plaques du purpura de Bateman dont l'apparition est spontanée). Les vieilles dames tombent avec une fréquence telle que cela prend une allure épidémique, mais parfois elles tombent pour avoir été bousculées. Cette question doit rester pour nous une interrogation lorsque l'on constate une ecchymose faciale (un œil au beurre noir) et il faut alors faire un examen complet des téguments.
Il faut aller à la recherche des stigmates de la violence : des traces de contusions (ecchymoses) réparties en plusieurs endroits du corps (y compris les parties génitales), des cicatrices d'âge variable, de types variés, griffures, piqûres, brûlures, blessures, des ecchymoses bilatérales sur les épaules, le dos et les bras témoignant d'une empoignade un peu brutale. Les mêmes questions doivent se poser lorsqu'un malade âgé entre à l'hôpital avec un traumatisme crânien ou une fracture de côte ou des membres. Les circonstances réelles d'une chute doivent être toujours recherchées au-delà des propos de la victime qui ne dénonce que rarement la violence d'un proche.

L'ATTITUDE DU SOIGNANT EN CAS DE VIOLENCES CONSTATÉES À DOMICILE

En fonction des circonstances et de l'auteur supposé de la maltraitance, plusieurs cas peuvent se présenter :
– si la maltraitance d'une personne âgée vivant à son domicile est suspectée et si l'auteur présumé ou avéré est une personne étrangère à la famille ou à

l'entourage habituel de cette personne, il convient, avec l'accord de la victime, d'alerter son médecin habituel puis de faire intervenir les services sociaux et la police. Si la victime présente un affaiblissement intellectuel augmentant sa fragilité, il est bon d'alerter en dehors du médecin le juge des tutelles, qui pourra conseiller la voie à suivre et aider à prendre une mesure de sauvegarde, éventuellement en urgence;

– si la maltraitance est d'origine familiale, le mieux, après avoir alerté le médecin habituel, est d'en parler confidentiellement à la famille « dans l'intérêt du malade ». Souvent cette approche, qui fait prendre conscience à la famille, voire au coupable désigné, de la réalité de cette maltraitance, suffit à améliorer la situation, sans rompre les relations avec les soignants, qui continueront ainsi leur travail de prévention;

– si l'auteur des violences est un membre de la famille (fils, fille, gendre...), impossible à raisonner dans l'immédiat (alcoolisme, drogue, caractère violent...), la décision d'une hospitalisation temporaire de la victime peut être prise en accord avec le médecin, d'autres membres de la famille et éventuellement le juge des tutelles pour avoir un peu plus de recul pour parler avec l'agresseur et tenter de le conduire à modifier son attitude;

– pour tenter d'améliorer la tolérance des familles qui ont en charge des malades âgés très lourds, il faut envisager avec un système associatif ou municipal, de créer et d'offrir aux familles des structures « pour souffler » : centre d'accueil de jour, séjour de vacances, appui psychologique, formation des familles à leur rôle de « soignant naturel », actions bénévoles contre l'isolement, etc.;

– afin de guider les soignants dans les démarches à suivre en cas de maltraitances soupçonnées ou avérées, les antennes ALMA proposent : écoute, conseils et orientation.

L'ATTITUDE D'ALMA EN CAS DE VIOLENCES OBSERVÉES EN INSTITUTION

Il est classique de dire que le mur du silence qui couvre les violences intrafamiliales devient un mur de béton quand il s'agit de maltraitances intrainstitutionnelles. Nous pensons toutefois que ces maltraitances sont moins fréquentes en raison de la formation sans cesse meilleure des personnels exerçant en établissement gériatrique.

Il n'en reste pas moins qu'il convient d'être vigilant, puisque les personnels comme les familles peuvent avoir leur tolérance émoussée par les troubles du comportement de leurs pensionnaires ou par leurs propres difficultés familiales passagères. Il faut souligner au préalable que, selon ALMA, les dénonciations sont fréquentes en institution, de la part de familles qui veulent ainsi se déculpabiliser de leur responsabilité dans l'entrée en établissement de leur aïeul, et de la part des personnes âgées elles-mêmes en raison d'un sentiment de persécution assez répandu et souvent annonciateur d'un affaiblissement intellectuel.

Cependant, certaines maltraitances sont le péché originel de l'institution et finissent par ne plus être considérées comme telles parce qu'elles sont liées au fonctionnement institutionnel.

– Toutes les chartes et en particulier celle de la Fondation nationale de gérontologie insistent sur le fait qu'une personne âgée ne devrait pas rentrer dans une institution sans son accord. Cela ne peut être qu'un souhait, rarement exaucé, à partir du moment où les listes d'attente sont longues, les demandes faites simultanément dans plusieurs établissements et le départ du domicile brusqué dès qu'une place est disponible dans l'un d'eux.

– Le service des repas est le type même d'une maltraitance devenue « normale » : tels plateaux-repas déposés dans la chambre d'une personne dépendante, sans qu'elle puisse facilement s'en approcher, et qui sont repris au bout d'un certain temps sans qu'une aide à la consommation ait été apportée. Il en est de même de la carafe d'eau inaccessible.

– L'insuffisance numérique des personnels, liée aux normes nationales que l'on ne peut transgresser, est elle aussi une maltraitance. Les quotas de personnels gériatriques sont infiniment plus larges dans les pays voisins, la Suisse, la Grande-Bretagne ou les pays scandinaves. C'est le résultat d'un choix budgétaire au plus haut niveau, c'est une violence de l'État.

– Des règles sont indispensables pour la bonne tenue d'un établissement, mais quand elles débouchent sur des règlements draconiens, que les familles ou la personne âgée elle-même sont contraintes de signer sous peine d'exclusion, il y a privation de liberté, et l'on rentre sous le coup de la loi.

– L'observation d'une maltraitance en institution doit faire l'objet d'une grande prudence. Il ne faut pas trop compter sur la collaboration des familles qui auront peur en retour de l'exclusion de leur parent. Il ne faut pas non plus alerter les médias sans discernement : plusieurs soignants ont, pour l'avoir fait, été poursuivis en diffamation par les responsables de l'établissement. Si des soupçons apparaissent, il faut en parler avec le médecin, puis ensemble si le médecin confirme cette hypothèse ou en a la preuve, en parler avec la ou le surveillant, puis ensemble en parler avec la direction. Ce n'est que dans le cas d'une maltraitance répétitive et d'une direction aveugle et sourde, qu'il est alors justifié (ensemble, jamais seul) de faire un signalement auprès du procureur. Là encore, les antennes ALMA peuvent être appelées afin de réfléchir ensemble sur les mesures à prendre.

CONCLUSION

Le champ de la maltraitance des personnes âgées est encore mal connu. Aucune enquête nationale ne nous permet de donner un chiffre de fréquence. Nous pouvons extrapoler à la France les chiffres obtenus dans d'autres pays industrialisés : ils varieraient de 5 à 10 % des personnes âgées de plus de 65 ans. Mais, somme toute, ces données statistiques peuvent sembler abstraites par rapport à notre exercice quotidien. Elles signifient pourtant que la maltraitance des personnes âgées est un phénomène très fréquent; aussi, si nous la constatons rarement, c'est qu'elle est souvent cachée et que nous ne savons pas toujours la détecter ou bien lorsqu'elle est apparente comme dans certains cas de négligence, nous ne savons pas toujours bien la reconnaître. Depuis 1995, le nombre d'antennes ALMA progresse : en partant de cinq antennes en 1995, nous en avons cinquante fin 2004. La maltraitance envers les personnes âgées a toujours existé, cependant la connaissance que nous en avons émerge grâce, entre autres, au travail de sensibilisation, d'information, de formation réalisé par ALMA France et les centres d'écoute.

ENCADRÉ 30-1

ASSOCIATION ALMA

L'association ALMA (Allo maltraitance personnes âgées) gère un réseau téléphonique d'écoute sur la maltraitance envers les personnes âgées.
Numéro de téléphone national des centres d'écoute ALMA : 08 92 68 01 18
Site web : http://www.almafrance.org

Rôle propre infirmier

– Toute infirmière doit savoir que la maltraitance des personnes âgées dépendantes existe, qu'elle peut prendre des formes diverses et qu'elle peut venir de toute personne, famille, ami ou même soignant.
– L'infirmière joue un rôle important pour le repérage précoce de ces situations. Il appartient à l'infirmière qui suspecte une maltraitance d'agir pour protéger la victime, même en l'absence de certitude absolue sur les mauvais traitements.
– La première étape consiste à en parler avec d'autres collègues, le médecin de famille, l'assistante sociale, un psychologue ou l'entourage de la personne maltraitée. En secteur hospitalier ou en institution d'hébergement, il faut aussi en parler avec l'encadrement infirmier, voire avec le chef d'établissement. Les problèmes sont souvent difficiles à résoudre et les solutions doivent être discutées au cas par cas et selon le contexte. Dans les cas sérieux, une hospitalisation ou l'intervention d'un psychiatre peut être nécessaire. Il faut garder à l'esprit que la maltraitance est un délit et que la protection de la personne maltraitée doit guider les décisions.
– Il faut garantir au patient en situation de vulnérabilité le soutien nécessaire pour prévenir et empêcher toute forme de maltraitance contre lui.
– Il faut créer un climat de sécurité et favoriser les entretiens avec ou sans témoin selon les cas.
– Il faut écouter le patient dans sa détresse et lui réaffirmer qu'il est ici en sécurité.
– Il faut rechercher toute cause organique à l'apparition de lésions cutanées inexpliquées par ailleurs.

– Il faut chercher à comprendre quels sont les événements potentiellement déclenchant de cette situation.
– Il faut négocier avec le patient et/ou les aidants, la suite à donner à l'événement.
– Il faut partager rapidement en équipe les observations faites, croiser les données permettant de mener une enquête plus officielle.
– S'il s'agit d'une suspicion difficilement étayée, il faut planifier en équipe les modalités de surveillance spécifiques (à domicile comme en institution).

BIBLIOGRAPHIE

HALLOUËT P., EGGERS J., MALAQUIN-PAVAN E., *Fiches de soins infirmiers*, Masson, Paris, 2004.
HUGONOT R., *La Vieillesse maltraitée*, Dunod, Paris, 2003.

400922 - (I) - (3) - OSB-A80° - SNEL

MASSON Éditeur
21, rue Camille-Desmoulins,
92789 Issy-les-Moulineaux cedex 9
Dépôt légal : avril 2005

Achevé d'imprimer sur les presses de
SNEL Grafics sa
rue Saint-Vincent 12 – B-4020 Liège
Tél +32(0)4 344 65 60 - Fax +32(0)4 341 48 41
mars 2005 – 33090

Imprimé en Belgique